OPIEKUN MEDYCZNY W PRAKTYCE

WSPÓŁAUTORZY

mgr MIŁOSZ ASMANN
mgr MAŁGORZATA CHROSTOWSKA
lic. RENATA PROMIS
dr n. hum. AGNIESZKA SMROKOWSKA-REICHMANN

dr n. o zdr. ELŻBIETA SZWAŁKIEWICZ

OPIEKUN MEDYCZNY W PRAKTYCE

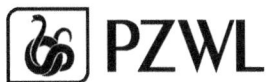

PZWL

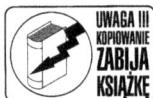

Autorzy i Wydawnictwo dołożyli wszelkich starań, aby wybór i dawkowanie leków w tym opraco-
waniu były zgodne z aktualnymi wskazaniami i praktyką kliniczną. Mimo to, ze względu na stan
wiedzy, zmiany regulacji prawnych i nieprzerwany napływ nowych wyników badań dotyczących
podstawowych i niepożądanych działań leków, Czytelnik musi brać pod uwagę informacje zawarte w ulotce dołączonej do każdego opakowania, aby nie przeoczyć ewentualnych zmian we wska-
zaniach i dawkowaniu. Dotyczy to także specjalnych ostrzeżeń i środków ostrożności. Należy o tym
pamiętać, zwłaszcza w przypadku nowych lub rzadko stosowanych substancji.

Redaktor ds. publikacji medycznych: *Anna Plewa*
Redaktor merytoryczny: *Wojciech Szczepański*
Redaktor techniczny: *Zespół*
Korekta: *Zespół*

Projekt okładki i stron tytułowych: *Lidia Michalak-Mirońska*
Zdjęcia na okładce: *Radosław Walentynowicz*

Wydanie I – 5 dodruk
Warszawa 2015

ISBN 978-83-200-4927-5

Wydawnictwo Lekarskie PZWL
02-460 Warszawa, ul. Gottlieba Daimlera 2
tel. 22 695-43-21; infolinia: 801 33 33 88
www.pzwl.pl
www.nursing.com.pl

Księgarnia wysyłkowa:
tel. 22 695-44-80
e-mail: wysylkowa@pzwl.pl

Skład i łamanie: Gabo s.c., Milanówek

Od Autora

„Współczucie nadaje naszemu życiu sens. Jest źródłem trwałego szczęścia, radości i fundamentem dobrego serca – serca, które pobudza do niesienia pomocy innym. Poprzez dobroć, czułość, szczerość, uczciwość i sprawiedliwość wobec innych przysparzamy szczęścia sobie samym. Nie wynika to z jakiejś skomplikowanej teorii. To kwestia zdrowego rozsądku. Nie da się zaprzeczyć, że troska o innych jest wartością samą w sobie... Możemy odrzucić wszystko: religię, ideologię, nabytą mądrość. Nie możemy uciec przed tym, co niezbędne: miłością i współczuciem. Kiedy mówię o najważniejszym uczuciu ludzkim, nie mam na myśli czegoś przelotnego czy nieokreślonego. Mówię o właściwej nam wszystkim zdolności empatii. Termin ten oznacza niemożność zniesienia widoku cudzego cierpienia, ponieważ pozwala nam do pewnego stopnia uczestniczyć w bólu innych, jest to jedna z naszych najważniejszych cech. Oprócz naturalnej zdolności do empatii jest w nas również potrzeba zaznawania dobroci, która nie opuszcza nas przez całe życie. Dotyczy to zwłaszcza dzieciństwa i starości"[1].

Okres dzieciństwa i późnej starości to czas, gdy człowiek doświadcza zależności od innych, im większa niesamodzielność, tym większe zniewolenie. Ten przymusowy stan wpływa zarówno na życie opiekunów, jak i życie osób objętych opieką. Bez zwykłej ludzkiej dobroci połączonej z profesjonalnym pomaganiem jest to trudne do zniesienia dla obu stron.

Ciężar odpowiedzialności, jaki na nas – fachowcach od pomagania – spoczywa, jest ogromny. Musimy więc posiadać kompetencje do podejmowania decyzji właściwych, tj. poprawnych merytorycznie i etycznie (moralnie). Chcąc sprostać oczekiwaniom, o pomoc przy pisaniu podręcznika zwróciłam się do moich wieloletnich współpracowników i przyjaciół: etyka, pielęgniarki, fizjoterapeuty, opiekuna medycznego i fachowców z firm produkujących środki i sprzęt kompensujące utraconą sprawność. Taki dobór współautorów odzwierciedla moje podejście do udzielania pomocy – troska, pielęgnacja, usprawnianie i kompensowanie muszą być jednoczesne oraz adekwatne do potrzeb.

Dziękuję wszystkim, którzy wnieśli wkład w napisanie tego podręcznika i uzupełnienie jego treści licznymi fotografiami.

Elżbieta Szwałkiewicz

---

[1] Dalajlama: *Etyka na nowe tysiąclecie*. Politeja, Warszawa 2000.

Spis treści

1 Wprowadzenie

Elżbieta Szwałkiewicz

1.1. Co zawiera przewodnik zawodowy?

„Opiekun medyczny w praktyce" jest podręcznikiem do nauki zawodu, stanowiącym uzupełnienie wydanego w 2009 roku podręcznika dla opiekunów medycznych pt. „Opieka nad osobami przewlekle chorymi, w wieku podeszłym i niesamodzielnymi"[2] i ma charakter przewodnika po ciekawej, satysfakcjonującej, ale trudnej drodze zdobywania szlifów zawodowych. Jest to ten rodzaj drogi, którą powinno pokonywać się z kompetentnym przewodnikiem. Taką rolę będzie odgrywał ten podręcznik, gdyż krok po kroku skutecznie przygotuje do zdania egzaminu zawodowego potwierdzającego kwalifikacje, a także wyposaży w kompetencje do wykonywania zadań w praktyce. Szczegółowe instrukcje, jak wykonać czynności pielęgnacyjne adekwatnie do stosowanych przez egzaminatorów kryteriów oceny, będą niezwykle przydatne w przygotowaniu się do praktycznej części egzaminu zawodowego. Podręcznik zawiera także to, co najbardziej istotne w pracy opiekuna – wiedzę na temat technik pracy z wykorzystaniem nowoczesnych technologii i sprzętu, od sporządzenia planu pielęgnowania i jego realizacji, aż po kończący wszystkie etapy proces segregacji odpadów i właściwego korzystania z brudownika. Osoba ucząca się zawodu powinna być w pełni świadoma wpływu, jaki będzie miała na życie przewlekle chorych i niesamodzielnych osób, także w kontekście społecznym. Z tego powodu zawód opiekuna medycznego został przedstawiony w odniesieniu do wybranych informacji o systemie zdrowia publicznego. Zważywszy na fakt, że opiekun medyczny pielęgnuje osobę, która z powodu choroby lub urazu jest niesamodzielna, a jej dalsze życie zależy od właściwej opieki, profesję tę należy traktować jako zawód zaufania publicznego. W związku z tym działania opiekuna medycznego powinny być etyczne i standaryzowane. Podręcznik przedstawia koncepcję zawodu, czyli wyobrażenie opiekuna idealnego, opiekuna spolegliwego, stanowiące teoretyczną podbudowę, obejmujące cel i zasady wykonywania zawodu.

---

[2] Talarska D., Wieczorowska-Tobis K., Szwałkiewicz E. (red.): *Opieka nad osobami przewlekle chorymi, w wieku podeszłym i niesamodzielnymi – Podręcznik dla opiekunów medycznych.* Wydawnictwo Lekarskie PZWL, Warszawa 2009.

Podręcznik zwraca uwagę na te uwarunkowania wykonywania zawodu, które bezpośrednio decydują o bezpieczeństwie pacjenta i jego opiekuna. Dużo uwagi poświęcono warunkom i technikom pracy. Wszystko w kontekście podstawowych funkcji życiowych, ochrony i jakości życia pacjenta niesamodzielnego. Działania opiekuna powinny być dokumentowane, stąd książka zawiera także propozycje arkuszy dokumentacji.

Treść podręcznika została dodatkowo uzupełniona zdjęciami, które mają pomóc w dogłębnym poznaniu nowoczesnych metod pielęgnowania osób niepełnosprawnych.

Efektywność zawodowa zależy od warunków pracy oraz stosowanych narzędzi i technik, ale także od postawy opiekuna. Autorka zdecydowała, by w książce ująć bardzo ważne dla praktyki zawodowej tematy etyki. Kompetencje etyczne są niezwykle przydatnym narzędziem w pielęgnowaniu pacjentów „trudnych". Czytelnik znajdzie tu opis wzoru osobowego, celów etycznych zawodu, norm postępowania w praktyce i typowych konfliktów etycznych, które mogą się pojawić w praktyce zawodowej. Takie ujęcie tych tematów ma być silnym sygnałem dla uczących się zawodu, że postawa moralna kadry opiekuńczej jest równie ważna jak jej kwalifikacje zawodowe i kompetencje do pielęgnowania niesamodzielnych chorych osób.

Specyficzną cechę zawodu opiekuna medycznego stanowi ingerencja w sferę intymną pacjenta, często wbrew jego woli, co wymaga kompetencji etycznych i wysokiej kultury pracy, polegającej między innymi na przestrzeganiu praw pacjenta, szczególnie prawa do intymności, tajemnicy, samostanowienia i dobrej jakości pielęgnacji. Podręcznik przybliża pojęcia związane z etosem zawodowym opiekuna medycznego, który wyraża się w profesjonalnej empatii i trosce o człowieka niesamodzielnego oraz w podmiotowym traktowaniu pacjenta.

Żeby ułatwić posługiwanie się profesjonalnym językiem i poprawne opisywanie stanów funkcjonalnych pacjenta, książka zawiera zbiór przydatnych definicji.

1.2. Opiekun medyczny – charakterystyka zawodu

Opiekun medyczny to nowy zawód (od 2008 roku). W strukturze klasyfikacji zawodów[3] usytuowany jest w tzw. wielkiej grupie nr 5:

Nr 5 – pracownicy usług osobistych i sprzedawcy
    53 – pracownicy opieki osobistej i pokrewni
        532 – pracownicy opieki osobistej w ochronie zdrowia i pokrewni
            5321 – pomocniczy personel medyczny
                532102 – opiekun medyczny[s]

Symbol **s** oznacza, że kwalifikacje opiekuna medycznego zdobywa się w kształceniu szkolnym.

Podstawę programową nauczania w tym zawodzie zatwierdza minister zdrowia. Kształcenie trwa rok w szkole policealnej (dla osób posiadających średnie wykształcenie) oraz 2 lata w zasadniczej szkole zawodowej (forma przeznaczona tylko dla dorosłych). Warunkiem otrzymania dyplomu zawodowego jest pozytywny wynik egzaminu przeprowadzonego przez zewnętrzną komisję. Dyplom potwierdza uzyskane kwalifikacje i uprawnia do podjęcia pracy w tym zawodzie na terenie Unii Europejskiej.

W 2011 roku Sejm Rzeczpospolitej Polskiej uchwalił nowelizację ustawy o systemie oświaty, wprowadzającą zmiany w szkolnictwie zawodowym. Od września 2012 roku kształcenie dorosłych w zawodzie opiekuna medycznego w zasadniczej szkole zawodowej zostaje zastąpione kształceniem w formie kwalifikacyjnego kursu zawodowego. Obowiązuje także nowa podstawa programowa[4].

Wymagane kwalifikacje pracowników zatrudnianych na stanowisku opiekuna medycznego w zakładach realizujących działalność leczniczą przedstawiono w tabeli 1.1[5].

---

[3] Rozporządzenie Ministra Pracy i Polityki Społecznej z dnia 27 kwietnia 2010 r. w sprawie klasyfikacji zawodów i specjalności na potrzeby rynku pracy oraz zakresu jej stosowania – Dz. U. z 2010 r. Nr 82, poz. 537.

[4] Rozporządzenie Ministra Edukacji Narodowej z dnia 7 lutego 2012 r. w sprawie podstawy programowej kształcenia w zawodach. Dz. U. z 2012 r. Nr 34, poz. 184. Podstawa programowa kształcenia opiekuna medycznego ma symbol cyfrowy 513[02].

[5] Fragment załącznika do Rozporządzenia Ministra Zdrowia z dnia 20 lipca 2011 r. w sprawie kwalifikacji wymaganych od pracowników na poszczególnych rodzajach stanowisk pracy w podmiotach leczniczych niebędących przedsiębiorcami. Dz. U. z 2011 r. Nr 151, poz. 896.

— Tabela 1.1 ═══════════════

Wymagane kwalifikacje opiekuna medycznego zatrudnionego w zakładzie
realizującym działalność leczniczą – pracownik działalności podstawowej

Stanowisko	Wymagane kwalifikacje	Liczba lat pracy w zawo- dzie
Starszy opiekun medyczny	Ukończenie zasadniczej szkoły zawodowej lub szkoły police- alnej i uzyskanie tytułu zawodowego higienistki szpitalnej lub asystentki pielęgniarskiej lub ukończenie zasadniczej szkoły zawodowej publicznej lub niepublicznej o uprawnieniach szkoły publicznej lub szkoły policealnej publicznej lub niepu- blicznej o uprawnieniach szkoły publicznej i uzyskanie dyplomu potwierdzającego kwalifikacje zawodowe w zawodzie opiekun medyczny	3
Opiekun medyczny	Ukończenie zasadniczej szkoły zawodowej lub szkoły police- alnej i uzyskanie tytułu zawodowego higienistki szpitalnej lub asystentki pielęgniarskiej lub ukończenie zasadniczej szkoły zawodowej publicznej lub niepublicznej o uprawnieniach szkoły publicznej lub szkoły policealnej publicznej lub niepu- blicznej o uprawnieniach szkoły publicznej i uzyskanie dyplomu potwierdzającego kwalifikacje zawodowe w zawodzie opiekun medyczny	–

1.3. Zakres kompetencji zawodowych opiekuna medycznego

Zadania zawodowe opiekuna medycznego **obejmują**[6]:

1) rozpoznawanie i rozwiązywanie problemów opiekuńczych osoby chorej i niesamodzielnej w różnym stopniu zaawansowania choroby i w różnym wieku,

2) pomaganie osobie chorej i niesamodzielnej w zaspokajaniu potrzeb biologicz- nych, psychicznych i społecznych,

3) asystowanie pielęgniarce i innemu personelowi medycznemu podczas wyko- nywania zabiegów pielęgnacyjnych,

4) konserwację, dezynfekcję przyborów i narzędzi stosowanych podczas wyko- nywania zabiegów,

---

[6] Zgodnie z podstawą programową kształcenia w zawodzie 513[02]. Rozporządzenie Ministra Edukacji Narodowej z dnia 7 lutego 2012 r. w sprawie podstawy programowej kształcenia w zawo- dach. Dz. U. z 2012 r. Nr 34, poz. 184.

5) podejmowanie współpracy z zespołem opiekuńczym i terapeutycznym podczas świadczenia usług z zakresu opieki medycznej nad osobą chorą i niesamodzielną.

1.3.1. Kompetencje w zakresie bezpieczeństwa przy wykonywaniu zadań zawodowych

Opiekun medyczny:

1) przestrzega obowiązujących w zakładzie zasad pracy związanych z bezpieczeństwem i higieną pracy, zna prawa i obowiązki pracownika oraz pracodawcy w zakresie dotyczącym jego zawodu, szczególnie w zakresie organizacji jego stanowiska pracy, a szczególnie:
   - przewiduje zagrożenia dla zdrowia i życia człowieka oraz mienia i środowiska związane z wykonywaniem zadań zawodowych oraz skutki oddziaływania czynników szkodliwych na organizm człowieka, stosuje wymagane środki ochrony indywidualnej i zbiorowej,
   - przestrzega zasad aseptyki i antyseptyki oraz zasad bezpieczeństwa związanych z materiałami biologicznie skażonymi,
   - udziela pierwszej pomocy poszkodowanym w wypadkach przy pracy oraz w stanach zagrożenia zdrowia i życia, odpowiednio do swoich kompetencji,
2) czuje się odpowiedzialny za podejmowane działania, aktualizuje wiedzę i doskonali umiejętności zawodowe,
3) współpracuje w zespole wielodyscyplinarnym zapewniającym ciągłość opieki nad pacjentem, komunikuje się ze współpracownikami i przestrzega tajemnicy zawodowej,
4) przestrzega zasad promocji zdrowia i zdrowego stylu życia,
5) sporządza, prowadzi i archiwizuje dokumentację medyczną odpowiednio do swoich kompetencji i zgodnie z przepisami prawa,
6) stosuje się do przepisów prawa dotyczących realizacji zadań zawodowych, w tym regulaminu pracy i obowiązujących standardów wykonywania zadań zawodowych.

1.3.2. Kompetencje etyczne przy wykonywaniu zadań zawodowych

Opiekun medyczny:

1) przestrzega zasad etycznego postępowania w stosunku do pacjenta, jego rodziny oraz współpracowników, szczególnie zasad związanych ze stosowaniem przymusu bezpośredniego,

2) przestrzega praw pacjenta, szczególnie prawa do tajemnicy zawodowej oraz dobrej jakości pielęgnowania, w tym bezpieczeństwa i intymności podczas wykonywania czynności pielęgnacyjnych.

1.3.3. Kompetencje w zakresie pielęgnacji i opieki

Do kompetencji zawodowych opiekuna medycznego należy świadczenie pielęgnacyjno-opiekuńcze zwane często świadczeniem opiekuńczym. Obejmuje ono **podstawową pielęgnację i podstawową opiekę**, co w praktyce oznacza pomoc w zaspokajaniu podstawowych potrzeb życiowych osób chorych i niesamodzielnych.

Czynności pielęgnacyjne to oddziaływanie na ciało, a czynności opiekuńcze – oddziaływanie na osobę objętą opieką i jej otoczenie tak, aby zapewnić pacjentowi bezpieczeństwo w zakresie podstawowej aktywności życiowej.

Świadczeniem pielęgnacyjnym (podstawowym) jest pomoc w zakresie odżywiania, wydalania, higieny ciała i poruszania się.

1) Czynności w zakresie odżywiania obejmują obowiązki związane z przygotowaniem pożywienia w sposób umożliwiający jego spożycie przez osobę niesamodzielną, w tym podgrzewanie napojów i pokarmów, rozdrabnianie posiłków oraz udzielanie pomocy osobie niesamodzielnej przy spożywaniu posiłków, a w razie potrzeby karmienie jej lub pomoc przy karmieniu, która obejmuje także przygotowanie pacjenta, sprzętu i pokarmu do karmienia przez gastrostomię lub zgłębnik wykonywanego przez pielęgniarkę.
2) Czynności w zakresie wydalania obejmują różnorodne wsparcie w wykonaniu czynności fizjologicznych przez pacjenta, w tym asystę przy korzystaniu z toalety czy krzesła sanitarnego, pomoc w wydalaniu w łóżku do kaczki czy basenu, zakładanie i wymianę produktów absorpcyjnych i innych zabezpieczających środków pomocniczych, stosowanie preparatów zabezpieczających ciało przed drażniącym działaniem moczu, zakładanie i wymianę cewników zewnętrznych, a także zakładanie i wymianę worków do zbiórki moczu oraz worków stomijnych jedno- i dwuczęściowych.
3) Czynności w zakresie higieny ciała obejmują pomoc lub wyręczenie pacjenta w utrzymywaniu ciała w czystości poprzez wykonywanie podstawowych zabiegów kosmetycznych, takich jak mycie ciała, higiena jamy ustnej, w tym mycie protezy zębowej, mycie i czesanie włosów, zakładanie czepca przeciwwszawiczego, golenie oraz obcinanie paznokci. Zabiegi te w zależności od stanu pacjenta wykonywane są w łóżku, przy łóżku lub w łazience.
4) Czynności w zakresie pomocy w poruszaniu się i przemieszczaniu osoby niesamodzielnej związane są bezpośrednio z pomocą w zaspokojeniu jej podstawowych potrzeb życiowych i zapobieganiu skutkom długotrwałego unieru-

chomienia. Wykonywane są w obrębie łóżka (zmiana pozycji ciała), pokoju, oddziału, szpitala czy mieszkania pacjenta, z użyciem technik i sprzętu wspomagającego. Obejmują także niezbędną pomoc umożliwiającą choremu używanie sprzętu wspomagającego poruszanie się. W zakres tych czynności wchodzi także aktywizacja ruchowa zgodnie z zaleceniem lekarzy, pielęgniarek i fizjoterapeutów.

Czynności opiekuńcze u osób chorych i niesamodzielnych z reguły wiążą się z podstawową pielęgnacją. Obejmują takie działania, jak towarzyszenie oraz pomoc w niezbędnych i regularnie powtarzanych czynnościach dnia codziennego związanych z zapewnieniem bezpiecznych warunków funkcjonowania w szpitalu czy innym zakładzie leczniczym, domu pomocy społecznej czy innym domu opieki, jak również w domu osoby chorej i niesamodzielnej.

Do czynności opiekuńczych wykonywanych przez opiekuna medycznego należą utrzymanie odpowiedniej temperatury i czystości w otoczeniu osoby niesamodzielnej, w tym zabezpieczenie czystej i odpowiedniej odzieży i pościeli, dbanie o czystość łóżka i szafki przyłóżkowej oraz naczyń i sprzętu używanego przez pacjenta, a także troska o sprawność i bezpieczeństwo używanego przez osobę niepełnosprawną sprzętu wspomagającego.

W przypadku świadczenia opieki w domu pacjenta, w ramach umowy z jednostkami pomocy społecznej opiekun wykonuje dodatkowo czynności związane z pomocą w prowadzeniu gospodarstwa domowego w zakresie zabezpieczenia wyżywienia i innego niezbędnego do funkcjonowania w domu podstawowego zaopatrzenia. Do jego obowiązków należy także pomoc w dotarciu do lekarza i zakupie zleconych leków, środków pomocniczych i materiałów medycznych oraz inne czynności objęte umową, mające bezpośredni związek z bezpieczeństwem funkcjonowania i zdrowiem osoby niezdolnej do samodzielnej egzystencji.

Opieka świadczona przez opiekuna medycznego ukierunkowana jest na pomoc fizyczną i psychiczną w adaptacji osoby chorej i niesamodzielnej do warunków życia w zakładach leczniczych, placówkach pomocy społecznej i w środowisku domowym. Pomoc ta polega na informowaniu, edukowaniu, asystowaniu oraz częściowym lub całkowitym wyręczaniu w czynnościach związanych z codzienną aktywnością życiową i bezpieczeństwem pacjenta. Podsumowując, opiekun medyczny:

1) udziela wsparcia osobie chorej i niesamodzielnej w sytuacjach dla niej trudnych w zakresie swoich kompetencji bądź zgłasza problem pielęgniarce lub wskazanemu przez pacjenta członkowi rodziny,
2) zapewnia higienę i estetyczny wygląd otoczenia osoby chorej i niesamodzielnej,

3) dba o wygodne i bezpieczne ułożenie w łóżku, odpowiednio do potrzeb ścieli łóżko i zmienia pościel oraz bieliznę osobistą pacjenta, kontroluje stan materaca przeciwodleżynowego i jego działanie,

4) pomaga w przyjmowaniu leków zleconych przez lekarza,

5) podtrzymuje aktywność ruchową poprzez asystowanie (asekurowanie) przy wstawaniu i przemieszczaniu się osoby z upośledzoną funkcją narządu ruchu lub z zaburzoną równowagą do toalety, jadalni, na zabiegi terapeutyczne czy rehabilitację, a także pomaga w użytkowaniu zaleconego sprzętu ortopedycznego i rehabilitacyjnego,

6) zachęca pacjenta do aktywności i organizuje mu czas wolny zgodnie z możliwościami zakładu/oddziału/domu oraz zaleceniami pielęgniarek i terapeutów,

7) przestrzega procedur postępowania z brudną bielizną i zużytym sprzętem,

8) przekazuje pielęgniarce informacje o zmianach w stanie zdrowia pacjenta zaobserwowanych podczas wykonywania czynności opiekuńczych oraz o zmianach w jego funkcjonowaniu, szczególnie o braku zgody pacjenta na wykonanie zabiegów pielęgnacyjnych i uczestniczenie w zaplanowanych zajęciach,

9) współpracuje z zespołem terapeutycznym i opiekuńczym w celu zabezpieczenia kompleksowości i ciągłości opieki, dokonuje wpisów do dokumentacji medycznej zgodnie ze swoimi kompetencjami i obowiązującymi przepisami,

10) dezynfekuje i myje sprzęt używany podczas wykonywania zabiegów pielęgnacyjnych u osoby chorej i niesamodzielnej,

11) dokonuje oceny parametrów podstawowych funkcji życiowych pacjenta oraz planuje, organizuje, wykonuje i dokumentuje czynności pielęgnacyjne, z uwzględnieniem przeciwwskazań, niebezpieczeństw i sytuacji trudnych związanych z ich przeprowadzeniem,

12) komunikuje się z pacjentem i jego rodziną w celu rozpoznania potrzeb i problemów funkcjonalnych, z uwzględnieniem czynników kontekstowych i dynamiki zmian (możliwości w zakresie samoopieki, stan psychiczny, sytuacja rodzinna pacjenta), a także dobiera metody i techniki wykonywania czynności pielęgnacyjnych i opiekuńczych,

13) edukuje pacjenta w zakresie możliwości samodzielnego dbania o higienę osobistą i zaspokajania innych podstawowych potrzeb życiowych i wykonywania zabiegów pielęgnacyjnych,

14) posługuje się sprzętem, przyborami, materiałami i środkami zgodnie z ich przeznaczeniem.

Działania opiekuna powinny być zrozumiałe, zasadne i sensowne.

2 Etyczne i systemowe uwarunkowania koncepcji pielęgnowania w praktyce opiekuna medycznego

Elżbieta Szwałkiewicz

Koncepcja pielęgnowania, czyli wyobrażenie teoretycznej podbudowy, na bazie której opiekun medyczny podejmuje swe decyzje zawodowe, jest w istocie zbiorem poglądów akceptowanych przez społeczeństwo i środowisko zawodowe, w którym opiekun funkcjonuje, oraz wybranych elementów wiedzy przydatnych w sprawowaniu opieki, a wywodzących się z nauk biologicznych i medycznych, filozofii, psychologii oraz religii. Nauki te były rozwijane przez stulecia przez wielu wybitnych myślicieli i uczonych, a niektóre z ich twierdzeń uznane są za paradygmaty[7]. Przykład stanowi tu twierdzenie, że funkcjonowanie człowieka jest trójwymiarowe – biologiczne, psychiczne i społeczne.

Wiedza i doświadczenie gromadzone przez wieki mają wpływ na kształtowanie systemów zabezpieczenia społecznego, w tym na rozwój zdrowia publicznego, także w naszym kraju. Podręcznik zawiera tylko wybrane, krótkie informacje na ten temat, które mają umożliwić opiekunowi medycznemu odnalezienie się w systemie ochrony zdrowia. Pozwolą mu też zrozumieć społeczne znaczenie zawodu oraz możliwości i formy funkcjonowania na rynku pracy czy usług. Koncepcji pielęgnowania nie da się oderwać od uwarunkowań systemowych, gdyż odosobniona nie znajdzie ona zastosowania w aktywności zawodowej opiekuna medycznego.

---

[7] Paradygmat – coś wspólnie uzgodnionego i uznanego, na co można powoływać się w uzasadnieniu swego postępowania czy poglądu; wzorzec, model; w węższym sensie: wzorcowe rozwiązania problemów naukowych.

2.1. Etyka zawodu opiekuna medycznego

Agnieszka Smrokowska-Reichmann

2.1.1. Czym jest etyka?

Etyka od wieków zajmuje poczesne miejsce wśród dyscyplin filozoficznych [tab. 2.1]. Najprościej etykę można określić jako **naukę**, która zajmuje się moralnością lub też jako **teorię** moralności. A zatem **etyka** to pewna teoretyczna dyscyplina, odpowiadającą zaś jej praktykę stanowi **moralność**, czyli konkretne czyny i zachowania człowieka. W etyce koncentrujemy się wokół terminu „dobro". Etyka pokazuje, czym jest dobro i jak zmierzać do jego urzeczywistniania.

Tabela 2.1

Dyscypliny filozoficzne		
Filozofia		
Ontologia	Epistemologia	Etyka
Nauka o bycie – co istnieje?	Nauka o poznaniu – co wiemy?	Nauka o moralności – jak mamy postępować?

Odmiany etyki:

1) etyka normatywna – ustala normy postępowania moralnego, posługując się nakazami i zakazami, trudnością jest tu przekonujące uzasadnienie wyznaczonych norm moralnych, czyli udzielenie przekonującej odpowiedzi na pytanie: dlaczego należy postępować tak, a nie inaczej,
2) etyka opisowa – nie formułuje żadnych norm, a jedynie opisuje zjawiska moralne, stara się zatem unikać ocen, jednak kłopot polega na tym, że w rzeczywistości opisu czynu nie da się oddzielić od jego oceny,
3) metaetyka – najnowsza odmiana etyki, która pojawiła się dopiero w XX wieku, systematyzuje etykę, analizuje jej język i bada istotę sporów etycznych, określana jest też mianem teorii etyki.

Wymienione powyżej 3 odmiany etyki oddziałują na siebie wzajemnie, tworząc tak zwany system **etyki stosowanej**.

2.1.2. Etyka zawodu a działania opiekuna medycznego

Każda **etyka zawodu opiera się na normach i kodeksach**. W węższym sensie pojęcie to można rozumieć też jako zbiór opinii, obyczajów, przepisów i przyzwyczajeń danej grupy zawodowej. Najważniejsze w etyce zawodu jest określenie powinności, czyli tego, co powinno się czynić, aby dobrze wykonywać swój zawód. Stąd etyki zawodowe określane są często jako **etyki powinnościowe**, inaczej **deontologiczne**. Etyka zawodu nie mówi wprost, co jest dobrem i wartością moralną, natomiast na plan pierwszy wysuwa obowiązek i odpowiedzialność związane z danym zawodem.

Pracując w jakimkolwiek zawodzie, człowiek musi podejmować decyzje. W przypadku tzw. **zawodów służebnych**, do których zalicza się zawód opiekuna medycznego, podejmowanie decyzji wiąże się ze szczególną odpowiedzialnością. Działania dotyczą bowiem bezpośrednio człowieka niesamodzielnego i powierzonego pieczy opiekuna medycznego. Aby unieść ciężar odpowiedzialności za podopiecznego, nie wystarczy tylko posiadanie fachowej wiedzy. Oczywiście jest ona niezbędna w celu podejmowania decyzji **właściwych**, tj. **poprawnych merytorycznie**. Jednak wszystkie czyny opiekuna medycznego, w tym zwłaszcza podejmowanie decyzji **właściwych**, tj. **poprawnych moralnie** – muszą być budowane na fundamencie refleksji etycznej.

> **Pamiętaj!**
> Jako istota ludzka każdy z nas jest wystarczająco kompetentny, aby zastanawiać się nad zagadnieniami etycznymi.

Opiekun medyczny ma do czynienia z człowiekiem potrzebującym i cierpiącym. Dlatego w przypadku tego zawodu nie wolno rezygnować z regularnej analizy swego działania pod kątem etyki zawodu.

> **Zawód służebny** rozumiemy tu jako zawód nakierowany na pomoc człowiekowi potrzebującemu, zwłaszcza człowiekowi z dysfunkcjami zdrowia, sprawności i samodzielności. Zatem osoba wykonująca zawód służebny w rozumieniu profesjonalnego pomagania pełni wobec osób potrzebujących takiej pomocy **funkcje służebne**, takie jak leczenie, terapia, pielęgnacja, opieka czy wsparcie psychosocjalne.

2.1.3. Zasady etyczne opiekuna medycznego

W podejmowaniu decyzji poprawnych moralnie pomagają opiekunowi zasady etyczne. Pokazują one, jakie działanie powinno zostać wykonane, a jakie zaniechane, i dlaczego. Anglojęzyczna literatura przedmiotu podaje wiele zestawów zasad etycznych do wykorzystania w zawodach medycznych. Dla potrzeb opiekunów medycznych szczególnie odpowiednia wydaje się propozycja Sary Fry, pierwotnie sformułowana dla pielęgniarek[8]. Za najważniejsze zasady etyki zawodu opiekuna medycznego uznaje się:

1) **opiekuńczość** – jako główne, nadrzędne zadanie opiekuna medycznego można określić czynienie dobra i zmniejszanie zła, w praktyce oznacza to zobowiązanie się do takiej opieki nad powierzonymi osobami, dzięki której:
   - ich potrzeby będą zaspokajane,
   - ich stabilizacja i zadowolenie będą promowane,
   - unikną one cierpienia bądź zostanie ono zlikwidowane lub zredukowane,
2) **sprawiedliwość** – opiekun powinien traktować wszystkich swoich podopiecznych jednakowo, nie faworyzując żadnego z nich, nie dając żadnemu z nich pozycji uprzywilejowanej, w praktyce oznacza to:
   - rozwiązywanie podobnych problemów w miarę możliwości w taki sam sposób,
   - rozwiązywanie różnych problemów w sposób odpowiedni do ich specyfiki, zawsze jednak unikając stronniczości,
3) **poszanowanie autonomii** – podopieczny jest zależny od opiekuna, przy czym zakres zależności zależy od stopnia niesamodzielności osoby chorej; mimo to – a raczej zwłaszcza z tego powodu – opiekun powinien przyznać swojemu podopiecznemu prawo do niezależności, tj. autonomii i wolności; w praktyce oznacza to, że opiekun:
   - respektuje podopiecznego jako niezależną jednostkę,
   - uznaje prawo podopiecznego do podejmowania decyzji,
4) **uczciwość** – obowiązkiem opiekuna medycznego jest mówienie prawdy, opiekun nie może oszukiwać swoich podopiecznych, okłamywać ich ani przemilczać niektórych faktów, w praktyce oznacza to, że opiekun stara się działać tak, by między nim a podopiecznym wytworzyła się relacja zaufania,
5) **lojalność** – opiekun medyczny powinien być wierny zobowiązaniom, których się podjął, w praktyce zaliczymy tu na przykład:
   - dotrzymywanie obietnic złożonych podopiecznemu,
   - zachowanie dyskrecji, o którą podopieczny prosił.

---

[8] Fry S.: *Ethics in nursing practice. A guide to ethical decision making.* Blackwell Publishing, Geneva 1994.

2.1.4. Dylematy etyczne

Z **dylematami etycznymi** mamy do czynienia w sytuacjach, w których trzeba dokonać trudnego wyboru między różnymi możliwościami. Często chodzi tu o wybór między co najmniej dwiema **wykluczającymi się wzajemnie wartościami**. Codzienna praca niejednokrotnie stawia opiekuna medycznego przed poważnymi dylematami etycznymi. Z jednej strony opiekun pragnie przestrzegać wszystkich zasad etycznych swojego zawodu, a z drugiej – zmaga się z wyjątkowo niekorzystnymi okolicznościami lub szczególnie trudnymi podopiecznymi.

Podjęcie właściwej decyzji w takich i podobnych warunkach nie jest łatwe. Co wtedy robić? Wydaje się, że jedyną słuszną radą będzie zachęta, aby opiekun medyczny zaadaptował jako motto swej pracy hasło lekarzy: *primum non nocere* – „przede wszystkim nie szkodzić". W pierwszej kolejności zwracanie uwagi na to, aby chronić podopiecznego przed krzywdą i cierpieniem, wytyczy niemal automatycznie drogę właściwego postępowania.

Przemyśl następujące pytania i spróbuj znaleźć na nie własną odpowiedź:

- Co jest według ciebie ważniejsze: zwiększanie szczęścia czy zmniejszanie cierpienia?
- Czy twoim zdaniem należy koncentrować się przede wszystkim na zwiększaniu dobra czy raczej na zmniejszaniu zła?
- Czy uważasz, że jest możliwe zachowanie całkowitej bezstronności i absolutnie równe traktowanie wszystkich podopiecznych?
- Czy według ciebie wszyscy podopieczni są zdolni do bycia w pełni wolnymi i niezależnymi? Gdzie twoim zdaniem przebiega granica między uszanowaniem autonomii podopiecznego a koniecznością przynajmniej częściowego ograniczenia jego wolności (po to, by możliwe było zainicjowanie i przeprowadzenie działań opiekuńczych)?
- Czy uważasz, że bywają takie sytuacje, w których prawda może okazać się dla podopiecznego zbyt trudna do przyjęcia lub do zrozumienia? Czy według ciebie podopieczny ma czasem prawo do tego, aby czegoś NIE wiedzieć?
- Co twoim zdaniem należy zrobić w przypadkach, gdy dotrzymywanie zobowiązań, np. dyskrecji, może przynieść szkodę podopiecznemu lub osobom trzecim?

2.1.5. Etos zawodu i znaczenie refleksji etycznej

Refleksja etyczna jest dla opiekuna medycznego drogowskazem wyznaczającym drogę właściwego postępowania zawodowego. Etos zawodu zwraca uwagę na pewne istotne wartości i przestrzega przed popełnianiem konkretnych błędów.

Etos zawodu – wartości, normy i wzory postępowania składające się na dany zawód i określające jego specyfikę.

Etos zawodu nie zastąpi jednak samodzielnego myślenia i oceniania, które są obowiązkiem każdego opiekuna medycznego. Opiekun medyczny nie może ograniczyć się tylko do pasywnego zaakceptowania kodeksu etycznego swego zawodu. Powinien również chcieć i umieć zastosować te reguły w codziennej pracy. Nie uda mu się zrealizować tego celu bez regularnie prowadzonej refleksji etycznej.

Aspekty do refleksji etycznej:
- Czy zdarza mi się częściej myśleć o podopiecznych jako o „przypadkach" niż jako o ludziach?
- Czy w głębi duszy nie uważam podopiecznych za gorszych ode mnie, np. dlatego że są słabsi i zależni ode mnie lub potrzebują **mojej** pomocy?
- Czy nie skłaniam się do postrzegania podopiecznych tylko jako obiektów stanowiących źródło mojego utrzymania?
- Czy nie zobojętniałam na zaufanie okazywane mi przez podopiecznych?
- Czy wczuwając się w sytuację podopiecznego i współczując mu, zachowuję jednak potrzebny profesjonalny dystans?
- Czy przejmuję odpowiedzialność za swoje porażki w takim samym stopniu jak za sukcesy?
- Czy nie mam tendencji do spychania odpowiedzialności za niepowodzenia moich działań na innych (koleżanki, kolegów, pracodawcę)?
- Czy nie zakładam z góry, że skoro nikt się na mnie oficjalnie nie skarżył, to automatycznie wypełniam doskonale etos zawodu?

2.1.6. Antystandardy etyczne

Wiemy już, że w zawodzie opiekuna medycznego obowiązują określone zasady etyczne, którym należy sprostać, chcąc być wiernym etosowi zawodu. Inaczej można je nazwać **standardami w dziedzinie etyki zawodu** lub **standardami etycznymi**. Niestety, w zawodzie opiekuna medycznego dochodzi niekiedy do powstawania **antystandardów etycznych**. Tworzą je osoby, które nie potrafią bądź nie chcą wypełniać wymagań etyki zawodu. Innymi słowy, antystandardy etyczne to nic innego jak usprawiedliwianie własnego postępowania sprzecznego lub niezupełnie zgodnego z etyką zawodu. Zagłuszają sumienie i są zastępczymi pseudorozważaniami w miejsce rzetelnej i prawdziwej refleksji etycznej.

Ludzie bywają bardzo pomysłowi w wyszukiwaniu argumentów na swoją korzyść i usprawiedliwianiu tego, czego nie da się usprawiedliwić. Kenneth Pope i Melba Vasquez w książce *Ethics in psychotherapy and councelling* zestawili aż 19 antystandardów. Niektóre z nich można odnieść nie tylko do osób pracujących w poradnictwie i psychoterapii, ale również do zawodu opiekuna medycznego.

Antystandardy etyczne „usprawiedliwiające" sprzeniewierzanie się etosowi zawodu:
Moje postępowanie nie jest nieetyczne, dopóki:

- ...mogę wymienić przynajmniej kilka koleżanek (kolegów), które (którzy) postępują dokładnie tak jak ja.
- ...żaden podopieczny nie złożył na mnie oficjalnej skargi.
- ...moim zdaniem podopieczni nie mają nic przeciwko takim moim działaniom.
- ...podopieczni są tak trudni i kłopotliwi, że wprost „proszą się" o takie, a nie inne traktowanie.
- ...tego dnia źle się czułam i po prostu nie można było wymagać ode mnie pracy dobrej jakości.
- ...uważam, że obowiązujące mnie zasady etyki zawodu zostały ułożone przez kogoś, kto nie rozumie warunków pracy opiekuna medycznego.
- ...w rezultacie mogę więcej zarobić.
- ...jest to dla mnie wygodniejsze.
- ...nikt się o tym nie dowie, a nawet jeżeli się dowie, to najprawdopodobniej i tak się tym nie przejmie.
- ...niektórych standardów etycznych przecież przestrzegam.
- ...nie zamierzam świadomie nikogo skrzywdzić.
- ...chcę postąpić w ten sposób tylko raz.
- ...nikt mi niczego nie udowodni.
- ...jestem zmęczony i przepracowany[9].

---

[9] Na podstawie: Pope K., Vasquez M.: *Ethics in psychotherapy and councelling*, John Willey and Sons, San Francisco 1991.

2.1.7. Postać opiekuna spolegliwego a etyka zawodu opiekuna medycznego

Jak wspomniano we wstępie rozdziału, etyka jest jedną z dziedzin filozofii. Na przestrzeni dziejów różni filozofowie formułowali odmienne koncepcje, starając się ustalić, co znaczy postępować etycznie. Próbowali także tworzyć teorie i całe systemy etyczne, które stanowiłyby dla ludzi drogowskaz i kryterium wyboru w sytuacjach niepewnych i niejednoznacznych moralnie. Nie wszystkie z tych teorii okazały się na tyle spójne i realistyczne, by można je było przenieść bez przeszkód do codzienności.

Pracując w zawodzie opiekuna medycznego, częściej niż w innych profesjach zadajemy sobie pytanie: **jak należy zachowywać się wobec podopiecznego, aby nie sprzeniewierzyć się zasadom etycznym związanym z zawodem?** Jedną z odpowiedzi na to pytanie jest model etyki niezależnej z postacią opiekuna spolegliwego, stworzony przez polskiego filozofa Tadeusza Kotarbińskiego. W przeciwieństwie do wielu filozoficznych teorii etycznych koncepcja ta wydaje się stosunkowo prosta do wykorzystania w praktyce, zwłaszcza w szeroko rozumianych zawodach profesjonalnego pomagania, a więc np. w zawodzie pielęgniarki, pracownika socjalnego, lekarza, terapeuty czy **opiekuna medycznego.**

Zasadnicze pytanie stawiane przez Tadeusza Kotarbińskiego brzmi: **jak żyć godziwie?** Godziwie, czyli tak, by zasłużyć sobie na szacunek ludzi prawych. Według Kotarbińskiego żyje godziwie ten, kto wypełnia najważniejsze zadanie, jakie stoi przed każdym człowiekiem. Zadaniem tym jest **usuwanie lub przynajmniej zmniejszanie cierpienia na świecie.**

Prezentowaną przez siebie etykę Tadeusz Kotarbiński nazywa etyką niezależną, ponieważ według niego dobro i zło moralne jawią się każdemu człowiekowi jako **kwestie oczywiste.** *Że prawo, męstwo, dobre serce są godne szacunku, a oszukaństwo, głoszenie kłamstw ze strachu, znęcanie się nad słabym – godne pogardy, to jest równie oczywiste jak to, że cukier jest słodki a sól słona*[10].

Według Kotarbińskiego etyka niezależna powinna być wolna od jakichkolwiek wpływów światopoglądowych i musi opierać się tylko na jednym – na głosie sumienia. Analizowanie owego głosu pozwala odróżnić dobro od zła moralnego oraz informuje, jak należy, a jak nie należy postępować. Etyka niezależna jest więc w istocie etyką sumienia i tylko sumieniu jest podporządkowana.

---

[10] Kotarbiński T.: *Medytacje o życiu godziwym*. Wiedza Powszechna, Warszawa 1986.

> *Etyka niezależna jest niezależna jeszcze i w tym sensie, że własnego głosu su-*
> *mienia niepodobna zastąpić głosem cudzym. W istocie każdy z nas, niezależnie*
> *od kogokolwiek innego, odwołuje się przede wszystkim do własnego sumienia.*
> *Ono jest dla każdego z nas sędzią nad sędziami. Ono wydaje w każdej sprawie*
> *sąd surowy, bezwzględny, ostateczny*[11].

Co mówi każdemu człowiekowi głos jego sumienia? Według Kotarbińskiego wymaga od nas przede wszystkim jednego: *sumienie nasze jest tak ukształtowane, że żąda od nas postawy opiekuńczej względem wszelkiej istoty doznającej, znajdującej się w zasięgu naszego możliwego działania*[12]. I w tym momencie dochodzimy do postaci kluczowej, to znaczy do postaci opiekuna spolegliwego.

Wypełnienie zadania opieki nad innymi czyni z człowieka opiekuna spolegliwe-go, a zarazem oferuje jasne kryterium dobra i zła moralnego. Mianowicie dobro to postępowanie zgodne z postawą opiekuna spolegliwego, a zło – postępowanie z tą postawą niezgodne. Sam termin „opiekun spolegliwy" Tadeusz Kotarbiński zaczerpnął z gwary śląskiej. W etyce Kotarbińskiego **opiekun spolegliwy** to oso-ba, na której można **polegać**, ktoś wrażliwy na potrzeby innych, życzliwy, bro-niący słabszych, chętny do pomocy, a nawet poświęceń, słowem człowiek reali-zujący swymi czynami dobro moralne.

Głos sumienia żąda od nas – **bądź jak opiekun spolegliwy**. To znaczy bądź:

- **dzielny i odważny**, stawaj po stronie podopiecznych, choćby ściągnęło to na ciebie negatywne konsekwencje,
- **sprawiedliwy i prawdomówny**,
- **niezawodny**, także w trudnej sytuacji,
- **szlachetny i aktywny** na rzecz podopiecznych.

> *Bowiem wszędzie i stale trzeba było i nadal trzeba dzielnie i odważnie bronić*
> *podopiecznych, zyskując za tę obronę szacunek lub ściągając na się ocenę*
> *haniebną za tchórzostwo, marazm lub sobkostwo*[13].

Opiekunem spolegliwym według Tadeusza Kotarbińskiego powinien być każdy człowiek, który chce zasłużyć na szacunek ludzi prawych i który pragnie przeżyć swe życie w sposób godziwy. Wydaje się jednak, że do pełnienia tej roli w szcze-gólny sposób zobowiązane są pewne grupy zawodowe, czyli osoby z założenia mające zajmować się pomocą osobom chorym, niepełnosprawnym, niesamo-

---

[11] Kotarbiński T.: *Pisma etyczne*. Ossolineum, Wrocław 1987.
[12] Kotarbiński T.: *Medytacje o życiu godziwym*. Wiedza Powszechna, Warszawa 1986.
[13] Kotarbiński T.: *Pisma etyczne*. Ossolineum, Wrocław 1987.

dzielnym, w podeszłym wieku, zagubionym czy ubogim. Dlatego do postaci opiekuna spolegliwego odwołują się często i chętnie pracownicy socjalni czy pielęgniarki. Wydaje się, że koncepcja Tadeusza Kotarbińskiego powinna stanowić też jeden z fundamentów etyki zawodu opiekuna medycznego.

Nasi podopieczni są słabsi od nas, opiekunów medycznych. Są też zazwyczaj słabsi od reszty społeczeństwa (inaczej nie staliby się naszymi podopiecznymi). Potrzebują więc troski, ochrony i opieki takiej, jaką może dać tylko opiekun spolegliwy, czyli opiekun, który nigdy nie opuszcza w potrzebie i który stale broni swego podopiecznego (w przypadku opiekuna medycznego broni przed cierpieniem).

Jest to z pewnością wizerunek wyidealizowany, nie zawsze łatwy czy możliwy do osiągnięcia. Nie każdy opiekun zdobędzie się na heroizm, choć właściwie nie jest to wcale konieczne. Wystarczy widzieć przed sobą ideał opiekuna spolegliwego i dążyć do niego najwytrwalej, jak się tylko potrafi. Należy starać się możliwie jak najlepiej chronić powierzonych swojej opiece słabszych. Wtedy postępowanie opiekuna niejako automatycznie nabierze charakteru głęboko etycznego i na pewno nie spowoduje sprzeniewierzenia się etosowi zawodu.

2.1.8. Chwila na etykę

Zawód opiekuna medycznego, podobnie jak wszystkie zawody służebne, musi być niezwykle mocno zakorzeniony w etyce. Opiekun medyczny zajmuje się bowiem w sensie ścisłym człowiekiem, i to człowiekiem potrzebującym pomocy, zależnym, niesamodzielnym, cierpiącym, a więc szczególnie kruchym, wrażliwym i bezbronnym. Dlatego każdy opiekun medyczny, oprócz biegłego opanowania technik swego zawodu, powinien znaleźć przynajmniej od czasu do czasu kilka wolnych chwil na refleksję nad zagadnieniami etycznymi. Jest to sposób na odświeżenie ideałów zawodowych i ożywienie etosu zawodu.

Codzienna żmudna praca oraz uciążliwe, trudne i monotonne obowiązki mogą sprawić, że w pewnym momencie opiekunowi medycznemu jego zawód może wydać się nudny, bezbarwny, męczący i wyczerpujący. Dopiero rozważania na tematy etyczne odsłaniają głęboki sens, piękno i szlachetność tej profesji, która polega przecież na sprawowaniu opieki nad słabszym. Bez refleksji etycznej na plan pierwszy wysuną się stres, zmęczenie i rozczarowania. Prowadzenie refleksji uwypukli natomiast radość, sukcesy i fakt, że opiekun medyczny codziennie w różny sposób „ratuje" swego podopiecznego.

2.2. System ochrony zdrowia

Elżbieta Szwałkiewicz

System ochrony zdrowia obejmuje następujące sfery działania:

1) opieka zdrowotna – medycyna lecznicza (np. szpitale, przychodnie podstawowej opieki zdrowotnej, przychodnie specjalistyczne, zakłady pielęgnacyjno-opiekuńcze i opiekuńczo-lecznicze, indywidualne praktyki lekarskie i pielęgniarskie),
2) ochrona zdrowia – zespół działań pozamedycznych na rzecz zdrowia publicznego realizowany przez różne sektory życia społeczno-gospodarczego,
3) struktury zarządzania opieką zdrowotną i ochroną zdrowia (np. Ministerstwo Zdrowia, wojewódzkie i samorządowe wydziały zdrowia),
4) źródła i drogi finansowania całokształtu działań na rzecz zdrowia (w Polsce Narodowy Fundusz Zdrowia, budżet państwa oraz budżety samorządowe: województwa, powiatu i gminy).

Cele systemu ochrony zdrowia to:

1) zaspokajanie indywidualnych potrzeb zdrowotnych wynikających z chorób, urazów i wieku,
2) zaspokajanie zbiorowych potrzeb zdrowotnych, czyli zapewnienie takich warunków życia, pracy, mieszkania, odżywiania, wypoczynku, a nawet chorowania i wszelkich innych aspektów życia zbiorowego, które minimalizują ryzyko utraty zdrowia.

Ochrona zdrowia to działalność na rzecz zdrowia obywateli ujęta w system odpowiadający ustrojowym założeniom państwa[14]. W Polsce ustrój państwa określa Konstytucja Rzeczypospolitej Polskiej[15]. Jej artykuł 68 stanowi, że:

1) Każdy ma prawo do ochrony zdrowia.
2) Obywatelom, niezależnie od ich sytuacji materialnej, władze publiczne zapewniają równy dostęp do świadczeń opieki zdrowotnej finansowanej ze środków publicznych. Warunki i zakres udzielania świadczeń określa ustawa.
3) Władze publiczne są obowiązane do zapewnienia szczególnej opieki zdrowotnej dzieciom, kobietom ciężarnym, osobom niepełnosprawnym i osobom w podeszłym wieku.
4) Władze publiczne są obowiązane do zwalczania chorób epidemicznych i zapobiegania negatywnym dla zdrowia skutkom degradacji środowiska.
5) Władze publiczne popierają rozwój kultury fizycznej, zwłaszcza wśród dzieci i młodzieży.

Pojęcie ochrona zdrowia obejmuje:

1) ochronę przed chorobami, w tym zapobieganie i zwalczanie chorób zakaźnych, chorób przewlekłych o dużym znaczeniu społecznym (np. cukrzyca) i innych chorób oraz niepełnosprawności,
2) ochronę przed zagrożeniami środowiska przyrodniczego i środowiska pracy,
3) ochronę przed zagrożeniami społecznymi, takimi jak ubóstwo, patologie społeczne, bezrobocie i inne.

---

[14] *Mała Encyklopedia Medycyny*. PWN, Warszawa 1982.

[15] Konstytucja Rzeczypospolitej Polskiej – tekst uchwalony w dniu 2 kwietnia 1997 r. przez Zgromadzenie Narodowe.

2.3. Zdrowie Publiczne

Elżbieta Szwałkiewicz

Zdrowie publiczne to zorganizowany wysiłek społeczny obejmujący wiele działań pozamedycznych, mających wpływ na zdrowie społeczeństwa.

Zdrowie publiczne charakteryzują wielosektorowość i trójwymiarowość wynikające z biologicznych, psychicznych i społecznych uwarunkowań zdrowia. Pojęcie warunki zdrowotne rozumiane jest coraz szerzej i obecnie w jego skład wchodzą: żywność, żywienie, wykształcenie, warunki pracy, zatrudnienie (rynek pracy), transport, komunikacja, warunki mieszkaniowe, odzież, wypoczynek, ubezpieczenia społeczne i swobody obywatelskie.

Już Hipokrates (400–377 p.n.e.), uznawany za ojca medycyny, napisał traktat: *O powietrzu, wodach i klimatach*, w którym omawiał znaczenie dla zdrowia ludzkiego czynników środowiskowych: *pokarmu, którym człowiek się odżywia, wody, którą pije, klimatu, w którym żyje, wpływu wywieranego przez ustrój polityczny (taki jak demokracja czy despotyzm)*.

Obecnie za oczywiste uznaje się, że ubóstwo oraz warunki życia, pracy i środowiska wpływają na zdrowie jednostek i całych populacji, że pył, hałas, promieniowanie, czynniki toksyczne i rakotwórcze, czynniki zakaźne, stres psychiczny, charakter pracy i czasu spędzanego poza pracą, a także wysiłek fizyczny i jego niedostatek wpływają na odporność lub bezpośrednio na stan zdrowia i mogą ograniczać czas przeżycia. Zanim jednak ta wiedza stała się ewidentna, przeprowadzono liczne badania naukowe oraz działania informacyjne (edukacyjne) i polityczne.

Zdrowie publiczne[16] jako dziedzina rozwija się od czasów starożytnych aż do współczesnych. W Polsce działalność na rzecz zdrowia publicznego nabrała znaczenia pod koniec XIX wieku, gdy pod przewodnictwem Józefa Polaka znakomici lekarze, higieniści i społecznicy oraz największe autorytety w dziedzinie kultury (m.in. Bolesław Prus) i oświaty, a także twórcy podwalin współczesnego zdrowia publicznego założyli Polskie Towarzystwo Higieniczne (1898 r.), które działa do dziś i nadal wydaje czasopismo pt. *Zdrowie Publiczne* (od 1885 r). Celem Towarzystwa od początku jego istnienia jest doskonalenie zdrowia społeczeństwa polskiego poprzez działalność naukową, publicystyczną i szkoleniową oraz rozwijanie współpracy wielodyscyplinarnej i wielosektorowej, a także inicjowanie wspólnych działań na rzecz ochrony zdrowia i poprawy jakości życia obywateli.

---

[16] Na podstawie: Miller M., Zieliński A.: *Zdrowie publiczne – misja i nauka*. Przegląd Epidemiologiczny, 2002, 56, 547–557.

Charakterystyczne jest, że używa się tu pojęcia zdrowie, a nie medycyna, oraz słowa publiczne, co oznacza, że działania mające zapewnić i umocnić zdrowie ludzi opierają się na zorganizowanym wysiłku społeczności, a nie na indywidualnych staraniach i zabiegach.

W 1918 r. (kilka dni po ogłoszeniu niepodległości Polski) powołany został do życia Państwowy Centralny Zakład Epidemiologiczny, który nadal działa, obecnie pod nazwą Narodowy Instytut Zdrowia Publicznego – Państwowy Zakład Higieny (NIZP-PZH). Obok działalności naukowo-badawczej i usługowej instytucja prowadzi i rozwija działalność dydaktyczną. Rozporządzeniem Rady Ministrów z dnia 19 marca 1922 r. została powołana na terenie Państwowego Zakładu Higieny pierwsza w Europie Państwowa Szkoła Higieny.

W 1973 r. Światowa Organizacja Zdrowia (WHO)[17] poszerzyła znaczenie pojęcia zdrowia publicznego, które we wcześniejszych wersjach odnosiło się przede wszystkim do problemów higieny środowiska i walki z chorobami zakaźnymi. W nowej definicji **zdrowie publiczne obejmuje:**

1) problemy dotyczące zdrowia populacji,
2) stan zdrowotny zbiorowości,
3) ogólne usługi zdrowotne,
4) administrację opieką zdrowotną.

Podstawowe narzędzie zdrowia publicznego stanowi epidemiologia, czyli pomiar sytuacji zdrowotnej i potrzeb zdrowotnych. Dane epidemiologiczne są niezbędne w formułowaniu priorytetów zdrowotnych. Dlatego tak ważne jest prawidłowe wypełnianie dokumentacji medycznej, indywidualnej i zbiorczej, oraz przesyłanie opartych na niej sprawozdań, które stanowią podstawę tworzenia statystyki medycznej.

Konieczność gromadzenia danych i informacji o czynnikach mających wpływ na zdrowie populacji oraz potrzeba mobilizowania i uruchamiania zasobów niezbędnych do realizacji celów zdrowotnych są konsekwencją przyjęcia następującej definicji: *Zdrowie publiczne to nauka i sztuka zapobiegania chorobom, przedłużania życia i promowania zdrowia, poprzez zorganizowane wysiłki społeczne.*

W większości krajów, także w Polsce, odpowiedzialność za realizację podstawowych funkcji zdrowia publicznego spoczywa na Ministerstwie Zdrowia oraz powołanych przez państwo i finansowanych z budżetu państwa centralnych instytucjach, a także na terenowej administracji państwowej (urzędy wojewódzkie) i samorządach lokalnych (samorządzie województwa, powiatu i gminy). Do za-

---

[17] Światowa Organizacja Zdrowia (WHO, World Health Organization) jest jedną z organizacji działających w ramach Organizacji Narodów Zjednoczonych (ONZ). Zajmuje się ochroną zdrowia i nadaje kierunek trendom współczesnej medycyny. WHO działa od 1948 r. Obecnie zrzesza 194 państwa członkowskie. Corocznie 7 kwietnia WHO organizuje Światowy Dzień Zdrowia.

dań Ministerstwa Zdrowia należy opracowywanie przepisów prawnych określających zakres odpowiedzialności poszczególnych instytucji za realizację podstawowych funkcji zdrowia publicznego, stanowiących bazę bezpieczeństwa zdrowotnego obywateli.

Obecnie w Polsce przepisy prawne dotyczące wykonywania zadań z zakresu zdrowia publicznego zawarte są w *Ustawie o Państwowej Inspekcji Sanitarnej*[18]. która realizuje te zadania poprzez sprawowanie nadzoru. W przypadku praktyki opiekunów medycznych jest to nadzór nad warunkami higieniczno-sanitarnymi, które powinien spełniać personel medyczny, ale także sprzęt i pomieszczenia, w których są udzielane świadczenia zdrowotne, w celu chronienia zdrowia ludzkiego przed niekorzystnym wpływem zagrożeń środowiskowych i zakażeń (m.in. obowiązek stosowania aseptyki i antyseptyki). Zdrowie publiczne ma następujące funkcje:

1) działania na rzecz ogółu ludności:
   - monitorowanie stanu zdrowia populacji, walka z chorobami o znaczeniu społecznym, wypadkami i urazami,
   - identyfikacja i zwalczanie zagrożeń zdrowotnych w środowisku, miejscu zamieszkania, pracy, w żywności i wodzie,
   - nadzór epidemiologiczny, czyli kontrola laboratoryjna chorób zakaźnych oraz innych zagrożeń środowiskowych,
   - promocja zdrowia oraz organizacja aktywnego współuczestnictwa społeczeństwa w działaniach na rzecz zdrowia,
   - zarządzanie opieką zdrowotną, właściwa ekonomika zdrowia, opracowanie systemów organizacji i finansowania ochrony zdrowia,
   - ocena jakości świadczeń zdrowotnych;
2) działania na rzecz indywidualnych osób:
   - profilaktyka indywidualna, organizacja służb zapobiegawczych, np. szczepienia ochronne, profilaktyka zakażeń szerzących się drogą kontaktów seksualnych, planowanie rodziny,
   - profilaktyka i leczenie chorób o znaczeniu społecznym: choroby zakaźne, w tym AIDS, gruźlica, choroby psychiczne, uzależnienia, wybrane choroby cywilizacyjne (np. cukrzyca),
   - organizacja czynnego poradnictwa dla grup wysokiego ryzyka zachorowania,
   - podstawowa opieka zdrowotna, pomoc medyczna dla bezdomnych i innych osób pozbawionych dostępu do świadczeń zdrowotnych,

---

[18] Ustawa z dnia 24 sierpnia 2001 r. O *zmianie ustawy o inspekcji sanitarnej* (Dz. U. Nr 128, poz. 1407).

■ organizacja opieki zdrowotnej finansowanej przez instytucje pozarządowe funkcjonujące w mechanizmie rynkowym, które mogą akceptować ponoszenie części kosztów tej grupy działań[19].

> **Zapamiętaj!**
> Zdrowie publiczne to zorganizowany wysiłek społeczny obejmujący wiele działań pozamedycznych mających wpływ na zdrowie populacji.
> Powszechnie uważa się, że nakłady na zdrowie publiczne stanowią najtańszą inwestycję w zdrowie społeczeństwa, a mimo to przeznacza się na nie zdecydowanie mniej środków niż na leczenie.

2.4. Zdrowie i jego promocja – wyjaśnienie pojęć

Elżbieta Szwałkiewicz

Hipokrates nauczał, że zdrowie to dobre samopoczucie, a złe samopoczucie jest wyrazem choroby. Stany te zależą od równowagi między tym, co nas otacza, a nami. W konsekwencji zewnętrzna równowaga między człowiekiem a środowiskiem umożliwia powstanie równowagi wewnętrznej. Wewnętrzne dobre samopoczucie jest stanem subiektywnym, gdyż nie może być ocenione przez inne osoby.

Inaczej do kwestii zdrowia podchodził Kartezjusz, zwany ojcem chirurgii i transplantologii. Uważał on, że organizm człowieka to skomplikowana, precyzyjna maszyna biologiczna. Stan choroby występuje wtedy, gdy jakaś część tej maszyny ulega uszkodzeniu i występuje konieczność jej naprawienia. Sprawnie działająca maszyna biologiczna to biomedyczne pojęcie zdrowia.

Definicja zdrowia promowana przez WHO odnosi się do koncepcji trójwymiarowego funkcjonowania człowieka – zdrowie to nie tylko całkowity brak choroby czy kalectwa, ale także stan pełnego fizycznego, umysłowego i społecznego dobrostanu.

Definicja ta nawiązuje do poglądów Hipokratesa i zwraca uwagę, że ważnym elementem zdrowia człowieka jest jego dobre samopoczucie, które zależy od poziomu zaspokojenia potrzeb biologicznych, psychicznych i społecznych.

---

[19] Miller M., Zieliński A.: *Zdrowie Publiczne – misja i nauka*. Przegląd Epidemiologiczny, 2002, 56, 547–557. – Lustrykowski A.: *Państwo a zdrowie publiczne*. Zdrowie Publiczne, 2001, 111, 387–389. – Włodarczyk C.: *Zdrowie publiczne a polityka zdrowotna*. Zdrowie Publiczne, 2001, 111, 414–421.

Powyższe sformułowanie ukazuje ideał zdrowia, do którego należy dążyć. Nie da się go jednak zastosować jako kryterium oceny w pomiarach stanu zdrowia, gdyż trójwymiarowe pojęcie dobrostanu może być jedynie subiektywnym punktem odniesienia. Ktoś mówi „czuję się dobrze, więc jestem zdrowy", ale inna osoba w identycznej sytuacji stwierdzi „czuję się samotny, zmęczony i smutny, wiem, że nie jestem zdrowy". Takie odczucie jest funkcją wewnętrzną każdego człowieka, nie potrafią jej zmierzyć inne osoby, dlatego stanowi subiektywną ocenę zdrowia. Różni się tym samym od oceny obiektywnej, wynikającej z obserwacji i pomiarów, na które nie ma wpływu samopoczucie osoby badanej, takich jak pomiar tętna, ciśnienia tętniczego krwi, temperatury i masy ciała czy badania obrazowe.

Istnieje wiele definicji zdrowia i choroby, w zależności od tego, do jakich parametrów się odnoszą. Przykład stanowią tu definicje biologiczno-funkcjonalne, według których zdrowie to:

1) zdolność do normalnego funkcjonowania organizmu (chodzi tu o wszystkie jego organy i funkcje),
2) zdolność do adaptacji w zmieniającym się środowisku,
3) stan równowagi i harmonii możliwości fizycznych, psychicznych i społecznych człowieka.

Zdrowie społeczeństwa ocenia się tylko pośrednio, głównie przy wykorzystaniu metod epidemiologicznych. Podstawowe znaczenie mają tu mierniki:

1) negatywne – szacujące deficyty (np. chorobowość, zachorowalność, średnie trwanie życia),
2) pozytywne – określające zasoby (uwzględniające jakość życia, np. dotyczące rowoju fizycznego czy oceny sprawności fizycznej).

Współczesna globalna koncepcja zdrowia[20] odnosi się do czterech sfer mających wpływ na zdrowie ludzi:

1) biologii (cechy wrodzone, dojrzewanie, starzenie się człowieka),
2) środowiska (socjalne, fizyczne i psychiczne),
3) stylu życia (wzór konsumpcji, zatrudnienie, czynniki ryzyka zdrowotnego i zawodowego, sposób reakcji na stres),
4) systemu organizacji opieki zdrowotnej.

Amerykański badacz G.E.A. Dever wykazał, że nakłady finansowe ponoszone przez państwo i wysiłek społeczny przypadający na każdą z wyżej podanych sfer, nie są adekwatne do ich potencjalnego wpływu na rzeczywisty stan zdrowia populacji, i tak:

---

[20] Ogłoszona w 1974 r. przez M. Lalonda – kanadyjskiego ministra zdrowia.

1) system opieki zdrowotnej pochłania aż 90% całkowitych nakładów na ochronę zdrowia, a ma tylko 10% wpływu na zmniejszenie umieralności,
2) nakłady na kształtowanie stylów życia i edukacja zdrowotna pochłaniają zaledwie 1,5% nakładów, a mają 40% wpływu na obniżenie umieralności,
3) nakłady finansowe na ochronę środowiska naturalnego człowieka wynoszą 1,5% nakładów, a wywierają 20% potencjalnego wpływu na obniżenie umieralności,
4) wydatki na potrzeby biologiczne człowieka stanowią 7% nakładów, a dają 30% potencjalnego wpływu na obniżenie umieralności ludzi.

Z uwagi na te prawidłowości Uniwersalna Strategia WHO, programy Rady Europy i Wspólnoty Europejskiej oraz narodowe programy zdrowia przewidują większą koncentrację środków na działania kształtujące styl życia i proekologiczne kosztem medycyny naprawczej. W projekty coraz szerzej angażowane są instytucje spoza systemu opieki zdrowotnej. Także w Polsce w rozwiązywaniu problemów zdrowotnych większego znaczenia nabierają zadania promocji zdrowia, wychowania zdrowotnego, edukacji zdrowotnej i profilaktyki.

Promocja zdrowia – pojęcie to oznacza proces umożliwiający każdemu człowiekowi zwiększenie oddziaływania na własne zdrowie w sensie jego poprawy i utrzymania. Celem promocji zdrowia jest pomnażanie rezerw i potencjału zdrowotnego ludzi.

Zgromadzenie WHO w 1977 r. wydało dokument *Zdrowie dla wszystkich*, w którym po raz pierwszy pojawiło się oficjalnie określenie promocja zdrowia. W dokumencie tym przyjęto stanowisko, że zdrowie nie powinno być przywilejem, lecz prawem dla wszystkich ludzi naszego globu, a rządy poszczególnych krajów powinny stworzyć do tego warunki.

Zapamiętaj!
Styl życia i edukacja zdrowotna mają 40% wpływu na obniżenie umieralności. Obowiązkiem opiekuna medycznego jest promowanie zdrowego stylu życia, a także promocja zdrowia, szczególnie promocja zdrowia w chorobach przewlekłych oraz świadome i aktywne współuczestnictwo w działaniach na rzecz zdrowia w zakładzie pracy.

2.5. Koncepcja pielęgnowania

Elżbieta Szwałkiewicz

2.5.1. Potrzeby pacjenta

Wykonywanie zadań zawodowych to w praktyce rozpoznawanie potrzeb pacjenta, wyznaczanie celów opiekuńczych i podejmowanie decyzji o sposobach udzielania skutecznej pomocy. Działania te powinny być zbieżne z kwalifikacjami uzyskanymi w szkole zawodowej i posiadanymi kompetencjami. Opiekun, podejmując decyzje zawodowe, kieruje się zasadami opartymi na powszechnie uznanych twierdzeniach o funkcjonowaniu człowieka i jego potrzebach[21]. I tak oczywistym jest, że człowiek nie tylko charakteryzuje się instynktownym dążeniem do przetrwania osobniczego i gatunkowego, ale potrzebuje także skutecznej aktywności, w tym zaspokajania potrzeb wyższych i osiągania zakładanych celów, korzystnego współżycia i współdziałania z innymi oraz rozwoju, co w sumie składa się na subiektywne zadowolenie z całokształtu swego życia. Jest to zachowanie typowe dla całego gatunku ludzkiego. Niemal wszystkie odczuwane potrzeby i czynności człowieka koncentrują się wokół tych nadrzędnych celów, a człowiek bardzo cierpi, gdy nie może ich osiągnąć, szczególnie wtedy, gdy z powodu choroby, urazu lub wieku traci na to wszelką nadzieję.

Człowiek funkcjonuje trójwymiarowo, dlatego pielęgniarki i współpracujący z nimi opiekunowie powinni planować swoje działania tak, by zaspokajały potrzeby biologiczne, psychiczne i społeczne pacjenta.

Opiekun medyczny, zgodnie ze swymi kwalifikacjami zawodowymi, zajmuje się głównie zaspokajaniem potrzeb biologicznych. Jednak zawsze powinien pamiętać o fakcie, że wszyscy ludzie poza wymaganiami fizjologicznymi potrzebują też poczucia bezpieczeństwa, miłości i uznania. Od kompetencji opiekuna i jego postawy zależy, czy pielęgnując pacjenta, jednocześnie zaspokoi w jakimś zakresie jego potrzeby psychiczne, a nawet społeczne. W każdym przypadku równoczesne zaspokajanie trzech rodzajów potrzeb ma duże znaczenie dla skuteczności procesu leczenia.

Podstawowe potrzeby człowieka – przy ustalaniu zakresu niezbędnej pomocy zawsze bierze się pod uwagę ważne dla życia potrzeby, których osoba objęta opieką nie da rady zaspokoić we własnym zakresie. Można je rozpoznać i zrozumieć przez pryzmat wiedzy psychologicznej – człowiek ma nie tylko potrzeby fizjolo-

---

[21] Dziedzina psychologii – najpopularniejszym z teoretyków potrzeb ludzkich jest Abraham Maslov, autor koncepcji piramidy potrzeb ludzkich.

giczne związane z funkcjonowaniem i budową ciała, lecz także potrzeby czysto psychiczne. Zwykle traktuje się je jak niedobory, które muszą być optymalnie wypełnione przez otoczenie dla uniknięcia choroby i subiektywnego złego samopoczucia. Inaczej nazywane są potrzebami podstawowymi. Charakteryzują się następującymi cechami:

1) osoba ich pozbawiona uporczywie domaga się ich zaspokojenia,
2) ich niezaspokojenie powoduje chorobę i wyniszczenie,
3) ich zaspokojenie działa terapeutycznie i leczy chorobę wywołaną niedoborem,
4) ciągłość zaspokajania zapobiega chorobie,
5) jednostki zdrowe (zaspokojone) nie wykazują niedoborów[22].

Podsumowując, za podstawowe potrzeby człowieka uważa się te, których niezaspokojenie wywołuje chorobę, a w dłuższym okresie – śmierć. Czas tolerowanego niedoboru różni się w stosunku do odmiennych potrzeb. Najkrótszy jest czas tolerancji braku tlenu, gdyż człowiek udusi się w kilka minut, nieco dłuższy jest czas tolerowania dotkliwego mrozu przy braku odpowiedniego ubrania, kilka dni wynosi czas tolerancji braku płynów i pożywienia, a kilka miesięcy braku niektórych istotnych dla funkcjonowania organizmu składników pożywienia. Czas tolerancji niedoboru stanowi więc klucz do planowania kolejności czynności pielęgnacyjno-opiekuńczych.

Należy także pamiętać, że zaspokojenie podstawowych potrzeb fizjologicznych i funkcjonalnych warunkuje realizację potrzeb wyższego rzędu.

Niesamodzielny pacjent znajduje się w niezwykle trudnej sytuacji, gdyż poza fizycznym cierpieniem i ograniczeniami funkcjonalnymi dodatkowo czuje się zobowiązany wobec opiekuna, który zaspokaja jego potrzeby. To poczucie zobowiązania wyraża się przez uwzględnianie życzeń, kaprysów, zasad i prawa opiekunów, nawet wbrew swemu systemowi wartości. Chcąc przetrwać, osoba niesamodzielna staje się coraz bardziej potrzebująca, przywiązana i zależna od opiekuna, co nie pozostaje bez wpływu na zachowanie osób świadczących usługi zawodowo. Często stają się one władcze i bezkompromisowe, nie zależy im na dobrym samopoczuciu pacjenta, a w skrajnych przypadkach nadużywają przymusu bezpośredniego, usprawiedliwiając to dobrem pacjenta.

Dominująca pozycja opiekuna w procesie pielęgnacji wynika z faktu, że to od niego zależy zaspokojenie potrzeb pacjenta koniecznych do życia. Przy takim podejściu potrzeby podstawowe to obiektywne warunki przeżycia[23].

---

[22] Maslow A.: *W stronę psychologii istnienia*. Dom Wydawniczy Rebis, Poznań 2004.
[23] Ibidem.

Pacjent odczuwa swój stan jako sytuację przymusową, na którą nie ma wpływu. Rozumie też, że bez pomocy opiekuna nie może normalnie funkcjonować. Powoduje to, że nie protestuje, gdy jego podmiotowość (godność) jest lekceważona, a on sam staje się przedmiotem medycznego i pielęgnacyjnego oddziaływania. Stąd tak bardzo istotne są kompetencje etyczne opiekuna, a jego postawa staje się równie ważnym narzędziem pracy jak nowoczesne technologie.

Zapamiętaj!
Stan niemożności zaspokojenia podstawowych potrzeb biologicznych i świadomość, że przetrwanie zależy od stałej pomocy innych osób jest przyczyną cierpienia. Od ciebie zależy, czy poprzez swoje działania zmniejszysz czy pogłębisz cierpienie pacjenta. To duża władza, ale i duża odpowiedzialność.

2.5.2. Pielęgnacja kompensacyjna

Człowiek jest wyposażony w naturalną, instynktowną zdolność do samoopieki, dlatego jeżeli jest zdrowy i sprawny, to samodzielnie zaspokaja swoje potrzeby życiowe. Mówi się wtedy o pełnej zdolności do samoopieki i samopielęgnacji. Wiele chorób i urazów, ale także okres dzieciństwa i późnej starości ograniczają potencjał człowieka i uzależniają jego przeżycie od codziennej pomocy innych osób.

Pielęgnowanie może być realizowane przez opiekunów nieformalnych, najczęściej członków rodziny, co zależy od ich wydolności opiekuńczej i stanu zdrowia osoby pielęgnowanej. Czynności pielęgnacyjno-opiekuńcze świadczone w ramach stosunku pracy to z kolei opieka formalna.

Jednym z zawodów zajmujących się pielęgnowaniem i opieką jest opiekun medyczny. Osoby wyszkolone w tej profesji różnią się od opiekunów w domu pomocy społecznej czy opiekunów środowiskowych (społecznych) tym, że mają status pracownika medycznego i mogą pielęgnować pacjentów w zakładach leczniczych. Główne ich zadanie zawodowe, podobnie jak innych opiekunów, stanowi jednak ograniczanie skutków utraconej sprawności w zaspokajaniu podstawowych potrzeb życiowych.

Zbiór zasad, według których powinien pracować opiekun medyczny, opiera się na idei pielęgnacji kompensacyjnej[24]. Jest to koncepcja koncentrująca się na udzielaniu pomocy pacjentowi niesamodzielnemu w zaspokajaniu podstawowych potrzeb życiowych oraz pomocy w adaptacji do warunków zmienionych chorobą i niepełnosprawnością, we współpracy z pielęgniarkami i innymi terapeutami. Pielęgnacja kompensacyjna to sposób udzielania pomocy tak, by efektem końcowym było nie tylko wyręczenie pacjenta w zaspokojeniu potrzeby życiowej (wykonanie czynności pielęgnacyjnej), ale także poprawa jego samodzielności i samopoczucia.

Koncepcja pielęgnacji kompensacyjnej sformułowana została na podstawie hierarchii potrzeb ludzkich Abrahama Maslowa i teorii potrzeb człowieka Tomasza Kocowskiego. Zawiera też elementy teorii pielęgnowania Dorothy Orem (samo-opieka), Calisty Roy (adaptacja) i Moniki Krohwinkel (wspierający proces pielęgnowania). Oparcie idei postępowania zawodowego opiekunów medycznych na elementach wyżej wymienionych teorii naukowych jest nieprzypadkowy, gdyż wszystkie one odnoszą się do sfery funkcjonowania człowieka i koncentrują się na elementach najistotniejszych dla człowieka doświadczającego choroby i niesamodzielności jednocześnie. Należy pamiętać, że to, co dla człowieka zmagającego się ze skutkami choroby jest niezwykle trudne do osiągnięcia, przez osobę zdrową bywa ledwie zauważalne i traktowane z pełną nonszalancji rutyną, a czasami wręcz z lekceważeniem.

Potrzeby człowieka tworzą barwny, skomplikowany i wzajemnie powiązany otwarty system. Jedne wynikają z drugich, zrealizowanie niektórych skutkuje pojawieniem się kolejnych. Im więcej możliwości, tym więcej potrzeb. W związku z tym opiekun mimo dużego zaangażowania nie osiągnie u pacjenta stanu pełnego zaspokojenia i akceptacji. Dlatego pielęgnacja kompensacyjna, uwzględniając hierarchiczność i dynamikę potrzeb ludzkich, koncentruje się głównie na bezpieczeństwie osoby objętej opieką i jej potrzebach fizjologicznych. Realizację planu opieki zawsze należy zacząć od zaspokojenia potrzeb o najkrótszym czasie tolerowanego niedoboru. Przykładowo opiekun nie rozpocznie mycia pacjenta, jeśli ten ma poważne problemy z oddychaniem lub przerwie spacer czy inne zajęcia usprawniające, gdy pacjent zgłasza potrzebę skorzystania z toalety. Zaspo-

---

[24] Koncepcja została sformułowana przez Elżbietę Szwałkiewicz i stanowiła teoretyczną podstawę 7-letniego funkcjonowania modelu badawczego pt. *Kompleksowa opieka długoterminowa*. Na koncepcji pielęgnacji kompensacyjnej oparte były standardy pielęgnowania oraz postępowania zawodowego opiekunów i pielęgniarek. Model badawczy obejmował różne zakresy pomocy: zakład pielęgnacyjno-opiekuńczy, opiekę domową, rehabilitację z ergoterapia, wypożyczalnię sprzętu pielęgnacyjnego, poradnictwo. W modelu badane były te elementy, które zdaniem autorki koncepcji są istotne dla poprawy jakości i efektywności opieki długoterminowej w Polsce, w tym wprowadzenie do procesu pielęgnowania nowego profesjonalisty – opiekuna medycznego. W efekcie w 2007 r. decyzją Ministra Zdrowia, opiekun medyczny został wpisany na listę zawodów medycznych, a od 2008 r. jest prowadzone kształcenie zawodowe.

kajanie innych potrzeb funkcjonalnych, np. uczestniczenie pacjenta w rozmowach, spacerze czy w zajęciach terapeutycznych, możliwe jest dopiero po uporaniu się z potrzebami podstawowymi. Równolegle kompetentny opiekun poprzez swoją postawę pomaga w zaspokojeniu potrzeb wyższego rzędu, np. przynależności, szacunku i uznania.

> Opiekun zachowuje pogodny wyraz twarzy, a swoją postawą manifestuje gotowość niesienia pomocy.

W pielęgnacji kompensacyjnej uwzględnia się też fakt, że samoopieka i samopielęgnacja jest naturalną (wrodzoną) zdolnością człowieka. Za błąd w sztuce pielęgnowania uznaje się wyręczanie pacjenta w czynnościach osobistych, które może wykonać sam. Nadmierna opiekuńczość osłabia samodzielność pacjenta i pogłębia jego uzależnienie od pomocy opiekunów. Opiekun ma przede wszystkim kompensować utraconą sprawność, co oznacza ograniczanie obiektywnie istniejącego lub subiektywnie odczuwanego przez osoby chore deficytu samoopieki.

Efekt w pielęgnacji kompensacyjnej osiąga się poprzez asystowanie (doradzanie i nadzór), wspieranie (częściowa pomoc) i wyręczanie osoby niesamodzielnej. Metody pomagania dobierane są indywidualnie w zależności od rodzaju upośledzenia funkcji organizmu i możliwości kompensacyjnych pacjenta. Opiekun zwykle jedynie doradza i pomaga w samodzielnym wykonaniu czynności, a wyręcza pacjenta jedynie wtedy, gdy okazuje się to niezbędne.

Obok pomocy fizycznej i wsparcia psychicznego opiekun pomaga pacjentowi w korzystaniu z nowoczesnych technologii – środków pomocniczych, materiałów medycznych i pielęgnacyjnych oraz sprzętu wspomagającego poruszanie się i codzienną aktywność. Jest to istotny element pielęgnacji kompensacyjnej, gdyż odpowiednie rozwiązania technologiczne i profesjonalne treningi samoobsługi skutecznie pomagają w adaptacji do życia z niepełnosprawnością. Dzięki nim możliwe jest funkcjonowanie osoby przewlekle chorej i niepełnosprawnej w środowisku domowym.

Pielęgnacja kompensacyjna oznacza także zapobieganie zaniedbaniom pielęgnacyjnym i zwiększenie zakresu samodzielności osobistej. Dzięki temu poprawia się jakość życia pacjenta oraz podtrzymana zostaje jego aktywność fizyczna i społeczna. Pacjent umiejętnie zaktywizowany przez opiekuna sam wytycza sobie cele i codzienne zadania do wykonania, co nadaje jego życiu sens.

Opiekun medyczny nie odgrywa roli gospodyni domowej. Jego rolą nie jest wyręczanie pacjenta w tych czynnościach, które może, ale nie chce wykonywać.

Aktywizowanie do samoopieki i samopielęgnacji stanowi ważny zakres kompetencji opiekuna i kryterium oceny jego profesjonalizmu.

Ideą pielęgnacji kompensacyjnej jest także zmiana w postrzeganiu osoby chorej i niesamodzielnej. W polskim systemie ochrony zdrowia za priorytety uznaje się ratowanie życia, rozpoznanie deficytów zdrowotnych i ich leczenie. Brakuje natomiast standardowego rozpoznawania deficytów funkcjonalnych i warunków umożliwiających kompleksowe kompensowanie utraconej sprawności, co ma bezpośredni wpływ na samodzielność i jakość życia chorego człowieka. Przykład stanowi tu sytuacja pacjentów niesamodzielnych w większości szpitali, gdzie za normalną uważa się sytuację, że pacjent, który nie może samodzielnie opuścić łóżka, w tym łóżku śpi, spożywa posiłki, wydala, jest myty i spędza czas między zabiegami leczniczymi, z których wiele też jest wykonywanych w łóżku. Tymczasem chory powinien móc zaspokajać swoje potrzeby, szczególnie fizjologiczne, w miejscach do tego przeznaczonych i przystosowanych, z zachowaniem prawa do intymności.

O poziomie samodzielności pacjenta niepełnosprawnego przebywającego w zakładzie opieki zdrowotnej decydują wiedza o kompensowaniu utraconej sprawności, przestrzeń, sprzęt, stosowane techniki pracy i normy zatrudnienia personelu pielęgnującego.

Pielęgnacja kompensacyjna jest reakcją na rozpoznane deficyty sprawnościowe w samoopiece i samopielęgnacji, a jej adekwatność w wielu przypadkach decyduje o zwiększeniu lub osiągnięciu niezależności człowieka.

Opiekun, ustalając plan pielęgnowania, zawsze uwzględnia tkwiące w człowieku rezerwy biologiczne i psychiczne. Wykorzystuje je następnie w procesie aktywizacji do samoobsługi. Plany opieki powinny być konsultowane z pielęgniarką i fizjoterapeutą, gdyż pielęgnacja podstawowa realizowana przez opiekuna medycznego jest bardzo istotnym elementem pracy zespołu terapeutycznego i musi współgrać z zabiegami leczniczymi i rehabilitacją.

Podstawowa, w systemie ochrony zdrowia zasada deficytu zdrowia, w pracy opiekuna medycznego zostaje zastąpiona przez zasadę kompensacji niepełnosprawności. Koncepcję tę bardzo dobrze oddaje stwierdzenie Ernesta Hemingwaya: *Teraz nie pora myśleć o tym, czego ci brak. Lepiej pomyśl, co możesz zrobić z tym, co masz*[25].

W pielęgnacji kompensacyjnej obowiązuje zasada, że niesamodzielność nie zwalnia z odpowiedzialności za własne zdrowie i życie. Wynika stąd obowiązek osoby niesamodzielnej do aktywnego współdziałania w procesie pielęgnacji i opieki, przeciwdziałania zagrożeniom oraz dążenia do zwiększania własnej samodzielności. Obowiązek ten dotyczy także bezpośredniego opiekuna, gdy stan

---

[25] *Na nowe tysiąclecie – słowa dla ciebie*. Edycja Świętego Pawła, Częstochowa 2000.

świadomości lub stan zdrowia uniemożliwia osobie objętej opieką bycie odpowiedzialnym za siebie. Dla tej kategorii pacjentów najbardziej odpowiednią formułą opieki, z trudem wprowadzaną w polskich zakładach opieki zdrowotnej, jest zespołowe, koordynowane i komplementarne oddziaływanie osób udzielających świadczeń zdrowotnych i pielęgnacyjno-opiekuńczych. W nielicznych zakładach opieki długoterminowej (zakłady pielęgnacyjno-opiekuńcze i opiekuńczo-lecznicze) odbywają się systematyczne spotkania zespołów terapeutycznych, w których biorą udział także opiekunowie. Głównym celem tych zebrań jest zwykle wspólne działanie dla poprawy stanu zdrowia, sprawności i adaptacji do życia z upośledzoną funkcją ciała.

Utrata zdrowia i sprawności, która skutkuje ograniczeniem naturalnej zdolności do samoopieki, powoduje, że ogrom ludzkich potrzeb i oczekiwań poprzez instynkt samozachowawczy zostaje zagęszczony do jednego pragnienia – przetrwać w swoim środowisku i utrzymać dotychczasowe role społeczne. Jeżeli to się nie uda, człowiek sam siebie nie akceptuje i odrzuca, a jego życie kurczy się do powierzchni łóżka. Profesjonalni opiekunowie, we współpracy z pielęgniarkami, lekarzami i terapeutami, mogą udzielić pacjentowi pomocy. Jednak osiągnięcie ostatecznego rezultatu, czyli zaadaptowania się do zasadniczo zmienionego życia, zależy nie tylko od stanu zdrowia i świadomości, ale również od cech psychicznych i osobowościowych osoby objętej opieką.

Najważniejszym dla opiekuna kryterium postępowania jest podmiotowe traktowanie pacjenta, gdyż osobista godność stanowi najcenniejsze dobro człowieka. To ona daje poczucie, że swoją wartością przewyższamy wszystko co materialne.

Pielęgnacja kompensacyjna zwraca uwagę na potrzeby psychiczne pacjenta, który tak jak każdy człowiek w sposób podmiotowy doświadcza swojego własnego ciała. Z tego powodu pacjenta należy rozpoznawać w trzech wymiarach, które odpowiadają bytowej strukturze człowieka: poznania, samostanowienia i własnej cielesności. Stąd wypływa pogląd, iż człowiek stanowi jedność duchowo-cielesną. Myślenie o człowieku jako o istocie duchowej jest bardzo ważne dla wszystkich uczestników procesu pielęgnacji, szczególnie w kontekście wzajemnego szacunku i uznawania prawa osoby objętej opieką do samostanowienia.

Pielęgnacja kompensacyjna odnosi się także do bezpieczeństwa pacjenta, które musi zostać uwzględnione we wszystkich czynnościach pielęgnacyjno-opiekuńczych.

Podsumowując, pielęgnacja kompensacyjna uwzględnia całościowo problematykę pielęgnowania chorej osoby niesamodzielnej i wytycza zakres jej standaryzacji. Koncepcję tę można sparafrazować w stwierdzeniu – lekarze i pielęgniarki rozpoznają deficyt zdrowotny, mówią pacjentowi, na co jest chory i leczą go, a opiekun medyczny rozpoznaje i kompensuje deficyty funkcjonalne i pomaga pacjentowi żyć godnie mimo niepełnosprawności.

Zapamiętaj!

1) Opiekun medyczny doradza i pomaga w samodzielnym wykonaniu czynności, wyręcza pacjenta tylko wtedy, gdy jest to niezbędne.

2) Obok pomocy fizycznej i wsparcia psychicznego opiekun wie, jak korzystać z nowoczesnych technologii – środków pomocniczych, materiałów medycznych i pielęgnacyjnych oraz sprzętu wspomagającego poruszanie się i codzienną aktywność.

3) Celem opiekuna jest wspieranie pacjenta w adaptowaniu się do sytuacji życiowej zmienionej chorobą oraz jego bezpieczeństwo i profilaktyka skutków niepełnosprawności.

4) Opiekun medyczny wie, że ma duży wpływ na sytuację zdrowotną i życiową pacjenta, ale to nie zwalnia pacjenta z odpowiedzialności za własne zdrowie i życie, która wyraża się w naturalnym obowiązku samoopieki.

5) Opiekun medyczny to nie gospodyni domowa, sprzątaczka czy służąca obsługująca człowieka, który nie chce o siebie dbać. Zrozumienie tego jest niezbędne ze względu na kompetencje opiekuna medycznego oraz konieczność ekonomizacji opieki profesjonalnej nad niesamodzielnym pacjentem w środowisku domowym.

3 | Organizacja warunków pracy opiekuna medycznego

Elżbieta Szwałkiewicz

Warunki sprawowania opieki nad osobą z upośledzonym funkcjonowaniem mają bezpośredni wpływ na zdrowie i jakość życia zarówno pacjenta, jak i opiekuna. Ocenia się je poprzez dostępność do odpowiednich przestrzeni, sprzętu, środków pomocniczych, technik pracy i norm zatrudnienia. Są to czynniki decydujące o aktywności i bezpieczeństwie pacjenta oraz przebiegu całego procesu pielęgnowania i opieki. Od nich zależy również efektywność pracy opiekuna, szczególnie skuteczność w zapobieganiu skutkom długotrwałego unieruchomienia [patrz rozdział 8].

Sprawność fizyczna jest jedną z podstawowych wartości w życiu człowieka, decydującą o jego egzystencji. Upośledzenie zdolności do samodzielnego poruszania się powoduje bardzo poważne skutki biologiczne, psychiczne i społeczne. Dobre zorganizowanie przestrzeni wokół pacjenta i skompensowanie jego utraconej sprawności odpowiednim sprzętem i technikami postępowania może istotnie te skutki ograniczyć i poprawić jakość życia osoby niepełnosprawnej, a także zapobiec wystąpieniu i pogłębianiu się uzależnienia od opiekuna.

3.1. Przestrzeń

Odpowiednia przestrzeń jest niezbędna w celu zapewnienia ergonomiki podnoszenia i obsługi pacjentów, a także, by zapobiegać urazom, które mogą wystąpić u pacjenta i opiekuna w procesie poruszania się i przemieszczania. Ograniczenie przestrzeni zawsze prowadzi do rezygnacji z zastosowania sprzętu wspomagającego lub użytkowania niewłaściwej pomocy mechanicznej i nieprawidłowych technik pracy. Jedynie odpowiedni dobór niezbędnego sprzętu i zorganizowanie łatwo dostępnego miejsca jego przechowywania zagwarantują pełne wykorzystanie urządzeń. Pozwolą też zaoszczędzić czas i energię zużywane w celu jego dostarczenia na miejsce wykonywanej czynności.

3.1.1. Przestrzeń jako warunek korzystania ze sprzętu mobilnego[26]

Mobilny sprzęt wspomagający powinien być łatwo dostępny. Zaleca się przechowywanie go w pobliżu miejsc wykonywania czynności pielęgnacyjnych, np. we wnękach bez drzwi, tak by był widoczny. Niedaleko powinny znajdować się także gniazdka umożliwiające ładowanie akumulatorów.

Odpowiednia przestrzeń to taka, która pozwala opiekunowi na bezkolizyjne wykonywanie manewrów sprzętem wspomagającym bez konieczności przesuwania innych rzeczy. Każda przeszkoda na drodze zwiększa przeciążenia fizyczne i może doprowadzić do wypadku.

Zasada dotycząca przestrzeni wymaganej przy skręcaniu mobilnym sprzętem odnosi się do wszystkich manewrów skręcania, od zakrętu w korytarzu do omi-

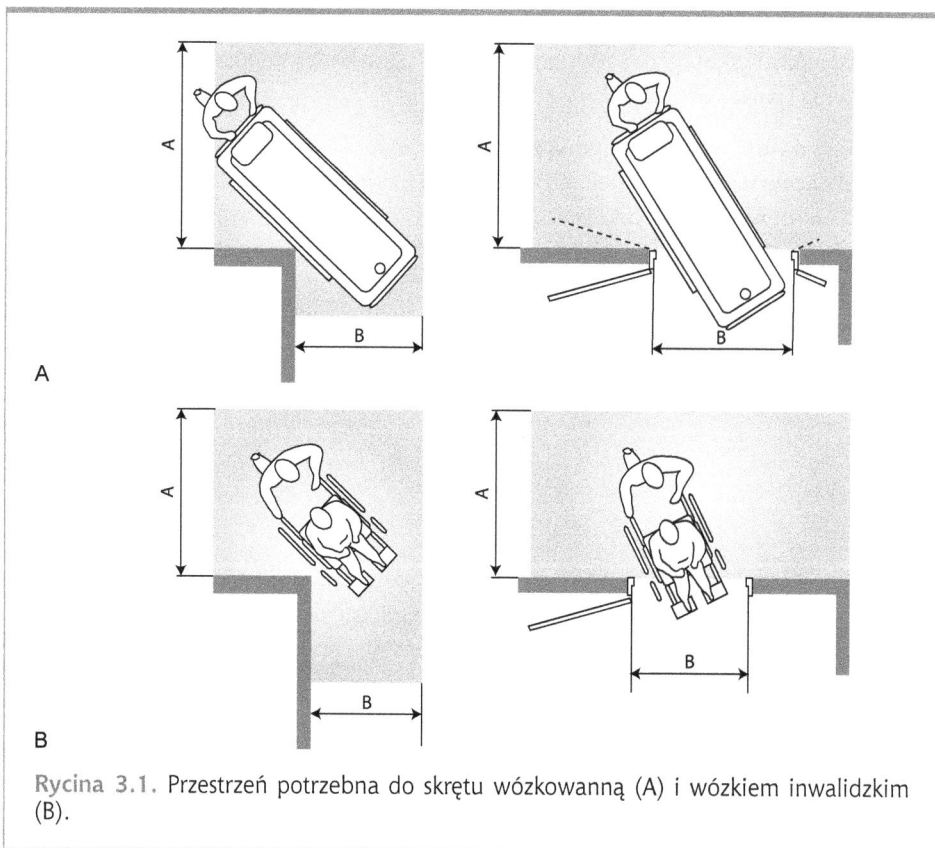

Rycina 3.1. Przestrzeń potrzebna do skrętu wózkowanną (A) i wózkiem inwalidzkim (B).

---

[26] Na podstawie: Praca zbiorowa: *Arjo. Przewodnik dla architektów i projektantów ośrodków opieki nad osobami w podeszłym wieku*. Arjo Hospital Equipment AB, Szwecja 2005.

jania mebli lub innych przeszkód znajdujących się w pokoju, i głosi, że im węższa jest przestrzeń wyjściowa, tym szerszy musi być obszar konieczny do zakończenia skrętu i na odwrót. Przykładowo przy przejeździe wózkiem typu nosze czy wózkiem kąpielowym przez korytarz mający szerokość 180 cm skręt za rogiem o 90° będzie możliwy wtedy, gdy pomieszczenie z drugiej strony skrętu będzie miało co najmniej 110 cm szerokości [ryc. 3.1]. Promienie skrętu wózka kąpielowego (wózka-noszy) wynoszą 1,9 m. Jeżeli szerokość drzwi i przestrzeń wokół nich są wystarczające do przemieszczania łóżka, to na pewno uda się przez nie przeprowadzić również inne sprzęty mobilne.

Podstawowe znaczenie ma rozmieszczenie mebli w pokoju pacjenta. Większość z nich powinna dać się przesunąć bez konieczności poświęcania tej czynności zwiększonego wysiłku i czasu. Priorytetem jest usytuowanie łóżka tak, by umożliwić dostęp do niego z trzech stron oraz zachować widok na drzwi i okno. Niekiedy pacjent czuje się bezpieczniej, gdy jego łóżko przylega do ściany. Należy jednak przewidywać, że opiekun w czasie wykonywania czynności pielęgnacyjnych będzie potrzebował przestrzeni umożliwiającej odsunięcie łóżka od ściany, aby wykonać pracę wygodnie i bezpiecznie.

Na rycinie 3.2a zaznaczano, jaka przestrzeń robocza jest niezbędna, by opiekun wykonał swe zadanie:

1) najmniejsza powierzchnia, zaznaczona przerywaną linią na tle jasnoszarym, pozwala tylko na pracę stojącą oraz przesunięcie łóżka i szafki przyłóżkowej w celu uzyskania większego obszaru po preferowanej stronie łóżka; w tej sytuacji opiekun może używać tylko sprzętu wspomagającego stanie pacjenta, np. laski, kul czy trójnoga,
2) powierzchnia zaznaczona kolorem jasnoszarym zapewnia dostęp z trzech stron łóżka i manewrowanie meblami przyłóżkowymi, umożliwia opiekunowi pracę z użyciem mobilnych chodzików, wózków inwalidzkich, pionizatorów, podnośników nosidłowych czy mobilnych krzeseł sanitarnych i kąpielowych,
3) powierzchnia zaznaczona kolorem ciemnoszarym jest niezbędna, gdy wykorzystuje się wózki kąpielowe z podnośnikiem, wózki prysznicowe, wózkowanny czy wózki-nosze.

Na rycinie 3.2b zaznaczono przestrzeń:

1) umożliwiającą korzystanie z krzesła sanitarnego, wózka inwalidzkiego czy krzesła kąpielowego tylko z jednej strony łóżka – jasnoszary,
2) pozwalającą na wykonywanie tych czynności z obu stron – jasno- i ciemnoszara.

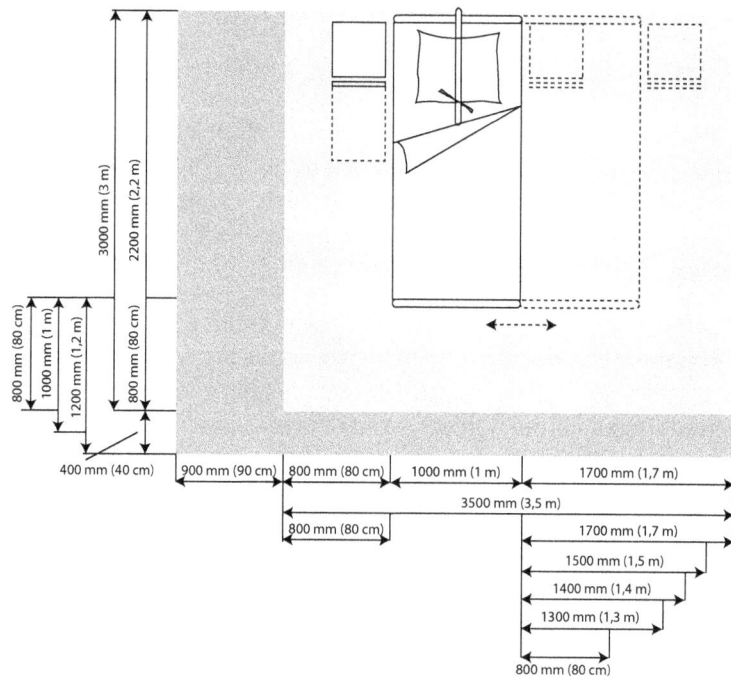

A

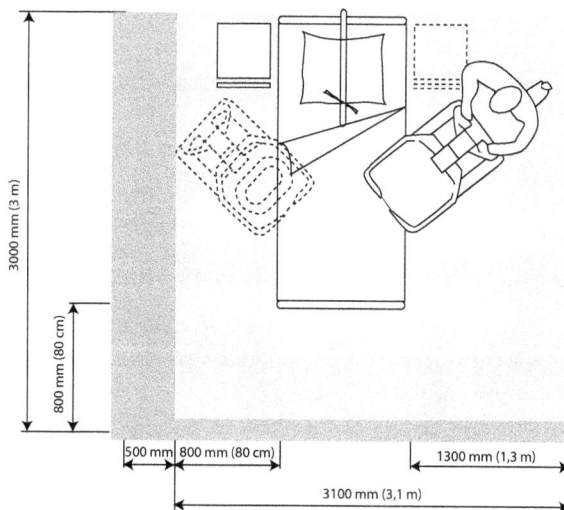

B

Rycina 3.2a, b. Rozplanowanie przestrzeni wokół łóżka pacjenta.

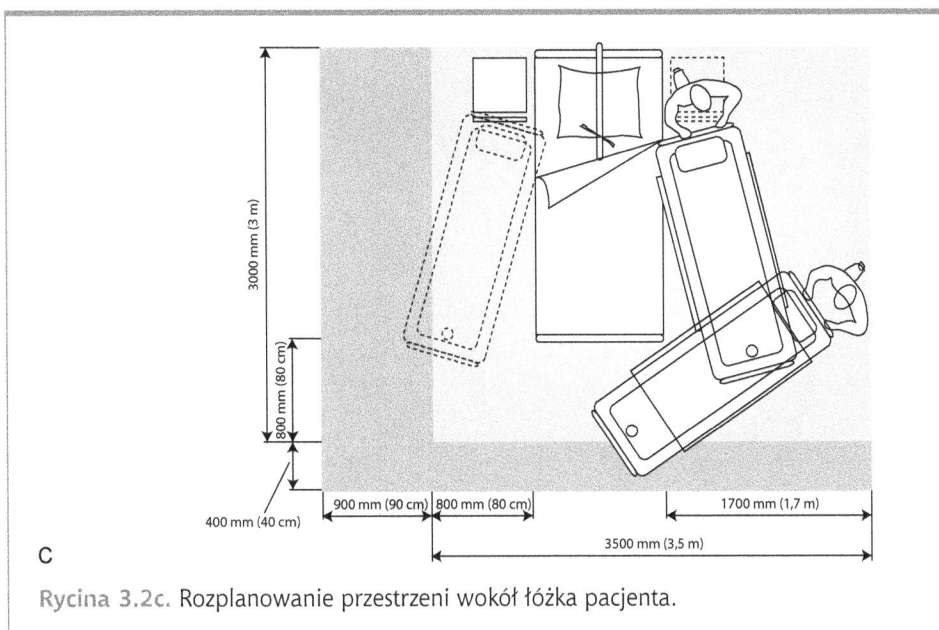

Dimensions shown in figure: 3000 mm (3 m), 800 mm (80 cm), 400 mm (40 cm), 900 mm (90 cm), 800 mm (80 cm), 1700 mm (1,7 m), 3500 mm (3,5 m)

c

Rycina 3.2c. Rozplanowanie przestrzeni wokół łóżka pacjenta.

Na rycinie 3.2c zaznaczona jest przestrzeń:

1) umożliwiająca korzystanie z wózków kąpielowych z podnośnikiem, wózków prysznicowych, wózkowanien i wózków-noszy z jednej strony łóżka – jasnoszara,
2) pozwalająca na wykonywanie tych czynności z obu stron – jasno- i ciemnoszara.

3.1.2. Przestrzeń w toalecie

Jest to niezwykle ważne zagadnienie, gdyż od zagwarantowania odpowiedniej przestrzeni zależy, czy osoba przemieszczająca się na wózku bądź przy balkoniku będzie mogła samodzielnie korzystać z toalety i zaspokoić swoją potrzebę intymności przy czynnościach fizjologicznych.

Na rycinie 3.3 przedstawione są trzy sytuacje przemieszczania się pacjenta z wózka inwalidzkiego na sedes (od lewej):

1) pacjent podjeżdża tyłem do boku sedesu, odkłada uchwyt boczny przy sedesie i bok wózka inwalidzkiego, następnie, chwytając za drugi (przeciwległy) uchwyt przy sedesie, przesuwa się na niego, może do tego użyć podkładki ślizgowej,

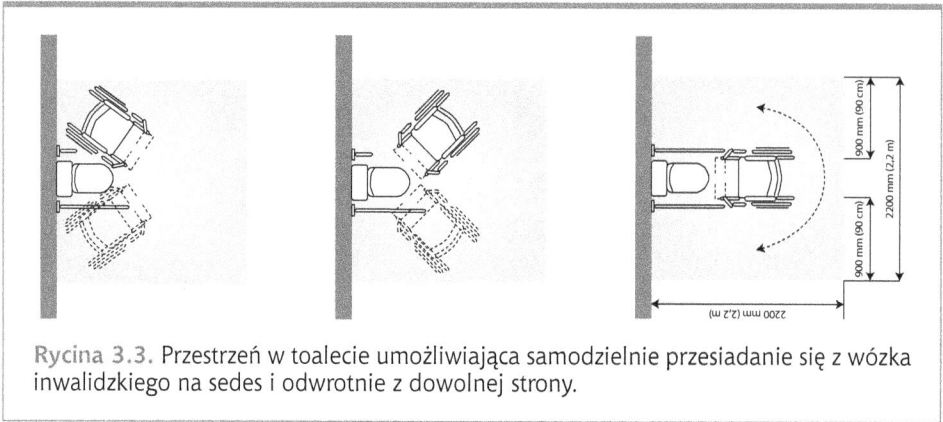

Rycina 3.3. Przestrzeń w toalecie umożliwiająca samodzielnie przesiadanie się z wózka inwalidzkiego na sedes i odwrotnie z dowolnej strony.

2) pacjent podjeżdża do sedesu (po skosie), odkłada prawy uchwyt przy sedesie, wstaje z wózka odwraca się o 90° i siada na sedesie,

3) pacjent podjeżdża do przedniej części toalety, wstaje z wózka inwalidzkiego, chwyta za poręcze wspomagające umocowane przy sedesie, odwraca się o 180° i siada na sedesie.

Jeżeli z toalety korzysta wiele osób niepełnosprawnych takie manewry powinny być możliwe z każdej strony sedesu.

Przy planowaniu ustawienia mebli w pokoju i w łazience na usytuowanie sedesu i umywalki należy zwrócić szczególną uwagę, pamiętając, że będzie z nich korzystała osoba siedząca na wózku czy krześle sanitarnym. Ważna są nie tylko wyso-

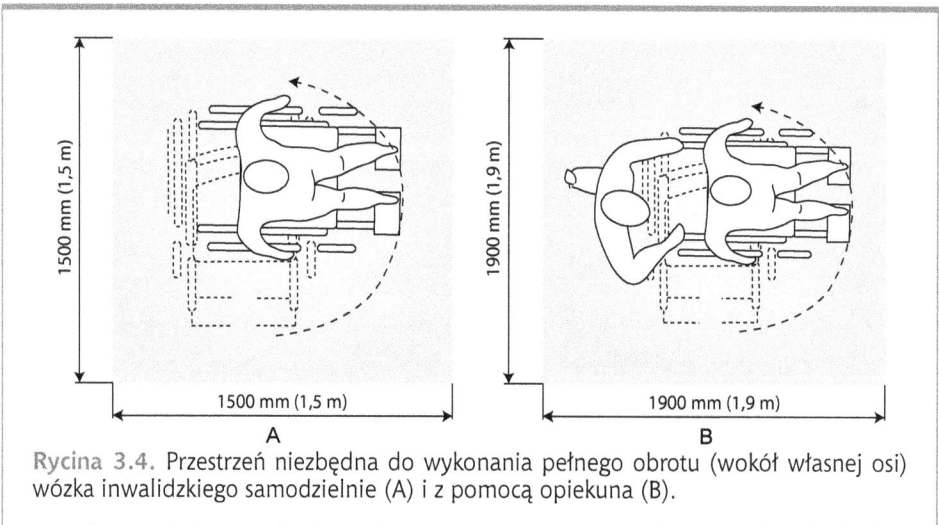

Rycina 3.4. Przestrzeń niezbędna do wykonania pełnego obrotu (wokół własnej osi) wózka inwalidzkiego samodzielnie (A) i z pomocą opiekuna (B).

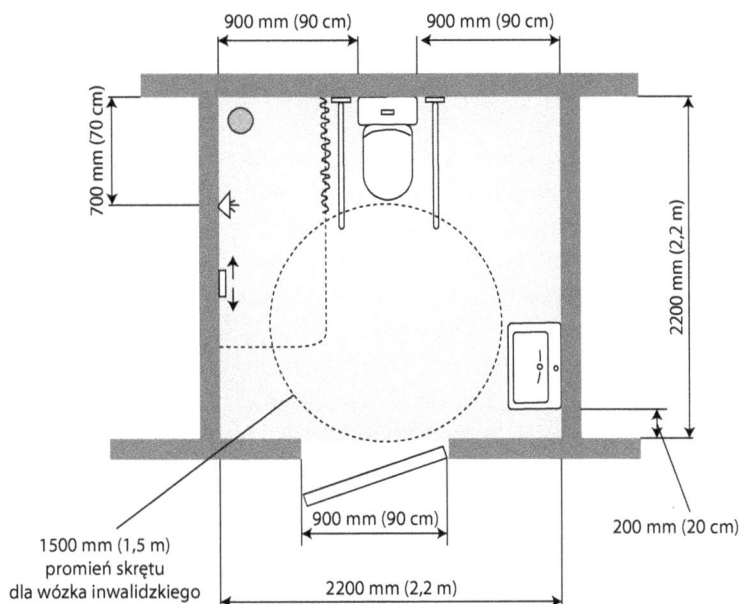

900 mm (90 cm)   900 mm (90 cm)

700 mm (70 cm)

2200 mm (2,2 m)

1500 mm (1,5 m)
promień skrętu
dla wózka inwalidzkiego

900 mm (90 cm)

200 mm (20 cm)

2200 mm (2,2 m)

Rycina 3.5. Przestrzeń w łazience umożliwiająca obsługę (także samoobsługę) osobie poruszającej się na wózku inwalidzkim lub krześle sanitarnym, a także korzystanie z wózkowanny.

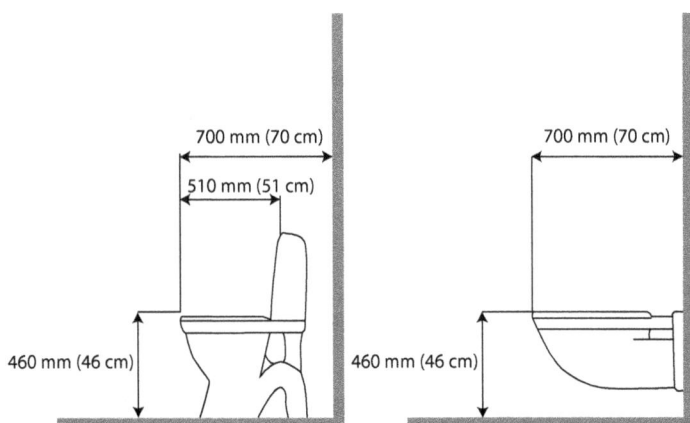

700 mm (70 cm)

510 mm (51 cm)

460 mm (46 cm)

700 mm (70 cm)

460 mm (46 cm)

Rycina 3.6. Optymalny kształt, wysokość i usytuowanie sedesu umożliwiające korzystanie z niego przez osoby siedzące na krześle sanitarnym.

kość i odległości (dostęp, np. najechanie na sedes krzesłem sanitarnym) [ryc. 3.4], ale także możliwość skrętu wózka inwalidzkiego [ryc. 3.5] oraz przestrzeń niezbędna do użycia innego mobilnego sprzętu wspomagającego i pomocniczego [ryc. 3.6].

Tak zaplanowane pomieszczenie zapewnia optymalne warunki dla wszystkich użytkowników, pełnosprawnych i niepełnosprawnych. Prysznic w sedesie lub myjka prysznicowa zamontowana obok sedesu pozwala na podmycie się bezpośrednio po czynności wydalania bez konieczności wstawania czy przemieszczania się. Możliwość umycia się podczas siedzenia na sedesie jest szczególnie ważna dla osób z ciężkim nietrzymaniem moczu i stolca. Lepsze rozwiązanie niż montowanie kabin prysznicowych i brodzików stanowi odpowiedni spad w posadzce (nie większy niż 1 : 50), kierujący wodę do spływu i kotara z nieprzemakalnego tworzywa, zapobiegająca rozpryskowi wody i utrzymująca ciepło wokół myjącego się pacjenta.

W wielu mieszkaniach toaleta znajduje się w osobnym pomieszczeniu. Jeśli ma z niej korzystać osoba z długotrwałym lub stałym upośledzeniem funkcji ruchu, pomieszczenie to można przerobić na kabinę prysznicową z sedesem. W pobliżu sedesu należy zamontować myjkę prysznicową, ściany wyłożyć glazurą, w podłodze zrobić spad (nie większy niż 1 : 50) kierujący wodę z prysznica do dodatkowej kratki ściekowej, a nad drzwiami zrobić karnisz do zawieszenia kotary zabezpieczającej drzwi przed rozpryskiem wody z prysznica. By uzyskać dodatkową przestrzeń, zbiornik na wodę przy sedesie można wbudować w ścianę. Jeżeli toaleta jest mała, ręczniki należy wieszać na drzwiach pod osłaniającą kotarą (z nieprzemakalnego tworzywa).

Oczywiście ewentualny projekt zależy od wielkości pomieszczenia. Plan przestrzeni niezbędnej do prawidłowej obsługi różnego mobilnego sprzętu wspomagającego, przemieszczanego wokół toalety, przedstawiono na rycinie 3.7:

1) przestrzeń koloru jasnoszarego pozwala na użycie podnośnika sufitowego,
2) przestrzeń koloru jasnoszarego poszerzona o pas ciemnoszary pozwala na użycie różnego sprzętu wspomagającego chodzenie, tj. balkoników czy chodzików,
3) wymiar największy (2,2 m) jest niezbędny dla wózków inwalidzkich, krzeseł toaletowych, wielofunkcyjnych krzeseł kąpielowych o regulowanej wysokości oraz podnośników nosidłowych i pionizatorów.

Przy adaptowaniu toalety do potrzeb osób niepełnosprawnych uwzględnić należy wysokość sedesu w zależności od tego, czy pacjent będzie korzystał:

1) z krzesła toaletowego (sanitarnego) – należy zapewnić możliwość najechania krzesłem nad sedes [patrz ryc. 3.6],

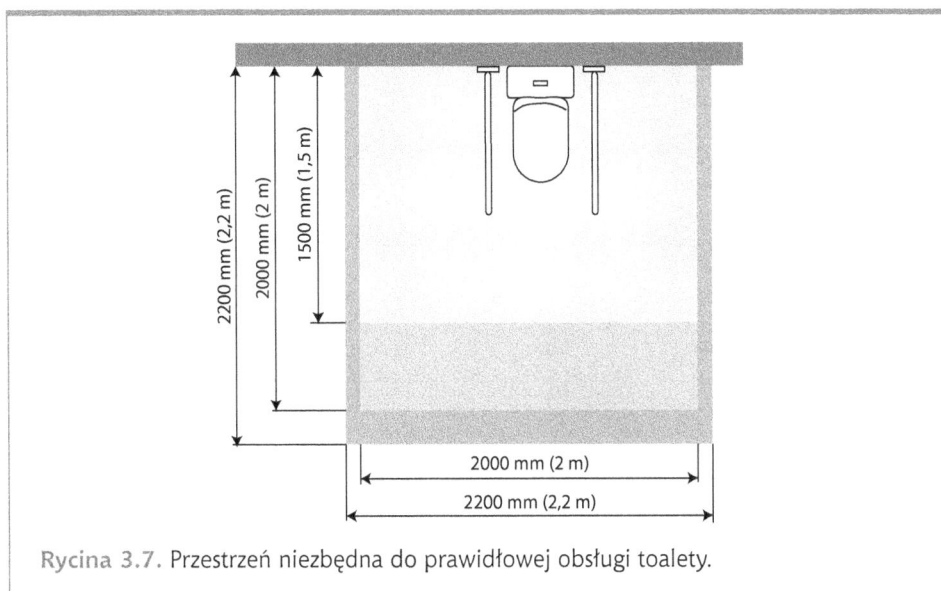

Rycina 3.7. Przestrzeń niezbędna do prawidłowej obsługi toalety.

2) z wózka inwalidzkiego – wysokość sedesu powinna być równa wysokości wózka inwalidzkiego.

Wysokość sedesu można podnieść, stosując nakładkę sedesową [ryc. 3.8], co nie wpływa na jego używanie przez osoby pełnosprawne. Ważne jest także prawidłowe umieszczenie uchwytów wspomagających [ryc. 3.9].

Toaleta połączona z łazienką powinna zapewniać powierzchnię wystarczającą do korzystania z wózka prysznicowego z dostępem dla opiekuna z obu stron (ubieranie i rozbieranie pacjenta). Należy zainstalować odpowiednio długi wąż prysznica, by możliwe było mycie z obu stron wózka. Ważna jest także przestrzeń wokół głowy pacjenta, która pozwoli na swobodne mycie głowy. Ze względu na czas poświęcany na higienę pomieszczeń łazienkowych zaleca się najeżdżanie odpływem wózkowanny nad sedes [ryc. 3.10].

Zaleca się, by **podłoga** w pomieszczeniach przeznaczonych do wykonywania czynności pielęgnacyjnych była twarda, gładka, łatwa do utrzymania w czystości i pozbawiona przedmiotów, o które można się potknąć (dywaniki i chodniki). Nie może być śliska. Jeżeli występują progi lub różnice poziomów między pomieszczeniami, niezbędne jest stosowanie ramp likwidujących te trudności. Pokonywanie progów prowadzi do zwiększonego wysiłku i nadwerężania rąk i ramion opiekuna, a także ogranicza samodzielność osoby niepełnosprawnej.

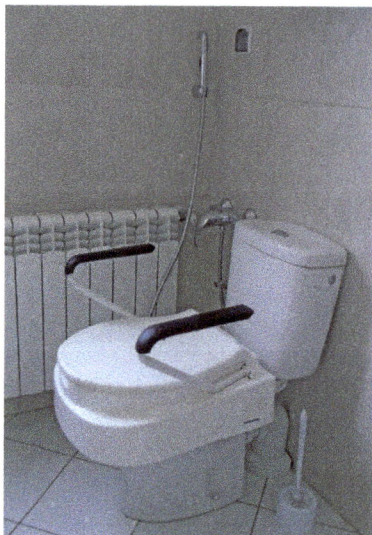

Rycina 3.8. Nasadka podwyższająca sedes z odkładanymi poręczami umożliwiającymi przesiadanie się z wózka inwalidzkiego.

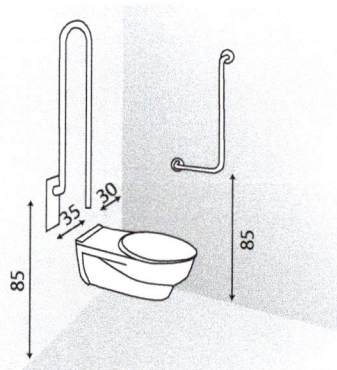

Rycina 3.9. Uchwyty wspomagające przy sedesie.

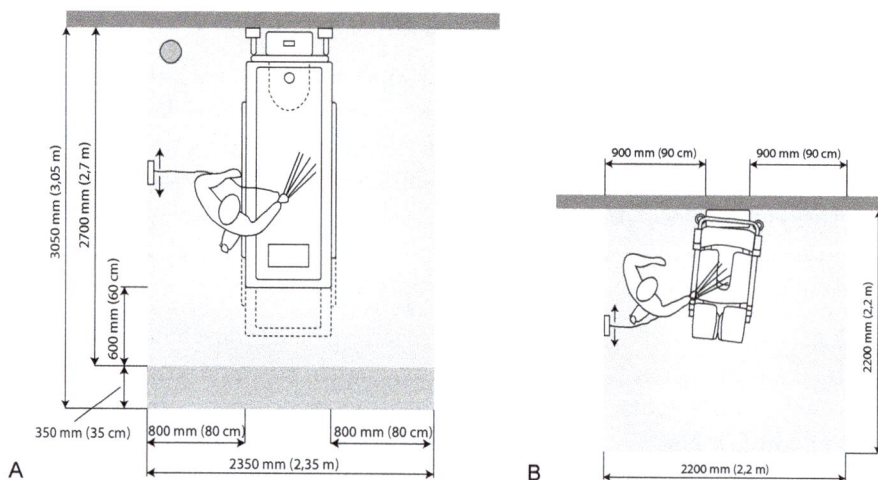

A

B

Rycina 3.10. Przestrzeń z dojściem z trzech stron wokół wózkowanny (A) i krzesła sanitarnego/kąpielowego (B).

3.2. Sprzęt pielęgnacyjny i pomocniczy

3.2.1. Łóżko pielęgnacyjne

Zwykle śpimy na tapczanach, wersalkach bądź łóżkach, a odpoczywamy na fotelach i kanapach. Jednak w sytuacjach, gdy powstaje potrzeba długotrwałego pielęgnowania osoby, która nie może samodzielnie się poruszać, potrzebne jest łóżko pielęgnacyjne [ryc. 3.11]. Musi ono spełniać kilka warunków niezbędnych podczas pielęgnowania osób obłożnie chorych, są to:

1) budowa segmentowa – niektóre z segmentów powinny być ruchome, co umożliwia bezbolesną dla pacjenta zmianę pozycji ciała w zależności od potrzeb [ryc. 3.12]; regulacja ustawień powinna odbywać się elektrycznie lub hydraulicznie, bez wysiłku ze strony personelu lub pacjenta,
2) mobilność – łóżko powinno być wyposażone w system jezdny umożliwiający swobodne przemieszczanie we wszystkich kierunkach,
3) stabilność – zapewniana przez blokadę kół (hamulce),
4) bezpieczeństwo – boczne barierki zabezpieczające pacjenta przed wypadnięciem.

Barierki przy łóżku muszą być ruchome i w razie potrzeby opuszczane. W nowoczesnych łóżkach pielęgnacyjnych odchodzi się od montowania barierek na całej długości łóżka ze względu na poczucie pacjenta, że jest w łóżku zamknięty jak w klatce [ryc. 3.13]. Czasami są one usytuowane tylko pośrodku, na długości tułowia człowieka.

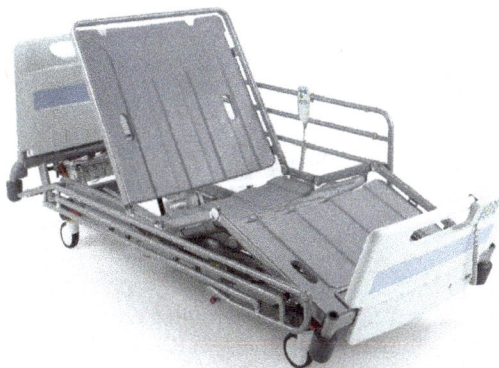

Rycina 3.11. Łóżko pielęgnacyjne sterowane za pomocą pilota z pełnym zakresem zmiany pozycji leża.

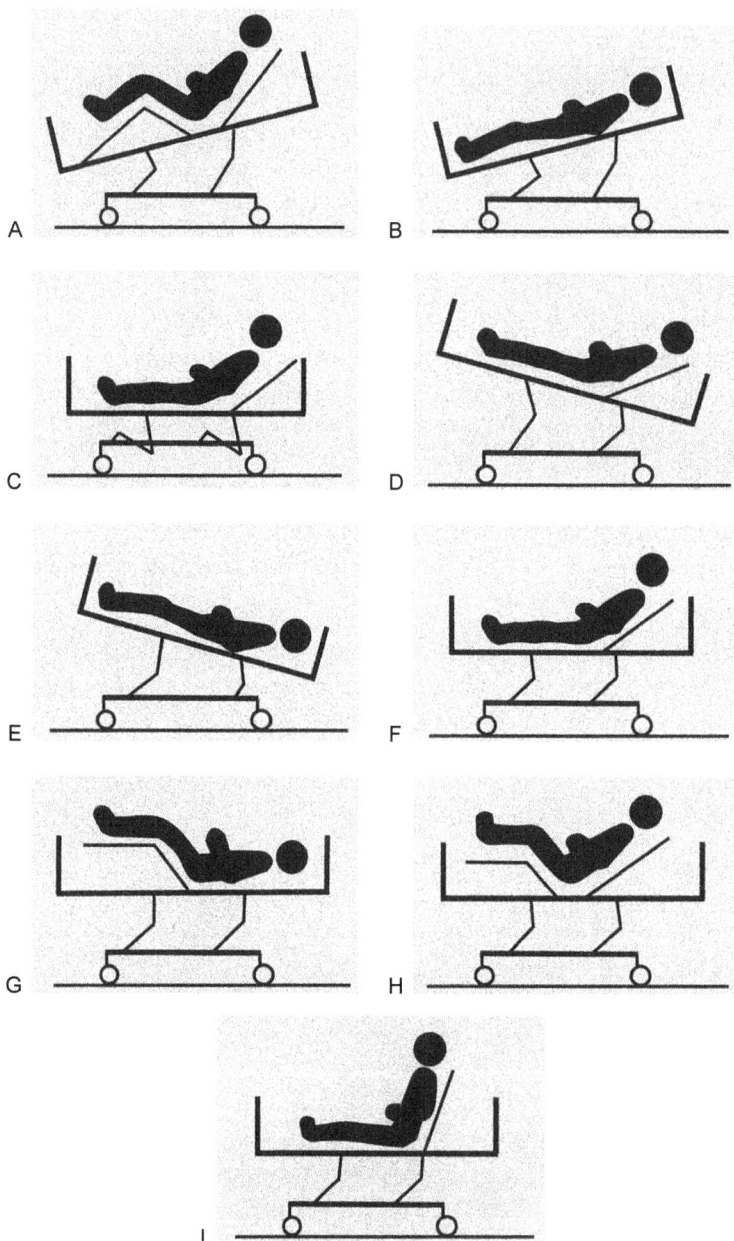

Rycina 3.12. Różne pozycje łóżka: siedząca kardiologiczna (A), niska pozycja nóg, tzw. anty-Trendelenburga (B), najniższe ustawienie leża (C), wysoka pozycja nóg (D), pozycja Trendelenburga (E), najwyższe ustawieniem leża (F), pozycja ortopedyczna z poziomym ułożeniem podudzi (G), pozycja Fowlera (H) i pozycja siedząca z pełnym podparciem (I).

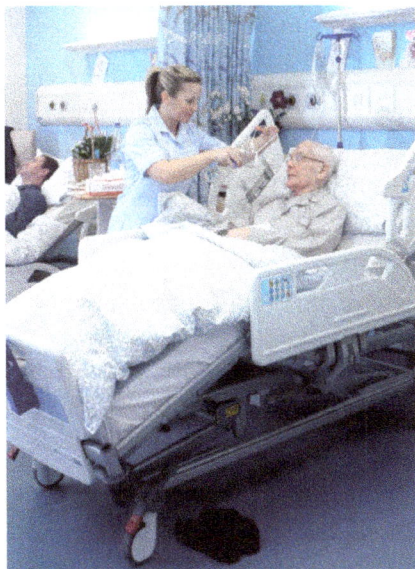

Rycina 3.13. Nowoczesne łóżko pielęgnacyjne.

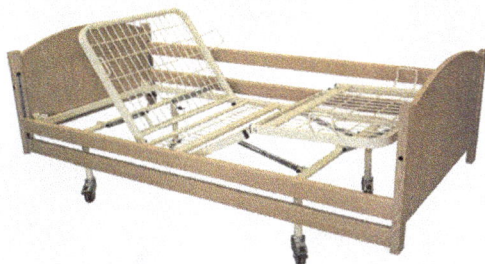

Rycina 3.14. Łóżko pielęgnacyjne w obudowie drewnopodobnej.

W narożnikach ramy łóżka lub na jej środku (za zagłówkiem) powinny znajdować się specjalne tuleje umożliwiające zamocowanie dodatkowego wyposażenia:

1) wysięgnika, za pomocą którego chory będzie mógł się unosić i pomagać w ten sposób opiekunowi w trakcie zabiegów higienicznych, podkładania basenu, zmiany pozycji czy poprawiania prześcieradła,
2) wysięgnika kroplówki, przydatnego przy podawaniu różnego rodzaju płynów.

Ważny jest również wygląd łóżka. Obudowa powinna być estetyczna, zwykle w harmonijnych pastelowych kolorach. W opiece długoterminowej wywiera to pozytywny wpływ na psychikę pacjenta. Często obudowa ma wygląd drewnopodobny, co podkreśla domowy charakter łóżka [ryc. 3.14].

Leże łóżka pielęgnacyjnego powinno zapewniać równomierne podparcie wszystkich części ciała, mieć płynną regulację zmian pozycji, co eliminuje bolesny ucisk rąk osoby opiekującej się, a także umożliwiać pacjentowi samodzielne sterowanie, np. w związku z myciem czy karmieniem.

Zmiany pozycji muszą być wykonywane płynnie i bezpiecznie. Przykładowo w przypadku podnoszenia tułowia pacjenta konieczne jest jednoczesne unoszenie jego kolan. Tylko takie postępowanie optymalnie rozkłada siły wytwarzane przez główną masę ciała (tułów stanowi ok. 70% ogólnej masy ciała) na tylne mięśnie miednicy i ud. Ta technika ułożeniowa (pozycja Fowlera lub kardiologiczna) [patrz ryc. 3.12] praktycznie zabezpiecza chorego przed powstaniem jednej z najczęstszych i najbardziej dolegliwych ran – odleżyn umiejscowionych na wysokości kości krzyżowej i pięt.

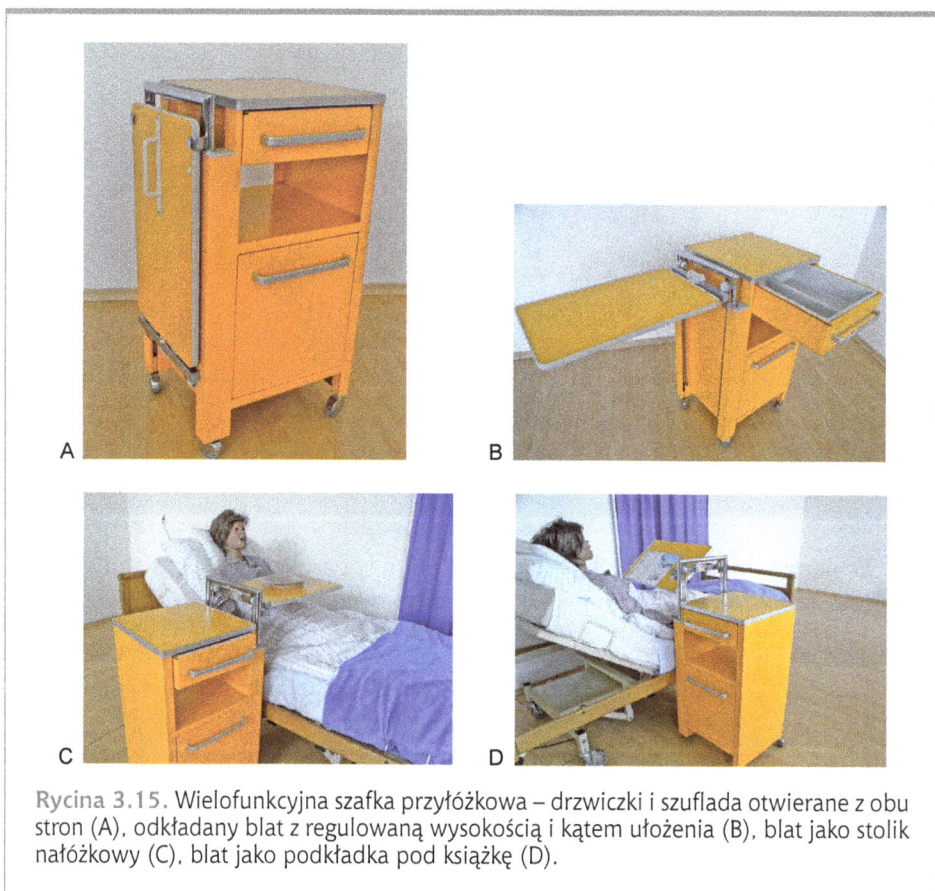

Rycina 3.15. Wielofunkcyjna szafka przyłóżkowa – drzwiczki i szuflada otwierane z obu stron (A), odkładany blat z regulowaną wysokością i kątem ułożenia (B), blat jako stolik nałóżkowy (C), blat jako podkładka pod książkę (D).

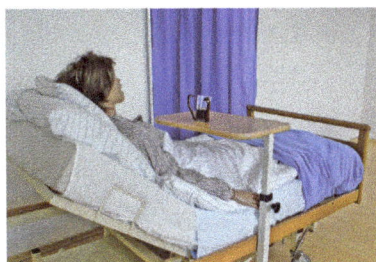

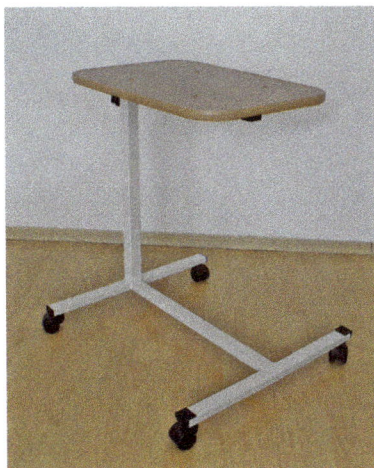

Rycina 3.16. Stolik przyłóżkowy.

Nieoceniona, zwłaszcza w trosce o kręgosłup opiekuna, jest możliwość regulowania wysokości położenia leża łóżka.

Ważny element codziennej aktywności pacjenta i opiekuna stanowi funkcjonalna **szafka przyłóżkowa**. Powinna być mobilna, na kółkach, które można blokować hamulcami [ryc. 3.15]. Jeżeli nie ma odkładanego blatu lub przy łóżku nie ma na nią miejsca, powinno się korzystać z przyłóżkowego mobilnego stolika (tzw. przyjaciela) [ryc. 3.16].

3.2.1.1. Materac podstawowy

Niezbędnym elementem łóżka pielęgnacyjnego jest odpowiedni **materac**. Powinien być wykonany z pianki poliuretanowej, pokryty zmywalnym pokrowcem, paroprzepuszczalnym i „oddychającym", co jest niezmiernie ważne w profilaktyce odleżynowej. Musi wykazywać również elastyczność ze względu na częste zmiany pozycji leża. W tym celu materace odpowiednio się nacina [ryc. 3.17].

Podstawowy wymóg stanowi fakt, by w żadnym punkcie materaca, niezależnie od przyjętej pozycji ciała, chory nie czuł konstrukcji leża łóżka.

Na polskim rynku bez problemu można kupić materace z gąbki poliuretanowej typu jeż. Ich powierzchnia ma kształt kolców, odwróconych szklanek bądź prostopadłościanów, dzięki czemu rozkładają ciężar na dużą powierzchnię ciała w celu zmniejszenia ucisku punktowego. Taka struktura daje poza tym uczucie miękkości oraz zapewnia dobrą wymianę gazową i termiczną. Materace tego

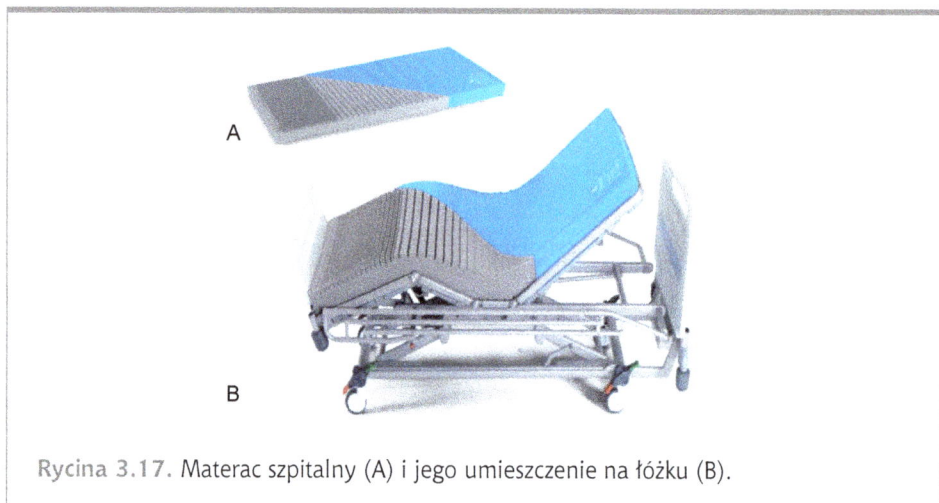

Rycina 3.17. Materac szpitalny (A) i jego umieszczenie na łóżku (B).

typu można prać i dezynfekować, ale niestety wymagają długiego suszenia. Są też stosunkowo tanie, ale przy intensywnej eksploatacji połączonej z częstym czyszczeniem ulegają szybkiemu zniszczeniu.

Stosując materace statyczne u osób prowadzących leżąco-siedzący tryb życia, przy codziennej pielęgnacji należy sprawdzać stan skóry pacjenta.

Profilowane piankowe (z gąbki) materace i poduszki do siedzenia są wystarczające tylko w przypadku chorych unieruchomionych o niskim ryzyku powstania odleżyny. Nawet jeśli producenci nazywają je materacami czy poduszkami przeciwodleżynowymi, to mimo że poprawiają komfort leżenia czy siedzenia, w sensie terapeutycznym i profilaktycznym nie zapewniają wystarczającej ochrony dla pacjentów z wysokim ryzykiem wystąpienia odleżyn. U tych osób stosuje się dodatkowe wierzchnie materace zmiennociśnieniowe [patrz rozdział 3.2.1.4].

3.2.1.2. Pokrowiec

Pokrowce materaców wykonuje się z bardzo różnych materiałów (tkanin naturalnych i syntetycznych, włókniny laminowanej, folii). Mogą też zawierać dodatek związków chemicznych o właściwościach bakteriostatycznych, czyli hamujących rozwój i rozmnażanie się bakterii. Wprowadzenie w Polsce prawa obowiązującego w Unii Europejskiej wymusza na zakładach leczniczych stosowanie wyrobów medycznych, które zwiększają bezpieczeństwo pacjenta i personelu. Ponieważ tradycyjne pokrowce z bawełny czy lnu nie spełniają tych wymogów, na terenie naszego kraju nie można ich sprzedawać jako wyrobu medycznego.

Przy pokrowcach materaców szpitalnych wykonanych z syntetycznego materiału wielokrotnego użytku zawsze są podane warunki prania i dezynfekcji oraz okres ich przydatności do użycia. Opiekun powinien na tę instrukcję zwracać uwagę.

W ostatnim okresie gdy coraz większą uwagę przywiązuje się do komfortu leżenia i profilaktyki odleżyn – proponuje się tzw. materiały membranowe. Wykonany z nich pokrowiec ma wpływ (przy stosowaniu łącznym z innymi środkami profilaktycznymi) na zminimalizowanie ryzyka zakażenia, które może opóźnić wyleczenie. Prowadzono badania, które wykazywały pozytywne oddziaływanie profilaktyczne takiego pokrowca u osób długotrwale unieruchomionych przez tworzenie warunków do korzystnego transportu na zewnątrz ciepła i wilgoci wytwarzanego przez ciało pacjenta.

Zapewnienie skórze oddychania stanowi ważny element profilaktyki odleżyn [patrz rozdział 8.1]. Obiektywnym potwierdzeniem profilaktycznego oddziaływania specjalnych syntetycznych tkanin są wyniki badań przepływu krwi w miejscach wysokiego ryzyka powstawania odleżyn u osób długotrwale unieruchomionych. Badania prowadzono w grupie pacjentów leżących na pokrowcach z tkanin specjalnych i na prześcieradłach z tkanin klasycznych. Wyniki badań wskazują na większą przydatność w profilaktyce „oddychających" materiałów syntetycznych. Wykazują one też lepszą wytrzymałość na wielokrotne pranie i sterylizację, a także mniej zużywają się przy pacjentach o znacznej masie ciała.

Dla opiekuna odpowiednio dobrany pokrowiec ma zasadnicze znaczenie w pielęgnowaniu osoby, która oprócz upośledzonej funkcji poruszania się, nie kontroluje wydalania moczu i kału. Należy bowiem pamiętać, że materac, na którym leży pacjent, z powodu wytwarzanego przez ciało ciepła i wilgotności oraz obecności odpowiedniej ilości tlenu stwarza hodowlane warunki dla bakterii. Idealny pokrowiec na materac szpitalny ma zatem skutecznie chronić materac przed pacjentem oraz pacjenta przed materacem, czyli powinien:

1) być miękki,
2) mieć gładką i niegniotącą się powierzchnię, co zapobiega punktowemu uciskowi ciała w miejscu zagnieceń,
3) być elastyczny, czyli nie odkształcać się trwale pod wpływem ciężaru i temperatury ciała pacjenta, a także przy częstym zmienianiu pozycji ciała, w tym w łóżkach wielosegmentowych,
4) wykazywać odporność na uszkodzenia, rozciąganie czy rozerwanie,
5) nie pylić przy zdejmowaniu i zakładaniu,
6) być barierą dla płynów (np. moczu) i drobnoustrojów, by nie przenikały w głąb materaca,
7) umożliwiać skórze pacjenta oddychanie w miejscach styku z podłożem,

8) zapobiegać poceniu się skóry pacjenta w miejscach styku z podłożem, w tym przepuszczać parę wodną i powietrze (w ulotce producenta powinna być informacja, że pokrowiec został w tym zakresie przetestowany),

9) chronić skórę pacjenta przed tym, co znajduje się w materacu, czyli m.in. przed ewentualnym zainfekowaniem bakteriami i grzybami,

10) być bezpieczny i obojętny dla organizmu, czyli nie może być łatwopalny i wywoływać reakcję alergiczną,

11) być łatwy do zdjęcia w celu wyprania, wymiany lub uzyskania dostępu do materaca,

12) być łatwy do utrzymania w czystości – czyścimy, przecierając pokrowiec wilgotną ściereczką nasączoną środkiem czyszcząco-dezynfekującym zgodnie ze wskazaniami producenta preparatu, np. kolejno umyć, odczekać wymagany czas i w razie potrzeby przetrzeć ściereczką nasączoną wodą,

13) być odporny na alkoholowe środki dezynfekcyjne oraz na gotowanie, suszenie i prasowanie w temperaturze do 100°C – częste dezynfekcja i pranie pokrowca nie powinny zmieniać jego parametrów.

Zapamiętaj!
Przy bieżącym czyszczeniu pokrowca materaca z zabrudzeń wydalinami czy krwią należy stosować środki ochrony osobistej, czyli rękawiczki ochronne i fartuch ochronny, a przy chorych z infekcją, także maskę ochronną na nos i usta. Po zakończeniu czynności należy wykonać higieniczną dezynfekcję rąk.

W przypadku prania zabrudzonego pokrowca w warunkach domowych wystarczy zwykły proszek do prania i temp. 60 lub 95°C.

Na polskim rynku dostępne są różnorodne pokrowce, co umożliwia dobór rozmiarów, kształtów i rodzajów mocowania na materacach do indywidualnych potrzeb. Jednak w przypadku, gdy pokrowiec ma służyć osobie długotrwale leżącej w łóżku i jej opiekunom, powinien spełniać jak najwięcej z wyliczonych powyżej cech.

Na wierzch osłony należy nakładać **prześcieradło bawełniane** [patrz rozdział 7.2.6].

3.2.1.3. Materac termoaktywny

W celu poprawienia komfortu leżenia na materac podstawowy można położyć materac zrobiony ze specjalnej termoaktywnej pianki [ryc. 3.18], która pod wpływem ciepła ciała mięknie i dopasowuje się do kształtu pacjenta, zmniejsza-

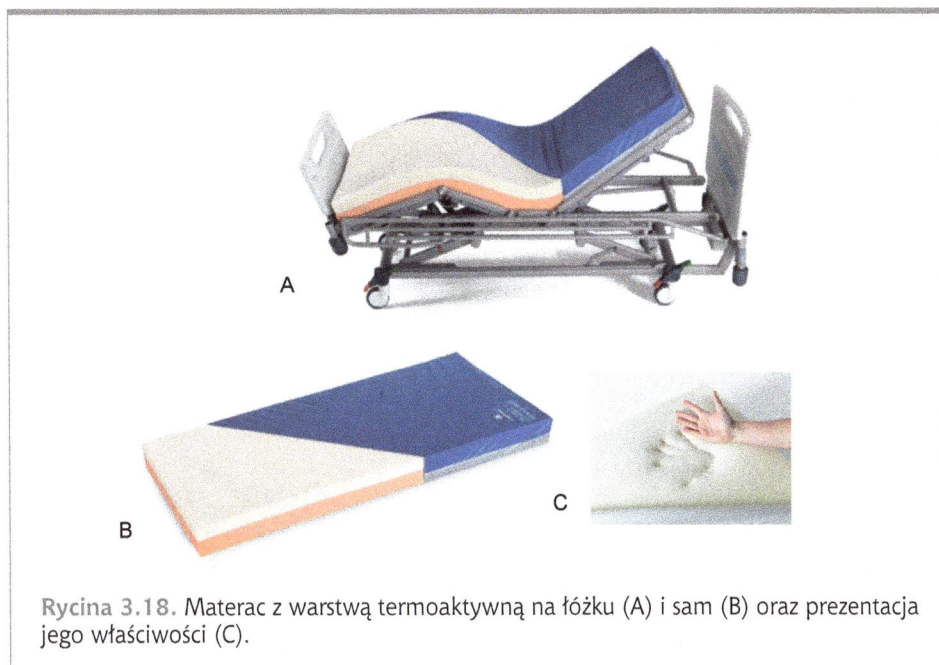

Rycina 3.18. Materac z warstwą termoaktywną na łóżku (A) i sam (B) oraz prezentacja jego właściwości (C).

jąc ucisk miejscowy (o dodatkowe 20%) i ból. Pacjent jest zagłębiony w materacu, a znaczna powierzchnia jego ciała zostaje podparta równomiernie, niezależnie od ewentualnych związanych z chorobą deformacji.

Pianka tego typu może stanowić tylko górną część materaca, dolna wykonana jest z klasycznych materiałów. Ze względu na wysoką cenę stosuje się ją głównie u pacjentów z wysokim ryzykiem powstania odleżyn.

Pianka termoaktywna została wynaleziona w połowie lat siedemdziesiątych na potrzeby NASA i miała rozwiązać takie problemy z podróżami w kosmos jak konieczność absorpcji energii w czasie startu oraz długotrwałe przebywanie ludzi w pozycji siedzącej lub leżącej w ograniczonej przestrzeni. Istotną jej cechę stanowi zmienna twardość, zależna od temperatury. W niskich temperaturach jest twarda jak deska i mięknie wraz ze wzrostem temperatury.

W krajach Unii Europejskiej zaleca się stosowanie w piankach substancji bakteriobójczych, grzybobójczych i roztoczobójczych. Od kilku lat takie materace dostępne są także w Polsce. Na dodatkowy materac z powodów higienicznych także nakłada się pokrowiec ochronny.

Materace niebezpieczne. Materac wykonany z granulatu styropiano-wego to polski wynalazek. Styropian jest materiałem cenionym w budownictwie za swoje właściwości termoizolacyjne: niskie przewodnictwo cieplne i nieprzenikalność dla wiatru. W pielęgnacji, co prawda, redukuje siły ucisku, ale jest doskonałym termoizolatorem i nie ma żadnych właściwości wentylacyjnych, dlatego często znacznie bardziej szkodzi, niż pomaga.

3.2.1.4. Materace przeciwodleżynowe

Opiekun osoby obłożnie chorej, nieporuszającej się samodzielnie, z góry powinien założyć ryzyko wystąpienia odleżyn i przygotować odpowiednio podłoże łóżka. Jeżeli chory jest wychudzony, szczególnie w sytuacji, gdy skarży się na bolesność łokci lub pięt, należy stosować podkładki ze specjalnej gąbki poliuretanowej lub z owczej skóry. Miękkie, gęste futro daje dobrą amortyzację i uczucie ciepła.

Jeżeli czas leżenia pacjenta w łóżku ma być długi, zwłaszcza przy utrudnieniach w częstej zmianie pozycji ciała, niezbędne wyposażenie stanowi materac dynamiczny. Materace zmiennociśnieniowe są skutecznym środkiem zabezpieczającym chorego przed powstaniem odleżyn. Pozwalają też na szybsze wygojenie ran w przypadku, gdy odleżyny już powstały (odciążenie ciała w miejscu rany). Z badań angielskich wynika, że ich wykorzystywanie zmniejsza częstość powstania odleżyn nawet o 90%. Szczegółowe informacje na temat profilaktyki odleżyn znajdują się w rozdziale 8.1.

Materac dynamiczny składa się z wielu komór [ryc. 3.19], w których na przemian przepływa powietrze, zmieniając w ten sposób ciśnienie podłoża. Zmiana punktów podparcia, np. co 15 minut, i nieustający lekki masaż znacząco eliminują ból wywołany długim leżeniem.

Materace dynamiczne są trwałe, praktyczne i proste w użyciu. Łatwo je utrzymać w czystości. Różnią się ceną adekwatnie do jakości (trwałość i skuteczność), kosztują od kilkuset do kilku tysięcy złotych. W przypadku wystawienia wniosku przez lekarza można uzyskać częściową refundację Narodowego Funduszu Zdrowia.

Materace przeciwodleżynowe układa się na materacu podstawowym [ryc. 3.20 i 3.21] w pokrowcach ochronnych [patrz 3.2.1.2] i przykrywa miękkim, niekrochmalonym prześcieradłem z tkaniny naturalnej (len, bawełna), które następnie należy wygładzić. Prześcieradła powinny mieć gumkę ściągającą lub dłu-

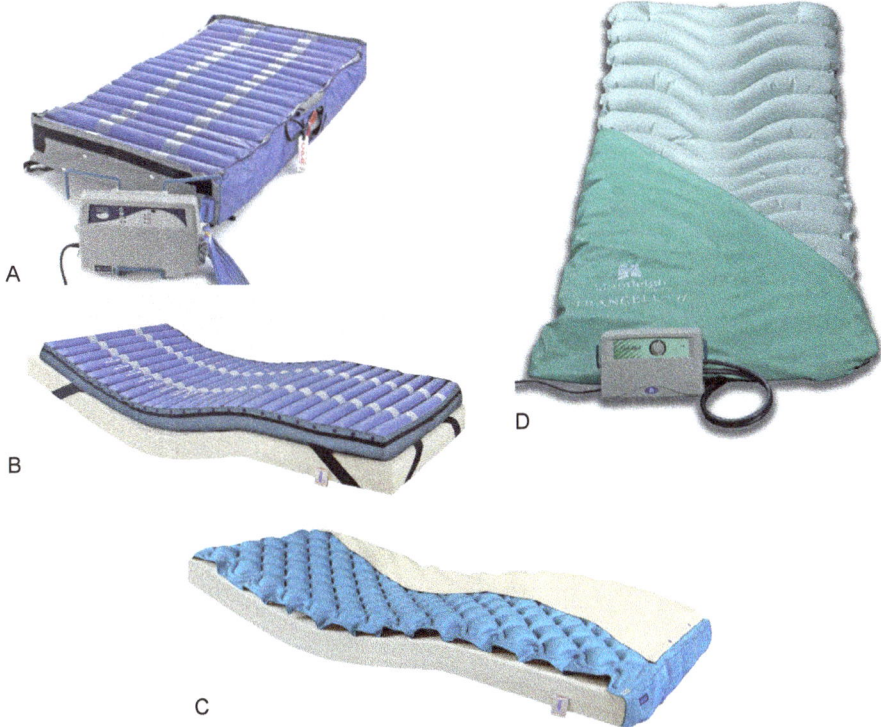

Rycina 3.19. Materace przeciwodleżynowe z wymienialnymi komorami (A, B) dynamiczne (C, D).

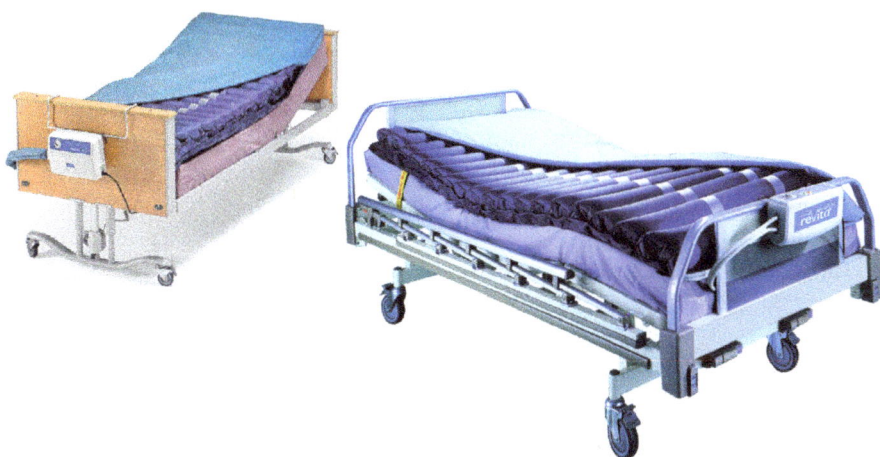

Rycina 3.20. Ułożenie materaca przeciwodleżynowego na materacu podstawowym.

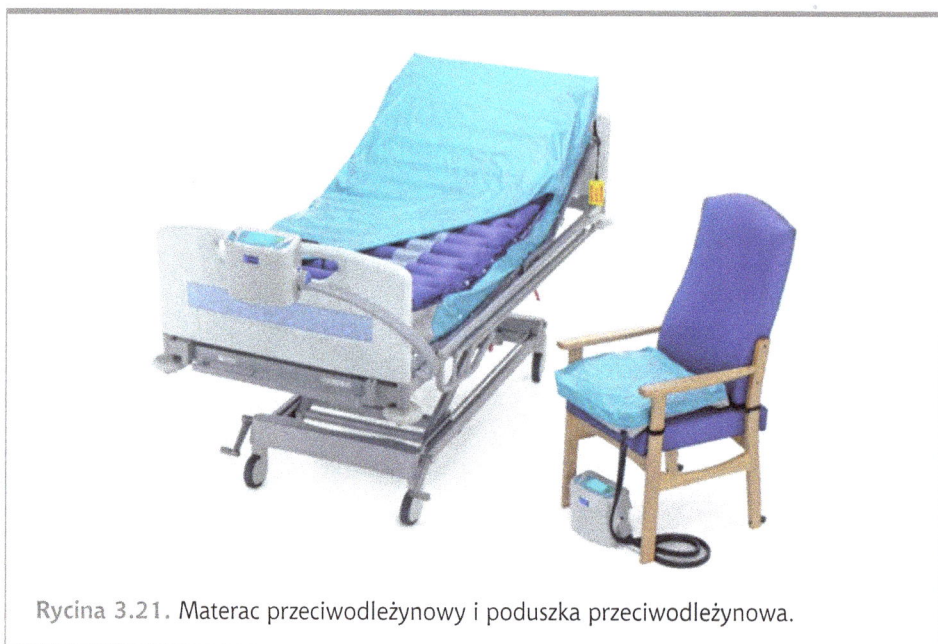

Rycina 3.21. Materac przeciwodleżynowy i poduszka przeciwodleżynowa.

gość umożliwiającą podwinięcie pod materac, co zapobiegnie jego zsuwaniu i marszczeniu się.

Dobór materaca musi uwzględniać indywidualne potrzeby pacjenta, zawsze w kontekście ryzyka rozwoju odleżyn.

1) U pacjentów z małym ryzykiem wystąpienia odleżyn z reguły stosuje się spodni materac z pianki klasycznej (ok. 13 cm wysokości) i wierzchni niski (ok. 6,5 cm wysokości) materac przeciwodleżynowy, łącznie oba materace mają ok. 20 cm wysokości,

2) U pacjentów z dużym ryzykiem wystąpienia odleżyn lub u tych, którzy mają odleżyny I stopnia, na materac spodni (ok. 13 cm wysokości) należy położyć wierzchni materac zmiennociśnieniowy (6,5–13 cm wysokości) lub materac statyczny typu pianka termostatyczna, lub materac nadmuchiwany pompą odpowiednio do masy ciała.

3) U pacjentów z odleżynami II lub III stopnia zalecane jest stosowanie materaców zmiennociśnieniowych układanych na materacach spodnich.

4) Pacjentów z odleżynami IV stopnia powinno się zaopatrzyć w specjalistyczne systemy przeciwodleżynowe, w których materace mają komory o wysokości ok. 20 cm. Materace powinny być zabezpieczone przed kontaktem z konstrukcją leża łóżka szpitalnego, więc z reguły układa się je na podkładzie. Bardzo przydatna w leczeniu odleżyn jest możliwość usuwania spod leżącej oso-

by pojedynczych komór materaca, co tworzy miejsca pozbawione kontaktu z podłożem.

O skuteczności profilaktycznej materaca decyduje sprawność zasilającej go pompy. Wartość minimalnego ciśnienia utrzymywanego przez pompę powinna być niższa niż 32 mmHg. Zwykle oczekuje się wartości najniższych z możliwych, od kilkunastu mmHg. Pompy zasilające są różne, od prostych do mających wiele opcji (np. tryb statyczny, funkcja maksymalnego wypełnienia), od ręcznie kontrolowanych do sterowanych automatycznie. Pompa cały czas dopompowuje do materaca świeże (chłodne) powietrze z otoczenia i zapewnia odpowiednie chłodzenie, dotlenienie i wilgotność skóry pacjenta. W nowoczesnych materacach zmiennociśnieniowych pojawiła się funkcja statycznego wypełnienia, która powoduje, że zawsze cały materac wypełniony jest powietrzem, a pompa tylko dopompowuje potrzebne dla utrzymania właściwej elastyczności materaca objętości powietrza.

Pożądane cechy materaca terapeutycznego:

1) możliwość redukowania temperatury i zapewnienie stałego przepływu powietrza między materacem a ciałem chorego – takie wymogi spełniają jedynie zmiennociśnieniowe materace dynamiczne, w których zewnętrzna pompa wprowadza w ruch powietrze naprzemiennie wypełniające i opuszczające liczne komory materaca, co zapewnia nie tylko równomierny, ale i zmienny rozkład ucisku na ciało chorego,
2) skuteczność terapeutyczna – materace dynamiczne definiowane są jako odciążające, wykazują większą skuteczność w zmniejszaniu ucisku na ciało od materaców statycznych i w porównaniu z piankowymi materacami szpitalnymi zmniejszają częstość występowania odleżyn nawet o 60%.

Zapamiętaj!
1) Opiekun medyczny jest zobowiązany zapoznać się z instrukcją obsługi materaca przeciwodleżynowego, przestrzegać zaleceń lekarza i pielęgniarki dotyczących optymalnych wartości pracy pompy i ciśnienia w materacu. Jednym z punktów odniesienia jest masa ciała pacjenta.
2) Należy pamiętać, że stosowanie nawet najbardziej zaawansowanych materaców przeciwodleżynowych nie zwalania opiekuna od podejmowania innych ważnych w profilaktyce odleżyn czynności pielęgnacyjnych [patrz rozdział 8.1].
3) Opiekun powinien okresowo kontrolować prawidłowość pracy materaca, stosując standardowy test polegający na zmierzeniu odległości kości krzyżowej pacjenta od materaca spodniego lub konstrukcji leża (dla materaców 20 cm). W żadnej pozycji odległość ta nie może być mniejsza niż 2,5 cm (grubość dłoni).

Należy rozróżniać materace dynamiczne do opieki krótko- i długoterminowej.
Na rynku dostępne są materace przeciwodleżynowe dynamiczne nadające się
tylko **do opieki krótkoterminowej** dla osób, które będą leżeć przez dłuższy okres,
ale ryzyko wystąpienia u nich odleżyn nie jest duże. Materace te wykonane są
z polichlorku winylu (**kolor beżowy**) o okresie używalności ok. 12 miesięcy, bardzo wrażliwego na stosowanie środków chemicznych (m.in. dezynfekcyjnych)
i wysokich temperatur, łatwo twardniejącego i tracącego swoje właściwości użyt-
kowe. Każdy materac ma trwałe wytłoczenie (obok wlotu powietrza) informujące o dacie jego produkcji. Trzeba tu uwzględnić czas magazynowania i importu
do Polski, głównie z Azji (Chiny, Tajwan, Korea Południowa).

Dla ułatwienia rozróżnienia materace **do opieki długoterminowej** wykonane są
z poliuretanu (**kolor niebieski**), którego praktyczny okres używalności wynosi
wiele lat. Jest on bardzo odporny na stosowanie środków chemicznych (m.in.
dezynfekcyjnych) i wysokich temperatur (nawet ponad 600°C), pozostaje elastyczny i nie traci swoich właściwości użytkowych.

Jeśli opiekun chce się zorientować, jaki materac przeciwodleżynowy jest właściwy dla jego pacjenta, powinien postawić sprzedawcy sześć podstawowych pytań:

1) Czy w trakcie wielogodzinnego leżenia na materacu nie pojawi się dyskomfort wywołany nadmierną ciepłotą i wilgocią?
2) Czy oferowany system (pompa + materac) nie sprawi trudności osobie leżącej
   i pielęgnującej?
3) Jak szybko system może być naprawiony w przypadku awarii?
4) Czy pielęgnacja ciała, jedzenie, picie, leżenie i siedzenie mogą przebiegać bez
   zakłóceń?
5) Czy przy działającej pompie można spokojnie spać, czyli jak głośno pompa
   pracuje?
6) Czy skuteczność oferowanego systemu została udowodniona badaniami, czy
   sprzedawca może okazać stosowne certyfikaty, referencje?

Decydując się na określony materac przeciwodleżynowy, należy uwzględnić
czas jego użytkowania i warunki, w jakich będzie przebywał przewlekle chory
pacjent. W związku z tym, że oferta środków wspomagających ochronę i leczenie jest bardzo różnorodna, warto zapoznać się z klinicznymi dowodami skuteczności poszczególnych modeli. Tylko wtedy, gdy zostały one sprawdzone
w szpitalach przez personel medyczny, można być pewnym poprawności wyboru.

3.2.2. Wózki inwalidzkie

Wózki inwalidzkie w większości są do siebie podobne. Ich podstawowa konstrukcja to dwa koła rowerowe, ramy podtrzymujące siedzisko i podparcie pod plecy zawierające mechanizm umożliwiający składanie wózka. Wszystko razem stanowi rodzaj wygodnego fotela na kółkach służącego do transportowania pacjenta z miejsca na miejsce. Wózek ma zapewnić użytkownikowi odpowiedni komfort siedzenia i możliwość przemieszczania się samodzielnie bądź przy pomocy innych osób.

Zakres możliwości manewrowania wózkiem przez użytkownika jest podstawowym kryterium rozróżniania rodzajów wózków i ich jakości funkcjonalnej. Konstruktorzy, biorąc pod uwagę oczekiwania osób niepełnosprawnych, które chcą poprawić swą mobilność i niezależność, tworzą różne wersje wózków, mniej lub bardziej rozbudowane odpowiednio do potrzeb użytkowników.

3.2.2.1. Wózki używane głównie w pomieszczeniach

Wózki używane głównie w pomieszczeniach ze względu na funkcję dzieli się na:

1) wózki leżakowe [ryc. 3.22] – z wysokim odchylanym oparciem, wykorzystywane głównie przez pacjentów, którzy nie mogą utrzymać głowy i muszą w czasie siedzenia mieć często zmienianą pozycję ciała; są bardzo wygodne dla osób prowadzących tzw. łóżkowo-fotelowy tryb życia; do wózków można dokupić nakładkę pełniącą funkcję stolika podręcznego, chroniącą pacjenta przed wypadnięciem z wózka, a także umożliwiającą terapeutyczne ułożenie porażonej ręki (np. po udarze mógu),

2) wózki fotelowe [ryc. 3.23] – przeznaczone dla osób z porażeniami i niedowładami, po amputacjach, z usztywnionymi kończynami dolnymi, a także dla wszystkich, którzy muszą okresowo korzystać z pomocy wózka; wózki są przystosowane do napędu dwiema kończynami lub jedną kończyną górną; możliwość usunięcia podnóżków [ryc. 3.24] pozwala na samodzielne przemieszczanie się poprzez odpychanie się nogami (lub jedną nogą) od podłoża i jednoczesne kierowanie wózkiem wtedy, gdy ręce są zbyt słabe, by poruszać kołami; wyjmowanie boków umożliwia przesiadanie się (np. za pomocą łatwoślizgu) w transferach łóżko–wózek, wózek–sedes, wózek–krzesło sanitarne, wózek–samochód itp.

Wózek składa się, pociągając za siedzisko w górę, a rozkłada się poprzez rozciągnięcie boków wózka [ryc. 3.25]. Łatwość składania i rozkładania jest istotna szczególnie wtedy, gdy użytkownik wózka podróżuje samochodem osobowym (złożony wózek mieści się w typowym bagażniku).

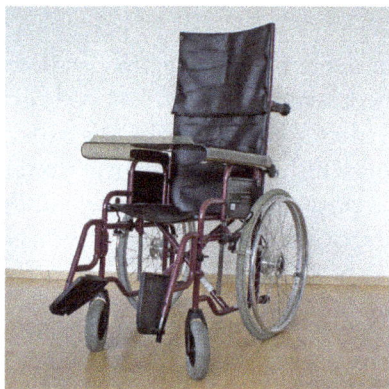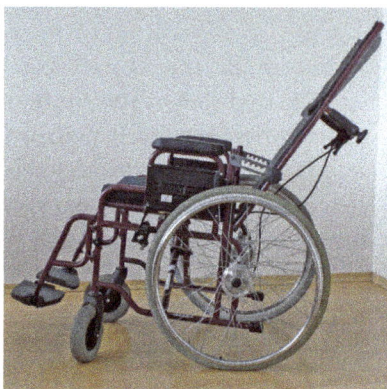

A　　　　　　　　　　　　B

Rycina 3.22. Wózek inwalidzki typu leżak z oparciem w pozycji pionowej (A) i odchylonym (B).

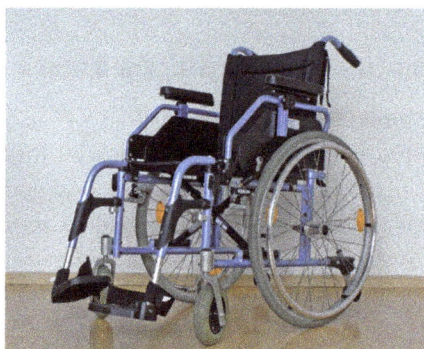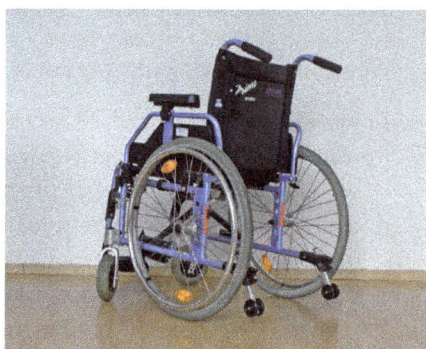

Rycina 3.23. Wózek fotelowy.

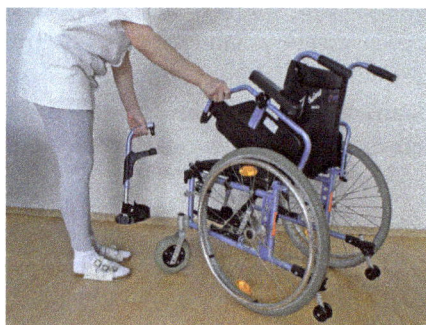

Rycina 3.24. Zdejmowanie podnóżka i boku wózka.

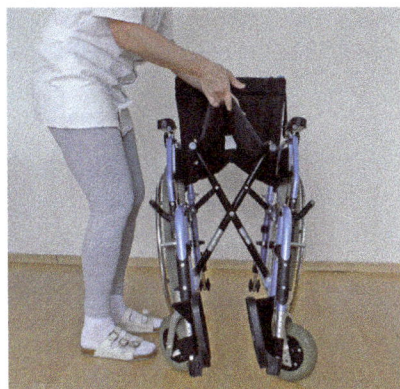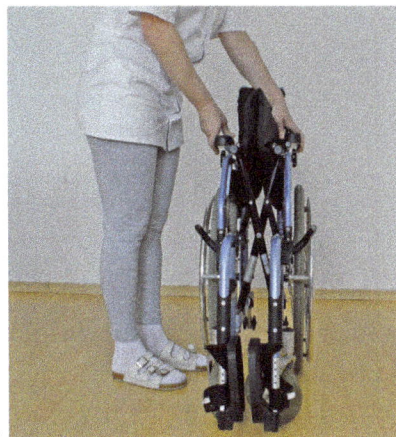

A   B

Rycina 3.25. Składanie wózka (A) i złożony wózek (B).

3.2.2.2. Wózki używane głównie w terenie

Wózki używane głównie w terenie (np. dojazd do pracy, szkoły) ze względu na funkcję dzieli się na:

1) wózki o napędzie ręcznym – korbowym czy dźwigniowo-składanym (wózki te wymagają dużej sprawności kończyn górnych),
2) wózki o napędzie elektrycznym – przeznaczone dla osób ze znacznym stopniem ograniczenia sprawności kończyn górnych oraz z niesprawnymi kończynami górnymi (sterowanie wargami i językiem, jednym palcem ręki, nogą, przez wdech i wydech powietrza).

Ze względu na stopień dopasowania do potrzeb użytkownika wózki dzielimy na:

1) wózki dla dzieci i dorosłych ze spastycznością – przeznaczone dla osób ze schorzeniami ośrodkowego układu nerwowego (np. mózgowe porażenie dziecięce), stabilizują głowę i tułów, a w razie potrzeby także kończyny dolne i górne; mogą być używane w pomieszczeniach i w terenie,
2) wózki aktywne [ryc. 3.26] – przeznaczone dla osób ze znaczną i utrwaloną dysfunkcją narządu ruchu (porażenia, niedowłady, stan po amputacji), ze względu na konstrukcję i użyte materiały zapewniają duże możliwości regulacji i dopasowania do indywidualnych potrzeb, pozwalają na maksymalne usprawnienie i usamodzielnienie w życiu, w tym na uprawianie sportu, zwykle są lekkie, zwrotne, łatwe w manewrowaniu i umożliwiają szybki i łatwy powrót na wózek po ewentualnej wywrotce.

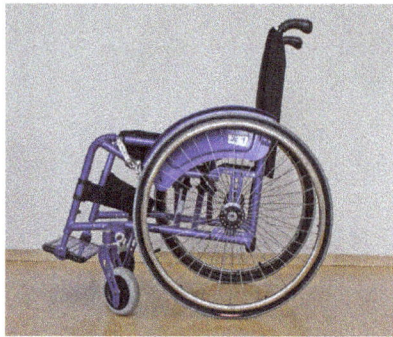

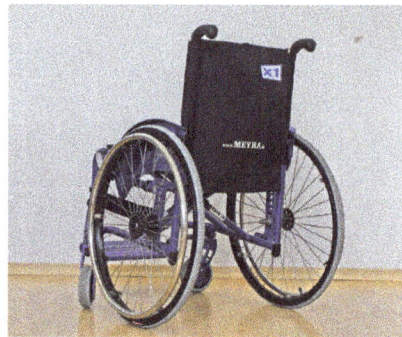

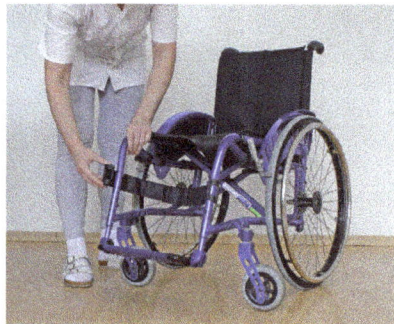

Rycina 3.26. Wózek aktywny – widok z boku (A) i z tyłu (B) oraz zakładanie pasa zabezpieczającego nogi (C).

Do wózków można dobrać różne akcesoria poprawiające komfort i bezpieczeństwo jazdy, np. pas podtrzymujący bezwładne nogi na podnóżku [ryc. 3.26c].

Standard stanowi wyposażenie wózka aktywnego w mechanizm szybko rozłączalnych osi kół napędowych, co w znacznym stopniu ułatwia transport, np. w bagażnikach samochodowych.

Wszystkie wózki aktywne pełnią funkcję protezy czynnościowej, podobnie jak proteza nogi u osoby, która ma amputowaną kończynę. Z tego powodu taki wózek musi być indywidualnie dobrany przez specjalistę (lekarz rehabilitacji, fizjoterapeuta), odpowiednio do dysfunkcji i rodzaju urazu pacjenta.

Zaawansowanie technologiczne pozwala obecnie na prace nad prototypami wózków, które dzięki zastosowanej elektronice są w stanie bez większego udziału użytkownika pokonywać przeszkody terenowe (m.in. schody) i samodzielnie utrzymują równowagę na dwóch kołach.

> **Zapamiętaj!**
> Wózek powinien charakteryzować się jak największą mobilnością przy użyciu jak najmniejszej siły przez użytkownika. Dobry wózek musi być wygodny, funkcjonalny, wytrzymały, estetyczny oraz dobrany do rodzaju i stopnia niepełnosprawności użytkownika.

3.2.2.3. Dostępność do sprzętu – refundacja kosztów zakupu wózka

Według aktualnie obowiązujących przepisów osoby niepełnosprawne (nie jest wymagane orzeczenie o stopniu inwalidztwa) mają prawo do bezpłatnego otrzymania wózka inwalidzkiego (na podstawie zlecenia lekarskiego wystawionego na specjalnym druku i potwierdzonego przez NFZ) raz na 5 lat w przypadku mózgowego porażenia dziecięcego i innych schorzeń uniemożliwiających samodzielne poruszanie się lub raz na 3 lata do 18. roku życia. Typ wózka określa lekarz specjalista ortopedii, neurologii, reumatologii lub rehabilitacji medycznej. Realizacją zleceń zajmują się punkty zaopatrzenia ortopedycznego, a koszty zakupu pokrywają wojewódzkie oddziały Narodowego Funduszu Zdrowia, które ustalają też limity cen, czyli poziom refundacji.

Niestety, ceny wózków najczęściej przekraczają limity NFZ. Przykładowo podstawowa wersja wózka inwalidzkiego ręcznie przemieszczanego kosztuje w sklepie medycznym ok. 1000 zł, a limit refundacji wynosi 800 zł. Resztę kwoty kupujący pokrywa we własnym zakresie. Chorzy z orzeczonym stopniem niepełnosprawności mogą także zwrócić się o refundację pozostałych kosztów zakupu do Państwowego Funduszu Rehabilitacji Osób Niepełnosprawnych (PFRON). Aby uzyskać dofinansowanie na zakup wózka inwalidzkiego, osoba zainteresowana musi zwrócić się o pomoc do właściwego ze względu na miejsce zamieszkania Powiatowego Centrum Pomocy Rodzinie lub wojewódzkiego oddziału PFRON. Dotyczy to także dofinansowania wózków aktywnych i o napędzie elektrycznym.

3.2.2.4. Poduszki przeciwodleżynowe

Chorzy zagrożeni powstaniem odleżyn często poruszają się na wózkach inwalidzkich i spędzają czas w pozycji leżącej lub siedzącej. Osoba długo siedząca powinna dążyć do zachowania prawidłowej pozycji ciała i symetrycznego rozłożenia jego ciężaru. Konieczna jest częsta zmiana ułożenia i miejsc ucisku. W tym celu zaleca się stosowanie poduszek przeciwodleżynowych, które nie mają na powierzchni żadnych otworów [ryc. 3.27].

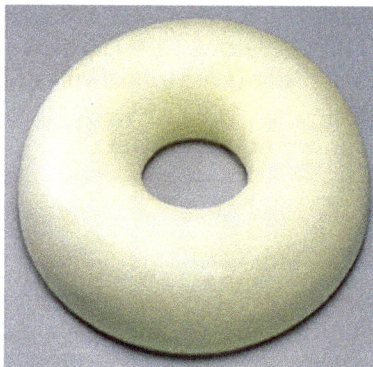

Rycina 3.27. Kółko gumowe niezalecane w profilaktyce odleżyn.

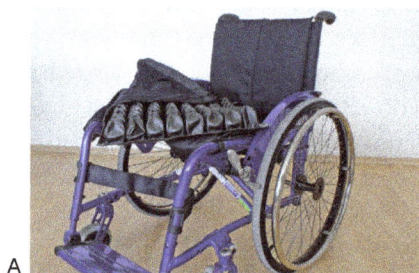

A

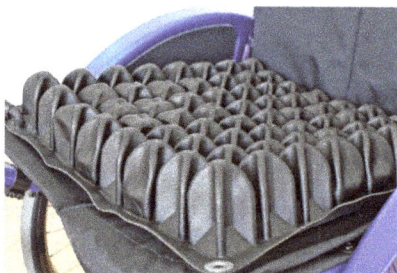

B

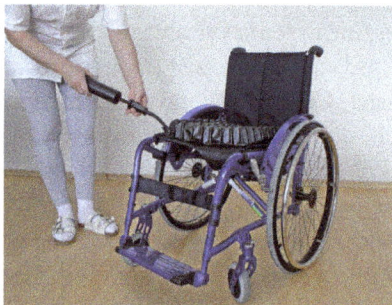

C

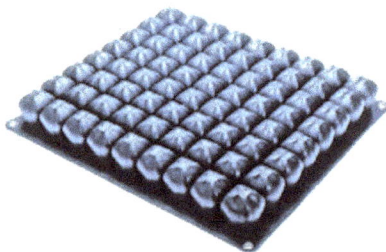

D

Rycina 3.28. Poduszka przeciwodleżynowa w pokrowcu (A), konstrukcja takiej poduszki (B), nadmuchiwanie poduszki przeciwodleżynowej (C) i poduszka wypełniona powietrzem (D).

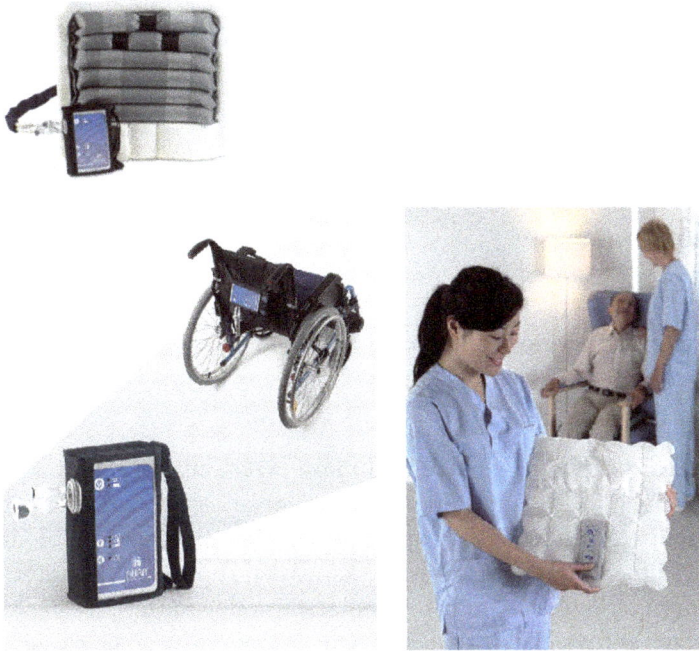

Rycina 3.29. Poduszka przeciwodleżynowa dynamiczna.

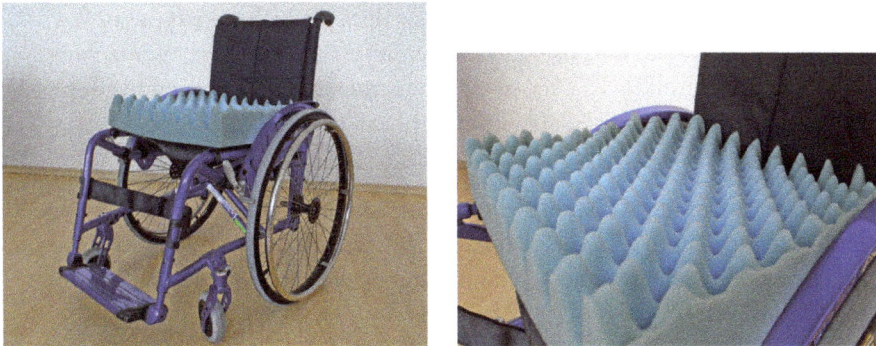

Rycina 3.30. Poduszka przeciwodleżynowa typu jeż wykonana z gąbki.

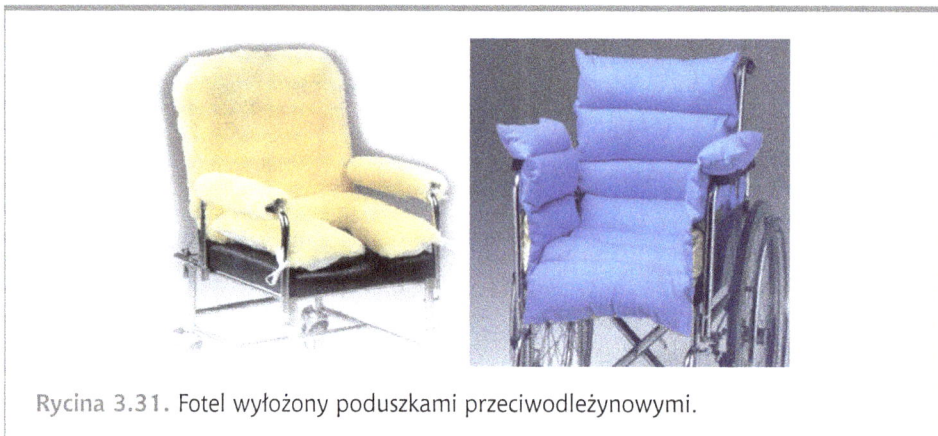

Rycina 3.31. Fotel wyłożony poduszkami przeciwodleżynowymi.

Poduszki przeciwodleżynowe [ryc. 3.28] mogą pracować w trybie stałociśnieniowym lub zmiennociśnieniowym. Powietrze można wprowadzić za pomocą ręcznej pompki. Wypełnienie jest odpowiednie, jeżeli po wsunięciu dłoni pod pośladek pacjenta nie wyczuwa się siedziska wózka. Poduszki dynamicze [ryc. 3.29], z pompką zasilaną z akumulatora, polecane są głównie tetraplegikom (porażenie kończyn górnych i dolnych), którzy nie mogą poruszać się na siedzisku wózka, w celu odciążenia poszczególnych części pośladków i ud.

Dorosłym pacjentom, u których występuje niewielkie ryzyko rozwoju odleżyn, w celu poprawy komfortu długiego siedzenia zaleca się poduszkę typu jeż [ryc. 3.30]. Jej konstrukcja pozwala na rozłożenie ciężaru ciała na dużą powierzchnię, co zmniejsza ucisk punktowy. Daje też uczucie miękkości oraz zapewnia dobrą wymianę gazową i termiczną. Gąbkę można prać i dezynfekować, choć niestety wymaga długiego suszenia.

Poduszki te są stosunkowo tanie, ale przy intensywnej eksploatacji połączonej z częstym czyszczeniem ulegają szybkiemu zniszczeniu. Z tego powodu ochrania się je pokrowcami, najlepiej z tkanin naturalnych lub nieprzemakalnych, tzw. oddychających.

Gdy pacjent ma trudności z utrzymaniem pozycji siedzącej i przechyla się na boki, konieczne jest wyłożenie wózka i poręczy miękkimi podkładkami lub poduszkami zmniejszającymi siłę nacisku [ryc. 3.31]. Poprawia to komfort siedzenia i zmniejszy odczuwany przez pacjenta ból.

3.2.3. Podnośniki – sprzęt do podnoszenia i przemieszczania

Dostępna jest cała gama podnośników i innego sprzętu używanego do przemieszczania osób, które samodzielnie nie mogą się poruszać. W zakładach leczniczych można posługiwać się tymi urządzeniami po uprzednim przeszkoleniu personelu z zakresu metod i zasad podnoszenia i przemieszczania pacjentów. Niezbędne jest także zapewnienie regularnej konserwacji i przeglądów maszyn, a opiekun ma dbać o ich czystość oraz zgłaszać wszystkie wątpliwości i uwagi co do sprawności używanych przyrządów. Zaleca się przeprowadzanie przeglądu podnośników nie rzadziej niż co 12 miesięcy. Zwykle odbywa się to w ramach umów serwisowych z producentami sprzętu.

Zapamiętaj!
Używanie podnośników jest ważnym elementem bezpieczeństwa i higieny pracy [patrz rozdział 5.1].

3.2.3.1. Jezdne podnośniki krzesełkowe

Umożliwiają opiekunowi podnoszenie i przemieszczanie chorego na twardym siedzisku. Pacjent może być zwrócony ku przodowi lub do boku. W ten sposób transportuje się osoby, które dają radę przynajmniej częściowo siedzieć i zachować równowagę.

Jezdne podnośniki krzesełkowe mogą spełniać wiele funkcji: krzesełka wewnątrzwannowego (włożenie i wyjęcie siedzącego pacjenta z wanny) lub kąpielowego [ryc. 3.32], toalety przewoźnej [ryc. 3.33] czy wagi. Czasem napędzane są elektrycznie (należy pamiętać o ładowaniu akumulatorów) lub hydraulicznie.

3.2.3.2. Jezdne podnośniki noszowe

Jezdny podnośnik kąpielowy [ryc. 3.34] wskazany jest dla pacjentów, którzy nie mogą siedzieć lub mogą przyjąć tylko pozycję półsiedzącą. W razie potrzeby wykorzystuje się go do transportu osób w pozycji leżącej zamiast wózka-noszy, a także jako podnośnik wewnątrzwannowy. Bardzo dobrze sprawdza się w przemieszczaniu pacjenta leżącego z łóżka do łazienki. Przy wyborze tego rodzaju podnośników należy uwzględnić niezbędną przestrzeń, gdyż mają one zdecydowanie dłuższe podwozie niż inne podnośniki jezdne [patrz rozdział 3.1.1].

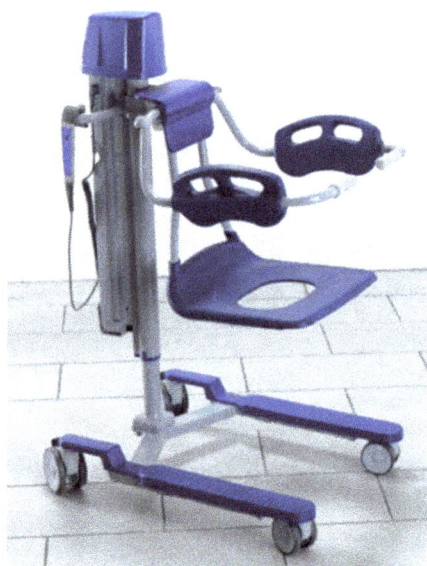

Rycina 3.32. Krzesło kąpielowe z regulowaną wysokością.

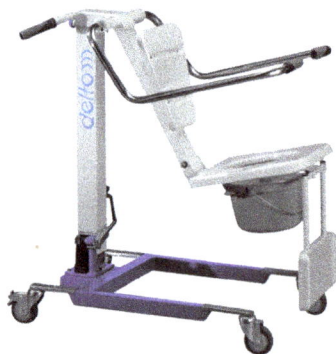

Rycina 3.33. Krzesło toaletowe z regulowaną wysokością i podwieszanym kubełkiem.

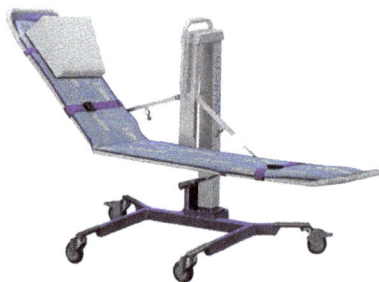

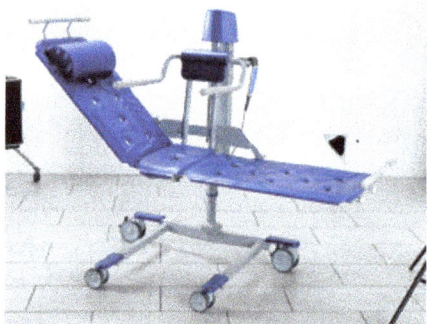

Rycina 3.34. Wózki kąpielowe z regulowaną wysokością do mycia w pozycji leżącej.

3.2.3.3. Podnośniki sufitowe

Są montowane zarówno w domach opieki, zakładach opieki długoterminowej, szpitalnych oddziałach rehabilitacyjnych, jak i w domach osób trwale unieruchomionych. Szyna, po której przemieszcza się podnośnik, może być rozprowadzona po całym pomieszczeniu, w którym pacjent przebywa. Istnieje też opcja okresowego montowania przenośnej szyny, wtedy silnik wyciągu przemieszczany jest na suwnicy w kształcie litery A [ryc. 3.35].

Małe rozmiary podnośnika sprawiają, że może on być transportowany bez wysiłku z jednego pomieszczenia do drugiego, wszędzie tam, gdzie rozprowadzono szyny, np. w toalecie, przy wannie czy łóżku.

Ten rodzaj podnośnika może być zlokalizowany wszędzie – przestrzeń nie ma tu takiego znaczenia, jak przy podnośnikach jezdnych. Problemu nie stwarzają też progi między pomieszczeniami czy wąskie drzwi. Dlatego podnośniki sufitowe przydają się wszędzie tam, gdzie nie można zastosować podnośników jezdnych.

Osoba niepełnosprawna korzystająca z takiego podnośnika może uzyskać pewnego stopnia niezależność, jeśli jest w stanie kontrolować podnoszenie i samodzielnie dostać się do urządzenia.

W trakcie stosowania podnośników sufitowych ryzyko wystąpienia urazu u opiekuna jest mniejsze niż w przypadku podnośników jezdnych.

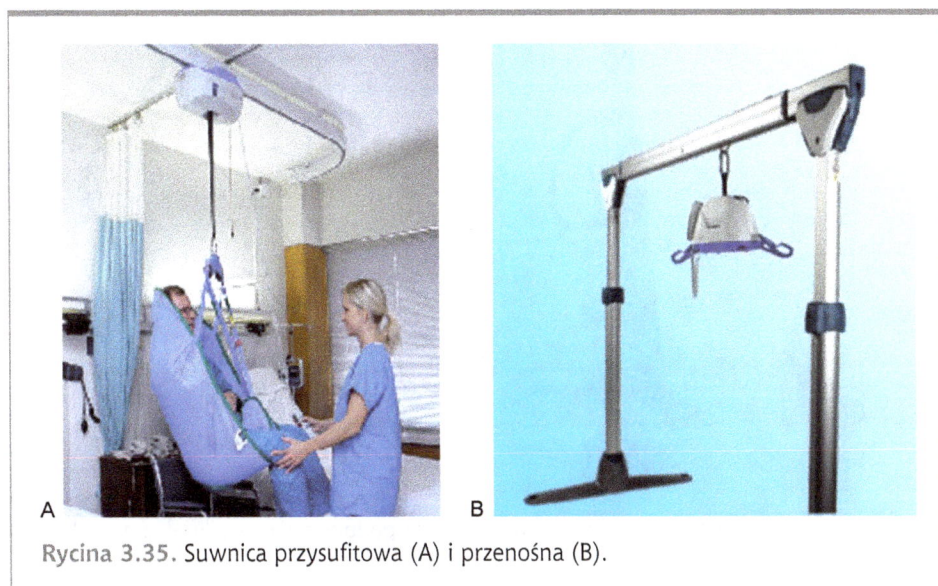

Rycina 3.35. Suwnica przysufitowa (A) i przenośna (B).

3.2.3.4. Jezdne podnośniki nosidłowe

Podnośniki te eliminują potrzebę ręcznego podnoszenia i przemieszczania chorego w pomieszczeniach, w których funkcjonuje. Nie powinny być wykorzystywane przy transferach na duże odległości.

Przy wyborze podnośnika zawsze należy brać po uwagę szerokość drzwi. W konstrukcji podnośnika obowiązuje zasada, że im dłuższe ramię podnoszące, tym dla stabilizacji dłuższe ramiona jezdne, a im dłuższe ramiona jezdne, tym trudniejsze manewrowanie sprzętem. Wiele osób preferuje dłuższe ramię, bo ich ciało jest wtedy bardziej oddalone od masztu podnośnika. Poza tym pacjenci czują się wygodniej w urządzeniach, które mają więcej punktów mocowania nosidła.

Istotna w podnośnikach jest wysokość podnoszenia, jednak zawsze należy przy jej ocenie brać pod uwagę rodzaj stosowanych nosideł. Większość modeli umożliwia podnoszenie z podłogi [ryc. 3.36], lecz przy niektórych czynność ta będzie wymagała zastosowania nosidła o dłuższych zaczepach.

Im podnośnik jest cięższy, tym trudniej go pchać, szczególnie przy znacznej masie pacjenta. Manewry jezdnymi podnośnikami nosidłowymi wykonuje się za

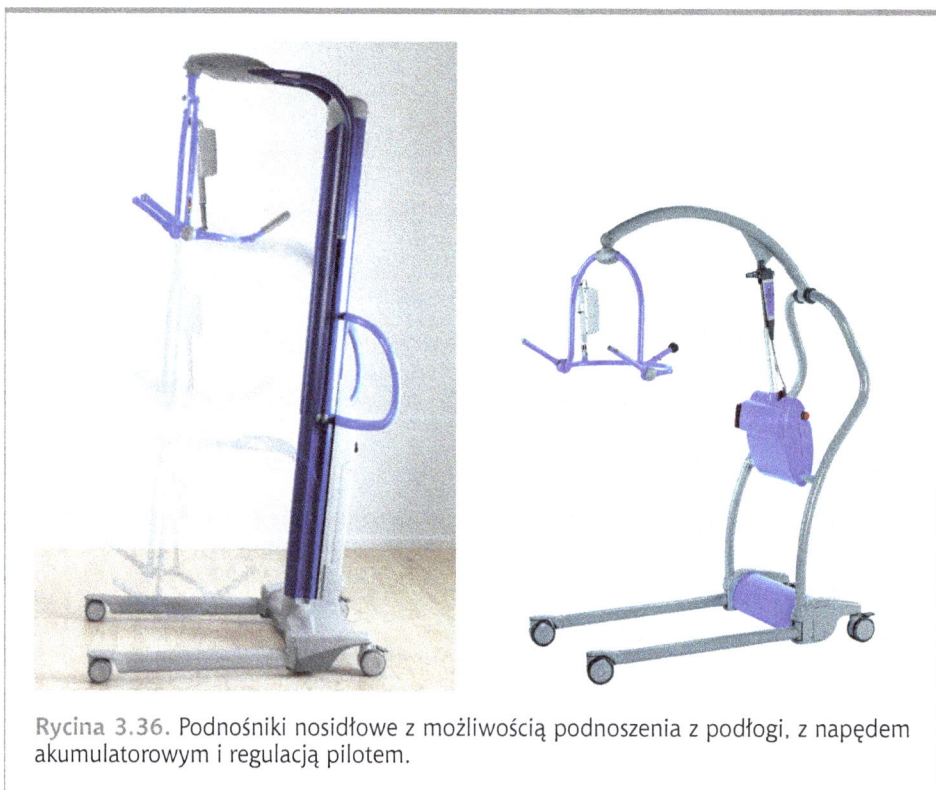

Rycina 3.36. Podnośniki nosidłowe z możliwością podnoszenia z podłogi, z napędem akumulatorowym i regulacją pilotem.

pomocą siłowników uruchamianych ręczną dźwignią (najczęściej wahadłowo), pompy hydraulicznej (ruch pompowania pionowy) lub akumulatorów (należy pamiętać o ładowaniu akumulatorów).

Przy ciągłym podnoszeniu i przemieszczaniu pacjentów najlepsze dla opiekuna są podnośniki zasilane akumulatorami, gdyż wymagają od niego najmniejszego wysiłku.

Zapamiętaj!
Przestrzegaj zaleceń producenta co do maksymalnego obciążenia podnośnika – zwykle wynosi ono 130 kg. Podnoszenie osób, które ważą więcej (np. pacjenci z otyłością olbrzymią), wymaga użycia specjalnych podnośników.

3.2.3.5. Nosidła

Nosidła typu hamak [ryc. 3.37] są wykonane z mocnej tkaniny i mają różny kształt w zależności od potrzeb. Należy je zakładać i zdejmować u pacjenta w pozycji leżącej, stosując metodę odwracania na bok. Ich zaletę stanowi rozłożenie ciężaru ciała na dużej powierzchni, dzięki czemu występuje znacznie mniej miejsc ucisku niż w innych nosidłach. Używa się ich do podnoszenia pacjenta z podłogi. Chory nie musi współpracować. Jeżeli nosidło będzie nieprawidłowo założone, osoba transportowana może dostać skurczu mięśni prostowników i wyślizgnąć się z urządzenia. Nosidła typu hamak nie nadają się do wykonywania zabiegów higienicznych.

Nosidła z dzielonymi nogawkami [ryc. 3.38] mają zwykle kształt litery U i zapewniają, bądź nie, podparcie dla głowy. Zakłada się je bez wysiłku zarówno w pozycji leżącej, jak i siedzącej. Pasy nogawek podkłada się pod uda [ryc. 3.39] i w zależności od potrzeb można je krzyżować lub nie. Jeżeli pacjent boleśnie odczuwa ucisk brzegu nosidła na uda, należy zastosować miękkie podkładki.

Nosidła toaletowe również mają kształt litery U, ale charakteryzują się mniejszą powierzchnią tkaniny, a jej krój umożliwia oddzielne podtrzymywanie nóg i górnej części pleców. Wyposażone są też w pasy na talię lub klatkę piersiową. Nosidła tego typu da się założyć w każdej pozycji – siedzącej, leżącej, na podłodze. Wielu pacjentów potrafi nałożyć sobie takie nosidło bez pomocy z zewnątrz. Toaleta i mycie są w tym nosidle możliwe i mało skomplikowane.

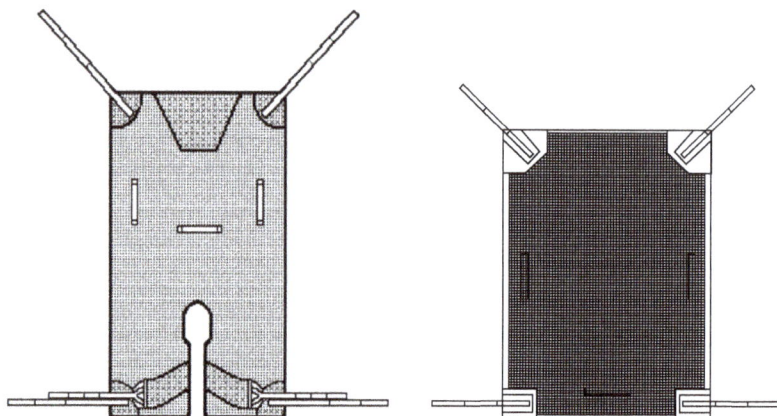

Rycina 3.37. Nosidła typu hamak.

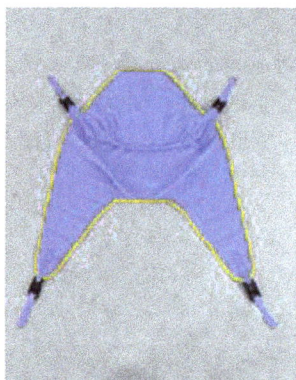

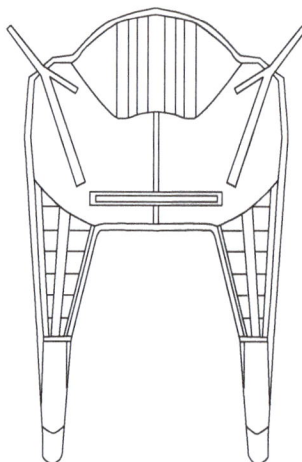

Rycina 3.38. Nosidła z dzielonymi nogawkami.

Nosidła typu noszowego wykorzystuje się do przemieszczania osób leżących na plecach. Niektóre sprzęty tego typu są wykonane z tkaniny, inne ze sztywnego tworzywa. Te drugie zwykle zawierają wiele elementów, co ułatwia przemieszczanie pacjenta bez narażania go na uraz. Najpierw wzdłuż obu boków pacjenta układa się ramy noszy. Następnie wsuwa się pod niego listwy poprzeczne, układając je w regularnych odstępach, i łączy się je w szybki sposób zaciskami z ramą po jednej i po drugiej stronie pacjenta. Ramę za pomocą szelek mocuje się do podnośnika.

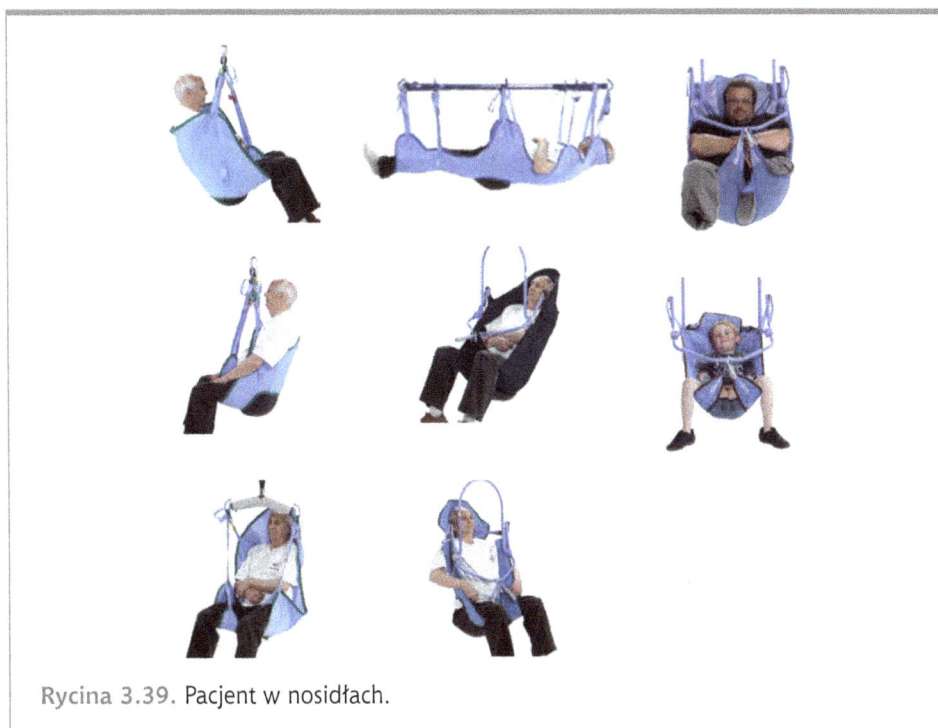

Rycina 3.39. Pacjent w nosidłach.

Dostępny jest duży wybór nosideł, ale przed ich zakupem zawsze należy upewnić się, czy zaczepy będą pasowały do posiadanego podnośnika. Najlepiej nosidła kupować u producenta w komplecie do podnośnika.

3.2.3.6. Podnośniki ułatwiające wstawanie (pionizatory)

Pionizatory mogą być obsługiwane ręcznie lub zasilane akumulatorami. Niektóre łączą w sobie również funkcje podnośnika nosidłowego. Za pomocą takiego urządzenia opiekun jest w stanie podnieść pacjenta z pozycji siedzącej do stojącej oraz przemieścić go w pozycji stojącej zgodnie z potrzebami, np. do toalety. W toalecie opiekun sam może pacjentowi opuścić spodnie i majtki, posadzić go na sedesie, a potem podnieść i oczyścić mu okolice intymne czy założyć pieluchomajtki.

W pionizatorach wykorzystuje się nosidła w kształcie pasa z grubą miękką wyściółką, który umieszczany jest dookoła pleców w połowie tułowia (nie wolno umieszczać go pod pachami). Ochraniacz kolanowy umożliwia zapieranie się kolanami w czasie stania.

Takie podnośniki stosuje się u osób, które mogą część swojego ciężaru przenieść na nogi, chociaż nie ma to zasadniczego znaczenia. Szczególne środki ostrożności należy zachować u pacjentów splątanych i ze słabymi lub bolesnymi barkami, np. wskutek porażenia połowiczego lub zapalenia stawów, gdyż istnieje u nich zwiększone ryzyko podwichnięcia stawu barkowego.

Podnośniki ułatwiające wstawanie nie powinny być stosowane jako metoda transportu na duże odległości.

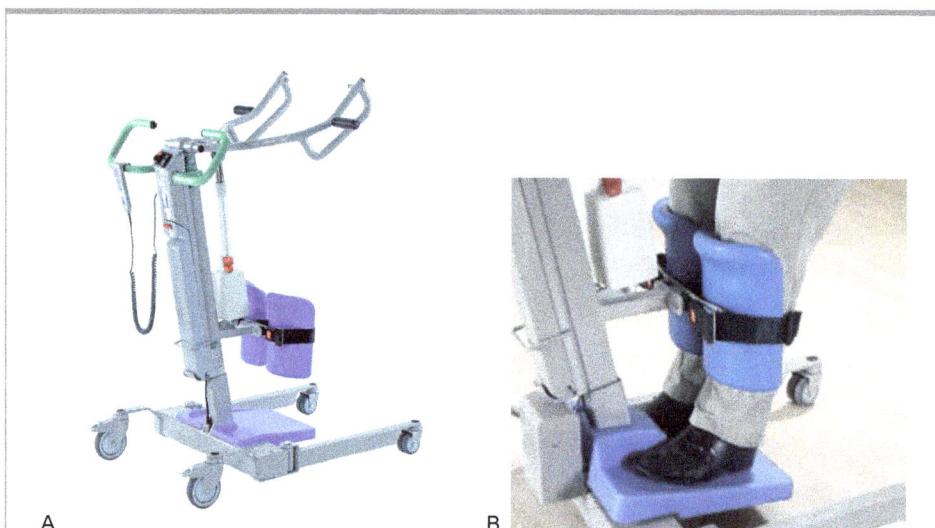

Rycina 3.40. Pionizator (A) i wchodząca w jego skład blokada nóg (B).

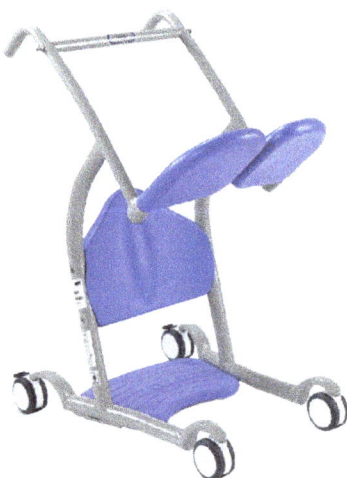

Rycina 3.41. Urządzenie wspomagające wstawanie, stanie i przemieszczanie się pacjenta w pozycji pionowej bądź siedzącej, tzw. mały pionizator.

Dla pacjentów, którzy potrzebują mniejszej pomocy przy wstaniu, mają stabilny tułów, mogą siedzieć bez podparcia pleców i są przewidywalni, ale mają zbyt słabe nogi, żeby przebyć drogę do dalszych miejsc zalecany jest sprzęt ułatwiający podniesienie się i przemieszczenie w pozycji siedzącej [ryc. 3.41]. Bardzo przydaje się on w toalecie.

3.2.3.7. Podnośnik wewnątrzwannowy

Zalecany jest w sytuacjach, gdy dostępna przestrzeń nie pozwala na zastosowanie innych podnośników, np. krzesełkowego. Może być używany wewnątrz wanny o pełnej długości. Powinien być wykorzystywany jedynie w przypadku osób, które potrzebują pomocy w wejściu do wanny, ale potrafią same się umyć. Jest to ważne, gdyż niskie schylanie się opiekuna stwarza ryzyko wystąpienia bólu pleców bądź urazu kręgosłupa (jednoczesne pochylanie i skręcanie).

Podnośnik mocuje się na czterech przyssawkach, a jego obsługa nie stwarza trudności. Najwygodniejsze są podnośniki sterowane pilotem i zasilane akumulatorem (należy pamiętać o ładowaniu). Oparcie dla pleców można odchylić do pozycji półleżącej [ryc. 3.42].

Pacjent może wymagać pomocy opiekuna w opuszczeniu wanny, gdy po uniesieniu podnośnika do poziomu brzegu wanny nie da rady dźwignąć nóg i przenieść ich poza wannę, a także w przemieszczeniu na wózek inwalidzki lub w korzystaniu z innego sprzętu ułatwiającego przemieszczanie.

Podnośnik wewnątrzwannowy umożliwia kąpiel osobie niepełnosprawnej, która nie ma do dyspozycji prysznica.

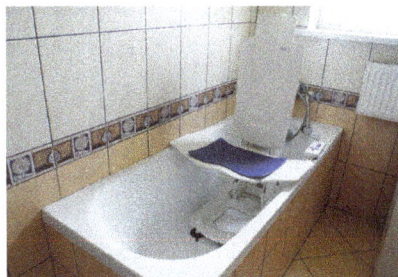

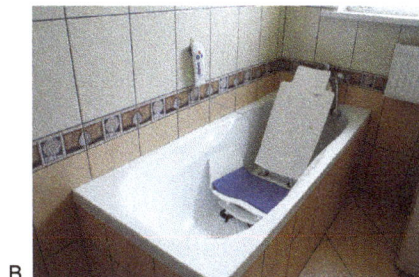

Rycina 3.42. Podnośnik wewnątrzwannowy – pozycja do wchodzenia do wanny i wychodzenia z wanny (A), a także do kąpieli (B).

3.2.4. Sprzęt do ślizgowego przemieszczania pacjentów

Sprzęt do ślizgowego przemieszczania pacjentów to płaszczyzny i podkładki [ryc. 3.43] z tworzywa sztucznego lub maty i rękawy (jedno- i dwustronne) [ryc. 3.44] wykonane z materiału o bardzo małym współczynniku tarcia. Ich śliskość umożliwia przemieszczanie pacjenta jak po lodzie. Z tego powodu w praktyce nazywane są łatwoślizgami.

Dostępne są łatwoślizgi (w kształcie rękawa) ze specjalnej śliskiej folii, zwinięte w rulon umieszczony w specjalnym podajniku. Opiekun może w zależności od potrzeb oderwać taką długość materiału, jakiej potrzebuje [ryc. 3.45]. Łatwoślizgi z folii często nazywa się jednorazowymi, mimo że zwykle używa się ich wielokrotnie.

Sprzętu do ślizgowego przemieszczania pacjentów używa się do przesuwania pacjenta w łóżku, a także przy transferze łóżko–wózek inwalidzki czy łóżko–krzesło. Duże maty i rękawy służą do transportu pacjentów unieruchomionych z łóżka na wózek–nosze lub na wózkowannę.

Techniki pracy z łatwoślizgami opisano w rozdziale 7.1.2.1.

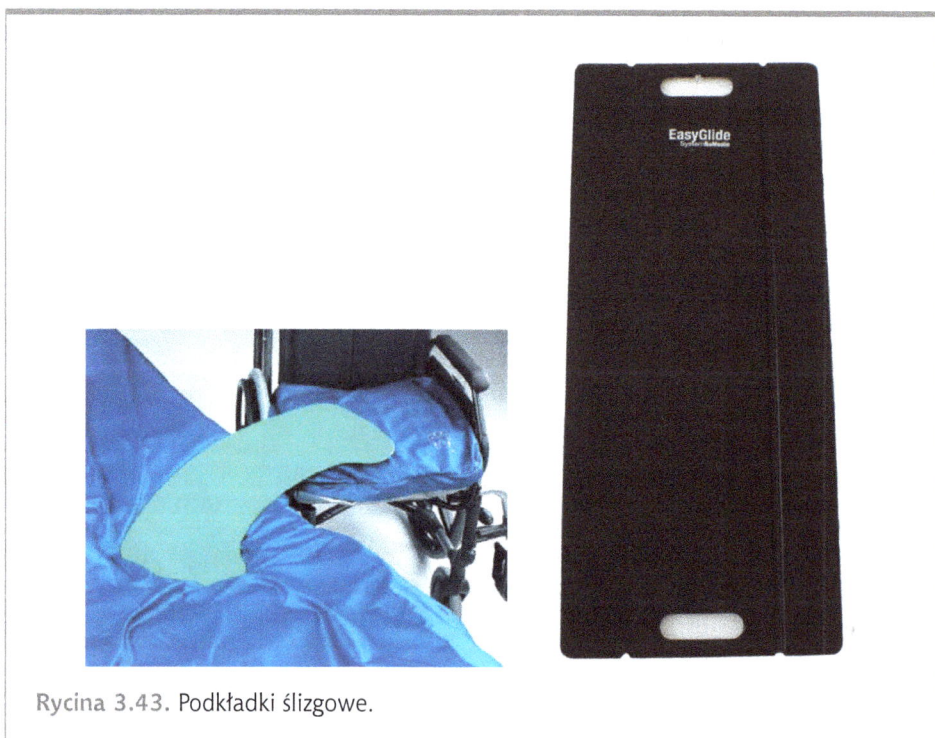

Rycina 3.43. Podkładki ślizgowe.

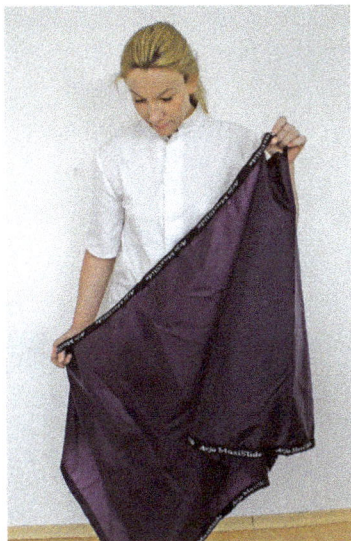

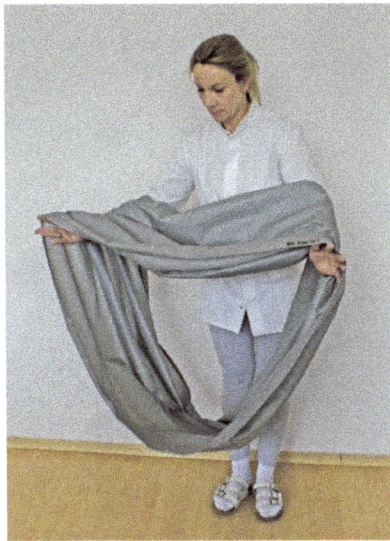

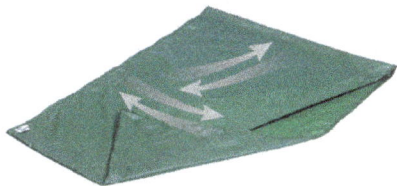

Rycina 3.44. Mata ślizgowa (A, B); w kształcie rękawa (C).

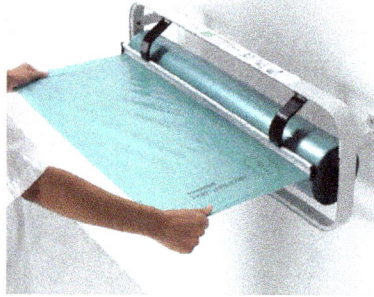

A

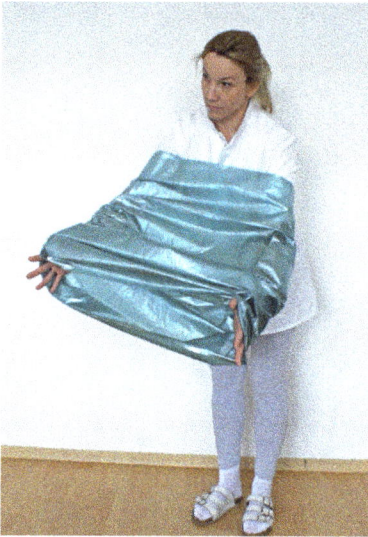

B

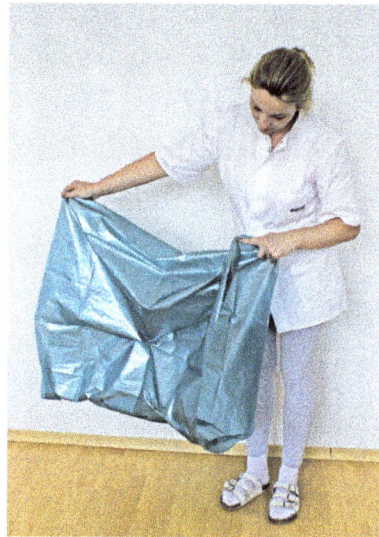

C

Rycina 3.45. Łatwoślizg z folii.

4 Planowanie opieki

Elżbieta Szwałkiewicz

4.1. Standard podstawowej pielęgnacji

W Polsce uważa się za oczywiste, że obowiązkiem zakładów leczniczych (szpitali, zakładów opieki długoterminowej) jest pielęgnowanie obłożnie chorych i niesamodzielnych pacjentów, jednak nie ma przepisów prawnych, które by określały zakres i jakość tej pielęgnacji. W pewnym stopniu można się tego domyślać z niektórych elementów programu kształcenia pielęgniarek.

Transformacja ustrojowa (od ponad dwudziestu lat) wprowadziła wiele zmian, m.in. uświadomiła potrzebę precyzyjnego opisywania standardu usług oferowanych na rynku. Standaryzowanie usług leczniczych jest już bardzo zaawansowane, natomiast prace nad standaryzacją usług pielęgnacyjnych znajdują się na etapie początkowym. Rozporządzenia ministra zdrowia w sprawie gwarantowanych świadczeń, tzw. rozporządzenia koszykowe, stanowią wykaz świadczeń bez odnoszenia się do ich standardów.

Ekonomizacja została wprowadzona do wszystkich resortów państwowych, także w resorcie ochrony zdrowia odczuwamy jej skutki. Oszczędności szuka się wszędzie, również poprzez ograniczanie zatrudnienia pielęgniarek i personelu pomocniczego, co skutkuje zaniedbaniami pielęgnacyjnymi, a w efekcie cierpieniem pacjenta i kosztownym leczeniem (np. terapia odleżyn).

Obecnie Narodowy Fundusz Zdrowia wprowadza elementy standaryzacji do zakładów leczniczych i indywidualnych praktyk medycznych w ramach umów na kontraktowanie świadczeń, a minister zdrowia powołał Zespół ds. Opieki Długoterminowej, który ma m.in. przygotować założenia do rozporządzenia w sprawie standardów postępowania medycznego w opiece długoterminowej. Podstawowa pielęgnacja, mimo że nie jest świadczeniem zdrowotnym, należy do obligatoryjnych zakresów świadczeń wszystkich stacjonarnych zakładów opieki zdrowotnej i domów opieki, gdyż jest nieodzowna dla życia pacjenta. W podręczniku uwzględnia się zasady obowiązujące w postępowaniu pielęgniarskim w zakresie pielęgnacji i zwraca się uwagę, aby pomocniczy personel medyczny i inni opiekunowie, przy wykonywaniu czynności pielęgnacyjnych, współpracowali ze wszystkimi osobami zaangażowanymi w proces opieki, przestrzegając zaleceń pielęgniarskich i lekarskich.

4.2. Standard w praktyce opiekuna medycznego – co to jest i do czego służy

Standard w praktyce opiekuńczej to uzgodniony przez kierownika i pracowników **przeciętny wzorzec** wykonania wyznaczonego zadania. Podstawowym zakresem kompetencji zawodowych opiekuna medycznego jest pielęgnowanie niesamodzielnych osób, więc problematyka standaryzacji omawiana jest przez pryzmat podstawowej pielęgnacji. W zakładach leczniczych obowiązuje wiele różnych standardów postępowania, np. standard profilaktyki odleżyn lub standard profilaktyki zakażeń wewnątrzszpitalnych.

Każdy standard postępowania medycznego jest trójwarstwowy [ryc. 4.1], gdyż tworzą go:

1) koncepcja, czyli w standardzie podstawowej pielęgnacji wyobrażenie racjonalnego (rozsądnego) działania opiekuna medycznego opartego na aktualnej wiedzy naukowej i sprawdzonego w praktyce [pielęgnacja kompensacyjna, patrz rozdział 2.5.2],
2) metoda realizacji zadania czyli proces pielęgnowania, to rozpoznanie problemów pielęgnacyjnych, ustalenie sposobu ich rozwiązania, zaspokojenie potrzeb i ocena,

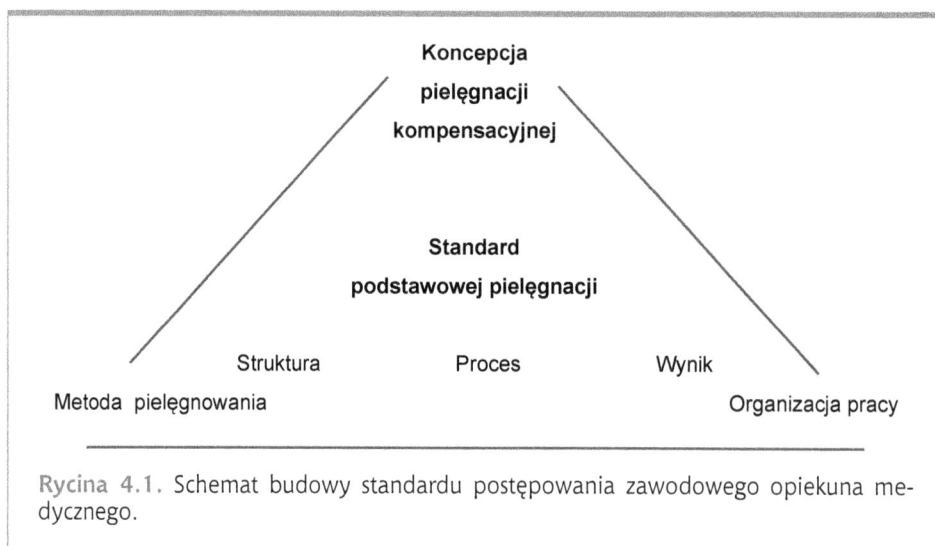

Rycina 4.1. Schemat budowy standardu postępowania zawodowego opiekuna medycznego.

3) organizacja pracy, czyli w przypadku podstawowej pielęgnacji dostosowanie się do rytmu biologicznego pacjenta i organizacji pracy w zakładzie leczniczym.

Standardy opisuje się i ocenia według kryteriów, czyli warunków, które zostały uznane za niezbędne do wykonania zadania. Decydują one o poziomie opieki (często oceniając jakąś firmę, używa się sformułowania, że ma ona „wysokie" bądź „niskie" standardy działania).

Na podstawie standardów wprowadzonych przepisami prawa (NFZ) lub z własnej inicjatywy każdy zakład, który dba o swoich pacjentów i pracowników, ustala swoje standardy zakładowe. Muszą być one realne, co oznacza, że uzgodniony zakres zadań, metoda ich wykonania i organizacja pracy powinny być adekwatne do możliwości i rzeczywistych warunków. W przeciwnym wypadku standard staje się postulatem nie do zrealizowania i nie stanowi podstawy do oceny jakości i prawidłowości opieki. Wyróżnia się trzy podstawowe kryteria oceny standardu:

1) struktura (warunki lokalowe, wyposażenie, liczba i kwalifikacje kadry itp.),
2) proces (metoda postępowania, w przypadku pielęgnacji podstawowej jest to proces pielęgnowania składający się z diagnozy potrzeb, ustalenia i realizacji planu pielęgnowania oraz oceny, czy został on zrealizowany),
3) wynik (czy założony w oświadczeniu standardowym cel został osiągnięty).

Standaryzacja usług jest niezbędna wszędzie tam, gdzie powstaje ryzyko dla zdrowia i życia osób. Standard w działaniach medycznych pełni funkcję zabezpieczenia i profilaktyki jednocześnie, zarówno dla pacjentów, jak i pracowników. Ma także podstawowe znaczenie dla organizowania pracy i ustalania zakresów kompetencji i odpowiedzialności. Bez uzgodnionych i obowiązujących wszystkich pracowników standardów nie sposób ocenić jakości pracy i pielęgnowania.

Ze standaryzacją związane są pojęcia procedura i algorytm. **Procedura postępowania** to ustalony prawem sposób postępowania. Ułatwia wykonanie zabiegu leczniczego czy czynności pielęgnacyjnej, ponieważ opisuje sposób i technikę ich wykonania z uwzględnieniem organizacji pracy i kompetencji osób wykonujących zadanie. **Algorytm postępowania** stanowi przepis wykonania zadania i zawiera:

1) plan kolejnych czynności składających się na wykonanie zadania,
2) sposób wykonania każdej czynności,
3) poprawny wynik każdej operacji.

Przykładem algorytmu są instrukcje dla zdających część praktyczną egzaminu zawodowego w rozdziale 7.2.1.

4.3. Opis czynności pielęgnacyjnych wykonywanych przez opiekuna medycznego w ramach jego kompetencji zawodowych

4.3.1. Pielęgnacja ciała

Pielęgnacja ciała rozumiana jest tu jako pielęgnacja skóry, włosów i paznokci. Przy czym mycie włosów i czyszczenie paznokci jest zwykle elementem mycia lub kąpieli. Mycie włosów obejmuje także suszenie, a czyszczenie paznokci także ich przycięcie i opiłowanie.

Z pielęgnacją ciała bezpośrednio łączą się czynności poprzedzające mycie, takie jak przygotowanie sprzętu i warunków do mycia, rozebranie pacjenta, umieszczenie go w wannie lub pod prysznicem, przesadzanie z wózka inwalidzkiego na krzesło kąpielowe, a także czynności wykonywane po myciu, czyli osuszenie, ubranie, odwiezienie pacjenta do łóżka oraz uprzątnięcie łazienki i użytego sprzętu. W organizacji pracy czynności te najczęściej ujmuje się łącznie jako pielęgnację ciała i wlicza się je do czasu przeznaczonego na wykonanie mycia.

Mycie obejmuje zarówno toaletę całego ciała, jak i jego części, głównie pod prysznicem, przy umywalce bądź w łóżku z miską do mycia. Do procesu mycia wlicza się także czynności poprzedzające mycie i następujące po nim, w tym wycieranie ciała oraz porządkowanie używanego sprzętu. Zalicza się tu także przeprowadzanie higieny intymnej po skorzystaniu z toalety lub przy wymianie absorpcyjnych środków zabezpieczających, np. pieluchomajtek.

Pacjent powinien być myty w miejscu do tego przeznaczonym z bezwzględnie wymaganym zachowaniem intymności i dyskrecji.

Higiena jamy ustnej dotyczy mycia zębów. Obejmuje proces przygotowania, tj. odkręcenie pojemników (pasta/płyn do płukania ust) i nałożenie pasty do zębów na szczoteczkę, oraz właściwe czyszczenie i dodatkowe czynności następujące po nim. Zaliczają się tu też czyszczenie protez i pielęgnacja jamy ustnej, np. płukanie jamy ustnej płynem czy jej mechaniczne czyszczenie, a także dbałość o sprzęt do higieny.

Czesanie obejmuje czesanie lub szczotkowanie włosów odpowiednio do indywidualnej fryzury. Do zadań opiekuna nie należy układanie fryzur lub strzyżenie włosów. Jeśli osoba wymagająca opieki nosi perukę, opiekun powinien wykonać czynności związane z czesaniem lub nakładaniem peruki.

Golenie obejmuje golenie „na sucho" lub „na mokro" oraz związaną z tym pielęgnację skóry twarzy.

4.3.2. Pomoc przy wydalaniu

Pomoc przy wydalaniu oznacza czynności związane z opróżnianiem jelita i pęcherza moczowego, kontrolą oddawania moczu i stolca, higieną i pielęgnacją „zdrowej" stomii (ileostomii, kolostomii, urostomii) oraz zaopatrzeniem w sprzęt medyczny jednorazowego użytku. Uwzględnia się tu także częściowe rozebranie i ubranie pacjenta przed skorzystaniem z toalety i po tej czynności, oczyszczanie okolic intymnych (papierem toaletowym, chusteczkami higienicznymi) oraz sprzątanie po oddawaniu moczu i stolca, a także opróżnianie i sprzątanie krzesła toaletowego, basenu i kaczki. W przypadku nieprawidłowego wykonania czynności przez pacjenta, np. rozmazania kału, sprzątanie należy do opiekuna. Jego obowiązkiem jest też pomoc w przemieszczeniu pacjenta niesprawnego ruchowo do toalety i w opuszczeniu jej oraz sadzanie na sedes i podnoszenie z niego, także z użyciem sprzętu do przemieszczania osób unieruchomionych.

W organizacji pracy czynności te i średni czas ich wykonywania najczęściej ujmuje się łącznie jako pomoc przy wydalaniu.

4.3.3. Odżywianie

Przygotowanie pożywienia nie obejmuje gotowania, a jedynie ostatnie działania przed przyjęciem pokarmu, czyli rozdrabnianie na porcje mieszczące się w ustach, oddzielanie kości i ości, zmiękczanie twardego pożywienia w przypadku zaburzeń przeżuwania i przełykania oraz nalewanie napojów do naczyń przeznaczonych do picia. Ujęte są tu również działania służące temu, by gotowe pożywienie mogło zostać spożyte przez osobę objętą opieką. Nie zalicza się tu nakrywania do stołu w świetlicy.

Przyjmowanie pożywienia oznacza czynności związane z pobieraniem pożywienia w formie stałej i płynnej, w tym także z wykorzystaniem specjalistycznych naczyń i sztućców, a także podawanie pożywienia przez sondę (zgłębnik dożołądkowy) lub gastrostomię.

> **Uwaga!**
> 1) Czynność karmienia przez sondę lub gastrostomię (PEG) wchodzi w zakres pielęgnacji specjalistycznej i należy do kompetencji pielęgniarki. Opiekun wykonuje natomiast zlecone przez pielęgniarkę czynności przygotowawcze i dba o czystość sprzętu używanego w tych metodach karmienia.
> 2) Opiekun medyczny może wykonywać niektóre czynności związane z podawaniem pokarmu przez PEG pod warunkiem odbycia dodatkowego szkolenia w zakresie pielęgnowania pacjenta z wyłonioną przetoką odżywczą.

4.3.4. Poruszanie się

Pomoc przy opuszczaniu łóżka i układaniu się w nim oprócz samej czynności przemieszczania się obejmuje także przekonywanie pacjenta do udania się do łóżka lub opuszczenia go i przygotowanie do tego warunków.

Zmiana ułożenia ciała w łóżku dotyczy modyfikacji pozycji ciała pacjentów niezdolnych do samodzielnego wykonania tej czynności.

> Opiekun powinien znać zasady profilaktyki skutków długotrwałego unieruchomienia i ich przestrzegać.

Ubieranie i rozbieranie – zakres obowiązków zawodowych opiekuna medycznego obejmuje otwieranie i zaciąganie suwaków, rozpinanie i zapinanie guzików, zdejmowanie i zakładanie butów, wybór odzieży (odpowiednio do pory roku i dnia czy pogody), ubieranie i rozbieranie, zabranie odzieży z miejsca normalnego przechowywania (z wieszaka, szafy), a także zakładanie i zdejmowanie protez, gorsetu czy rajstop lub pończoch uciskowych.

Przemieszczanie się – opiekun medyczny ma za zadanie pomaganie przy chodzeniu, staniu i wchodzeniu po schodach wewnątrz oddziału/sali lub mieszkania tylko w zakresie podstawowej aktywności życiowej. W przypadku osób na wózku inwalidzkim przemieszczanie się obejmuje także używanie wózka. W czynności przemieszczanie uwzględnia się także transportowanie pacjenta na wózek inwalidzki czy krzesło toaletowe oraz do wanny czy kabiny prysznicowej, zwykle z użyciem podnośników, łatwoślizgów lub pionizatorów jezdnych.

4.4. Wykaz czynności zawodowych i średni czas ich trwania

4.4.1. Obliczanie czasu opieki

Czas opieki, który należy uwzględnić przy planowaniu świadczeń pielęgnacyjnych, stanowi sumę czasów przeznaczanych na wszystkie niezbędne czynności pielęgnacyjne i opiekuńcze wykonywane w celu zaspokojenia podstawowych potrzeb pacjenta. W karcie czynności pielęgnacyjnych [patrz rozdział 10.2] powinno się zaznaczyć wszystkie czynności, które zamierza się wykonać (plan pielęgnowania), a następnie sprawdzić z tabelą 4.1 czas ich trwania i wszystkie zsumować. Tabela zawiera średni czas, co oznacza, że dana czynność wykonana przez opiekuna może trwać trochę krócej bądź dłużej, w zależności od okoliczności.

Z wieloletniej praktyki wynika, że na indywidualną opiekę nad pacjentem leżącym trzeba w ciągu doby przeznaczyć ok. 4 godzin. Uwzględnić należy również fakt, że często czynności pielęgnacyjne muszą wykonać dwie, a niekiedy nawet cztery osoby, np. podczas podnoszenia i przemieszczania osób o znacznej masie ciała. Czas poświęcony przez każdą dodatkową osobę należy doliczyć do ogólnego czasu indywidualnej opieki. Odrębnie liczy się czas przeznaczony na czynności pielęgniarskie związane z kontynuacją leczenia, pielęgnacją specjalistyczną, dokumentowaniem, porozumiewaniem się w ramach procesów terapeutycznych i zdawaniem dyżuru, czyli średnio 40 minut na dobę na jednego pacjenta. Łącznie czas pielęgniarki i opiekuna przeznaczony na indywidualną opiekę nad pacjentem wynosi ok. 300 minut.

Ponieważ normy zatrudnienia pielęgniarek obliczane są na podstawie wytycznych zawartych w rozporządzeniu ministra zdrowia, poniższy przykład dotyczy tylko norm zatrudniania opiekunów.

Przykład

W zakładzie pielęgnacyjno-opiekuńczym jednocześnie przebywa 39 pacjentów mających 0 pkt w skali Barthel [całkowicie niesamodzielni – patrz rozdział 4.5]. Łączny czas niezbędnych czynności pielęgnacyjnych (tylko pielęgnacja podstawowa), które trzeba wykonać, by nie doszło do powikłań zdrowotnych, wynosi średnio 160 minut.

$$39 \text{ pacjentów} \times 160 \text{ minut } (2 \text{ godz. } 40 \text{ min}) =$$
$$= 104 \text{ godziny indywidualnej opieki na dobę}$$

– Tabela 4.1

Średni czas i częstość (w ciągu doby) wykonywania czynności przez opiekuna medycznego. Należy dodać 25% czasu, jeśli występują czynniki utrudniające pielęgnację i wydłużające czas opieki, czyli brak świadomości zagrożeń u pacjenta, agresja, rany, odleżyny, opatrunki, konieczność prowokacji wydalania (zakładanie czopków, lewatywa, stymulacja pęcherza moczowego), depresja, konieczność ciągłego odsysania oraz trudności w połykaniu

Lp.	Czynność	Czas
I.	**Higiena osobista**	
1.	Kąpiel w wannie	28 min – wykonuje się tylko w wannach dostosowanych do potrzeb osób niepełnosprawnych, gdy wchodzenie do wanny i wychodzenie z niej nie obciąża fizycznie opiekuna
2.	Prysznic	20 min × 1
3.	Mycie całego ciała	25 min
4.	Mycie górnej połowy ciała	10 min
5.	Mycie dolnej połowy ciała	15 min
6.	Mycie rąk	2 min × 3
7.	Mycie twarzy	2 min × 3
8.	Mycie zębów lub protezy zębowej	4 min × 2
9.	Mycie i suszenie włosów	14 min (1 raz w tygodniu – w wymiarze dziennym 2 min)
10.	Czesanie	2 min × 1
11.	Golenie	7 min × 1
12.	Obcinanie paznokci	14 min (1 raz na 2 tygodnie – w wymiarze dziennym 1 min)
13.	Korzystanie z toalety lub krzesła sanitarnego	2 min × 4
14.	Korzystanie z kaczki lub basenu	1 min × 4
15.	Opróżnianie i dbanie o czystość sprzętu sanitarnego	2 min × 2
16.	Częściowe rozbieranie i ubieranie w związku z czynnościami fizjologicznymi i higienicznymi	5 min × 4
17.	Higiena intymna po oddaniu moczu	2 min × 4
18.	Higiena intymna po oddaniu stolca	6 min × 1

— Tabela 4.1 cd. —

Lp.	Czynność	Czas
19.	Zakładanie i wymiana środków pomocniczych w związku z nietrzymaniem moczu i/lub stolca	2 min × 4
20.	Zakładanie i wymiana cewników zewnętrznych	3 min × 2
21.	Zakładanie i wymiana worka stomijnego	8 min × 2
22.	Zakładanie, opróżnianie i płukanie worka na mocz	3 min × 2
23.	Zakładanie i wymiana środków higienicznych jednorazowego użytku (np. wkładki menstruacyjne), indywidualnie	2 min
24.	Słanie łóżka	5 min × 2
25.	Dobór sprzętu kompensującego utraconą sprawność	20 min (1 raz w tygodniu – w wymiarze dziennym 3 min)
II.	**Żywienie**	
26.	Przygotowanie posiłku do spożycia	3 min × 3
27.	Karmienie	15 min × 3
28.	Ustalanie BMI, rodzaju, częstotliwości i objętości posiłków i napojów	5 min × 1
29.	Przygotowanie napoju	2 min × 3
30.	Pojenie	1 min × 6
31.	Dbanie o czystość sprzętu i naczyń używanych do karmienia	3 min × 2
III.	**Mobilność**	
32.	Położenie się i wstawanie z łóżka	2 min × 2
33.	Zmiana pozycji leżenia	1,5 min × 12
34.	Ubieranie całkowite	10 min × 1
35.	Rozbieranie całkowite	8 min × 1
36.	Transfer łóżko–fotel/krzesło sanitarne	1,5 min × 4
37.	Chodzenie wewnątrz sali (do 8 metrów)	5 min × 4

Lp.	Czynność	Czas
38.	Przemieszczanie na wózku inwalidzkim wewnątrz mieszkania/budynku	2 min × 4
39.	Schodzenie i wchodzenie po schodach	Indywidualnie
40.	Przygotowanie udogodnień i sprzętu wspomagającego przemieszczanie się w celu zastosowania przez pacjenta	2 min × 4
41.	Przemieszczanie na wózku inwalidzkim po mieszkaniu	2 min × 4
42.	Rozmowa i ustalanie potrzeb pacjenta	3 min × 4
IV.	**Opieka**	
43.	Udział w zebraniach zespołu terapeutycznego	60 min (1 raz w tygodniu – w wymiarze dziennym 9 min)
44.	Utrzymanie higieny w otoczeniu pacjenta (łóżko, sprzęt, naczynia, wietrzenie sal itp.)	30 min
45.	Rozmowa, pomoc w komunikowaniu się	10 min
46.	Wymiana bielizny osobistej i pościeli	5 minut
47.	Dbanie o higienę aneksu sanitarnego, porządkowanie po zabiegach higienicznych	10 min
48.	Załatwianie spraw ważnych, np. urzędowych, płacenie rachunków, zgłaszanie do działu obsługi klienta lub innym kompetentnym pracownikom	20 min
49.	Profilaktyka zagrożeń, obserwacja parametrów życiowych (temperatura ciała, ciśnienie tętnicze, masa ciała, bilans wodny)	10 min
50.	Wychodzenie z pacjentem na zewnątrz sali, z budynku i wracanie (np. zawożenie na zabiegi terapeutyczne lub przewożenie do ogrodu)	15 min

104 godziny należy podzielić przez dzienny wymiar czasu pracy opiekuna, czyli 7,35 godziny. Otrzymany wynik wskazuje, że w ciągu doby musi być zatrudnionych 14 opiekunów.

Organizacyjnie wygląda to tak, że rano pracuje 6 osób, po południu 5, a w nocy 3. Jeden opiekun pielęgnuje 6 pacjentów w ciągu dyżuru dziennego i 13 pacjentów w ciągu nocy. W ogólnym rozliczeniu to 0,4 etatu na pacjenta.

Oczywiście policzony został tu tylko bezpośredni czas niezbędnych czynności, wykonanych w możliwie krótkim czasie w sytuacji, gdy opiekun cały czas pracy przeznacza na pielęgnację pacjentów. W rzeczywistości do czasu bezpośredniego należy dodać czas pośredni, wynikający z różnych czynności wykonywanych w związku z pielęgnowaniem pacjenta (np. ubranie się w szatni w strój służbowy, uczestniczenie w zmianie dyżuru, wypełnianie dokumentacji, przyjmowanie i zdawanie dyżuru, rozmowy służbowe ze współpracownikami, przerwa na posiłek).

Dlatego uwzględniając te sytuacje i czas ich trwania (średnio 40 minut na jednego pacjenta), łącznie na czynności bezpośrednie i pośrednie związane z indywidualną pielęgnacją trzeba przeznaczyć 200 minut. Ponadto w grę wchodzą również czynności, których podobnie jak czynności pośrednich nie uwzględniono w tabeli 4.1, w tym pomoc pielęgniarkom w świadczeniach pielęgniarskich (np. czyszczenie i przygotowywanie narzędzi używanych przez pielęgniarki, zanoszenie materiału diagnostycznego do laboratorium). Należy także uwzględnić zwykłe ludzkie ograniczenia biologiczne, zmęczenie, prawo do przerwy, dni wolnych i urlopu, a także zwolnienia lekarskie.

Podsumowując, praktyka dowodzi, że wykonanie wszystkich niezbędnych dla zdrowia pacjenta czynności pielęgnacyjnych oraz innych zadań związanych z zapewnieniem właściwej opieki pacjentom do 40 pkt w skali Barthel będzie możliwe, jeżeli normy zatrudnienia personelu zajmującego się pielęgnacją pacjentów nie będą niższe niż 0,8 etatu na pacjenta.

4.5. Ocena poziomu samodzielności na podstawie skali Barthel

Skala Barthel[27] [tab. 4.2] jest narzędziem do oceny sprawności funkcjonalnej człowieka w zakresie 10 podstawowych funkcji życiowych, w skali od w pełni

---

[27] Mahoney F.I., Barthel D.W.: *Functional evaluation: The Barthel index*. Maryland State Medical Journal, 1965, 14:61–65. – Wiebiers D.O., Feigin W.L., Brown R.D.: *Udar mózgu*, Medipage, Warszawa 2008.

Tabela 4.2
Skala Barthel

Funkcja	Wynik	Opis czynności wykonywanych przez pacjenta
Spożywanie posiłków	10	Samodzielny, potrafi używać potrzebnych urządzeń, spożywa posiłki o odpowiedniej porze
	5	Potrzebuje pomocy, np. w krojeniu czy rozdrabnianiu
Przesiadanie się z łóżka na wózek i z powrotem	15	Samodzielny, łącznie z zakładaniem blokady na koła wózka i podnoszeniem podnóżków
	10	Minimalna pomoc lub nadzór
	5	Potrafi usiąść na łóżku, ale potrzebuje pomocy przy przesiadaniu się
Utrzymanie higieny osobistej	5	Myje twarz, czesze włosy, myje zęby, goli się, potrafi podłączyć golarkę elektryczną
Korzystanie z toalety	10	Samodzielny (toaleta, basen); radzi sobie z ubraniem się; spłukuje, wyciera lub czyści muszlę klozetową
	5	Potrzebuje pomocy w utrzymaniu równowagi, podczas ubierania się lub używania papieru toaletowego
Samodzielne mycie się	5	Potrafi wykąpać się w wannie, pod prysznicem lub potrafi umyć całe ciało z użyciem gąbki
Chodzenie	15	Potrafi przejść samodzielnie 50 metrów, może stosować sprzęt rehabilitacyjny z wyjątkiem chodzika na kółkach
	10	Potrafi przejść z pomocą 50 metrów
	5	Przejedzie na wózku inwalidzkim 50 m (istotne tylko wtedy, jeżeli nie może chodzić)
Wchodzenie na schody i schodzenie z nich	10	Samodzielny, może stosować sprzęt rehabilitacyjny
	5	Potrzebuje pomocy lub nadzoru
Ubieranie i rozbieranie się	10	Samodzielny, zawiązuje sznurowadła w butach, zapina zamek błyskawiczny, nakłada szelki
	5	Potrzebuje pomocy, ale przynajmniej połowę zadania wykonuje w rozsądnym czasie
Kontrola zwieraczy odbytu	10	Panuje nad oddawaniem stolca, dba o pojemnik zbiorczy na kał, jeśli z niego korzysta
	5	Czasami nie trzyma stolca albo potrzebuje pomocy przy założeniu czopka
Kontrola zwieraczy pęcherza moczowego	10	Panuje nad oddawaniem moczu, dba o pojemnik zbiorczy na mocz, jeśli z niego korzysta
	5	Czasami nie trzyma moczu lub potrzebuje pomocy przy oddawaniu moczu do pojemnika zbiorczego

niesamodzielnego (0 pkt) do samodzielnego (10 lub 15 pkt) funkcjonowania. Sprawność pacjenta poniżej opisywanej również oznacza wynik 0.

> **Uwaga!**
> Za aktywność, przy której pacjent potrzebuje minimalnej pomocy lub nadzoru, nie przyznaje się maksymalnej liczby punktów. Za korzystny wynik uważa się osiągnięcie 75–100 pkt.

Poniżej przedstawiono wyjaśnienie do ocen stosowanych w skali Barthel.

1) Spożywanie posiłków.
   - 10 pkt – niezależny. Pacjent może samodzielnie spożywać posiłek postawiony na tacy lub stole, jeśli znajduje się on w jego zasięgu. Jeśli to konieczne, korzysta z pomocniczego sprzętu, kroi pożywienie, używa soli i pieprzu, smaruje chleb masłem itp. Jest zdolny do wykonania tych czynności w odpowiednim czasie.
   - 5 pkt – konieczna jest niewielka pomoc (np. przy krojeniu, rozdrabnianiu, mieszaniu).

2) Przesiadanie się z wózka inwalidzkiego na łóżko i z powrotem.
   - 15 pkt – niezależny we wszystkich fazach czynności. Pacjent siedzący na wózku inwalidzkim potrafi bezpiecznie zbliżyć się do łóżka, zablokować koła, podnieść podnóżek, przesiąść się na łóżko, położyć się, usiąść na brzegu łóżka, przestawić wózek inwalidzki (jeśli to konieczne w celu bezpiecznego zajęcia pozycji siedzącej na wózku), a następnie przesiąść się na wózek.
   - 10 pkt – konieczna jest niewielka pomoc na niektórych etapach wykonywania tej czynności albo pacjent wymaga przypominania lub nadzoru wykonywanych zadań.
   - 5 pkt – pacjent może samodzielnie usiąść, ale potrzebuje pomocy w podniesieniu się z łóżka lub asysty podczas przemieszczania się z łóżka na wózek.

3) Czynności związane z utrzymaniem higieny osobistej.
   - 5 pkt – pacjent jest samodzielny w myciu dłoni i twarzy, czesaniu się, myciu zębów i goleniu się. Może stosować różnego rodzaju sprzęt do golenia i jest zdolny do samodzielnego wymienienia ostrza lub końcówki, a także do wyjęcia maszynki do golenia z szuflady lub szafki. Kobiety są w stanie wykonać makijaż, jeśli go stosują, ale nie muszą samodzielnie zaplatać warkocza ani modelować włosów.

4) Korzystanie z toalety.
   - 10 pkt – pacjent jest w stanie samodzielnie usiąść na sedesie i z niego wstać, rozpiąć i zapiąć ubranie, uniknąć zabrudzenia odzieży oraz użyć

papieru toaletowego. W razie potrzeby może podpierać się o zamontowaną na ścianie poręcz albo inny stabilny przedmiot. Jeżeli konieczne jest zastosowanie basenu zamiast korzystania z toalety, musi być w stanie odstawić basen na taboret, opróżnić zawartość i wyczyścić go.

- ■ 5 pkt – pacjent wymaga pomocy ze względu na zaburzenia równowagi albo potrzebuje asysty w rozbieraniu się lub używaniu papieru toaletowego.

5) Samodzielne mycie się.

- ■ 5 pkt – pacjent może korzystać z wanny lub prysznica albo może umyć całe ciało z użyciem gąbki. Jest w stanie wykonać wszystkie składowe wyżej wymienionej czynności bez pomocy innych osób.

6) Chodzenie po płaskim podłożu.

- ■ 15 pkt – pacjent może samodzielnie lub bez nadzoru przejść ok. 50 metrów. Może przy tym używać aparatów korekcyjnych lub protezy oraz wykorzystywać wszelkiego rodzaju podpory, laski czy balkoniki, z wyłączeniem chodzików na kółkach. Jest w stanie zapiąć i odpiąć aparat korekcyjny, przyjąć pozycję stojącą i siedzącą, ustawić wszelkie urządzenia pomocnicze w pozycji do użycia oraz odstawić je po wykorzystaniu (zakładanie i zdejmowanie aparatów korekcyjnych jest oceniane w punkcie ubieranie).

- ■ 10 pkt – pacjent wymaga pomocy lub nadzoru w wykonywaniu dowolnej z wyżej wymienionych czynności, ale może przejść co najmniej 50 metrów z niewielką pomocą.

- ■ 5 pkt – pacjent nie jest w stanie poruszać się, ale może samodzielnie przemieszczać się na wózku inwalidzkim. Jest w stanie przemieszczać się w pobliżu narożników, odwracać się, podjeżdżać wózkiem do stołu, łóżka, toalety itp. Jest w stanie przejechać na wózku co najmniej 50 metrów (nie należy oceniać tego punktu, jeżeli pacjent jest oceniany za chodzenie).

7) Wchodzenie na schody i schodzenie z nich.

- ■ 10 pkt – pacjent jest w stanie bezpiecznie wejść na schody i z nich zejść bez pomocy i nadzoru. W razie potrzeby może (i powinien) używać poręczy, laski albo podparcia. Jest w stanie unieść laskę lub podparcie przy wchodzeniu na schody i schodzeniu z nich.

- ■ 5 pkt – pacjent wymaga pomocy lub nadzoru w dowolnej czynności z wymienionych powyżej.

8) Ubieranie i rozbieranie się.

- ■ 10 pkt – pacjent jest w stanie założyć, zdjąć i zapiąć ubranie, a także zawiązać sznurówki (jeżeli musi używać aparatów korekcyjnych). Czynności te obejmują zakładanie, zdejmowanie i zapinanie gorsetu lub aparatu korekcyjnego, jeśli zostały pacjentowi zalecone. W razie konieczności mogą być używane specjalne elementy ubioru, takie jak szelki, buty bez sznurówek lub odzież rozpinana z przodu.

■ 5 pkt – pacjent wymaga pomocy w zakładaniu, zdejmowaniu i zapinaniu odzieży. Przynajmniej połowę aktywności musi wykonać samodzielnie i w odpowiednim czasie. Nie należy oceniać punktowo zakładania biustonosza lub gorsetu u kobiet.

9) Kontrola zwieracza odbytu.

■ 10 pkt – pacjent kontroluje oddawanie stolca i nie występują incydenty nietrzymania stolca. W razie konieczności może stosować czopki lub lewatywy (tak jak w przypadkach rehabilitacji po urazach rdzenia kręgowego).

■ 5 pkt – pacjent wymaga pomocy przy założeniu czopka. Zdarzają się incydenty nietrzymania stolca.

10) Kontrola zwieracza pęcherza moczowego.

■ 10 pkt – pacjent kontroluje oddawanie moczu w ciągu dnia i w nocy. Pacjent po urazie rdzenia kręgowego, który ma założony cewnik zewnętrzny i nosi zbiornik na mocz, jest w stanie założyć zestaw samodzielnie, opróżnić i wyczyścić worek oraz przespać noc bez zamoczenia.

■ 5 pkt – pacjent od czasu do czasu nie kontroluje oddawania moczu, nie jest w stanie powstrzymać się od oddania moczu po zgłoszeniu potrzeby skorzystania z basenu lub dostania się do łazienki (naglące parcie na mocz) bądź wymaga pomocy w zakładaniu cewnika zewnętrznego.

5 Zasady bezpiecznego podnoszenia i przemieszczania pacjenta

Elżbieta Szwałkiewicz

5.1. Prawne uwarunkowania bezpieczeństwa pracy

Praca z pacjentem, który ma upośledzoną funkcję ruchu, naraża opiekuna na znaczne przeciążenia fizyczne, co może być przyczyną poważnych urazów. Szczególnie w sytuacjach, gdy nieodpowiednia przestrzeń uniemożliwia zastosowanie właściwego sprzętu i prawidłowych technik pracy.

Polskie prawo zobowiązuje pracodawców i pracowników do zapobiegania ryzyku zawodowemu związanemu z podnoszeniem i przemieszczaniem ciężarów. Zagadnienie zapewnienia bezpieczeństwa przy ręcznych pracach transportowych w codziennej praktyce reguluje rozporządzenie ministra pracy i polityki społecznej[28]. Zgodnie z nim należy:

1) eliminować te prace, np. poprzez zastosowanie sprzętu do podnoszenia,
2) dokonywać oceny ryzyka na stanowiskach wymagających tego typu prac i dopasowywać wielkość i ciężar przenoszonej masy do możliwości siłowych pracownika [tab. 5.1],
3) chronić zdrowie poprzez zachowanie prawidłowej pozycji poszczególnych części ciała podczas podnoszenia i przenoszenia, a szczególnie dbać o właściwe ułożenie kręgosłupa,
4) stosować się do kilku podstawowych zasad, w tym:
   - stosować sprzęt pomocniczy w celu zmniejszenia obciążenia układu mięśniowo-szkieletowego, a w szczególności kręgosłupa,
   - unikać dużych skrętów i niepotrzebnego pochylania tułowia,
   - dążyć do tego, aby pozycja ciała była możliwie najbardziej zbliżona do naturalnej,

---

[28] Rozporządzenie Ministra Pracy i Polityki Społecznej z dnia 14 marca 2000 r. w sprawie bezpieczeństwa i higieny pracy przy ręcznych pracach transportowych (Dz. U. 2000 Nr 26, poz. 313) ze zm. (Dz. U. 2000 Nr 82, poz. 930), które jest zgodne z zaleceniami szczegółowej dyrektywy 90/269//EWG (obecnie Unii Europejskiej) z dnia 29 maja 1990 r. w sprawie minimalnych wymagań dotyczących ochrony zdrowia i bezpieczeństwa podczas ręcznego przemieszczania ciężarów w przypadku możliwości wystąpienia zagrożenia, zwłaszcza urazów kręgosłupa pracowników.

- indywidualnie dopasowywać najkorzystniejszą wysokość, z której podnoszone są przedmioty,
- stosować odpowiednie techniki podczas podnoszenia przedmiotów nietypowych, o dużych rozmiarach czy dużym ciężarze,
- zespołowo przenosić przedmioty o dużych rozmiarach i dużym ciężarze, z zachowaniem wszystkich ww. środków bezpieczeństwa i zaleceń dotyczących sposobów podnoszenia i przenoszenia przedmiotów,
- przy tym należy dążyć do tego, by przenoszone przedmioty miały uchwyty.

Tabela 5.1

Dopuszczalne masy podnoszonych i przenoszonych ładunków dla różnych kategorii pracowników

Rodzaj pracy	Kobieta		Mężczyzna	
	Młodociane (wiek 16–18 lat)	Dorosłe (wiek od 18 lat)	Młodociani (wiek 16–18 lat)	Dorośli (wiek od 18 lat)
Praca stała	8 kg	12 kg (3 kg dla kobiet w ciąży i okresie karmienia)	12 kg	30 kg
Praca dorywcza*	14 kg	20 kg (5 kg dla kobiet w ciąży i w okresie karmienia)	20 kg	50 kg 30 kg > 25 m

*Praca dorywcza związana z dźwiganiem oznacza, że czynność wykonywana jest do 4 razy na godzinę w czasie zmiany roboczej.

Zapamiętaj!
W razie konieczności podnoszenia przedmiotu trzymanego w odległości większej niż 30 cm od tułowia należy zmniejszyć o połowę dopuszczalną masę przedmiotu przypadającą na jednego pracownika [ryc. 5.1] lub zapewnić wykonywanie tych czynności przez co najmniej dwóch pracowników[29].

---

[29] Szwałkiewicz E. (red.): *Zasady podnoszenia i przemieszczania pacjentów. Przewodnik dla pielęgniarek.* Urban & Partner, Wrocław 2000.

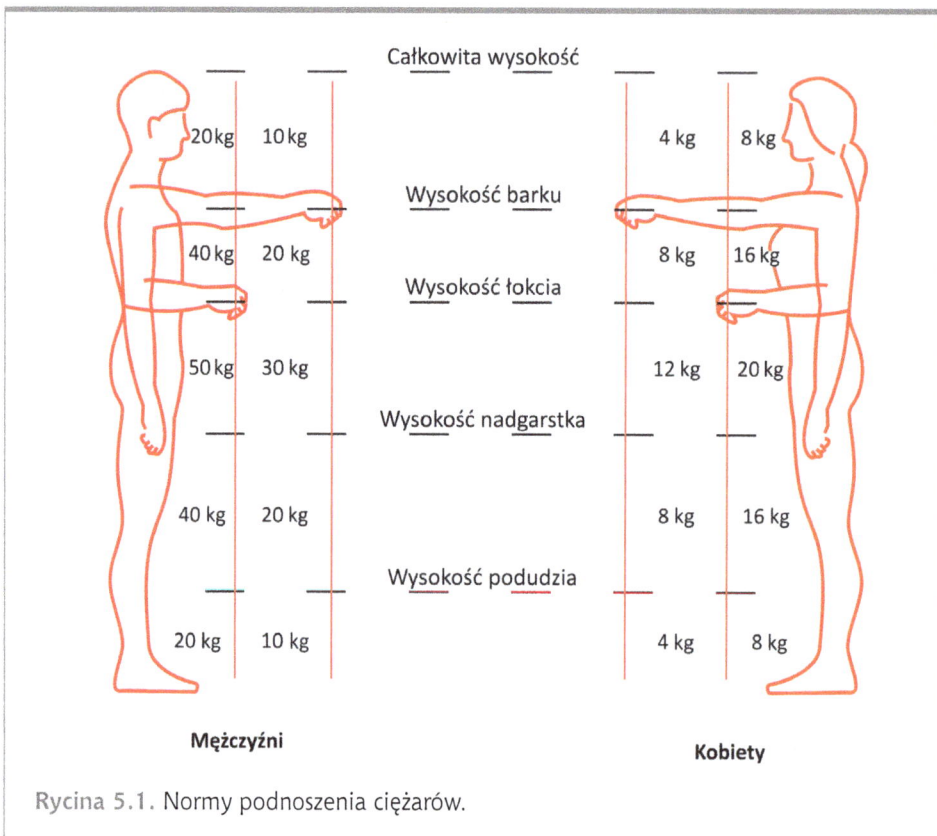

Całkowita wysokość

	Mężczyźni			Kobiety	
	20 kg	10 kg		4 kg	8 kg
Wysokość barku					
	40 kg	20 kg		8 kg	16 kg
Wysokość łokcia					
	50 kg	30 kg		12 kg	20 kg
Wysokość nadgarstka					
	40 kg	20 kg		8 kg	16 kg
Wysokość podudzia					
	20 kg	10 kg		4 kg	8 kg

Rycina 5.1. Normy podnoszenia ciężarów.

Rozporządzenie stanowi, że jeżeli w trakcie kontroli inspektorzy stwierdzą łamanie przepisów i zasad BHP przy wykonywaniu ręcznych prac transportowych, to zastosują odpowiednie środki prawne w celu przywrócenia stanu praworządności. Nastąpi więc przymuszenie na drodze administracyjnej do stosowania kodeksu pracy i innych obowiązujących przepisów[30]. Niektóre z nich przedstawiono poniżej.

1) Zabronione jest stałe zatrudnianie przy transporcie ręcznym osób:
   - których stan zdrowia nie pozwala na wykonywanie tego rodzaju prac (w szczególności osób głuchych, niemych, o słabym wzroku, epileptyków, umysłowo chorych, o poważnych schorzeniach serca i cierpiących na przepuklinę),

---

[30] Rozporządzenie Ministra Pracy i Polityki Społecznej z dnia 14 marca 2000 r. w sprawie bezpieczeństwa i higieny pracy przy ręcznych pracach transportowych (Dz. U. Nr 26, poz. 313 z późn. zm.), które wdraża dyrektywę 90/269/EWG do prawa polskiego, a także Rozporządzenie Rady Ministrów z dnia 10 września 1996 r. w sprawie wykazu prac szczególnie uciążliwych lub szkodliwych dla zdrowia kobiet (Dz. U. Nr 114, poz. 545 z późn. zm.).

- kobiet w ciąży,
- młodocianych, tzn. osób, które nie ukończyły 16 lat.
2) Pracowników należy wyposażyć w:
   - odzież i obuwie robocze,
   - niezbędny sprzęt pomocniczy (pasy nośne, nosze transportowe, uchwyty kleszczowe, bosaki, haki, uchwyty przyssawne, rolki transportowe, taczki, wózki),
   - odzież ochronną oraz środki ochrony indywidualnej stosownie do warunków atmosferycznych i możliwych zagrożeń.
3) Pracownicy powinni legitymować się:
   - orzeczeniem lekarza medycyny pracy potwierdzającym brak przeciwwskazań zdrowotnych do wykonywania tego typu pracy,
   - aktualnymi szkoleniami (wstępne ogólne, stanowiskowe) BHP.

Bardzo ważne jest, by podczas szkoleń zapoznano pracowników z techniką bezpiecznego unoszenia, podnoszenia, odstawiania, układania, ciągnięcia, przenoszenia, przesuwania, przetaczania i przewożenia różnych przedmiotów, ze sposobem posługiwania się sprzętem pomocniczym i środkami ochrony indywidualnej, a także z aktualnymi przepisami.

Zapamiętaj!
Niedozwolone jest przekraczanie dopuszczalnych mas przenoszonych przedmiotów. Zabronione jest dźwiganie i przenoszenie ręczne przez jednego mężczyznę ciężarów przekraczających 50 kg i przez jedną kobietę ciężarów przekraczających 20 kg przy pracy dorywczej [patrz tab. 5.1].

Przytoczone przepisy prawne dotyczą także personelu medycznego, w tym opiekunów medycznych. W ich przypadku czynność dźwigania ma charakter dorywczy, co oznacza, że wykonywana jest nie częściej niż 4 razy na godzinę w ciągu zmiany roboczej. Należy pamiętać, że zdecydowana większość pacjentów waży kilkakrotnie więcej niż dopuszczalne normy dźwigania. Problem ten dodatkowo pogłębiony jest przez fakt, że trudno jest podnosić pacjentów w idealnej pozycji. Z uwagi na ryzyko związane z podnoszeniem należy przyjąć zasadę, że każdy pacjent, który nie współpracuje przy przemieszczaniu, powinien być podnoszony za pomocą podnośników. W związku z tym, że obecnie w Polsce warunek ten jest nie do spełnienia, w niniejszym rozdziale opisano zalecane przez fizjoterapeutów metody ręcznego przemieszczania pacjentów.

5.2. Ryzyko zawodowe i jego ocena z uwzględnieniem poziomu samodzielności pacjentów

Każdy człowiek jest indywidualnością, ma różne pochodzenie, biografię i wzorce, którymi się w życiu kierował. Te charakterystyczne cechy oddziałują na przebieg procesu pielęgnowania. Z punktu widzenia opiekuna najistotniejsza jest jednak fizyczna możliwość uczestnictwa pacjenta w procesie pielęgnowania.

Badania potwierdziły, że osoby pielęgnujące niesamodzielnych pacjentów, których trzeba podnosić i przemieszczać, narażają się na dwa rodzaje przeciążeń – dynamiczne i statyczne.

Przeciążenia dynamiczne występują wtedy, gdy opiekunowie podnoszą pensjonariusza lub część ciężaru jego ciała. Nawet małe obciążenie może spowodować uszkodzenia układu mięśniowo-szkieletowego opiekuna, jeżeli wykonuje on zadanie na nieprawidłowej wysokości, nie posiada dostatecznej przestrzeni wokół stosowanego wyposażenia lub musi powtarzać daną czynność zbyt często. Podstawowe zasady pozwalające na unikanie przeciążeń dynamicznych:

1) ręczne podnoszenie jest wykluczone poza sytuacjami ratującymi życie,
2) gdy jest to bezpieczne, należy pokazać pacjentom, jak mogą czynnie pomagać w przemieszczaniu i zachęcać ich do tego,
3) w celu zmniejszenia ryzyka rozwoju schorzeń układu mięśniowo-szkieletowego należy stosować urządzenia i sprzęt ułatwiający podnoszenie, przy przemieszczaniu pacjentów niewspółpracujących powinno się wykorzystywać urządzenia podnoszące na krzesło, łóżko, do wanny czy toalety (podnośniki jezdne, sufitowe lub stacjonarne),
4) przy zmianie pozycji w łóżku lub przemieszczaniu na łóżko lub wózek należy stosować sprzęt do ślizgowego przemieszczania pacjentów, tzw. łatwoślizgi [patrz rozdział 3.2.4].

Przeciążenie statyczne powstaje wtedy, gdy ciało jest utrzymywane w tej samej, często niewygodnej, pozycji przez dłuższy czas. Dzieje się tak m.in. w trakcie wykonywania czynności pielęgnacyjnych, szczególnie u pacjenta leżącego w łóżku. Pochylanie się w chwili wykonywania zadania powoduje przeniesienie dużej części ciężaru ciała pacjenta na górną część tułowia opiekuna, co może zagrażać jego zdrowiu. Wytyczne zalecają jednorazowe ograniczenie zgięcia ciała do 30° w maksymalnym czasie jednej minuty.

Niezwykle ważne jest przyjmowanie przez opiekuna właściwej postawy w trakcie wykonywanej pracy (w celu zmniejszenia przeciążenia statycznego) i dobranie odpowiedniego sprzętu wspomagającego. Oznacza to:

1) stosowanie wyposażenia o regulowanej wysokości, w tym łóżek, wanien, stolików, krzeseł prysznicowych itp.,

2) nawykowe przyjmowanie prawidłowej postawy w czasie wykonywania codziennych czynności.

Ocena ryzyka – poziom samodzielności i sprawności ruchowej osób objętych opieką jest czytelnym kryterium oceny ryzyka, jakie ponosi opiekun przy wykonywaniu czynności pielęgnacyjno-opiekuńczych, i tak:

Osoba zdolna do samodzielnego wykonywania czynności codziennych bez pomocy innej osoby może potrzebować sprzętu wspomagającego lub środków pomocniczych. Zasadniczo nie ma ryzyka fizycznego przeciążenia opiekuna, jednak podopieczny wymaga uważnej obserwacji. Cechy charakterystyczne pacjenta:

1) chodzący, ale może używać kuli do podparcia,

2) samodzielny, może się sam myć i ubierać,

3) zwykle szybko się męczy,

4) wymaga pobudzenia do aktywności.

Osoba częściowo zdolna do samodzielnego wykonywania codziennych czynności wymaga pomocy opiekuna, takiej jak wsparcie słowne, rozmowa lub wskazówki i niewielka asysta fizyczna. Potrzebuje mniejszych urządzeń wspomagających (chodzików, uchwytów), adaptacji w otoczeniu (likwidacja barier architektonicznych i w wyposażeniu, czyli progów i dywaników) oraz ciągłej aktywizacji. Cechy charakterystyczne pacjenta:

1) stosuje chodzik lub podobne urządzenie,

2) może w pewnym stopniu utrzymywać swój własny ciężar,

3) jest zależny od opiekunów tylko w niektórych sytuacjach,

4) nie jest uzależniony od fizycznej pomocy opiekuna,

5) wymaga systematycznego pobudzania posiadanych umiejętności i możliwości, np. chodzenia.

Osoba niezdolna do wykonywania codziennych czynności bez pomocy innych, która może uczestniczyć w tych czynnościach lub samodzielnie wykonywać część zadania. Jeżeli opiekun nie dysponuje odpowiednią przestrzenią i sprzętem, a czynności pielęgnacyjne zostaną wykonane bez specjalnych środków ostrożności, występuje narażenie na fizyczne przeciążenie opiekuna. Oznacza to, że wysiłek opiekuna może przekroczyć granicę bezpiecznego ręcznego podnoszenia lub dopuszczalnego obciążenia statycznego. W takich przypadkach konieczne staje się zastosowanie sprzętu, który ograniczy ryzyko pojawienia się urazu u opiekuna. Jednocześnie osoby te są zdolne do samodzielnego aktywnego udziału w poruszaniu się. Ważne jest dla nich zachowanie lub poprawa tych umiejętności. Pomoc może polegać m.in. na zastosowaniu pionizatora, by pacjent mógł wstać. Należy pobudzać pozostałe możliwości chorego, przy zaspokajaniu codziennych potrzeb, co spowoduje zwolnienie procesu pogarszania mobilności. Cechy charakterystyczne pacjenta:

1) siedzi w wózku inwalidzkim,
2) jest zdolny do częściowego utrzymywania ciężaru ciała, co najmniej na jednej nodze,
3) posiada w stopniu wystarczającym stabilność tułowia,
4) zależy od opiekuna w większości sytuacji związanych z codzienną aktywnością życiową,
5) stanowi dla opiekuna obciążenie fizyczne,
6) wymaga ciągłego pobudzania umiejętności i możliwości.

Osoba niezdolna do samodzielnego wykonywania czynności codziennych ani do istotnego udziału w tych czynnościach. Udzielanie pomocy takim osobom bez zastosowania środków ostrożności może doprowadzić do fizycznego przeciążenia opiekuna. Konieczne jest użycie sprzętu, który wyeliminuje to ryzyko, np. podnośnika z nosidłem. Pacjent nie jest zdolny do istotnego udziału w poruszaniu się, ale gdy sytuacja pozwala, należy pobudzać go do tego. Powinno się stosować profilaktykę skutków długotrwałego unieruchomienia. Trzeba dążyć do spowolnienia narastającego upośledzenia mobilności. Cechy charakterystyczne pacjenta:

1) siedzi na wózku inwalidzkim,
2) jest całkowicie niezdolny do utrzymywania ciężaru swojego ciała,
3) nie jest w stanie stać bez podparcia i nie jest zdolny nawet do częściowego utrzymywania ciężaru ciała,
4) jest zależny od opiekuna w większości sytuacji codziennej aktywności życiowej,
5) obciąża opiekuna fizycznie,
6) wymaga pobudzania pozostałych możliwości.

Osoba niezdolna do samodzielnego wykonywania czynności codziennych ani do jakiegokolwiek udziału w tych czynnościach. Pomoc bez zastosowania środków ostrożności może doprowadzić do fizycznego przeciążenia opiekuna. Konieczne jest użycie sprzętu eliminującego to ryzyko. Pacjent nie jest zdolny do aktywnego udziału w poruszaniu się. Pobudzanie lub stymulacja mobilności i aktywizacja pacjenta nie stanowią celu planu opieki. Priorytetem jest zapewnienie optymalnej opieki i wygody, a szczególnie zapobieganie skutkom długotrwałego unieruchomienia. W niektórych przypadkach (stan terminalny czy wegetatywny) należy unikać jakiegokolwiek przeciążania pacjentów. W transporcie używa się podnośnika z nosidłem podtrzymującym głowę. Cechy charakterystyczne pacjenta:

1) całkowita bierność,
2) może być całkowicie unieruchomiony i spędzać większość czasu w łóżku,

3) często występuje usztywnienie z przykurczami stawów,
4) jest całkowicie niesamodzielny,
5) obciąża opiekuna fizycznie,
6) pobudzenie i aktywizacja nie stanowią podstawowego celu pielęgnacyjnego.

5.3. Podstawowe zasady podnoszenia i przemieszczania pacjentów

Systematyczna zmiana pozycji ciała pacjenta, pomoc w przemieszczaniu się z wykorzystaniem wózka, kul, chodzika czy balkonika oraz asysta przy ubieraniu i rozbieraniu to najczęstsze czynności, które wykonują opiekunowie. Zadania te wykonywane profesjonalnie i wzmocnione optymizmem uśmiechniętego personelu wpływają mobilizująco na pacjenta i w sposób widoczny wzmacniają jego chęć do czynnego udziału w poprawianiu swej sprawności. Każda forma aktywności ruchowej jest profilaktyką powikłań związanych z długotrwałym leżeniem, np. przykurczów, odleżyn czy zapalenia płuc. Aktywizacja ukierunkowana na podtrzymanie mobilności ma szczególne znaczenie dla samopoczucia osoby chorej ze znacznie ograniczoną zdolnością do poruszania się i stanowi nadzieję na powrót do utraconej w wyniku choroby sprawności.

Poniżej przedstawiono zasady pozwalające na ograniczenie ryzyka związanego z podnoszeniem pacjenta.

1) Należy zawsze dążyć do zapewnienia maksymalnego bezpieczeństwa pacjenta, swojego i współpracowników.
2) Każda osoba przystępująca do podniesienia pacjenta musi mieć świadomość swoich umiejętności, możliwości fizycznych i poziomu swej sprawności oraz sprawności i wytrzymałości współpracowników.
3) Opiekun został przeszkolony w zakresie posługiwania się sprzętem wspomagającym przemieszczanie, którym dysponuje zakład, takim jak łóżko pielęgnacyjne, wózki inwalidzkie i jezdne krzesła sanitarne, podnośniki, pionizatory i łatwoślizgi.
4) Każda osoba podnosząca pacjenta musi mieć nieograniczający ruchów strój (np. strój złożony ze spodni i bluzy uszyty z przewiewnej bawełny) i odpowiednie buty (dobrze trzymające się nogi, z szerokim i niezbyt wysokim obcasem, o nieślizgających się podeszwach).
5) Osoba podnosząca pacjenta musi pewnie klęczeć lub stać na podłożu oraz przyjąć właściwą pozycję:
   ■ **stopy** powinny być rozstawione tak, by można było utrzymać równowagę w czasie wykonywania czynności, właściwe umiejscowienie stóp warunkuje odpowiednią pozycję pleców,

- przy podnoszeniu z podłogi, w pierwszej fazie tej czynności, **kolana** powinny być lekko ugięte, a ciężar ujęty w przysiadzie (nie należy gwałtownie szarpać), z takiej pozycji następuje stopniowe prostowanie, aż do całkowitego wyprostu,
- przy przemieszczaniu chorego na łóżku **kolana** powinny być wyprostowane i przyciśnięte do brzegu łóżka,
- obie **ręce** muszą być wolne, by można było nimi objąć pacjenta, pewnie chwycić i równomiernie rozłożyć ciężar,
- ciężar należy podnosić przy wyprostowanych **plecach** i ustabilizowanym tułowiu.

6) Podnoszony pacjent musi znajdować się jak najbliżej osoby podnoszącej, należy unikać odchylania w bok i skręcania kręgosłupa.
7) Należy przestrzegać limitów obciążeń [patrz rozdział 5.1].
8) Przy podnoszeniu pacjenta przez kilka osób należy ustalić osobę kierującą tą czynnością w celu jednoczesnego i skoordynowanego wykonywania ruchów przez zespół podnoszący.
9) Przed przystąpieniem do zmiany pozycji ciała lub przemieszczania zawsze należy mieć na uwadze stan i samopoczucie chorego.
10) Opiekun bezwzględnie unika:
- układania pacjenta na pogniecionym, pomarszczonym prześcieradle, gdyż ucisk zagnieceń może być przyczyną powstania odleżyn,
- układania lub sadzania pacjenta na guzikach, zamkach i szwach, gdyż długotrwały miejscowy ucisk może być przyczyną bólu i powstania odleżyn,
- przygniatania ręki lub nogi pacjenta w trakcie zmiany pozycji ciała, gdyż może to doprowadzić do urazu,
- chwytania pacjenta pod pachy, ponieważ może to prowadzić do urazów stawów barkowych,
- wykonywania zmiany pozycji ciała na siłę i przy dużej bolesności, co skutecznie zniechęca pacjenta do poruszania się i wywołuje u niego reakcje obronne, niekiedy agresywne,
- ciągnięcia pacjenta za ręce w trakcie podnoszenia, szczególnie osoby po udarze,
- sadzania i pionizowania pacjenta w sytuacjach, gdy czuje się on słabo, ma zawroty głowy albo niskie lub wysokie ciśnienie tętnicze,
- sytuacji, w których pacjent chwyta się opiekuna bądź obejmuje go za szyję,
- podnoszenia pacjenta przed wcześniejszym opanowaniem odpowiedniej techniki.

6 Rozumienie i komunikowanie się, kontakty interpersonalne

Agnieszka Smrokowska-Reichmann

6.1. Komunikacja międzyludzka

Bez poprawnej komunikacji nie jest możliwe ani porozumienie między ludźmi, ani funkcjonowanie społeczeństwa czy organizacji. Człowiek właściwie przez cały czas komunikuje się z innymi za pomocą:

1) słów (**komunikacja werbalna**),
2) kontaktu wzrokowego,
3) mimiki,
4) gestów,
5) postawy ciała,
6) kontaktu dotykowego,
7) zachowań przestrzennych (**komunikacja niewerbalna/pozawerbalna**).

Komunikacja oznacza nie tylko proces umożliwiający wymianę informacji, ale również **staranie o to, aby ukształtował się kontakt międzyludzki** (aby został zbudowany, podtrzymany lub pogłębiony). W wyniku niepoprawnej komunikacji czy jej braku stosunek międzyosobowy może zostać spłycony, osłabiony bądź nawet zupełnie zerwany.

Człowiek współczesny miewa problemy z komunikacją międzyludzką. Jednym z powodów tego stanu rzeczy jest zalewająca nas zbyt duża obfitość informacji. Paradoksalnie, właśnie dlatego, że dociera do nas tak wiele sygnałów, impulsów i informacji, bardzo często nie umiemy już kształtować komunikacji w jej najbardziej podstawowej formie porozumienia się z drugim człowiekiem znajdującym się tuż obok i wytworzenia przestrzeni, w której możemy się **spotkać**. Im bogatszy kraj, im wyższy poziom jego rozwoju technologicznego, tym więcej osób uczęszcza na szkolenia poprawiające „zwykłą" komunikację z innymi ludźmi.

Niemal każdy ma świadomość, że najważniejszym środkiem komunikacji jest mowa. Jednak niewiele osób zdaje sobie w pełni sprawę z tego, że podczas rozmowy nie tylko wypowiadamy zamierzone komunikaty, ale również odsłaniamy mimowolnie samych siebie – i to zarówno przez komunikację werbalną, jak i pozawerbalną.

Spróbuj popatrzeć na siebie tak, jak widzą cię inni! Pomoże ci to stworzyć optymalną sytuację porozumienia z partnerem komunikacyjnym. W zawodzie opiekuna medycznego optymalna sytuacja komunikacyjna jest szczególnie ważna, ponieważ **przestrzeń twojej pracy** jest jednocześnie **przestrzenią komunikowania się**.

W grupie przebywających ze sobą osób zdarza się nierzadko, że dobre intencje jednej strony zostają nietrafnie zinterpretowane przez stronę drugą. Głównym powodem takich nieporozumień jest niejasność lub nieprecyzyjność wypowiedzi, czyli kłopoty z poprawną komunikacją. Jednak do prowadzenia prawidłowej komunikacji nie wystarczy sama dobra wola czy pozytywne intencje. Istnieją też pewne ogólne zasady, których przestrzeganie pomaga we właściwym komunikowaniu się z innymi. Poniżej przedstawiono niektóre z nich dotyczące komunikacji werbalnej.

1) Nie będziesz w stanie dobrze komunikować się z osobą, u której występują blokady emocjonalne wobec ciebie czy wobec sprawy, o której z nią rozmawiasz. Najpierw musisz usunąć wszelkie przeszkody, a dopiero później przejść do zagadnienia, o które ci chodzi.

2) Jeżeli chcesz kogoś o czymś przekonać, to podczas rozmowy powinieneś być skupiony bardziej na ludziach, do których mówisz, i na sprawie, o której mówisz, niż na sobie samym.

3) Powinieneś starać się, w jak największym stopniu dopasować swój styl mówienia do stylu bycia słuchacza. Poziom zrozumienia wypowiedzi ocenia się na podstawie tego, czy słuchacz może łatwo powtórzyć to, co mu powiedziałeś.

4) Ważne jest, abyś mówił w sposób uporządkowany. Wypowiedź nie ma być chaotyczna, lecz powinna układać się w logiczną całość.

5) Powinieneś stworzyć taki klimat rozmowy, aby partner komunikacyjny miał możliwość zapytania o to, czego nie zrozumiał.

6) Traktuj poważnie każde pytanie. Oczywiście zawsze masz prawo nie udzielić odpowiedzi na któreś z nich.

7) Staraj się likwidować wszystko, co stwarza niepotrzebny, nadmierny dystans między tobą a twoim partnerem komunikacyjnym.

8) Nie bądź tylko mówiącym. Naucz się także słuchać, co inni mają tobie do powiedzenia.

6.2. Komunikacja z pacjentem niesamodzielnym – chory po udarze mózgu

Udar mózgu to nagłe wyłączenie czynności pewnych obszarów mózgu spowodowane zaburzeniami naczyniowymi. Jego główne objawy stanowią zaburzenia świadomości, porażenia i niedowłady oraz zaburzenia mowy i czucia. Niekiedy współwystępują bóle i zawroty głowy oraz zaburzenia widzenia czy pamięci.

Udar mózgu jest chorobą bardzo rozpowszechnioną, zwłaszcza w krajach wysoko rozwiniętych. Po chorobach serca i nowotworach zajmuje trzecie miejsce wśród przyczyn zgonów. Niestety, w Polsce coraz częściej na udar zapadają ludzie stosunkowo młodzi.

Przypomnij sobie! Siedziałeś kiedyś w niewygodnej pozycji i zdrętwiała ci ręka lub noga. Oczywiście należała dalej do ciebie, ale nie mogłeś poruszać nią tak, jakbyś chciał. Innym razem byłeś u stomatologa i dano ci zastrzyk znieczulający. Jeszcze długo po wstaniu z fotela dentystycznego nie czułeś policzka i części ust. Mówiłeś niewyraźnie, nie mogłeś się uśmiechnąć, a nawet bezwiednie ugryzłeś się w wewnętrzną stronę policzka, wcale tego nie zauważając. Skutki udaru mózgu można porównać do takiego właśnie zdrętwienia czy znieczulenia, jednak są one znacznie rozleglejsze, poważniejsze i nie przechodzą po kilku minutach czy godzinach!

6.2.1. Afazja

Na afazję cierpi niemal jedna czwarta wszystkich chorych po udarze mózgowym. Dlatego, aby móc podjąć i prowadzić prawidłową komunikację z tymi pacjentami, należy orientować się w zagadnieniu afazji. Prawie zawsze występuje ona u pacjentów z uszkodzoną **lewą** półkulą mózgową, czyli sparaliżowaną **prawą** stroną ciała.

> **Afazja** to zaburzenia mowy będące wynikiem uszkodzenia ośrodków mowy mieszczących się u większości osób w lewym płacie czołowym i skroniowym mózgu.

Afazja jest upośledzeniem wyjątkowo dotkliwym dla pacjenta. Zdolność do mówienia była przecież dla niego dotąd czymś oczywistym.

Podstawowe typy afazji:

1) **afazja ruchowa** – cierpiący na nią pacjenci nie są w stanie mówić w sposób płynny, z wielkim trudem szukają słów, a efekt tych wysiłków stanowi często wyłącznie pojedyncze słowa albo bardzo krótkie zdania, w najcięższych przypadkach afazji ruchowej pacjent artykułuje tylko sylaby i dźwięki bez znaczenia, nie mają natomiast zwykle problemów z rozumieniem mowy,
2) **afazja czuciowa** – jej charakterystyczną cechę stanowią trudności w rozumieniu mowy, pacjenci odczuwają potrzebę mówienia, mówią dużo i płynnie, ale ich wypowiedzi często nie mają sensu; wprawdzie podczas rozmowy pacjent często sprawia wrażenie, że wszystko jest dla niego jasne, kiwa głową i potakuje, ale ostatecznie okazuje się, że bardzo dużo nie zrozumiał, a część po prostu usiłuje zgadnąć.

6.2.2. Zespół zaniedbywania połowiczego

Zespół zaniedbywania połowiczego stanowi jedno z następstw udaru mózgu, które może mieć wpływ na jakość komunikacji z podopiecznym. Objawia się problemami z postrzeganiem strony przeciwnej do miejsca udaru. Przykładowo pacjent nie widzi lewej strony pomieszczenia, nie znajdzie kubka z herbatą znajdującego się na stole po tej stronie, zje potrawę z talerza tylko z prawej strony, a zostawi nietknięte to, co leży po lewej, nie może czytać, bo nie jest w stanie zobaczyć początku linijki. Rzadko który pacjent po udarze zauważa samodzielnie, że jego percepcja uległa takiemu ograniczeniu.

> **Zapamiętaj!**
> U pacjentów z niedowładem po udarze dominującej półkuli mózgu pojawia się nieraz **apraksja**. Pojęcie to oznacza utratę zdolności wykonywania dobrze znanych wcześniej czynności (ubieranie się, mycie, czesanie) mimo braku osłabienia, zaburzeń koordynacji i uszkodzenia mięśni.

6.2.3. Utrudniona komunikacja z pacjentem

Efektywność codziennej opieki i pielęgnacji zależy w znacznym zakresie od jakości komunikowania się z pacjentem. Opiekun powinien wiedzieć, jakie ograniczenia spowodowała choroba oraz jak należy minimalizować skutki zmniejszenia się kompetencji komunikacyjnych pacjenta. Poniżej zamieszczono kilka przydatnych spostrzeżeń.

1) Opiekun może mieć problemy z interpretacją mimiki podopiecznego. Kąciki ust pacjenta po udarze mózgu bywają opuszczone, czemu towarzyszy często wyciek śliny, a jego twarz może mieć mały zakres mimiki, jego wypowiedziom nie towarzyszą płynne zmiany wyrazu twarzy.
2) U pacjenta mogą występować zaburzenia gestykulacji. Podopieczny nie wie, jakim gestem, ruchem ręki czy głowy zastąpić dane słowo. Na przykład kiwa głową w przekonaniu, że właśnie zaprzeczył postawionemu mu pytaniu.
3) Pacjent, który przebył udar mózgu jest trudnym podopiecznym. Gwałtowne i trwałe pogorszenie się stanu zdrowia i sprawności zaskoczyło go i wyrwało z normalnego życia. Człowiekowi zdrowemu trudno uświadomić sobie wagę tych ograniczeń i zrozumieć, co naprawdę znaczą one dla pacjenta. W takiej sytuacji łatwo mogą pojawić się nieporozumienia między opiekunem a podopiecznym.
4) Opiekunowie pacjentów po udarze mózgu często spotykają się z bardzo nierównym stanem emocjonalnym swych podopiecznych (ustawiczna huśtawka nastrojów). Nierzadko sytuacje takie kończą się niekontrolowanymi wybuchami płaczu pacjenta. Chorego nie należy w tym wypadku pocieszać na siłę i zapewniać o szybkim powrocie do zdrowia. Opiekun powinien zasygnalizować podopiecznemu, że rozumie jego problemy oraz że wie, iż jego choroba połączona jest z chwiejnością (labilnością) emocjonalną. Niektórzy pacjenci, nie mając kontroli nad opisanymi stanami, nie chcą o nich rozmawiać, co należy uszanować.
5) U pewnej grupy pacjentów szok, jakim był udar, pobyt w szpitalu czy utrata samodzielności, powodują wystąpienie zachowań agresywnych, także wobec opiekunów. Należy mieć tego świadomość, zwłaszcza że na stan agresji człowieka zupełnie zdanego na naszą pomoc i opiekę nie zawsze reagujemy poprawnie! Spokojne, rzeczowe zachowanie opiekuna z reguły pomaga w trudnych sytuacjach.

6.2.4. Przykładowe sytuacje problemowe

Im większe szkody poczynił udar mózgu, tym większe prawdopodobieństwo zakłóceń we wzajemnej komunikacji między podopiecznym a opiekunem.

Sytuacja pierwsza. Pacjent, odpowiadając na pytania, nieprawidłowo używa słów TAK i NIE. Podopieczny myli te dwa słowa (może mu się to również zdarzyć w przypadku innych wyrazów). Bywa też tak, że pacjent sugeruje się swoją ostatnią wypowiedzią, która była twierdząca (bądź przecząca). W związku z tym pacjent na pytania opiekuna bez przerwy powtarza *tak, tak, tak*, nie zdając sobie sprawy z tego, co mówi. Pomocą w tej sytuacji może być sporządzenie dwóch kartoników z napisami TAK i NIE, które należy pokazywać podopiecznemu podczas zadawania pytań w rozmowie.

Sytuacja druga. Pacjent powtarza słowa lub zdania, które usłyszał właśnie od opiekuna. Zjawisko to nazywane jest **echolalią.** Takie powtarzanie nie ma nic wspólnego ze zrozumieniem treści rozmowy, chociaż podopieczny może sprawiać wrażenie, że świadomie włącza się do konwersacji. Na wszelki wypadek opiekun powinien zadać dodatkowe pytania, np.: *Chciała pani powiedzieć, że potrzebuje pójść do ubikacji?*; *Chciał pan powiedzieć, żeby otworzyć okno?*

6.2.5. Zasady skutecznego komunikowania się z pacjentem po udarze mózgu

Terapią pacjenta udarowego zajmują się oczywiście lekarz, rehabilitant, fizjoterapeuta i logopeda. Zadanie opiekuna medycznego stanowi natomiast **opieka** nad tym pacjentem, niesamodzielnym w różnym stopniu (w zależności od tego, na ile rozległy był udar). Jak już podkreślono, dobra opieka jest niemożliwa bez dobrej komunikacji. Dlatego opiekun medyczny powinien znać i stosować w codziennej interakcji z pacjentem po udarze wymienione poniżej zasady efektywnej komunikacji.

1) Do pacjenta z zespołem zaniedbywania połowiczego zwracam się od jego lewej strony, tak aby wytwarzał w sobie nawyk spoglądania w lewo i kontrolowania, co się tam dzieje.
2) Motywuję pacjenta z zespołem zaniedbywania połowiczego, aby samodzielnie znajdował przedmioty znajdujące się po lewej stronie. Robię to jednak z wyczuciem, w trakcie rozmowy.
3) Zostawiam pacjentowi czas na znalezienie odpowiedniego słowa.
4) Nie mówię **za** pacjenta.
5) Wsłuchuję się nie tylko w słowa wypowiadane przez pacjenta, ale również w intonację, z jaką są wypowiadane. Zdarza się, że w danym momencie pacjent nie może nic powiedzieć, a jedynie wydaje z siebie niezrozumiałe dźwięki, które jednak można, właśnie ze względu na ich intonację, poprawnie zinterpretować (pacjent potwierdza, zaprzecza, chciałby się czegoś dowiedzieć itp.).

6) Staram się nie przerywać pacjentowi, choć czasami muszę to zrobić, zwłaszcza jeżeli popada w słowotok. Robię to jednak uprzejmie, spokojnie i bez okazywania zniecierpliwienia.

7) Jeśli zdarzy się, że chory powtarza nieustannie jedno i to samo zdanie, wtedy przerywam mu zdecydowanie, kierując jego uwagę ku jakiemuś całkiem innemu tematowi.

8) Rozmawiając z pacjentem, co jakiś czas własnymi słowami streszczam jego wypowiedzi, aby przekonać się, czy dobrze go zrozumiałem i czy wyciągnąłem właściwe wnioski.

9) Jeśli pacjent wyraźnie oczekuje pomocy w kontynuowaniu swej wypowiedzi, staram się to zrobić, poddając mu najważniejsze, kluczowe słowa.

10) Dokładam starań, aby komunikacja przebiegała w swobodnej, odprężonej atmosferze.

11) Nie koryguję w rozmowie z pacjentem jego błędów i pomyłek, które mogę samodzielnie zinterpretować poprawnie. Ważne jest jedynie to, czy rozumiem, o co pacjentowi chodzi, co chciał powiedzieć, a nie precyzja i poprawność jego wypowiedzi.

12) Pacjent może nie rozumieć w pełni moich wypowiedzi, ale to nie znaczy, że jest osobą niedosłyszącą. Dlatego nie używam w komunikacji z podopiecznym podniesionego głosu.

13) Wprawdzie udar mózgu może wpłynąć niekorzystnie także na sprawność intelektualną pacjenta, ale nigdy nie traktuję go jak małego dziecka lub osoby głęboko upośledzonej umysłowo.

14) Najlepsza sytuacja komunikacyjna dla pacjenta występuje wtedy, gdy rozmawia z nim tylko jedna osoba, a temat konwersacji nie zmienia się zbyt często.

15) Mówiąc do pacjenta, pomagam sobie gestykulacją i mimiką.

16) Mówię do pacjenta regularnie i dużo, dając mu do zrozumienia, że chcę się z nim komunikować.

17) Reaguję werbalnie na niewerbalne zachowania pacjenta (to działa na podopiecznego motywująco, zachęcając go do podejmowania prób komunikacji).

18) Jeżeli podopieczny uległ nagłemu i niezrozumiałemu dla mnie atakowi płaczu, nie męczę go pytaniami o przyczynę, nie doradzam, aby „wziął się w garść". Staram się kontynuować rozmowę, jakby nic się nie stało, zwracam uwagę pacjenta na inne tematy. Bardzo często właśnie taka reakcja opiekuna pomaga pacjentowi się uspokoić.

19) Rozmawiam z pacjentem krótkimi, jednoznacznymi zdaniami. Bazuję na rzeczownikach i czasownikach. Cały czas utrzymuję kontakt wzrokowy.

20) Jeżeli pacjent ma duże trudności z wypowiadaniem całych zdań, stawiam pytania w ten sposób, aby mógł na nie odpowiedzieć słowami TAK lub NIE

(np.: *Zjadł pan już obiad?*; *Leży pani wygodnie?*; *Chce pan, żebym tu jeszcze posiedział?*).

Zapamiętaj!
Twoje niewłaściwe zachowanie komunikacyjne względem pacjenta może przyczynić się do zredukowania kompetencji komunikacyjnych, które pacjent nadal posiada.

6.3. Komunikacja z pacjentem niesamodzielnym – pacjent demencyjny

Demencja starcza (otępienie starcze) to stan, który objawia się redukcją sprawności pamięci, zdezorientowaniem, osłabieniem umiejętności myślenia abstrakcyjnego i zakłóceniem prawidłowego postrzegania rzeczywistości.

Demencja nieubłaganie odbiera seniorowi typowe zachowania komunikacyjne, których każdy człowiek uczy się od pierwszych lat życia. Jest to **proces postępujący**, którego zatrzymać się nie da. Już na początkowych etapach choroby demencyjnej senior zaczyna mieć trudności z przywoływaniem słów, które wiernie oddawałyby jego myśli i emocje. Pojawiają się **luki terminologiczne**, tzn. mózg nie podsuwa odpowiednich pojęć. Wraz z upływem czasu u pacjenta stwierdza się rosnące problemy z koncentracją i podzielnością uwagi. Senior przestaje rozumieć kompleksowe wypowiedzi. Nawet krótkie zdania, tak istotne dla przebiegu komunikacji, sprawiają mu coraz więcej trudności. W końcu nadchodzi dzień, w którym demencyjny podopieczny przestaje (zupełnie lub niemal zupełnie) posługiwać się komunikacją werbalną.

6.3.1. Problemy opieki nad seniorem z demencją

Opieka nad seniorami demencyjnymi jest jednym z trudniejszych zadań, jakie mogą stanąć przed opiekunem medycznym. Podstawową komplikację w pracy z tymi podopiecznymi stanowi znacznie utrudniona komunikacja. Opiekun medyczny jest często konfrontowany z dwoma głównymi problemami:

1) W jaki sposób mam zaspokoić potrzeby starszego podopiecznego z demencją, skoro wiele z nich nie zostało w ogóle wypowiedzianych?

2) W jaki sposób mam zachęcić podopiecznego do współpracowania ze mną, skoro w ogóle nie jestem przez niego rozumiany?

W środowisku zawodowych opiekunów seniorów z demencją funkcjonuje następujące powiedzenie: *To, że senior potrafi wziąć mydło do ręki, nie oznacza jeszcze, że będzie potrafił umyć sobie szyję.* W ten sposób zwraca się uwagę na pewną ważną prawidłowość. Otóż senior z demencją często rzeczywiście potrafi umyć sobie ręce, twarz czy szyję (przynajmniej do pewnego stopnia zaawansowania demencji), ale trzeba mu przypomnieć, jak się to robi. Często potrafi (jeszcze) samodzielnie zjeść posiłek, skorzystać z ubikacji czy przebrać się do snu, ale pod warunkiem, że opiekun:

1) powie mu, co powinien w danej chwili zrobić,
2) cierpliwie powtórzy krok po kroku wskazówki,
3) potwierdzi poprawność działania,
4) pochwali efekty działania (choćby, patrząc obiektywnie, były one mizerne).

6.3.2. Wrażliwość na specyficzną sytuację pacjenta z demencją

Należy mieć świadomość, że demencja to postępująca degeneracyjna choroba mózgu, więc upływ czasu nie przyniesie poprawy stanu pacjenta. Dlatego niezbędnymi warunkami poprawnej komunikacji z seniorem demencyjnym są:

1) cierpliwość,
2) wyrozumiałość,   } dzień po dniu, miesiąc po miesiącu.
3) empatia,

> **Empatia** to próba „wejścia w skórę" partnera komunikacyjnego, postawienie się na jego miejscu, wczuwanie się w emocje, które on przeżywa, współodczuwanie z nim.

Opieka nad seniorami z demencją wymaga szczególnego uwrażliwienia na ich potrzeby oraz wyrozumiałości dla problemów, których są przyczyną. Należy pamiętać, że za kłopotliwym zachowaniem pacjenta bardzo często kryją się nie złośliwość i zła wola, lecz jedynie wywołane chorobą niepewność i strach. W związku z tym w Europie Zachodniej podczas niektórych kursów przygotowujących przyszłych opiekunów osób z demencją, budzi się w nich świadomość problemów tych pacjentów za pomocą następujących wizualizacji:

1) Wyobraź sobie, że zabłądziłeś nocą w nieznanym, wielkim lesie i czujesz się zupełnie osamotniony i przerażony.
2) Wyobraź sobie, że nagle znalazłeś się w środku obcego kraju, w obcym mieście, którego mieszkańcy mówią nieznanym ci językiem.
3) Czy zdarzyło ci się kiedyś, że obudził cię w środku nocy nieznany odgłos, że nie mogłeś znaleźć włącznika światła, nie poznawałeś otoczenia i dopiero po chwili przypomniałeś sobie z ulgą, że przecież jesteś na wczasach w pokoju hotelowym?
4) Te stany, które ty musisz sobie wyobrażać lub których doświadczałeś najwyżej przez kilka minut, dla pacjenta z demencją są stałym elementem codziennego życia!

Opiekun medyczny musi pamiętać, że każdy rodzaj opieki i pielęgnowania stanowi formę komunikacji. Zwłaszcza seniorzy, którzy wskutek choroby otępiennej żyją w częściowej izolacji od świata, potrzebują i szukają kontaktu z drugim człowiekiem i są szczególnie wrażliwi na jakość tego kontaktu. W opiece nad seniorem demencyjnym znaczenie mają nie tylko słowa. **W stanach głębokiego otępienia słowa liczą się wręcz najmniej!** Istotne stają się natomiast takie elementy, jak:

1) zabiegi higieny ciała,
2) karmienie,
3) ubieranie,
4) zwykła obecność opiekuna przy podopiecznym.

Zapamiętaj!
Każdy postrzega swoje własne zachowanie przede wszystkim jako reakcję na działania drugiej osoby. W związku z tym w procesie komunikacyjnym między opiekunem a podopiecznym powstaje często „błędne koło", z którego bardzo trudno jest wyjść, gdyż rozwiązanie takiego problemu wymaga dobrej woli przynajmniej jednej ze stron.
Przykład. Opiekun mówi o pewnej podopiecznej w podeszłym wieku: *Nie lubię jej, bo ona ciągle na mnie narzeka!* Podopieczna zaś mówi o opiekunie: *Narzekam na niego, bo widzę, że on mnie bardzo nie lubi.* W tej sytuacji zachowanie jednej z osób jest powodem negatywnej postawy osoby drugiej i na odwrót. Każda ze stron stanowi zarówno sprawcę, jak i ofiarę konfliktu.

6.3.3. Zachowania komunikacyjne seniora i opiekuna

Treść procesu komunikacji jest zwykle wyrażana werbalnie, a trwająca w jego trakcie **relacja międzyludzka** – pozawerbalnie. Niekiedy sygnały pozawerbalne, zwłaszcza mimika i gesty, mówią podopiecznemu więcej niż słowa opiekuna. Ma to szczególne znaczenie w przypadku seniorów, którzy wskutek postępu choroby degeneracyjnej mózgu, jaką jest demencja, nie zawsze rozumieją sens kierowanych do nich wypowiedzi.

Należy podkreślić, że seniorzy demencyjni chętnie i/lub z konieczności komunikują się z otoczeniem pozawerbalnie, głównie za pomocą mimiki i gestów czy przez kontakt wzrokowy lub dotykiem. Takie sygnały komunikacyjne bywają jednak często niejednoznaczne, dlatego należy równocześnie zwracać uwagę na stan emocjonalny pacjenta, aby go właściwie zrozumieć [tab. 6.1].

Tabela 6.1

Stan emocjonalny seniora demencyjnego a jego zachowania komunikacyjne
[na podstawie: Krupp M., Rauwald Ch.: *Maßnahmen zur primären Prävention*,
w: R. Ketelsen (red.): *Seelische Krise und Aggresivität. Der Umgang mit Deeskalation und Zwang.*
Psychiatrie-Verlag, Bonn 2004]

Cecha	Senior pewny siebie	Senior niepewny	Senior agresywny
Sygnały werbalne	Wypowiada swoje życzenia, jest szczery i bezpośredni, mówi w pierwszej osobie (JA)	Ciągle za wszystko przeprasza, wyraża życzenia pośrednio, w sposób zawoalowany, używa chętnie formy MY	Skarży się, rozkazuje, oskarża, zwraca się do wszystkich per TY
Sygnały nie-werbalne	Przysłuchuje się, sprawia wrażenie jakby chętnie słuchał i jakby wiedział, o co mu chodzi	Działa, zamiast mówić, jego twarz pokazuje mieszane emocje	Demonstruje swą siłę, przewagę, wyższość nad otoczeniem
Głos	Ciepły, głośny, odprężony	Niezdecydowany, cichy, „ociągający się"	Zimny, mocny, krzyczy wzburzony
Spojrzenie	Otwarte, swobodne, bezpośrednie, utrzymuje kontakt wzrokowy	Odwraca wzrok od rozmówcy, patrzy w podłogę, spojrzenie „proszące"	Przenikliwe, zimne, wpatruje się bez przerwy w rozmówcę
Ręce	Swobodna i zharmonizowana gestykulacja	Niespokojne, nerwowe, rozproszone	Dłonie zaciśnięte w pięści, często uderza nimi w stół, nagłe ruchy
Postawa	Wyprostowana	Pochylona, spuszczona głowa	Sztywna, dominująca, dłonie na biodrach, nogi w rozkroku

Poniżej przedstawiono podstawowe zalecenia dotyczące komunikacji z pacjentem demencyjnym.

1) Unikaj **pozornej komunikacji** z demencyjnym pacjentem. Zwłaszcza w dużych placówkach, w których personel ma mnóstwo pracy i zajmuje się wieloma pacjentami, łatwo jest ulec pokusie pseudokomunikacji. W trakcie pseudokomunikacji opiekun wytwarza swoje własne „obrzędy", które sprawiają wrażenie prowadzenia dialogu z seniorem, a w rzeczywistości wcale tym nie są. Przykładowo opiekun rzuca pytanie do pacjenta: *No, jak się dziś czujemy?*, ale zanim senior zdąży otworzyć usta do odpowiedzi, pytający jest już po drugiej stronie korytarza.

2) Unikaj **złej komunikacji** z pacjentem demencyjnym. Zła komunikacja ma miejsce wówczas, gdy opiekun odpowiada pacjentowi półsłówkami, krótko i burkliwie lub, co gorsza, opryskliwie czy wręcz arogancko. Senior demencyjny zwykle przypuszcza wtedy, że to on przyczynia się do złego nastroju opiekuna, ale nie potrafiąc zrozumieć, dlaczego tak się dzieje, popada w coraz większy stres i obawy, co dodatkowo potęgowane jest chorobą.

3) Zamiast *co?* i ***dlaczego?*** lepiej pytać seniora z demencją ***jak?*** Opiekun musi zrozumieć i przyjąć pacjenta demencyjnego w jego konkretnej, uwarunkowanej chorobą sytuacji. Nie ma sensu przekonywać go do własnych poglądów, zwłaszcza w późniejszych stadiach choroby otępiennej. Lepiej jest dać odczuć dziewięćdziesięcioletniemu demencyjnemu pacjentowi nasze przyjazne nastawienie do niego i naszą troskliwą opiekę, niż tracić czas na tłumaczenie, dlaczego jego mama dzisiaj go nie odwiedzi.

4) Upewnij się, czy dobrze zrozumiałeś podopiecznego i czy sam zostałeś przez niego zrozumiany – ale tylko na tyle, na ile jest to wykonalne.

5) Komunikacja przez zmysł dotyku jest dla seniora demencyjnego istotną informacją o twoim stosunku do niego. Pacjent z demencją traci sprawność umysłową, ale odznacza się dużą wrażliwością na jakość opieki i pielęgnacji. Demencyjny senior świetnie wyczuwa, czy jest traktowany z niechęcią, pogardą, czy też doświadcza szczerej woli pomocy i troskliwej opieki. Od jakości sygnałów komunikacyjnych, które wysyłasz do podopiecznego, zależy, czy i na ile demencyjny senior będzie chciał z tobą współpracować.

6) Brak poprawnej komunikacji potęguje obawy i niepokój demencyjnego pacjenta. Senior wycofuje się „w głąb siebie", co zwiększa objawy demencji, która i tak izoluje przecież pacjenta od otoczenia. Skutkiem ostatecznym staje się jeszcze bardziej zakłócona komunikacja.

6.3.4. Zasady ułatwiające komunikację z seniorem demencyjnym

Istnieje kilka podstawowych zasad optymalizujących komunikację z seniorem demencyjnym. Dzięki ich zastosowaniu pacjentowi łatwiej jest żyć ze swoją chorobą, natomiast opiekun czuje się mniej zestresowany i sfrustrowany podczas wykonywania swej pracy.

1) **Pacjent z demencją staje się tym bardziej zdezorientowany i niesamodzielny, im bardziej wieloznaczny jest proces komunikacji oraz im bardziej napięta jest relacja między nim a opiekunem.** Maksymalnie uprość zatem komunikację z seniorem (mówię krótkimi zdaniami, używam prostych słów) oraz zachowuj się wobec niego tak, by miał do ciebie zaufanie i czuł się przy tobie bezpieczny.

2) **Choroba otępienna oznacza, że w wielu wymiarach życia seniora nie da się już zatrzymać negatywnego rozwoju sytuacji (czyli pogarszania się jego stanu).** Zrób wszystko, co w twojej mocy, aby intensyfikować pozytywne oddziaływania na seniora, które leżą w zasięgu twoich możliwości. Jednym z praktycznych sposobów takiej intensyfikacji będzie brak pośpiechu przy seniorze i zarezerwowanie sobie czasu na spokojny, odpowiednio długi kontakt z nim.

3) **Demencja oznacza m.in. spore problemy pacjenta z postrzeganiem i rozumieniem najbliższego otoczenia.** Staraj się stworzyć procesom komunikacyjnym jak najlepsze warunki, np. redukując hałas i inne rozpraszające seniora bodźce.

4) **Komunikacja werbalna w kontaktach z seniorami z demencją często nie tylko nie buduje porozumienia, ale wręcz je blokuje.** Osoby te żyją we własnym świecie, dla którego opiekunowi niejednokrotnie brak jest adekwatnych słów. Musisz pamiętać, że mówić do seniora „cokolwiek" i nie oczekiwać nawet odpowiedzi nie jest żadną sztuką. Znacznie trudniejsza, ale za to działająca terapeutycznie komunikacja oparta jest bardzo często na kontakcie pozawerbalnym, na świadomym odwołaniu się do **ciszy**.

5) **Pamiętajmy, że słowa służą nam przede wszystkim do wyrażenia racjonalności, logiki i uporządkowanego postrzegania rzeczywistości. To wszystko jest już w znacznym stopniu obce seniorowi z demencją.** Zatem zamiast pocieszania płaczącej pacjentki z demencją (płaczącej z punktu widzenia opiekuna bez powodu), bardziej skuteczną komunikacją może okazać się przytulenie jej na 2–3 minuty, posiedzenie przy niej czy potrzymanie za rękę, dopóki się nie uspokoi.

6) **Komunikacja bazująca na inteligencji emocjonalnej jest podstawową techniką porozumiewania się z seniorem demencyjnym.** Musisz pamiętać nie tylko o tym, by starać się odbierać i rozumieć emocje seniora, które **on** do **ciebie** wysyła, ale i o tym, że ten pacjent jest szczególnie wrażliwy na odbiór

emocji, które **ty jemu** przekazujesz (świadomie lub nieświadomie). Dlatego podczas kontaktu z seniorem demencyjnym zawsze staraj się zachowywać spokój, pogodę ducha i optymizm.

7) **Seniorzy demencyjni posługujący się komunikacją werbalną nie zawsze wymagają symetrycznego dialogu.** Często wystarczy im twoje przysłuchiwanie się i reagowanie niewerbalne.

8) **Z drugiej strony należy pamiętać, że także senior z demencją często z korzyścią dla siebie daje się zachęcić do czynności wspomagających jego kompetencje komunikacyjne.** Można podejmować z seniorem (udane i nieudane) próby śpiewania piosenek, mówienia wierszyków czy nawet odmawiania modlitw.

9) **Nieliczne i ubogie impulsy komunikacyjne ze strony opiekuna powodują, że senior demencyjny obojętnieje na świat zewnętrzny.** Powinieneś zatem wysyłać do pacjenta regularnie wyraźne impulsy komunikacji werbalnej i pozawerbalnej, także wtedy, gdy wydaje ci się, że on na nie odpowiada.

10) **Senior z demencją odbiera kierowane ku niemu bodźce komunikacyjne selektywnie, tzn. jeżeli ma co do nich jakąś wątpliwość, to rozstrzyga ją na swoją niekorzyść.** W obecności seniora z demencją należy praktykować wybitnie pozytywną komunikację, m.in. unikając słów typu zastrzyk, choroba, chirurg, szpital czy krzywda.

Zapamiętaj!
Senior z demencją nie jest skazany na życie w komunikacyjnej próżni, jeżeli jako opiekun będziesz chciał i potrafił wykorzystać **alternatywne kanały komunikacyjne**. Nawet przy znacznym zaawansowaniu choroby pacjent jest w stanie wysyłać i odbierać sygnały komunikacyjne na poziomie pozawerbalnym, a także na płaszczyźnie bezpośrednich relacji międzyludzkich.

6.4. Komunikacja z pacjentem agresywnym

6.4.1. Problematyczne grupy podopiecznych

Opiekunowie medyczni w swojej praktyce zawodowej stykają się z bardzo różnymi grupami podopiecznych. Wśród tych osób zdarzają się pacjenci ze skłonnościami do zachowań agresywnych, które są bezpośrednim skutkiem choroby.

Agresja może być wymierzona również wprost w opiekuna. Za szczególnie problemowych w tym względzie należy uznać:

1) seniorów – zarówno ze schorzeniami gerontopsychiatrycznymi (np. demencją, chorobą Alzheimera), jak i bez takich schorzeń,
2) pacjentów z zaburzeniami psychicznymi – nie tylko hospitalizowanych, ale również korzystających z psychiatrii środowiskowej, leczących się ambulatoryjnie i przebywających we własnych domach.

6.4.2. Zachowania agresywne seniora

Agresja, przemoc i zachowania konfrontacyjne starszych podopiecznych wcale nie należą do rzadkości. Ponadto agresja seniora przybiera najróżniejsze formy. Trudny, agresywny senior nie stroni właściwie przed niczym:

1) uderza lub bije,
2) kurczowo chwyta się sprzętu albo osoby,
3) rzuca przedmiotami,
4) stawia bierny opór, np. utrudniając karmienie, przeciwstawia się zabiegom higienicznym, odmawia jakiejkolwiek współpracy,
5) jest agresywny werbalnie (oskarżenia, wyzwiska, zaczepki dotyczące bezpośrednio opiekuna),
6) stara się, żeby opiekun był cały czas zajęty, bez uzasadnienia krzycząc i wzywając pomocy co kilka minut.

Wszystko to sprawia, że u niejednego opiekuna odczuwalnie zmniejsza się satysfakcja z wykonywanej pracy. Zmęczony, zestresowany opiekun zaczyna, co zrozumiałe, chronić się przed agresywnym podopiecznym – wykonuje pracę coraz szybciej i coraz mniej starannie, byle tylko uwolnić się od obecności kłopotliwego pacjenta.

6.4.3. Przyczyny agresji seniora

Seniorzy demencyjni:

1) Senior cierpiący na demencję **nie jest odpowiedzialny** za rodzącą się w nim agresję. Stanowi ona bowiem bezpośredni skutek choroby degenerującej mózg pacjenta. Niedobór serotoniny, czyli neuroprzekaźnika o podstawowym znaczeniu dla funkcjonowania neuronów, wywołuje m.in. ataki agresji.
2) Do obrazu chorobowego demencji należą omamy i urojenia, które często przerażają pacjenta lub dezorientują go do tego stopnia, że ucieka w agresję.

3) Należy też zwrócić uwagę na skutki uboczne środków psychofarmakologicz-nych podawanych seniorowi demencyjnemu, które u wielu pacjentów wzmacniają agresję.

4) Agresywne zachowania seniora demencyjnego mogą być jego reakcją na prze-wlekły lub ostry ból (np. stawów). Pacjent odczuwa dotkliwy dyskomfort, lecz nie potrafi tego zwerbalizować, gdyż na przeszkodzie staje demencja.

5) Przeważająca większość agresywnych zachowań pacjenta z demencją ma miejsce w trakcie czynności dotyczących jego ciała, szczególnie zabiegów hi-gieny osobistej i pielęgnacyjnych. Najprawdopodobniej pacjent wskutek de-mencji nie potrafi zaakceptować tych sytuacji. Boi się ich i nie rozumie, więc próbuje się przed nimi bronić.

Zapamiętaj!
Senior z demencją winą za swoje niepowodzenia komunikacyjne obarcza drugą stronę dialogu. Niezmiernie irytują go wszelkie próby korygowania jego wypowiedzi, dopytywanie się, a także wskazywanie, że popełnia błędy. Gdy tego typu sytuacja przedłuża się, pacjent robi się agresywny werbalnie i czynnie.

Seniorzy niecierpiący na demencję:

1) W placówkach opieki stacjonarnej dla seniorów agresja pojawić się może u nowych pacjentów. Podopieczni ci często czują się niezadowoleni, rozczaro-wani, odrzuceni przez swych najbliższych. Nie mogąc wyrazić protestu wo-bec rodziny, senior szuka sobie zastępczej „ofiary". Jest nią osoba, z którą se-nior ma najczęstszy bezpośredni kontakt, a więc zazwyczaj opiekun.

2) Zarówno w placówce opiekuńczej, jak i we własnym domu agresję seniora mogą wywołać także ograniczenia wynikające z jego postępującego wieku i pogarszającego się stanu zdrowia. Senior zauważa, że w coraz mniejszym stopniu panuje nad swoim życiem, że to inni zaczynają decydować o przebie-gu dnia, wykonywanych czynnościach itd.

3) Bycie zdanym na ciągłą pomoc opiekuna, zależność od niego nawet w najbar-dziej intymnych funkcjach ciała i związanej z tym pielęgnacji stanowi, zwłaszcza dla seniorów wrażliwych, przeżycie radykalnie obniżające poczu-cie własnej wartości. Niektórzy podopieczni, usiłując jakoś poradzić sobie z tymi odczuciami, wybierają najłatwiejszą drogę, czyli posługują się agresją. Ma ona przykryć wstyd, umożliwić odreagowanie i umocnienie własnej po-zycji. (*Jestem niedołężny, ale pokazując siłę, nadal pozostaję kimś*).

> **Zapamiętaj!**
> Każdemu człowiekowi zdarzają się chwile zachowań mniej lub bardziej agresywnych. Nikt z nas nie jest aniołem. Także senior ma prawo do przeżywania i uzewnętrzniania swych emocji, również tych negatywnych. Nie wolno jedynie dopuścić do tego, by stały się one z jego strony rutyną. Drobne, sporadyczne przejawy nieopanowania seniora wcale nie muszą trwale zakłócać relacji między nim a opiekunem.

6.4.4. Wskazówki praktyczne w postępowaniu z agresywnym seniorem

W przypadku agresywnego seniora z demencją, który protestuje np. przeciwko zabiegom higienicznym lub zmianie odzieży, jedyną sprawdzoną technikę postępowania stanowi nieustanne uspokajanie go i zapewnianie, że wszystko jest w porządku. Uspokajanie powinno mieć charakter **wielowymiarowej** komunikacji, a zatem delikatnie wypowiadanym słowom będą towarzyszyć łagodny wyraz twarzy opiekuna, adekwatna gestykulacja itp. Pełna empatii postawa opiekuna oraz wysyłane przez niego jednoznaczne sygnały, że nie dzieje się nic złego, pomagają seniorowi znieść bez agresji interakcję, która przekracza już jego kompetencje umysłowe.

Każdą czynność pielęgnacyjną przy osobie z demencją należy jak najszybciej doprowadzić do końca. Nawet krótka przerwa może wywołać u seniora kryzys – podopieczny nie rozumie, co się dzieje i czasem reaguje agresją.

Może się zdarzyć, że opiekun będzie musiał przestrzec **rodzinę** seniora demencyjnego przed popełnianiem podstawowych błędów komunikacyjnych. Błędy te wywołują zwykle konflikt z pacjentem, kończący się często agresją. Nie należy:

1) uświadamiać seniorowi zawodności jego pamięci (*Przecież już ci to mówiłem ze trzy razy!*),
2) krytykować zachowania przez wydobywanie błędów i pomyłek (*Babciu, ty nie masz dobrze w głowie. Schowałaś mi książkę do zamrażalnika!*),
3) traktować seniora jak dziecko (*Stasiu, siądź sobie na krzesełku. O tak, ślicznie. Zaraz będzie papu-papu, zjemy zupkę*),
4) poddawać seniora testom i „egzaminować" go (*No dziadku, którego to dziś mamy? A może wiesz chociaż, jaki jest dzień tygodnia?*),
5) stawiać seniora w sytuacji bez wyjścia i triumfować (*Zamknęłam drzwi na zasuwę. Nie masz się co tak z nimi szarpać. I tak nie dasz rady ich otworzyć i nigdzie nie wyjdziesz*).

Zamiast tego opiekun powinien:

1) unikać podejmowania werbalnej, a tym bardziej czynnej walki z seniorem,
2) nie stosować żadnej przemocy, nie grozić i nie straszyć sankcjami (to tylko wzmaga agresję),
3) próbować uspokoić seniora słowem i gestem, np. kładąc dłoń na jego ramieniu (ale uwaga – nie każdy wzburzony pacjent życzy sobie kontaktu fizycznego),
4) nawiązać rozmowę z seniorem, gdy już ucichną emocje, i dowiedzieć się, o co właściwie chodzi,
5) sprawdzić miejsce, w którym znajduje się podopieczny i odpowiedzieć sobie na pytania:
   - czy jest tu ktoś (lub coś) będący potencjalnym wyzwalaczem agresji?
   - co mogę na wszelki wypadek zmienić (np. zmniejszyć ogrzewanie, wyłączyć telewizor, zamknąć okno)?
6) jeżeli pacjent podejmuje czynną napaść, jeżeli to możliwe, wezwać kogoś na pomoc,
7) przy dużym nasileniu agresji nie zwlekać z wezwaniem neurologa, psychiatry lub innego lekarza, który ewentualnie poda środek uspokajający,
8) nie robić nic na siłę, jeżeli senior uniemożliwia przeprowadzenie zabiegów toalety i pielęgnacji ciała; nie należy przełamywać oporu pacjenta przemocą; najlepszym rozwiązaniem jest przerwanie zabiegów, odczekanie kilkunastu minut lub nawet godziny, a następnie powrót do pacjenta i próba dokończenia pracy; należy wtedy zapytać pacjenta, czy może chciałby, aby coś zmienić w tych zabiegach (np. cieplejsza woda, większy ręcznik, samodzielne wykonywanie pewnych czynności, większy stopień intymności).

> **Zapamiętaj!**
> Wina nigdy nie leży tylko po jednej stronie. Nie bój się przyznać do własnych błędów, mogących stanowić dla seniora pretekst do zachowań agresywnych. Każdy przypadek agresji ma jakieś uzasadnienie – agresja nie pojawia się znikąd.

W celu lepszego zrozumienia przyczyn agresji pacjenta należy zadać sobie następujące pytania:

1) Czy pacjentowi podawane są jakieś nowe lekarstwa, a może zmieniono dotychczasowe dawkowanie?
2) Czy agresja pacjenta była odpowiedzią na agresję ze strony innej osoby?
3) Czy zachowanie pacjenta zaskoczyło mnie, czy też raczej wpisuje się w jego dotychczasowy brak opanowania?

4) Czy w życiu pacjenta wydarzyło się coś ważnego, zaszła nagle jakaś zmiana mogąca mieć wpływ na jego zachowanie?
5) Jak zachowuje się pacjent, gdy się wyciszy, co wówczas przeżywa i co mówi?

Zapamiętaj!
Agresja podopiecznego jest zawsze jakimś rodzajem kryzysu, a przecież, jak wiemy, każdy kryzys da się wykorzystać do budowania czegoś nowego i lepszego, do zainicjowania pozytywnych zmian.

6.4.5. Pacjenci z zaburzeniami zdrowia psychicznego

Opiekun medyczny może w swej pracy mieć kontakt z pacjentami z zaburzeniami zdrowia psychicznego zarówno w placówce leczenia stacjonarnego czy (częściej) w domu pacjenta, jak i w środowiskowym domu samopomocy. Należy z całą mocą podkreślić, że ponieważ opiekun medyczny **nie jest** ani lekarzem, ani psychoterapeutą, ani też pielęgniarką psychiatryczną, do jego zadań w żadnym razie nie należy **terapia** zachowań agresywnych u tych pacjentów. Odpowiedzialność zawodowa opiekuna medycznego sprowadza się do sprawowania dobrej, profesjonalnej **opieki**.

Jednak aby opieka mogła być skuteczna, opiekun medyczny powinien pobieżnie orientować się w zagadnieniu agresji u pacjentów z zaburzeniami zdrowia psychicznego, a przede wszystkim znać podstawowe zasady prowadzenia bezpiecznej komunikacji z tymi trudnymi podopiecznymi. Jednocześnie poprawne komunikowanie się opiekuna z osobą chorą można uznać za pewien rodzaj profilaktyki zachowań agresywnych.

Zapamiętaj!
Nie jest prawdą, że każdy pacjent z zaburzeniami zdrowia psychicznego jest od razu osobą nieprzewidywalną i niebezpieczną dla otoczenia. Ryzyko agresji ze strony pacjenta jest tym mniejsze, im lepszą otrzymuje pomoc terapeutyczną i opiekuńczą oraz im bardziej prozdrowotne okazuje się środowisko socjalne, w którym pacjent przebywa.

6.4.6. Anatomia agresji u pacjenta z zaburzeniami zdrowia psychicznego

Opiekun musi zdawać sobie sprawę, że ma do czynienia z osobą, która wskutek choroby może prezentować przewrażliwienie, nadmierny niepokój i lęk także w wielu zwykłych sytuacjach. Właściwie wszystko może zostać potraktowane przez pacjenta jako zagrożenie, przed którym trzeba się bronić, co często prowadzi do pojawienia się agresji.

Na szczęście w większości przypadków pacjenci z zaburzeniami zdrowia psychicznego całkiem wyraźnie sygnalizują, że ich nastrój pogarsza się i że wkrótce niezadowolenie i złość mogą eskalować. Ten czas stanowi ostatni moment, by przygotować się do agresywnych zachowań podopiecznego i przedsięwziąć środki łagodzące skutki ich zachowania. Na wewnętrzne napięcia i negatywne emocje pacjenta z zaburzeniami zdrowia psychicznego, które z pewnością zostaną wyładowane w zachowaniach agresywnych, wskazują następujące oznaki:

1) odpychające zachowanie – wyraźne wycofywanie się z interakcji, podopieczny sprawia wrażenie wyłączenia z uczestnictwa w tym, co dzieje się dookoła,
2) sygnały mowy ciała – gniewne spojrzenia, dłonie zaciśnięte w pięści, napięta motoryka całego ciała, agresywne gesty, wroga mimika,
3) niepokój motoryczny – podopieczny nie potrafi sobie znaleźć miejsca,
4) wyzywające zachowanie – wypowiedzi o charakterze zaczepek czy gróźb, także w celu wywołania strachu u innego człowieka, szukanie kłótni, atakowanie innych osób w kwestiach, które na pewno sprawią im przykrość i będą prowokować do agresywnych reakcji,
5) brak reakcji na argumenty – podopieczny „nie słyszy" adresowanych do niego wyraźnych wypowiedzi,
6) agresja werbalna – groźby, wyzwiska,
7) celowe niszczenie przedmiotów, demolowanie pomieszczenia,
8) elementy krótkotrwałej przemocy czynnej – popychanie, drapanie.

6.4.7. Komunikacja jako deeskalacja

Trudno jest rozmawiać z pacjentem agresywnym i cierpiącym na zaburzenia zdrowia psychicznego. W literaturze dotyczącej tego zagadnienia można jednak znaleźć konkretne wskazówki związane ze sposobem komunikowania się z agresywnym pacjentem psychiatrycznym. Poniżej przedstawiono niektóre z nich[31].

---

[31] Krupp M., Rauwald Ch.: *Maßnahmen zur primären Prävention.* W: R. Ketelsen (red.): *Seelische Krise und Aggresivität. Der Umgang mit Deeskalation und Zwang,* Psychiatrie-Verlag, Bonn 2004.

1) Należy świadomie mówić raczej za cicho niż zbyt głośno, głosem wyrażającym zdecydowanie i jednoznaczność.
2) Nie należy krzyczeć na pacjenta ani robić mu gwałtownych wyrzutów.
3) Powinno się unikać komunikacji zbyt kompleksowej, tj. zawierającej zbyt dużo bodźców – pacjent nie będzie w stanie jej zrozumieć.
4) Zdania powinny być proste i krótkie – odnoszą się do aktualnej **sytuacji** i do konkretnych **działań** pacjenta, a nie do jego **osoby**.
5) Trzeba starać się unikać uogólniania i wypowiedzi deprecjonujących partnera komunikacyjnego (np.: *Z panem są zawsze takie kłopoty*). Nie wolno nagle zacząć zwracać się „ty" do osoby, do której zawsze wcześniej mówiono „pan"/ „pani".
6) Groźby wypowiadane przez pacjenta należy brać na poważnie i informować go o tym. Jeżeli pacjent zauważy, że opiekun lekceważy jego słowa, spotęguje to jego zdenerwowanie i zaostrzy sytuację.
7) Prowadzony dialog powinien ściśle nawiązywać do tego, co usłyszano od pacjenta. Absolutnie niedopuszczalne jest: nadawanie nowych znaczeń słowom chorego, wypowiadanie „psychologizujących" opinii czy czytanie w myślach (np.: *Ja dobrze wiem, co się teraz w pani głowie dzieje i co pani zamierza!*).
8) Nie wolno przytakiwać choremu „dla świętego spokoju" ani ostro mu się sprzeciwiać (np.: *To nieprawda!; Jestem temu przeciwny!; To ci się nie uda!*).
9) Własne opinie, które najczęściej różnią się od opinii pacjenta, wypowiada się, łagodząc kontrasty (np.: *Takie są pana poglądy. Rozumiem je. Ale widzę tę sprawę inaczej...*).

Techniki deeskalacyjne oznaczają całokształt działań podejmowanych w celu zmniejszenia bądź całkowitego zlikwidowania agresywnych zachowań pacjenta psychiatrycznego. Na poziomie aktywności zawodowych opiekuna medycznego techniki deeskalacyjne są realizowane w komunikacji werbalnej i pozawerbalnej.

6.4.8. Nie być ofiarą

Są opiekunowie, którzy bardzo często padają ofiarą agresji ze strony pacjentów z zaburzeniami psychicznymi. Inni natomiast nigdy nie miewają takich problemów, choć pracują w tym samym środowisku i w dodatku widać od razu, że nie dysponują szczególną siłą fizyczną. Wytłumaczenie tego zjawiska jest bardzo proste. Otóż opiekunowie z grupy pierwszej bezwiednie prezentują się w swojej komunikacji niewerbalnej jako **potencjalne ofiary**. Do pacjenta ze skłonnością do agresji należy wysyłać sygnały komunikacji niewerbalnej informujące go jednoznacznie – *Nie jestem twoją bezbronną ofiarą.* Oto, co doradza literatura[32]:

1) Należy patrzeć tam, gdzie znajduje się niebezpieczeństwo. Chowanie głowy w piasek tylko upewnia agresywnego podopiecznego, że obrał dobrą strategię.
2) Powinno się chodzić w pozycji wyprostowanej (uniesiona głowa, proste ramiona), pewnym i zdecydowanym krokiem.
3) Dłonie mają być wyjęte z kieszeni, w razie potrzeby lekko zaciśnięte.
4) Oczy powinny być lekko zmrużone. W szeroko otwartych oczach opiekuna agresywny pacjent może dojrzeć strach.
5) Jeśli wyczerpały się możliwości dialogu, na próby niekonstruktywnej komunikacji werbalnej pacjenta należy odpowiadać jak najkrócej, np.: *Nie teraz!*; *Przestań!*

Jednocześnie należy pamiętać, że wysyłanie sygnałów *nie jestem ofiarą* nie jest równoznaczne z arogancją i lekceważeniem pacjenta! W związku z tym nie należy:

1) rzucać pacjentowi pogardliwych spojrzeń,
2) wpatrywać się w niego bez przerwy,
3) wyrażać mimiką potępienia dla zachowania pacjenta,
4) wypowiadać niepotrzebnych gróźb,
5) prowokować pacjenta przez podkreślanie własnej pozycji (np. potrząsając kluczami czy demonstracyjnie rozmawiając przez telefon komórkowy).

Zapamiętaj!
1) Zwracaj uwagę na sposób komunikowania się z pobudzonym podopiecznym, na używane w tej komunikacji słowa i zwroty. Niekiedy wypowiadanie zbyt wielu słów albo zbyt szybkie tempo mowy prowadzą do wzmocnienia u pacjenta postaw konfrontacyjnych.
2) Tłumacz pacjentowi wyraźnie i spokojnie, co będziemy teraz robili.
3) W sytuacji, gdy ostatecznym celem interwencji jest unieruchomienie pacjenta, należy dążyć do tego, by narzędziem podstawowym były słowa, a użycie siły fizycznej zostało ograniczone do niezbędnego minimum.

---

[32] Anke M., Bojack B., Krämer G., Seißelberg K.: *Deeskalationsstrategien in der psychiatrischen Arbeit.* Psychiatrie-Verlag. Bonn 2003.

6.5. Komunikacja z pacjentem niesamodzielnym – pacjent z chorobą Parkinsona

Choroba Parkinsona to przewlekła, postępująca choroba neurodegeneracyjna. Dawniej sądzono, że atakuje i zaburza głównie aparat ruchowy pacjenta. Dziś wiadomo, że jest kompleksowym schorzeniem neurologicznym, którego skutki dotyczą całego organizmu człowieka. Wraz z rozwojem choroby Parkinsona w coraz większym zakresie i nieodwracalnie obniża się jakość codziennego życia pacjenta.

U większości pacjentów w różnym okresie choroby Parkinsona pojawiają się takie objawy, jak utrata pamięci, halucynacje, otępienie czy depresja. W połączeniu z typowymi dla choroby Parkinsona zaburzeniami funkcji ruchowych dają one obraz podopiecznego w znacznym stopniu niesamodzielnego i wymagającego wszechstronnej opieki.

6.5.1. Problemy w komunikowaniu się z pacjentem z chorobą Parkinsona

Opiekun medyczny musi zdawać sobie sprawę z faktu, że w miarę nasilania się deficytów zdrowotnych pacjenta podopiecznemu coraz trudniej będzie zrozumiale przekazywać informacje i sprawnie je odbierać. Postępującej degeneracji zaczną ulegać kolejne wymiary komunikacyjnej interakcji.

> **Zapamiętaj!**
> Choroba Parkinsona bardzo poważnie ogranicza kompetencje pacjenta do prowadzenia komunikacji, dlatego za **skuteczność** dialogu z podopiecznym odpowiedzialny jesteś ty, jako jego opiekun.

Co należy wiedzieć:

1) Postępująca choroba pozbawia pacjenta zdolności do **równoczesnego** wykonywania kilku czynności. Na przykład pacjent nie potrafi jeść obiadu **oraz jednocześnie** odpowiedzieć na pytanie, **oraz jednocześnie** wskazać na coś ruchem ręki. Czynności muszą być wykonywane oddzielnie i następować po sobie pojedynczo.
2) Spowolnienie motoryki i wysiłek, który pacjent musi włożyć w wykonanie każdego ruchu, radykalnie hamują spontaniczność podopiecznego. To z kolei poważnie zakłóca komunikację z nim. Wprawdzie pacjent w jakiś sposób

zawsze reaguje na docierające do niego bodźce komunikacyjne, ale robi to z opóźnieniem, powoli.

3) Pacjentowi wielką trudność sprawia zarówno postrzeganie, jak i wyrażanie stanów emocjonalnych. Przyczyna tego leży między innymi w zmniejszającej się umiejętności skupiania uwagi i koncentrowania się.

4) Kompetencje komunikacyjne w znacznym stopniu zostają zredukowane przez dysfunkcje psychiczne towarzyszące chorobie Parkinsona.

5) Choroba Parkinsona jest jak na razie nieuleczalna. Można jedynie łagodzić jej objawy przez podawanie leków przeciwparkinsonowskich. Niestety, preparaty te mają też niepożądane skutki uboczne, które odbijają się negatywnie na jakości komunikacji.

6) W miarę postępowania choroby Parkinsona zmniejszają się szanse pozyskiwania informacji od pacjenta w formie komunikacji niewerbalnej. Do charakterystycznych objawów choroby Parkinsona należy uboga gestykulacja oraz niemal całkowity brak mimiki. Twarz pacjenta przypomina maskę. Wydaje się pusta. Z półotwartych ust wycieka ślina. Pacjent nie uśmiecha się, nie wyraża też mimiką żadnych innych stanów emocjonalnych. Nawet ruchy gałek ocznych i częstotliwość mrugania są spowolnione. Nie oznacza to jednak koniecznie, że pacjent znajduje się w stanie apatii lub demencji!

Zapamiętaj!
Dobrze byłoby, gdybyś przynajmniej pobieżnie orientował się, w jakiej fazie choroby Parkinsona znajduje się obecnie twój podopieczny (zapytaj lekarza lub rodzinę pacjenta). Osoba na wczesnym etapie choroby nie będzie wykazywała zaburzeń sprawności myślenia, a jedynie będzie miała trudności z mówieniem. Po pewnym czasie ten sam pacjent zacznie mieć coraz większe problemy z doborem słów wyrażających jego intencje komunikacyjne. W późnym stadium choroby będzie to już osoba zamknięta w swoim świecie, utrzymująca z otoczeniem minimalny kontakt, często demencyjna.

Wraz z postępem choroby Parkinsona opiekun musi nastawić się na coraz mniej wyraźny sposób mówienia pacjenta. Głos podopiecznego staje się monotonny. Zanika prawidłowe akcentowanie sylab i całych słów. Wypowiedzi podopiecznego sprawiają wrażenie urywanych, składających się z niespójnych elementów. Tempo wypowiedzi jest zwykle bardzo wolne. Pacjent mówi zbyt głośno lub zbyt cicho. W zaawansowanej fazie choroby Parkinsona jedynie mamrocze, co poważnie utrudnia zrozumienie jego słów.

6.5.2. Cierpliwość opiekuna

Pierwszym i najważniejszym priorytetem opieki nad pacjentem z chorobą Parkinsona jest **cierpliwość**. W żadnej sytuacji opiekunowi nie wolno oczekiwać od chorego natychmiastowej reakcji werbalnej czy czynnościowej. Zawsze trzeba odczekać. Nigdy nie należy wywierać na pacjenta nacisku, a przede wszystkim nie powinno się bombardować go kolejnymi impulsami komunikacyjnymi. Jeśli opiekun potrafi prowadzić zdyscyplinowany dialog z pacjentem, podopieczny będzie w stanie (przynajmniej na początku choroby) stosunkowo dobrze współpracować z opiekunem, a nawet wykonywać niektóre czynności samodzielnie (np. przy zabiegach higieny osobistej).

> **Zapamiętaj!**
> W sytuacji, gdy pacjent zdobędzie się na aktywność, pochwal go i upewnij, że postępuje poprawnie. Daj mu też do zrozumienia, że nic nie szkodzi, jeśli coś mu się nie udaje. Podkreśl, że jesteś po to, aby mu pomóc.

Oczywiście nawet przy optymalnym zachowaniu się opiekuna trzeba być przygotowanym na stopniowe, stałe pogarszanie się kompetencji chorego. Choroba Parkinsona po prostu zabiera mu coraz więcej. Pacjent reaguje coraz wolniej, jego wypowiedzi stają się coraz krótsze, coraz mniej jednoznaczne. Niektórzy podopieczni na pewnym etapie mogą w ogóle całkowicie pogrążyć się w milczeniu.

6.5.3. Rozmowa z pacjentem – konsekwencja i prostota

Nie tylko dla dobra pacjenta, ale również w swoim własnym interesie (chodzi o ułatwienie obowiązków zawodowych) opiekun medyczny powinien dążyć do podtrzymywania kompetencji komunikacyjnych podopiecznego z chorobą Parkinsona. Najlepszą formą jest oczywiście prowadzenie rozmowy, na przykład podczas wykonywania przy chorym tych czynności i zabiegów, które w całości są zadaniem opiekuna. Pacjenta do podjęcia wysiłku rozmowy mogą zmotywować tematy, które uzna za interesujące.

> **Zapamiętaj!**
> Pacjenta frustruje każdy przejaw twojego braku autentyczności, np. w sytuacji gdy wyraźnie widać, że nie traktujesz rozmowy z nim poważnie lub że nie potrafisz zaczekać na odpowiedź.

Nie ma lepszego ćwiczenia sprawności komunikacyjnej pacjenta z chorobą Parkinsona niż jak najczęstsze rozmawianie z nim na każdy możliwy temat (rodzina, zawód, wspomnienia, hobby, doświadczenie życiowe, przeżycia religijne, polityka itd.).

Podejmując z pacjentem dialog, zachęcając go do komunikacji, opiekun musi jednak koniecznie pamiętać o przestrzeganiu poniższych zasad.

1) Należy zawczasu eliminować wszelkie czynniki utrudniające procesy komunikacyjne, m.in. wyłączyć radio czy telewizor, zamknąć okno, jeśli na zewnątrz panuje hałas.
2) Postawa opiekuna wobec pacjenta powinna być pełna optymizmu, niezależnie od stopnia trudności, z jakimi podopieczny się zmaga.
3) Pacjent musi mieć poczucie, że opiekunowi zależy na tym, by go dobrze zrozumieć. Jeżeli podopieczny powtarza sygnały komunikacyjne, których opiekun nie potrafi jednoznacznie zinterpretować, opiekun powinien dopytać pacjenta, np. przez powtórzenie tego, co wydaje mu się, że usłyszał (zrozumiał).
4) Opiekun powinien obserwować ruch warg pacjenta, co nieraz pomaga lepiej zrozumieć jego wypowiedzi.
5) Zawsze należy mówić powoli i bardzo wyraźnie.
6) Wypowiadane zdania powinny być krótkie, uproszczone i jak najbardziej jednoznaczne, np. zamiast powiedzieć: **On** *dał mi pani zdjęcie*, mówi się: ***Pani mąż*** *dał mi pani zdjęcie*.
7) Trzeba unikać aktywizowania pacjenta za pomocą pytania go o chęć wykonania zadań, które i tak należy zrealizować, np. *Czy chce pani umyć ręce?* Takie pytanie wymaga od pacjenta **jednocześnie** podjęcia decyzji i udzielenia odpowiedzi, co stanowi dla niego zbyt duże obciążenie. Wielu podopiecznych w takiej sytuacji ani nic nie odpowie, ani nie zacznie działać. Zamilkną i będą pasywni. Mogą nawet zniechęcić się do dalszego dialogu.
8) Każda dłuższa wypowiedź wymaga od pacjenta z chorobą Parkinsona ogromnego wysiłku. Należy więc unikać sytuacji, w których jest ona wymagana, m.in. trzeba formułować pytania tak, aby pacjent mógł na nie odpowiedzieć jednym słowem.

6.5.4. Komunikacja z milczącym pacjentem

Może nadejść dzień, w którym podopieczny z chorobą Parkinsona właściwie przestanie mówić. Nie będzie potrafił zakomunikować, jak się czuje, co mu dolega, czego sobie życzy. Nawet doświadczony opiekun nie jest w stanie określić, czy i jakie bodźce komunikacyjne docierają do takiego pacjenta. **Jednakże brak reakcji na sygnały komunikacyjne nie oznacza braku odbioru tych sygnałów!** Dlatego zaleca się podejmowanie werbalnej komunikacji także z pacjentem, który sam nie potrafi lub nie chce uczestniczyć aktywnie w dialogu.

1) Komunikowanie się z milczącym pacjentem polega przede wszystkim na zapowiadaniu i objaśnianiu mu kolejnych czynności składających się na zabieg pielęgnacyjny czy inne działanie.
2) Zaleca się również poruszanie zagadnień niezwiązanych bezpośrednio z aktualną sytuacją, np. nawiązujących do biografii pacjenta lub ostatnich ważnych wydarzeń w kraju czy na świecie. Być może coś z tych słów dotrze do pacjenta, pobudzi jego myśli i emocje.
3) Dzięki wyobrażeniu sobie, co prawdopodobnie przeżywa i jak się czuje pacjent z chorobą Parkinsona czy czego się aktualnie obawia, łatwiej będzie formułować wypowiedzi, które są bliskie jego myślom i emocjom.
4) Prostym i skutecznym sposobem jest prowadzenie dialogu, który tak naprawdę jest **monologiem**. To znaczy opiekun mówi za siebie i za pacjenta. Ta metoda nie tylko ułatwia wspomniane wyżej wczucie się w sytuację podopiecznego, ale też przynajmniej symbolicznie pokazuje, że choroba nie odniosła jednak nad pacjentem zupełnego zwycięstwa, bo teraz opiekun jest jakby reprezentantem swojego podopiecznego, mówi za niego i w jego imieniu.

6.6. Komunikacja z pacjentem niesamodzielnym – pacjent w stanie wegetatywnym i w śpiączce

W różnych placówkach i w domach rodzinnych w Polsce znajdują się tysiące osób pogrążonych w stanie wegetatywnym czy w śpiączce. Pacjent w stanie wegetatyw-nym jest obudzony (ma otwarte oczy), ale nie wykazuje reakcji na bodźce. Śpiącz-ka to z kolei stan zarówno braku przebudzenia, jak i świadomości. Upośledzenie świadomości może mieć różne stopnie. Najczęstszą przyczynę śpiączki i stanu wegetatywnego stanowią ciężkie obrażenia pourazowe i udary mózgu.

Wielu pacjentów ze znacznymi zaburzeniami świadomości wydaje się nie rozu-mieć prób nawiązywania z nimi kontaktu. Jednak wyniki badań neuroobrazo-wych dowodzą, że u części z nich nie można mówić o **całkowitym braku** postrze-gania i odbierania bodźców zewnętrznych.

6.6.1. Kompetencje przedwerbalne i pozawerbalne

Oczywiście nikt tak naprawdę nie wie, co przeżywają pacjenci pogrążeni w śpiączce, co czują, czy myślą, jak odbierają świat wokół siebie. Relacje osób, które po etapie krótszego lub dłuższego przebywania w śpiączce powróciły do zdrowia, pozwalają na stworzenie co najwyżej zarysu ich przeżyć i doświadczeń. Pacjenci opowiadają, że potrafili odbierać **emocje** i **zachowania** przebywających z nimi osób. Wydaje się więc, że pozytywna postawa, a zwłaszcza wysoki poziom empatii u opiekuna, ma decydujące znaczenie dla odprężenia pacjenta i poczucia jego bezpieczeństwa.

> Interesująco przedstawiają się relacje wybudzonych pacjentów dotyczące ich zdolności postrzegania i odbierania bodźców zewnętrznych w trakcie przebywania w śpiączce. Nie potrafili sobie wytłumaczyć, gdzie są, co się stało i co ich czeka. Jednocześnie tej niewiedzy towarzyszyło bardzo silne poczucie, że są bezpieczni lub że coś im zagraża.

Opiekunowie osób w stanie wegetatywnym poświadczają, że niejednokrotnie ciało pacjenta wysyła sygnały świadczące o przeżywaniu przez niego stresu albo informujące o odprężeniu i rozluźnieniu. Obecnie w literaturze spotyka się tezy, że każdy człowiek posiada **przedwerbalne i pozawerbalne kompetencje postrzegania emocjonalnego i fizycznego (cielesnego)**. Już niemowlę potrafi wyczuć, czy znajduje się w optymalnym otoczeniu i czy matka jest blisko. Być może u pacjenta w śpiączce intensyfikuje się zdolność do takiego postrzegania.

> **Zapamiętaj!**
> Współczesne opracowania dotyczące pacjentów w śpiączce postulują budowanie opieki i pielęgnacji, które z założenia będą **dialogiem** i kształtowaniem **relacji** z pacjentem. Medium służącym do prowadzenia tego specyficznego dialogu ma być ciało pacjenta.

Dopóki człowiek żyje, dopóty jest w jakiś sposób złączony z otaczającym go światem i ma zdolność odbierania (także nieświadomego) rozmaitych dochodzących do niego bodźców. U pacjentów w stanie wegetatywnym obserwuje się na przykład spontaniczne otwieranie oczu czy rytm snu i czuwania (zależny od stopnia zmęczenia pacjenta).

6.6.2. Stymulacja podstawowa

Jedynym warunkiem wstępnym dialogu opiekuna z pacjentem w stanie wegetatywnym jest choćby minimalna zdolność ciała pacjenta do reagowania na bodźce zewnętrzne (tzw. **semantyka ciała**). Podopieczny nie musi być zdolny do myślenia, nie musi być w potocznym tego słowa znaczeniu **świadomy** tego, w czym uczestniczy, by jego ciało nadal było w stanie korzystać z oferty bodźców służących komunikacji.

W związku z powyższym do specyfiki pacjentów w stanie wegetatywnym zaadaptowano metodę profesora Andreasa Fröhlicha, która nosi nazwę **stymulacja podstawowa** (w Polsce znana też jako **stymulacja od podstaw**, choć to tłumaczenie nie oddaje w pełni znaczenia oryginalnego niemieckiego terminu „Basale Stimulation"). Stymulacja podstawowa została stworzona pierwotnie jako metoda pracy z osobami upośledzonymi umysłowo. Koncepcja opiera się na poglądzie, że **można dotrzeć do człowieka**, nawet maksymalnie odizolowanego przez deficyty zdrowia i sprawności od otaczającego świata, **za pośrednictwem jego ciała**, które zawiera informacje pozyskiwane przez całe życie (np. za pomocą narządów zmysłów). Stymulacja podstawowa odwołuje się właśnie do tych doświadczeń pacjenta. Metoda ta wydaje się szczególnie dobrze odpowiadać sytuacji pacjentów w śpiączce, ponieważ nie zakłada żadnych warunków wstępnych, które pacjent musiałby spełnić, aby być poddanym stymulacji.

Stymulacja podstawowa:
1) jest możliwością wspomagania osób z zaburzonymi zdolnościami postrzegania,
2) opiera się przede wszystkim na wykorzystaniu „mówiących dłoni" opiekuna,
3) apeluje do wszystkich zmysłów, przede wszystkim dotyku, ale także słuchu, smaku powonienia i zmysłu równowagi,
4) polega na powtarzaniu przez dłuższy czas tych samych form stymulacji, aby pacjent miał szansę zrozumieć intencje opiekuna.

6.6.3. Dotknięcie inicjujące w stymulacji podstawowej

Tak zwane **dotknięcie inicjujące kontakt** stanowi wstępny element każdej sytuacji kontaktu z pacjentem w śpiączce przeprowadzanego według zasad stymulacji podstawowej. Towarzyszy mu przywitanie się z pacjentem polegające na wymienieniu jego imienia. Dotknięcie inicjujące powinno być krótkie, relatywnie mocne i przeprowadzane w centralnym punkcie ciała podopiecznego. Nie należy dotykać pacjenta w czoło, analiza reakcji chorych wykazała, że dotknięcie w czoło odbierają jako coś niepokojącego, stresującego. Najlepiej dotykać barku pacjenta, zawsze tego samego (np. prawego) i w jednym miejscu. Przyjęło się praktykowanie dotknięcia inicjującego zarówno na początku zabiegów przeprowadzonych przy chorym, jak i po ich zakończeniu (jako ostatni element).

Dotknięcie inicjujące musi różnić się od innych dotknięć, których doświadcza pacjent w ramach typowych, codziennych zabiegów opiekuńczych i pielęgnacyjnych, aby podopieczny odebrał ten bodziec jako jednoznaczną ofertę komunikacyjną. Dotyk nie może być więc zbyt delikatny, zbyt powierzchowny czy też zbyt prześlizgujący się po ciele pacjenta. Jak wykazuje obserwacja, poprawne zainicjowanie kontaktu skutkuje wzrostem intensywności funkcji życiowych pacjenta.

6.6.4. Możliwości dialogu poprzez bodźce

Stymulacja podstawowa umożliwia pacjentowi **odczuwanie jego ciała** (w wymiarze szeroko rozumianym), a jednocześnie przekazuje mu **poczucie bliskości drugiego człowieka** będące dla niego źródłem bezpieczeństwa. W zależności od stanu osoby w śpiączce można zaproponować jej stymulację taktylną, przedsionkową z aktywizacją przestrzenną, wibracyjną, słuchową, wizualną, węchową i/lub oralną.

Stymulacja taktylna (pobudzanie dotykiem) składa się z wymienionych poniżej metod.

1) **Gładzenie pacjenta** – wspomaga uzyskanie przez niego orientacji co do różnych regionów własnego ciała. Gładzenie można połączyć z różnymi konkretnymi zabiegami opiekuńczymi. Przykładowo opiekun chce zmienić pacjentowi skarpety, kładzie więc dłoń na wybranym centralnym miejscu tułowia pacjenta, następnie posuwistym gładzącym ruchem przeprowadza dłoń do bocznej części jego tułowia, a potem (bez odrywania dłoni!) wzdłuż biodra i zewnętrznej strony nogi dociera do stopy i od razu zdejmuje skarpetę.

2) **Obmywanie relaksujące** – przynosi wymierne efekty zwłaszcza wobec niespokojnych pacjentów. Obmywane są jedynie kończyny dolne i górne. Czynność przeprowadzana jest zgodnie z układem włosków na ciele pacjenta (nie obmywamy „pod włos"!) i przy użyciu wody o temperaturze nieco przewyższającej jego ciepłotę ciała. Obmywanie wykonuje się ręczniczkami frotté. Następnie kończyny pacjenta zawija się w ogrzane ręczniki. Przy obmywaniu opiekun używa obu rąk, w taki sposób, aby każda kończyna podopiecznego była z dwóch stron równocześnie poddana uspokajającemu masażowi. Wielu niespokojnych pacjentów nie tylko wycisza się po takim zabiegu, ale nawet zasypia, z wyraźnym odprężeniem.

3) **Obmywanie aktywizujące** – przeprowadza się je z wykorzystaniem ręczniczków frotté, a opiekun prowadzi ruch w stronę przeciwną do kierunku wzrostu włosków na ciele pacjenta oraz używa wody o temperaturze nieco niższej niż jego ciepłota ciała.

Zapamiętaj!
Do tego rodzaju stymulacji nie nadają się ściereczki jednorazowego użytku lub o strukturze innej niż frotté. Kontakt zbyt cienkich ściereczek ze skórą pacjenta nie jest dostatecznie wyraźny, nie daje potrzebnego wrażenia. Wszelkie obmywania pacjenta mogą być uznane za formę dialogu somatycznego tylko wtedy, gdy bazują na akcentowaniu kontrastów i różnic (nacisk mocny/słaby; ciepłe/zimne; ruch dłoni opiekuna w lewo/ /w prawo).

Stymulacja przedsionkowa wraz z aktywizacją przestrzenną – stanowi podkreślenie znaczenia tzw. **pozycjonowania pacjenta leżącego**. Nawet dla osób w śpiączce sporządza się **pielęgnacyjne plany ruchu**. O częstej i regularnej zmianie ułożenia ciała chorego pamięta się zwykle ze względu na profilaktykę odleżynową, jednak stymulacja podstawowa skierowana do pacjentów w śpiączce zwraca także uwagę na problem **deprywacji sensorycznej** tych osób.

Deprywacja sensoryczna pacjenta w śpiączce to pozbawienie go dostępu do bodźców zewnętrznych poprzez radykalne ograniczenie ich postrzegania oraz w wyniku bezruchu ciała.

Opiekun powinien, jeżeli pozwala na to stan podopiecznego, dostarczać mu bodźców, które różnią się od tego, co tworzy codzienne doświadczenie sensoryczne (zmysłowe) pacjenta. Osoba leżąca stale na materacu przeciwodleżynowym powinna **co najmniej dwa razy dziennie** być przekładana na wyraźnie twardy materac. Wystarczy, aby leżała na nim przez około dziesięć minut. Wielu podopiecznych reaguje wtedy wyraźną intensyfikacją sygnałów życiowych (reakcje oddechowe, ruch gałek ocznych, wydawanie odgłosów itd.).

W ramach aktywizacji przestrzennej pacjenta opiekun może **kołysać** jego dolne i górne kończyny z wykorzystaniem chust. Należy dbać o płynność ruchu, który nie powinien być zbyt szybki. Aby pacjent miał możliwość „zauważenia", gdzie przebiegają granice jego ciała, zaleca się układanie go od czasu do czasu w tzw. **gnieździe**. Czynność ta polega na otaczaniu pacjenta poduszkami, wałkami, podkładkami czy zrolowanymi kołdrami w taki sposób, aby dotykały one jego ciała, wytyczając zarazem jego jednoznaczne granice.

Stymulacja wibracyjna oznacza:

1) opukiwanie ciała pacjenta opuszkami palców,
2) posługiwanie się aparatami do masażu ciała,
3) golenie mężczyzn elektryczną maszynką do golenia,
4) czyszczenie zębów elektryczną szczoteczką do zębów.

Stymulacja słuchowa to:

1) zwracanie się do pacjenta jego imieniem i/lub nazwiskiem, z pełnym zachowaniem form grzecznościowych,
2) mówienie **do** pacjenta głośno, w uprzejmy sposób,
3) udzielanie informacji wyraźnie, zrozumiale i dostatecznie głośno, niezależnie od braku reakcji pacjenta,
4) śpiewanie przy chorym, nucenie melodii.

Stymulacja wizualna polega na zapewnieniu oświetlenia pomagającego w rozróżnianiu rytmu dnia i nocy. W praktyce oznacza to unikanie jaskrawego oświetlenia w nocy i dopuszczanie światła słonecznego w dzień.

Pacjentka w stanie wegetatywnym latem jest codziennie układana przez kilkadziesiąt minut w taki sposób, by jej twarz skierowana była ku przenikającym przez szybę promieniom słońca. Na ten czas nogi pacjentki są lekko podwyższane i krzyżowane ze sobą. Personel stwierdził, że chora sprawia wtedy wrażenie, jakby z zainteresowaniem zwracała głowę ku swoim stopom, a przede wszystkim jakby znajdowała się w fazie wypoczynku, relaksacji.

Stymulacja węchowa obejmuje:

1) wykorzystanie nadarzających się sytuacji, np. zabiegów higieny ciała, do używania dodatków zapachowych,
2) ustawianie w pomieszczeniu lampek z olejkami eterycznymi.

Stymulacja oralna może być przeprowadzana m.in. podczas zabiegów higieny jamy ustnej:

1) opiekun nawija mocno wilgotny ręczniczek frotté na wskazujący palec swojej prawej dłoni i wykonuje palcem okrężne ruchy wokół ust pacjenta, następnie nieco naciąga górną i dolną wargę pacjenta, a potem palcem owiniętym w wilgotny gazik przeprowadza czyszczenie jamy ustnej i języka podopiecznego,
2) opiekun masuje miękką szczoteczką dziąsła pacjenta (uwaga na niepożądany efekt dławienia!),
3) opiekun naciera kremem wargi pacjenta,
4) opiekun kładzie na języku lub wargach pacjenta kompres z wyjałowionej gazy nasyconej przyjemnym smakiem, można też po prostu „opakować" pokarm w wilgotny gazik, który następnie opiekun związuje tak, by powstał woreczek i wprowadza go do jamy ustnej pacjenta (uwaga – ze względów bezpieczeństwa końcowa część gazika musi oczywiście zawsze wystawać z jamy ustnej), żeby pacjent odczuł smak w zależności od rodzaju środka spożywczego i ilości produkowanej śliny potrzeba od 10 do 20 minut,
5) opiekun upuszcza na język pacjenta kroplę soku z cytryny.

Uwaga!
1) Nie wolno przeprowadzać żadnej z wymienionych czynności, jeżeli w jakimkolwiek stopniu stanowiłaby ona zagrożenie dla bezpieczeństwa pacjenta.
2) Po zabiegach stymulacji podstawowej pacjent powinien odpocząć przynajmniej przez godzinę. Ten czas jest mu potrzebny do przeanalizowania i uporządkowania wrażeń.

Zapamiętaj!
Twoim zadaniem jako opiekuna pacjenta w stanie wegetatywnym lub w śpiączce jest:
1) towarzyszenie mu w życiu, które teraz ma taką, a nie inną formę,
2) umożliwienie mu odczuwania bezpieczeństwa i zaufania,
3) podejmowanie z nim i przy nim aktywności, dzięki którym chory mimo swego stanu będzie odczuwał rytm własnego życia i rytm życia toczącego się wokół.

6.7. Prawne uwarunkowania stosowania przymusu bezpośredniego

Elżbieta Szwałkiewicz

Przymus bezpośredni jest formą naruszenia wolności osobistej człowieka, dlatego przepisy prawa w Polsce szczegółowo precyzują, w jakich okolicznościach i w jaki sposób można go stosować[33].

Zgodnie z prawem przymus bezpośredni wobec osób z zaburzeniami psychicznymi stosuje się wtedy, gdy:

1) osoby te dopuszczają się zamachu przeciwko życiu lub zdrowiu własnemu, życiu lub zdrowiu innej osoby, bezpieczeństwu powszechnemu lub w sposób gwałtowny niszczą lub uszkadzają przedmioty znajdujące się w ich otoczeniu,
2) jest uzasadniona potrzeba przeprowadzenia badania psychiatrycznego bez zgody pacjenta,
3) należy wykonać niezbędne czynności lecznicze, np. podać lek,
4) pacjent chce samowolnie opuścić szpital psychiatryczny, w którym został umieszczony bez swojej zgody.

Decyzję o zastosowaniu przymusu bezpośredniego podejmuje lekarz, odnotowując ten fakt w dokumentacji medycznej. W sytuacjach wymagających natychmiastowej interwencji decyzję o zastosowaniu przymusu może podjąć pielęgniarka, o czym powinna niezwłocznie powiadomić lekarza. Na żądanie lekarza do pomocy w stosowaniu unieruchomienia zobowiązane są pogotowie ratunkowe, policja i straż pożarna.

Dopuszczalne środki przymusu bezpośredniego to:

1) przytrzymanie – doraźne, krótkotrwałe unieruchomienie osoby z użyciem siły fizycznej,
2) przymusowe zastosowanie leków – doraźne lub przewidziane w planie postępowania leczniczego wprowadzenie leków do organizmu osoby bez jej zgody,
3) unieruchomienie – dłużej trwające obezwładnienie osoby z użyciem pasów, uchwytów, prześcieradeł lub kaftana bezpieczeństwa,
4) izolacja – umieszczenie osoby pojedynczo w zamkniętym pomieszczeniu.

---

[33] Ustawa o ochronie zdrowia psychicznego z dnia 19 sierpnia 1994 r. (Dz. U. Nr 11, poz. 535 z późn. zm.) oraz Rozporządzenie Ministra Zdrowia z dnia 28 czerwca 2012 r. (Dz. U. Nr 0, poz. 740) w sprawie sposobu stosowania i dokumentowania zastosowania przymusu bezpośredniego oraz dokonywania oceny zasadności jego zastosowania.

Przymus bezpośredni może trwać maksymalnie nie dłużej niż 4 godziny. W uzasadnionych przypadkach lekarz, po osobistym badaniu pacjenta, może przedłużać unieruchomienie na następne okresy 6-godzinne.

Pielęgniarka w przypadku zastosowania unieruchomienia ma obowiązek kontrolować stan somatyczny i psychiczny pacjenta co 15 minut, również w czasie snu tej osoby. Adnotację o stanie chorego zamieszcza w karcie obserwacji.

Niebezpieczeństwa zastosowania przymusu bezpośredniego:

1) następstwa spowodowane przez ucisk i niedokrwienie okolic ciała pacjenta,
2) możliwa agresja ze strony innych pacjentów wobec osoby unieruchomionej.

Przy stosowaniu unieruchomienia należy:

1) poinformować pacjenta o stosowaniu unieruchomienia,
2) zapewnić obecność dostatecznej liczby osób personelu (co najmniej 5 osób) oraz przygotować właściwe środki, np. pasy,
3) usunąć niebezpieczne przedmioty z odzieży i otoczenia pacjenta,
4) zachować spokój, unikać zbędnych słów, krzyków i gestów,
5) podchodzić do pacjenta z boku lub z tyłu, nigdy na wprost,
6) podjąć próby nawiązania kontaktu z pacjentem po jego unieruchomieniu.

Stosowanie przymusu bezpośredniego nie należy do kompetencji opiekuna medycznego. Oznacza to, że opiekun nie może podejmować decyzji w tej sprawie, jednak na polecenie lekarza lub pielęgniarki jest zobowiązany pomóc w fizycznym wykonaniu przymusu, ale tylko w przypadku gdy został odpowiednio poinstruowany jak to czynić.

W przypadku zastosowania przymusu bezpośredniego opiekun medyczny musi wykazać szczególną troskę wyrażającą się w obserwacji pacjenta i reagowaniu na jego podstawowe potrzeby – podawanie napojów, gdy pacjent odczuwa pragnienie, zabezpieczenie wydalania i wykonanie związanej z tym higieny osobistej, pomoc w zmianie pozycji ciała, zgłaszanie pielęgniarce wszystkich niepokojących objawów. Poza tym opiekun musi być stanowczy i spokojny, zachować pogodny wyraz twarzy oraz swoją postawą manifestować gotowość niesienia pomocy, co pomoże pacjentowi się uspokoić.

7 Wybrane techniki pielęgnowania pacjenta z deficytami podstawowych funkcji życiowych

Elżbieta Szwałkiewicz

7.1. Mobilność pacjenta niepełnosprawnego – zmiany pozycji ciała, podnoszenie, przemieszczanie

Miłosz Asmann, Elżbieta Szwałkiewicz

W niniejszym rozdziale opisane są różne techniki pracy przydatne i zalecane w pielęgnowaniu pacjentów niesamodzielnych. Opiekun w trakcie wykonywania zadań zawodowych powinien zachowywać profesjonalny wygląd. Oznacza to:

1) schludność – w pracy opiekun powinien unikać wyzywającego ubrania i uczesania oraz makijażu i biżuterii, paznokcie powinny być krótko obcięte i niemalowane, buty wygodne, bezpieczne i bez obcasów, a ubiór czysty, wygodny i przewiewny, z uwagi na rodzaj wykonywanych czynności zaleca się spodnie i bluzę, ubiór powinien być neutralny, czyli nie może zawierać kontekstów seksualnych,

2) brak drażniącego zapachu – opiekun w trakcie wykonania zadań nie powinien wydzielać drażniących dla pacjenta zapachów (perfum, intensywnego dezodorantu, potu), opiekun musi mieć świadomość, że unieruchomiony pacjent nie może się od niego odsunąć i jest zmuszony znosić przykry zapach, może się to skończyć odmową współpracy i brakiem zgody pacjenta na wykonanie czynności pielęgnacyjnych,

3) postawę manifestującą wewnętrzny spokój i profesjonalną pewność siebie – wiem, co należy do zakresu moich obowiązków służbowych, wiem, co mam robić i jak wykonać moją pracę.

7.1.1. Układanie pacjenta w łóżku i techniki zmiany pozycji ciała

W praktyce wykorzystuje się różne sposoby układania i zmiany pozycji ciała. Opisane pozycje mogą być zastosowane u większości osób niezdolnych do samodzielnego przemieszczania się i w większości schorzeń powodujących długotrwałe unieruchomienie. Wyjątkiem są chorzy:

1) po urazie rdzenia kręgowego we wczesnym okresie, gdyż może dojść u nich do dodatkowych urazów kręgosłupa,
2) z rozległymi odleżynami z powodu konieczności unikania niektórych pozycji wzmacniających ucisk,
3) agresywni, którzy ze względu na swoją nieprzewidywalność stanowią dla opiekuna zagrożenie.

U pacjentów po udarze mózgu należy wiedzieć, które czynności powinny być wykonywane po stronie zdrowej, a które po stronie dotkniętej udarem.

Metody opisane poniżej można stosować również w pielęgnacji pacjentów nieprzytomnych, jednak zalecana jest tu szczególna ostrożność, ponieważ taka osoba nie zareaguje, gdy zastosowana pozycja ułożeniowa będzie dla niej bolesna.

7.1.1.1. Odwracanie pacjenta na boki

W miarę możliwości powinno się unikać podnoszenia i przemieszczania pacjenta, który leży na łóżku przysuniętym do ściany. Należy sprawdzić, jaki sprzęt jest dostępny. Jeżeli nie dysponuje się łatwoślizgiem, wskazane jest zastosowanie przesuwania na podkładzie. Najpierw odwraca się nogi i ramiona pacjenta, a następnie ciągnie się podkład, trzymając go po obu stronach za końce, obracając w ten sposób miednicę i tułów chorego [ryc. 7.1]. Jeżeli pacjent leży bezpośrednio na tkaninie ślizgowej, odwraca się go, ciągnąc za brzeg tkaniny. Zmiana pozy-

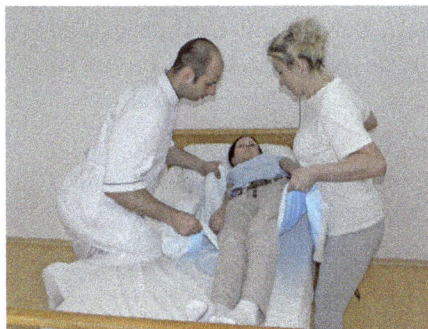

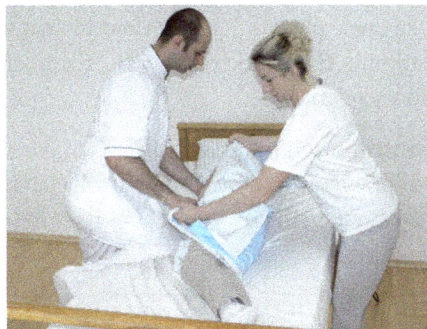

Rycina 7.1. Odwracanie pacjenta na bok za pomocą podkładu.

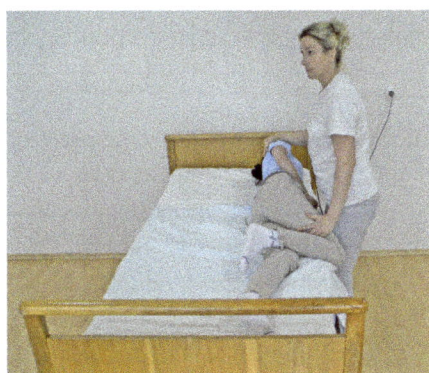

Rycina 7.2. Ułożenie pacjenta na boku.

cji ciała za pomocą łatwoślizgu wymaga zdecydowanie mniejszego wysiłku, gdyż eliminuje on tarcie o podłoże.

Przy zmianie pozycji, pielęgnacji skóry, zmianie pościeli czy podkładaniu basenu, jeżeli pozwala na to stan pacjenta, najbezpieczniejsze jest układanie go metodą odwracania na boki [ryc. 7.2]. Pacjenta odwraca się wyłącznie w kierunku do siebie. W sytuacji, gdy konieczne jest odwracanie od siebie, należy zabezpieczyć chorego przed wypadnięciem z łóżka, np. zaciągnąć boczne barierki (nie zapominając o ich osłonięciu, by pacjent się nie uderzył).

W przypadku braku innych udogodnień (szczególnie w warunkach domowych) do odwracania pacjenta mogą być stosowane:

1) mocne prześcieradło lub podkład z materiału, pod które można podłożyć kawałek śliskiego plastiku lub worka z folii, żeby zmniejszyć opór spowodowany tarciem o podłoże,

2) dwa pasy do podnoszenia chorych, które podkłada się pod uda pacjenta i niż-
szą część pleców – najpierw odwraca się nogi, głowę i ramiona chorego, a następnie, trzymając pasy z obu stron, ciągnie się je, odwracając miednicę i tułów pacjenta.

W szczególnych przypadkach, gdy nie ma nikogo do pomocy lub nie dysponuje
się odpowiednim sprzętem, można pacjenta odwrócić ręcznie, szybkim energicznym ruchem chwytając go odpowiednio za miednicę.

Zapamiętaj!
Każda próba samodzielnego podniesienia pacjenta na łóżku bez odpowiedniego sprzętu i technik naraża opiekuna na urazy. Zaleca się, by pacjent był przesuwany, a nie podnoszony. Jeżeli sam może wykonać choćby niewielki wysiłek, należy motywować go do pomocy.

Wszędzie tam, gdzie to możliwe, ręczne podnoszenie pacjenta i jego przenoszenie należy zastępować metodą przesuwania, np. za pomocą podkładu z uchwytami lub różnych urządzeń ślizgowych. Niektóre urządzenia ślizgowe wykorzystuje się też do przesuwania pacjenta w pozycji siedzącej.

7.1.1.2. Układanie pacjenta na boku

Opisane tu układanie pacjenta na boku może być zastosowane u pacjentów
z różnymi chorobami, w tym po przebytym udarze mózgu. Kolejne kroki:

1) leżącemu na plecach pacjentowi uginamy nogi i opieramy jego stopy na materacu,
2) chwytamy pacjenta jedną ręką za biodro, przekładając ją przez nogi, a drugą
rękę podkładamy pod to samo biodro z tyłu i energicznym ruchem przesuwamy pacjenta do siebie,
3) chwytamy pacjenta w okolicy jego barku i przesuwamy tułów [ryc. 7.3],
4) zabezpieczamy pozycję chorego poduszkami [ryc. 7.4].

Należy zwrócić szczególną uwagę na ręce pacjenta, gdyż może on (np. ze strachu) chwytać za brzeg łóżka, utrudniając nam zmianę pozycji. Ważne jest także,
aby głowę chorego odwracać na bok równocześnie z jego tułowiem, co zapobiega
powstawaniu urazów kręgosłupa szyjnego.

Osobę po udarze najlepiej odwracać przez stronę porażoną i układać na stronie
poudarowej. Chory poprzez dociążenie tej strony dostarcza bodźców potrzebnych do zaakceptowania tej połowy ciała, a to z kolei prowadzi do szybszego po-
wrotu do zdrowia.

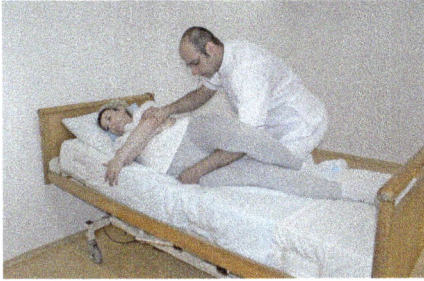

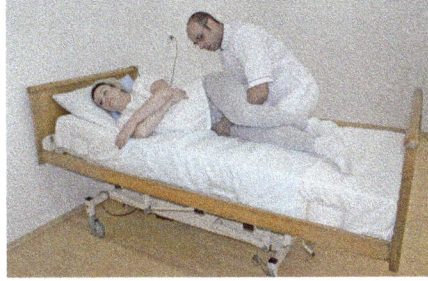

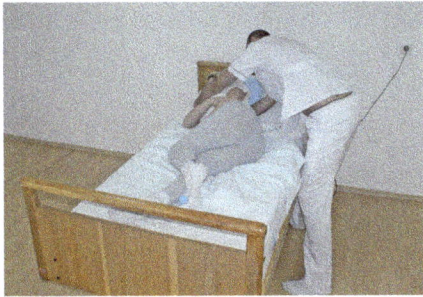

Rycina 7.3. Odwracanie pacjenta na bok i przesuwanie go do środka łóżka.

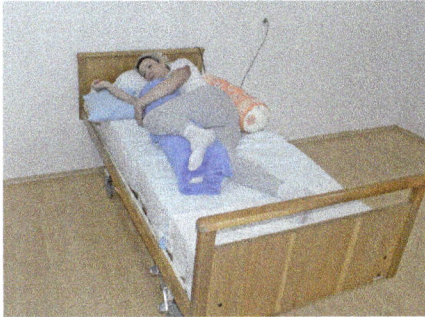

Rycina 7.4. Zabezpieczenie pacjenta w pozycji bocznej.

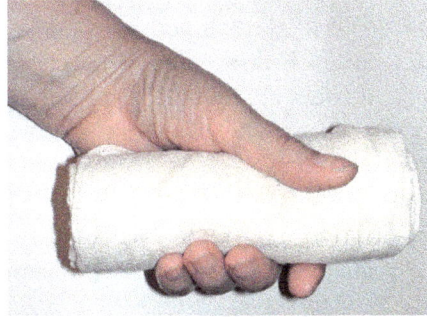

Rycina 7.5. Zapobieganie przykurczowi palców.

Zawsze należy upewnić się, czy u chorego po stronie ciała, na której zamierza się go położyć, nie występują odleżyny. Dodatkowy ucisk mógłby doprowadzić do ich powiększenia. Jeżeli u pacjenta odleżyn nie ma, trzeba pamiętać o profilaktyce przeciwodleżynowej i co kilkadziesiąt minut zmieniać pozycję jego ciała, zwracając przy tym uwagę na stan skóry (ewentualne zaczerwienienia, odgniecenia itp.). Jej kontrola jest szczególnie istotna po stronie poudarowej, gdyż stopień odczuwania bólu przez pacjenta i w konsekwencji jego reakcja na ten bodziec są ograniczone. Jeśli pojawia się zaczerwienienie skóry, koniecznie należy zmienić pozycję.

Przy leżeniu na boku zwraca się też uwagę na ułożenie głowy. Szyja nie może być napięta, gdyż prowadzi to do dużej bolesności mięśni okolicy szyi i górnej części pleców.

Bardzo ważne jest również ułożenie ręki po stronie poudarowej. Zawsze należy ją kłaść nieco wyżej, aby nie doprowadzać do powstawania obrzęków. W dłoń pacjenta powinno się włożyć piłeczkę (owiniętą w gazę) lub zwiniętą ściereczkę (suchą z naturalnego materiału przepuszczającego powietrze) [ryc. 7.5], co zapobiega powstawaniu przykurczu palców. Należy zwracać uwagę, by pacjent nie wykonywał tą dłonią ruchów pompowania.

Jeżeli chory odczuwa dużą bolesność po stronie poudarowej i nie chce na niej leżeć, powinno się zmienić pozycję na bardziej dla niego komfortową, np. półleżącą na boku, z innym ułożeniem głowy, ręki czy nogi, podparciem poduszką pleców. Należy jednak możliwie najczęściej kłaść chorego na boku poudarowym, gdyż umożliwia to jego szybszy powrót do zdrowia.

7.1.1.3. Układanie osoby po udarze na plecach

W ułożeniu na plecach poduszka powinna znajdować się tylko pod głową pacjenta, tak aby barki swobodnie dotykały materaca. Kończynę górną i dolną dotknięte udarem należy położyć nieco wyżej od reszty ciała (zapobiegnie to powstawaniu obrzęków). Pod nogą z niedowładem należy umieścić poduszkę, by wymusić delikatne ugięcie kolana i zwrócenie całej nogi nieznacznie do środka (kolano „patrzy w górę"). Palce nie mogą być skierowane do boku, ale tak jak kolano – w stronę sufitu. Pięta powinna swobodnie zwisać z poduszki, bez opierania się o materac (zapobiegnie to powstawaniu odleżyn).

Bardzo ważne jest, aby stolik, szafkę nocną, telewizor i inne przedmioty, z których korzysta pacjent, umieszczać po stronie poudarowej. Mobilizuje to pacjenta do odwracania głowy w tę stronę i aktywizacji słabszych kończyn, a więc przyspiesza jego powrót do zdrowia.

7.1.1.4. Przemieszczanie do boku łóżka

Kolejne kroki:

1) uginamy choremu nogi, a stopy opieramy stabilnie o materac,
2) sprawdzamy, czy chory może nam pomóc przy unoszeniu bioder,

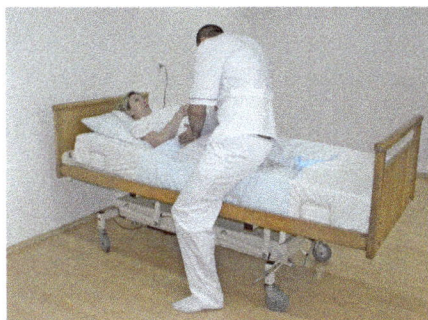

Rycina 7.6. Przesuwanie bioder.

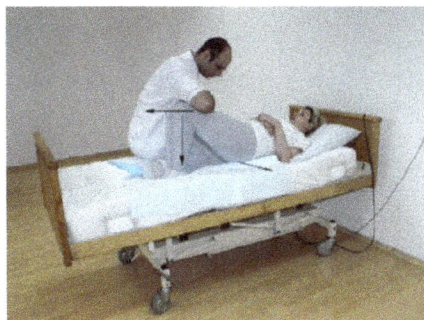

Rycina 7.7. Przemieszczanie pacjenta do boku łóżka.

3) siadamy na łóżku obok chorego, wkładamy jego kolano (jeśli nam pomaga) lub kolana (jeśli nie może nam pomóc) pod swoją pachę i zapieramy się tą samą ręką o stopę, jednocześnie ją dociskając [ryc. 7.6],

4) nacisk na kolana (w tył) powoduje unoszenie się do góry bioder chorego (jeśli może, powinien w tym pomagać), drugą ręką chwytamy chorego za bok (opierając rękę na miednicy) i odpychamy jego biodra od siebie [ryc. 7.7],

5) po przesunięciu przestajemy naciskać na kolana pacjenta, spowoduje to opuszczenie jego bioder na materac,

6) następnie przesuwamy barki pacjenta,

7) jeżeli pacjent jest w stanie sam unieść biodra, wystarczy minimalna pomoc w formie zabezpieczenia stopy przed poślizgiem i przesunięciem bioder,

8) w dalszej części postępujemy analogicznie jak w układaniu pacjenta na plecach.

7.1.1.5. Przemieszczanie w dół i w górę łóżka

Jeśli pacjent nie może pomóc opiekunowi, należy skorzystać z pomocy drugiej osoby lub użyć tkaniny/sprzętu do ślizgowego przemieszczania. Kolejne kroki:

1) osoby podnoszące wsuwają lewe ręce pod pośladki chorego i splatają je,

2) jedna osoba chwyta chorego prawą ręką pod kolana, druga wsuwa prawą rękę pod jego głowę (lub kładzie ją na plecach pacjenta, jeśli jest on w stanie pomóc przy przemieszczaniu),

3) równocześnie, poprzez niewielkie uniesienie, opiekunowie przesuwają chorego w dół lub w górę łóżka [ryc. 7.8]; jeśli chory jest w stanie pomóc, w tym czasie odpycha się nogami; jeśli jest nieprzytomny, należy zwrócić szczególną uwagę na jego głowę, aby była przemieszczana równocześnie z tułowiem.

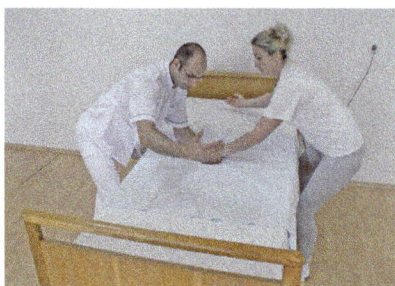 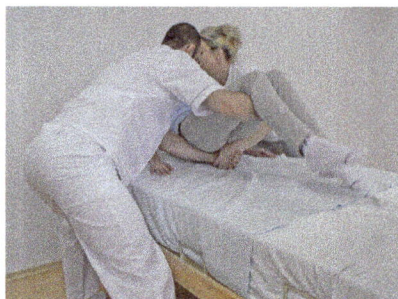

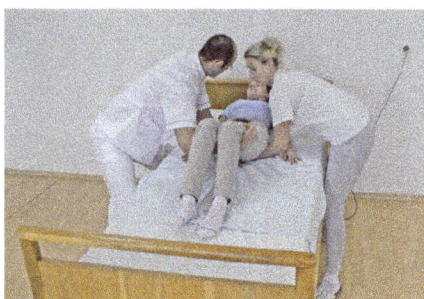

Rycina 7.8. Układ rąk osób przemieszczających pacjenta (A) i sama czynność przemieszczania (B i C).

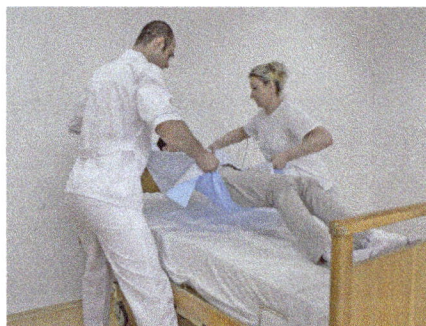 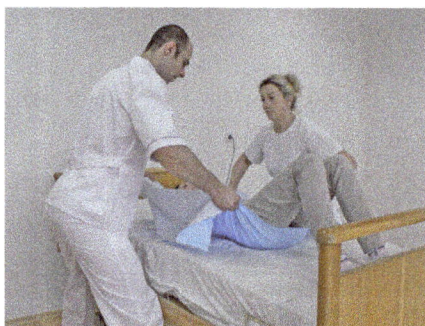

Rycina 7.9. Przemieszczanie na podkładce w dół lub w górę łóżka.

To samo zadanie można wykonać przy użyciu podkładu bądź prześcieradła [ryc. 7.9]:

1) osoby podnoszące pacjenta chwytają podkład (lub prześcieradło) z obu stron, należy przy tym pamiętać o prawidłowej pozycji ciała, jeżeli trzeba się schylić, powinno się ugiąć kolana, a nie plecy,

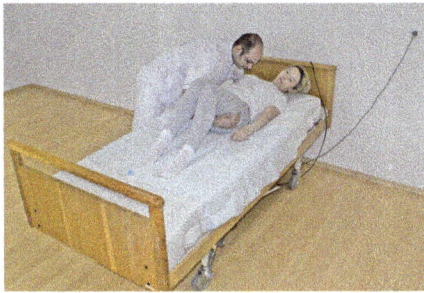

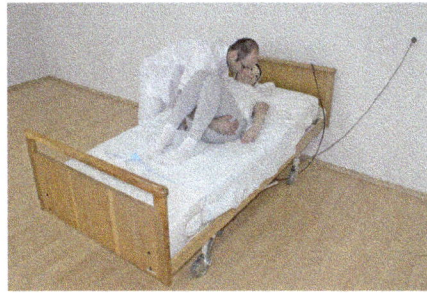

Rycina 7.10. Przemieszczanie pacjenta w górę ruchem zygzakowym.

2) odchylając się delikatnie do tyłu, opiekunowie unoszą podkład wraz pacjentem i przesuwają go w górę (bądź w dół), pamiętając, że pacjent często może trochę pomóc, odpychając się nogami.

Jeżeli opiekun znajduje się sam z pacjentem, a zachodzi potrzeba przemieszczenia podopiecznego w górę, używa się ruchu zygzakowatego [ryc. 7.10]:

1) jedną rękę wsuwa się pod barki pacjenta, a drugą pod uda,
2) przesuwa się pacjenta ruchem wahadłowym do siebie i od siebie, jednocześnie przesuwając go do góry.

W najgorszym razie, jeżeli opiekun jest sam z pacjentem i nie ma łatwoślizgu, może podciągnąć podopiecznego na prześcieradle w górę łóżka, ustawiając się od strony głowy chorego. W celu zmniejszenia tarcia należy podłożyć pod prześcieradło (techniką odwracania pacjenta na boki) duży worek foliowy. Po wykonaniu przesunięcia worek należy usunąć, gdyż jego pozostawienie stwarza ryzyko powstania odleżyn.

7.1.2. Sadzanie pacjenta na łóżku

Zmiana pozycji pacjenta z leżącej na siedzącą wiąże się z ryzykiem zarówno dla chorego (zawroty głowy, ból, tarcie skórą o podłoże), jak i dla opiekuna (przeciążenia układu mięśniowo-kostnego). W celu uniknięcia niepożądanych zdarzeń ważne jest zastosowanie opisanych poniżej technik pracy.

1) Chwyć za prześcieradło (lub podkład) z obu stron chorego, zwracając uwagę na to, aby sięgało ponad jego głowę.
2) Pociągnij za prześcieradło, unosząc tułów pacjenta w górę.
3) Jedna osoba powinna przytrzymać chorego, a druga w tym czasie ma za zadanie ułożyć poduszki za jego plecami lub podnieść podgłówek łóżka [ryc. 7.11].

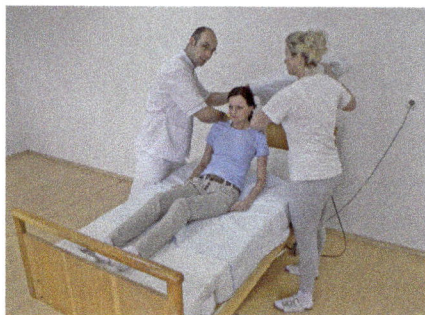

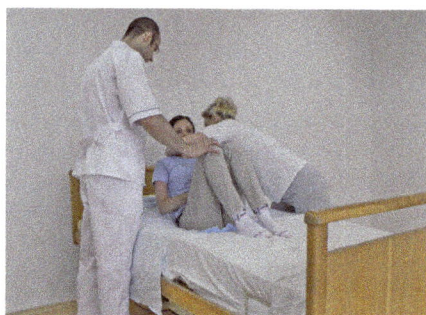

Rycina 7.11. Sadzanie pacjenta na łóżku.

7.1.2.1. Sadzanie pacjenta na brzegu łóżka

1) Wózek, na którym posadzona zostanie osoba po udarze, ustaw po jej stronie porażonej. Wyjmij właściwy bok i podnóżek oraz zablokuj koła hamulcami. Ułatwi to umieszczenie chorego na wózku.
2) Ułóż pacjenta na boku (w przypadku osób po udarze na boku poudarowym) w taki sposób, by jego kolana wystawały poza krawędź łóżka.
3) Połóż rękę na biodrze chorego i szybkim ruchem zsuń jego nogi własną nogą (udem) z łóżka. Chory, jeśli potrafi, może to zrobić sam, poprzez zsunięcie nogi słabszej nogą zdrową.
4) Dociśnij biodro chorego i posadź go, stymulując pacjenta do samodzielnej pracy. Szybkość tego ruchu jest niezwykle istotna, gdyż pozwala na wykorzystanie działania dźwigni. Dzięki temu do posadzenia chorego praktycznie nie trzeba będzie użyć siły. Gdy chory nie może pomóc w tej czynności, zamiast za biodro należy go chwycić za bark (a nie ciągnąć za rękę!) i delikatnie, używając niewielkiej siły, pociągnąć go w bok do pozycji siedzącej [ryc. 7.12].
5) Zabezpiecz chorego tak, aby nie opadł na łóżko (obejmij go lub zabezpiecz poduszkami) i żeby nie zsunął się z łóżka (przytrzymaj jego kolana swoimi).

> **Zapamiętaj!**
> Jeśli chory odczuwa dużą bolesność w stawie barkowym albo ma silny przykurcz ręki, powinno się podczas sadzania przytrzymać tę rękę (nie wolno za nią ciągnąć!).
> Zawsze należy odczekać, zanim po posadzeniu chorego na łóżku przemieści się go na wózek. Jeśli podczas siedzenia na łóżku pacjent źle się czuje, jest blady, spocony albo skarży się na kołatanie serca, trzeba zrezygnować z sadzania go na wózku, chyba że dysponuje się wózkiem, który pozwala na ułożenie pacjenta w pozycji leżącej.

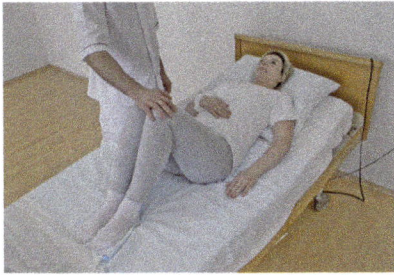
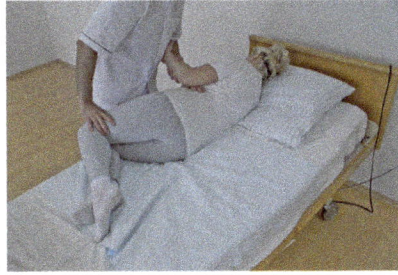
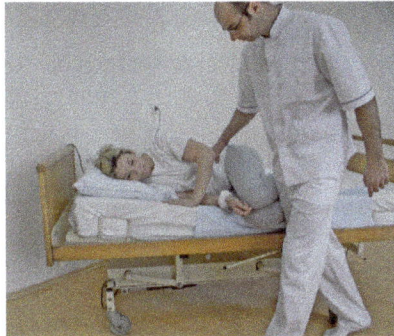
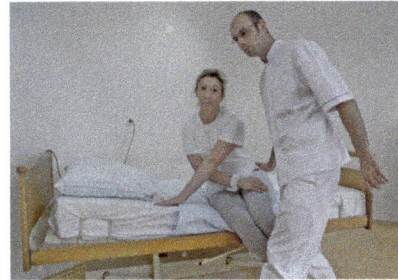
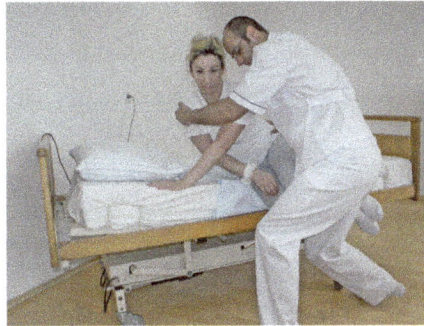

Rycina 7.12. Obracanie pacjenta na bok – do siebie (A, B), sadzanie pacjenta na brzegu łóżka (C, D) i technika chwytu za bark (E).

Jeśli choremu opada głowa, należy go tak objąć, aby jego głowa spoczywała na ramieniu opiekuna. Jedną rękę kładzie się wtedy na plecach chorego i pomaga nią sobie podczas sadzania. Nie podtrzymuje się pacjenta za rękę z niedowładem, tylko obejmuje go tak, by czuł się bezpiecznie.

Druga ręka, zsuwająca stopy, wykonuje analogiczne czynności do tych, które zostały opisane wcześniej [ryc. 7.13].

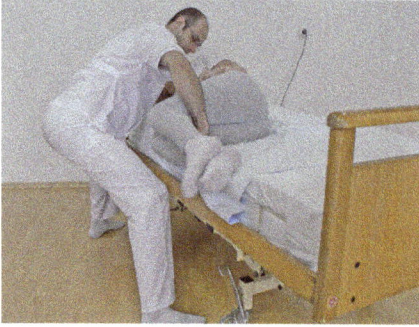

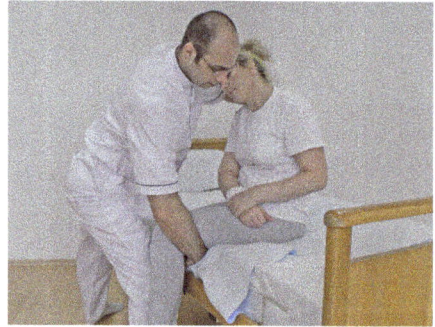

Rycina 7.13. Sadzanie pacjenta po udarze (rękę z niedowładem zaznaczono opaską).

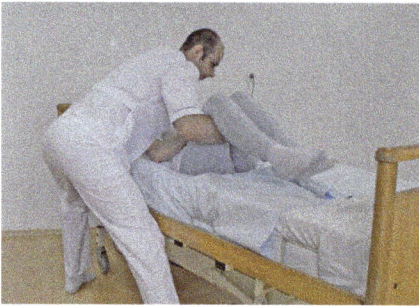

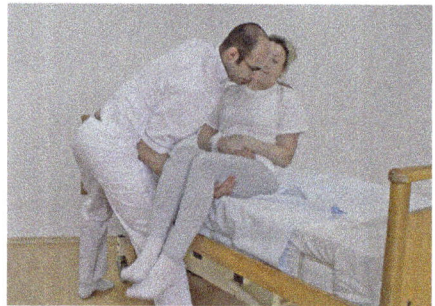

Rycina 7.14. Sadzanie pacjenta na brzegu łóżka bezpośrednio z pozycji leżącej.

Istnieje także możliwość posadzenia pacjenta na brzegu łóżka bezpośrednio z pozycji leżącej.

1) Chwyć pacjenta jedną ręką pod barkami, stabilizując jednocześnie głowę, a drugą rękę umieść pod jego udami.
2) Energicznym ruchem obróć pacjenta, jednocześnie spuszczając jego nogi za brzeg łóżka i podnosząc jego tułów do pozycji siedzącej [ryc. 7.14].

Jeżeli pacjent jest na tyle samodzielny, by usiąść na brzegu łóżka, należy poinstruować go krok po kroku, co ma robić, jednocześnie zabezpieczając go przed upadkiem.

Poproś chorego, by położył się na boku dotkniętym skutkami udaru, podpierając się w pełni sprawną ręką z przodu, i żeby ugiął nogi. Jeżeli noga z niedowładem nie jest w stanie wykonać ruchu, pacjent powinien pomóc jej drugą nogą. Odpychając się czynną ręką i zsuwając nogi, chory da radę sam wstać.

W odwrotnej sytuacji, gdy pacjent leży na zdrowym boku, można go poprosić, by odepchnął się łokciem, opuścił nogi i wyprostował się na łóżku w pozycji siedzącej [ryc. 7.15].

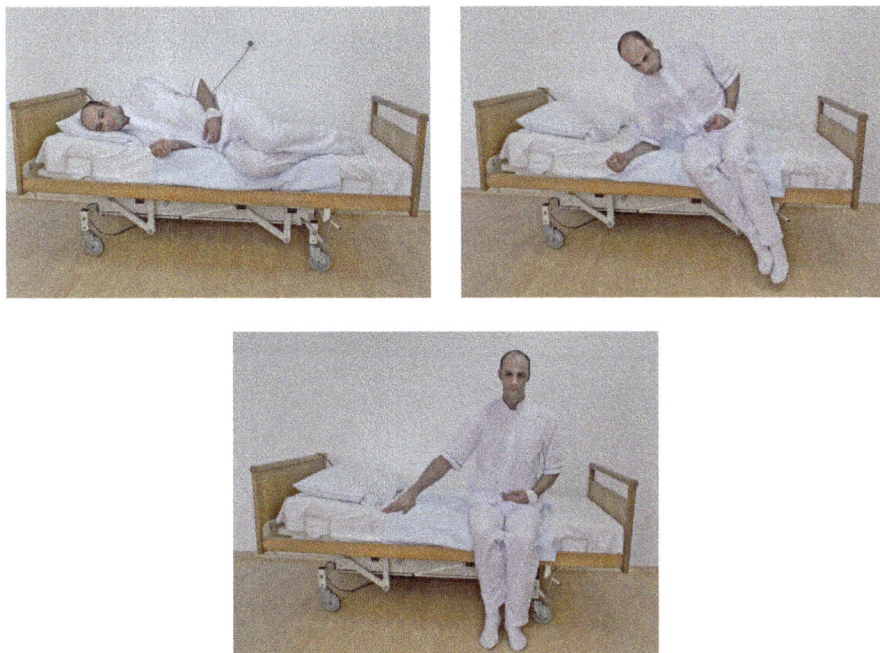

Rycina 7.15. Samodzielne siadanie na łóżku osoby po udarze (rękę z niedowładem zaznaczono opaską).

7.1.3. Przemieszczanie pacjenta poza łóżko

Przemieszczanie pacjenta niezdolnego do samodzielnego poruszania się poza łóżko wiąże się z ryzykiem wystąpienia urazu u opiekuna. W związku z tym przy tej czynności zalecane jest używanie sprzętu wspomagającego (łatwoślizgi, podnośniki). Przemieszczanie ręczne powinno się stosować jedynie w wyjątkowych sytuacjach.

7.1.3.1. Pacjent niesamodzielny – przemieszczanie ręczne, transfer łóżko–wózek

Przesadzanie pacjenta z łóżka na wózek przeprowadzić można na wiele sposobów. Zależy to od indywidualnych możliwości motorycznych danego pacjenta, które zawsze należy brać pod uwagę.

1) Stań twarzą do pacjenta siedzącego na łóżku, ugnij swoje kolana i ustaw je tak, aby obejmowały i ściskały kolana pacjenta.
2) Obejmij pacjenta pod jego rękami i chwyć z tyłu za pasek lub spodnie, ewentualnie za pas do przenoszenia [ryc. 7.16] i odepchnij się do tyłu, jednocześnie stabilizując kolana pacjenta swoimi kolanami.
3) W tej pozycji obróć się z pacjentem w stronę wózka. Powoli opuść chorego na wózek [ryc. 7.17].

Powyższa pozycja stanowi swego rodzaju dźwignię, która powoduje, że ciężar ciała pacjenta nie spoczywa wyłącznie na rękach i kręgosłupie opiekuna. Bardzo ważna jest tu praca nogami, gdyż kolana opiekuna wypychają i stabilizują kończyny dolne pacjenta, a jednocześnie powodują, że większość ciężaru chorego przenosi się na jego kończyny dolne, a kończyny górne i kręgosłup opiekuna w znacznym stopniu pozostają odciążone i sterują jedynie ruchem.

Jeśli nie dysponuje się pasem ułatwiającym uchwycenie pacjenta, a ma on stabilny tułów, można go objąć rękoma [ryc. 7.18].

To samo da się wykonać z wykorzystaniem dwóch ręczników, które dają większą kontrolę nad ciałem pacjenta. Schemat przenoszenia jest podobny, z tym że zamiast chwytać pacjenta za spodnie czy pasek, należy podłożyć mu jeden ręcznik pod pośladki, a drugi przełożyć pod pachami. Później chwyta się jeden ręcznik jedną ręką, a drugi drugą i przystępuje do przenoszenia [ryc. 7.19]. Metoda ta wymaga od opiekuna bardzo dużej siły chwytnej i dlatego zwykle stosuje się ją przy asyście drugiej osoby.

Jeżeli pacjent jest w stanie sam ustabilizować tułów, można dokonać przemieszczenia go z wykorzystaniem jednego ręcznika umieszczonego pod jego pośladkami [ryc. 7.20]. Pacjent może zdrową ręką chwycić się opiekuna co da mu większe poczucie bezpieczeństwa i stabilności. Gdy pacjent obawia się przesiadania się w ten sposób lub ma niepewną stabilizację tułowia, podczas przesadzania powinno się schować jego głowę pod ręką opiekuna [ryc. 7.21].

Należy pamiętać o tym, żeby ręka z niedowładem nie została przygnieciona (lub boleśnie wygięta) w trakcie przemieszczania. Dlatego powinno się ją położyć na nogach pacjenta lub zabezpieczyć w inny sposób, np. zawinąć w koszulkę [ryc. 7.22].

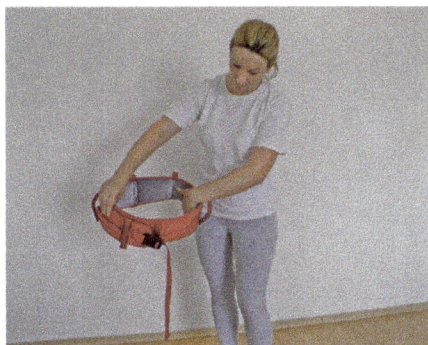

Rycina 7.16. Pas wspomagający przemieszczanie i umożliwiający asekurację przy chodzeniu.

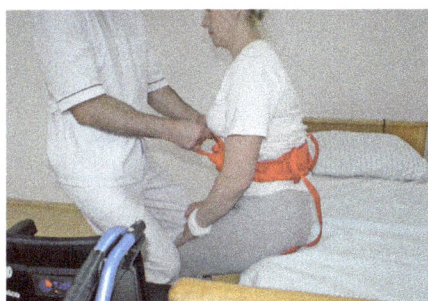

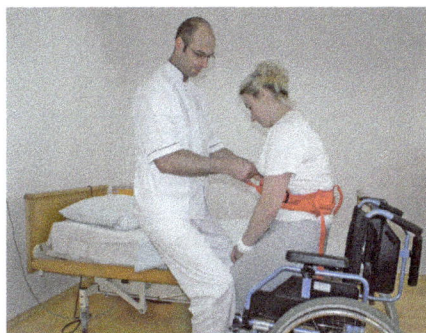

Rycina 7.17. Przesadzanie ręczne łóżko–wózek z wykorzystaniem pasa.

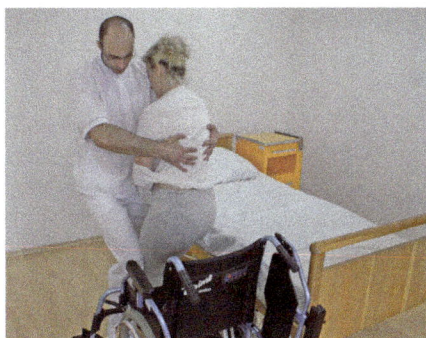

Rycina 7.18. Przesadzanie łóżko–wózek bez pomocy pasa.

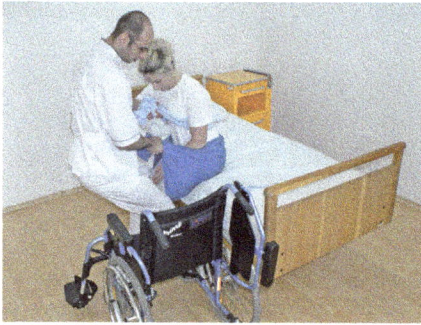

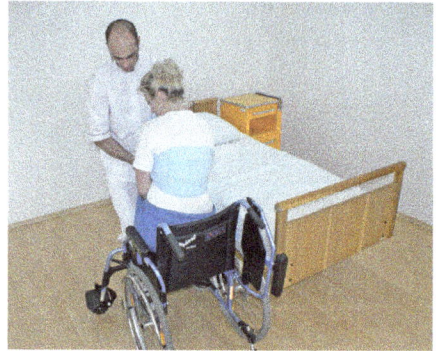

Rycina 7.19. Przesadzanie pacjenta za pomocą dwóch ręczników.

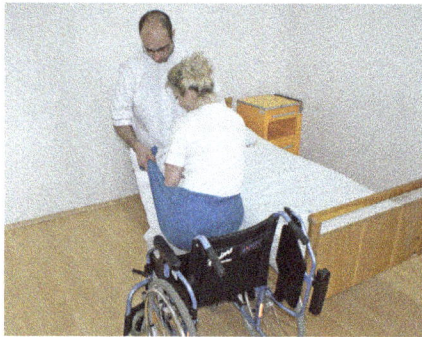

Rycina 7.20. Przesadzanie pacjenta za pomocą jednego ręcznika.

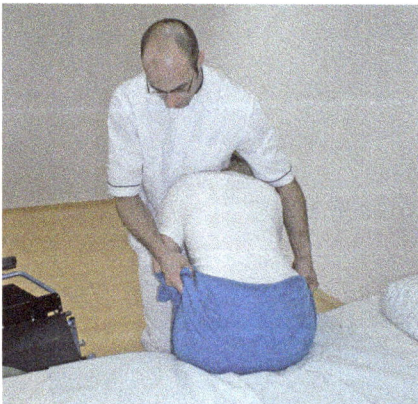

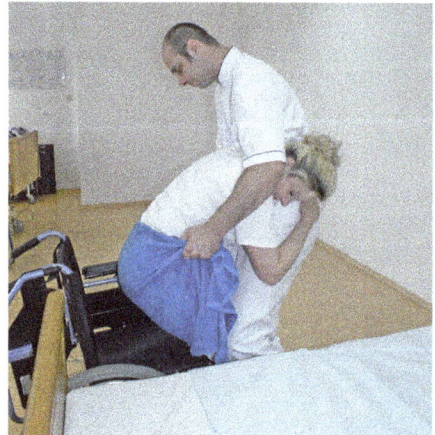

Rycina 7.21. Przesadzanie pacjenta za pomocą jednego ręcznika z jednoczesną stabilizacją jego głowy.

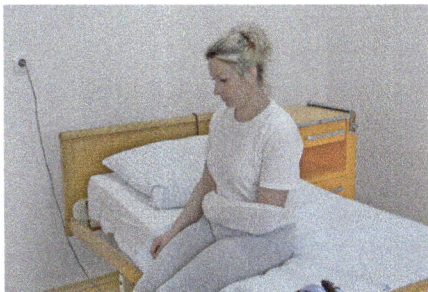

Rycina 7.22. Zabezpieczenie ręki z niedowładem w trakcie przemieszczania pacjenta.

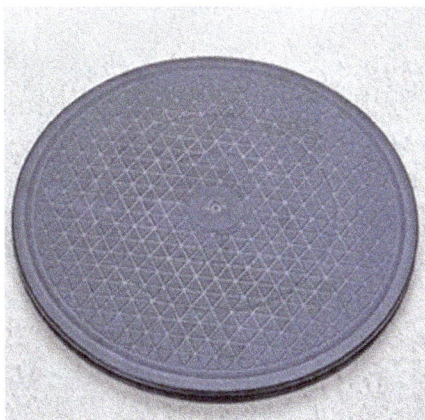

Rycina 7.23. Krążek obrotowy wspomagający przemieszczanie.

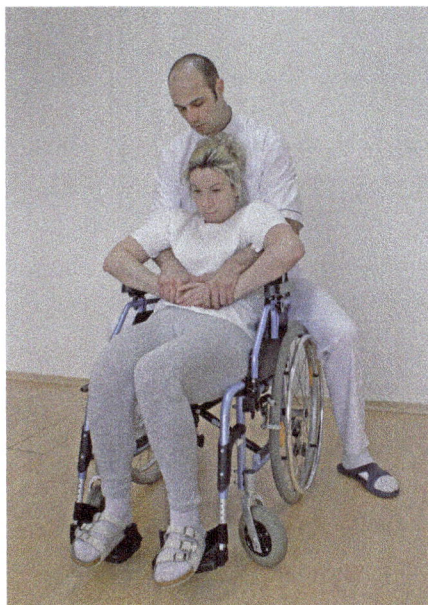

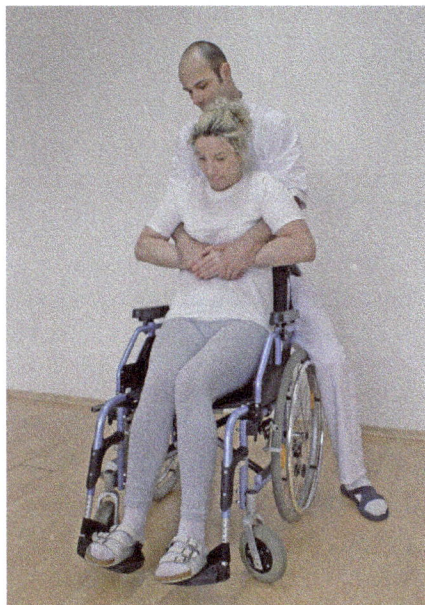

Rycina 7.24. Poprawianie pozycji pacjenta siedzącego na wózku inwalidzkim.

Podobnie, jeżeli przemieszczamy po stronie z niedowładem, należy pamiętać o nodze porażonej, która ma tendencję do zawijania się, co w skrajnym przypadku może prowadzić do zwichnięcia. Nogę tę należy przed dokonaniem przemieszczenia ustawić trochę do przodu.

Jeżeli z jakiegoś powodu nie jest możliwa stabilizacja kolan pacjenta swoimi kolanami, do wykonania szybkiego przemieszczenia z łóżka na wózek powinno się użyć małej platformy obrotowej [ryc. 7.23], na której stawia się stopy pacjenta. Następnie, trzymając za ręcznik podłożony pod jego pośladki, wykonuje się szybki półobrót.

Często po przeniesieniu pacjenta na wózek uzyskuje się niewygodną pozycję półleżącą. W przypadku transferu za pomocą ręczników można je zostawić na siedzisku, gdyż posłużą wtedy do poprawienia pozycji chorego i do powtórnego przesadzenia go na łóżko. Jeśli nie wykorzystywało się ręczników, należy pacjenta podciągnąć bliżej oparcia poprzez uchwycenie go za przedramiona i podciągnięcie, aż do osiągnięcia zamierzonej, wygodnej dla niego pozycji [ryc. 7.24].

7.1.3.2. Pozycja pacjenta po udarze na wózku

Wózek powinien mieć głębokość i szerokość siedziska dopasowaną idealnie do rozmiarów użytkownika. Plecy pacjenta muszą być wyprostowane i pewnie oparte, a właściwa pozycja ud i miednicy zapewni idealny rozkład ciśnienia w miejscach szczególnie narażonych na powstawanie odleżyn (kość ogonowa, pośladki, uda).

Ważne jest także odpowiednie ustawienie wysokości podnóżka. Zła pozycja stopy i uda może skutkować zsuwaniem się pacjenta z wózka lub wywoływać nadmierny ucisk na miejsca predysponowane do pojawienia się odleżyn.

Jeżeli opiekun nie dysponuje wózkiem, a jedynie krzesłem, musi pamiętać, iż powinno ono być takiej głębokości, aby całe uda chorego leżały na siedzisku, a nie wisiały w powietrzu. W tej drugiej sytuacji należy bezwzględnie podeprzeć je małymi poduszkami lub kocem.

Rękę dotkniętą udarem należy położyć z przodu i nieco wyżej, np. na poduszce na kolanach chorego, by mógł ją widzieć. Dzięki temu będzie obserwował, czy nie zsuwa się, nie sinieje itp. Ręką sprawną, jeśli da radę, może napędzać wózek. Stopę z niedowładem również umieszcza się wyżej, na podnóżku [ryc. 7.25], a drugą stawia się pewnie na podłożu. Chory może się nią odpychać i sterować kierunkiem jazdy wózka. Jeżeli noga poudarowa funkcjonuje, może również uczestniczyć w kierowaniu i odpychaniu się – wstępna rehabilitacja.

Krzesło, na którym planuje się posadzić podopiecznego, powinno mieć poręcze. Zapobiegnie to zsuwaniu się pacjenta w bok.

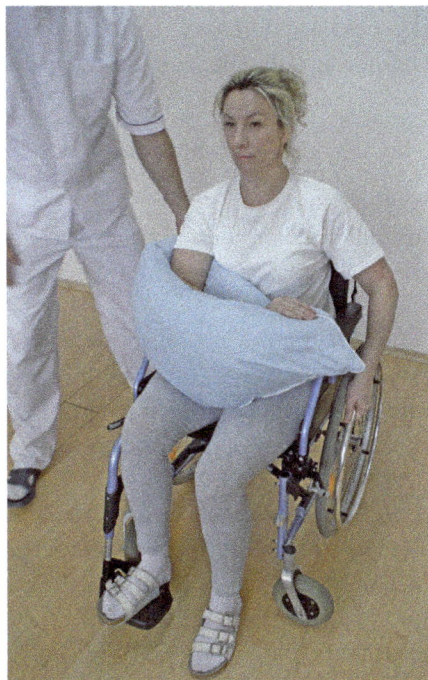

Rycina 7.25. Prawidłowa pozycja pacjenta po udarze na wózku inwalidzkim.

7.1.3.3. Przemieszczanie pacjenta łóżko–wózek z użyciem podnośników

Przemieszczanie łóżko–wózek z użyciem podnośników jest szczególnie wskazane w przypadku tetraplegików i innych osób unieruchomionych, których ciężar przekracza możliwości fizyczne opiekunów. Możliwość stosowania podnośników w domu zależy od warunków mieszkaniowych (czy w mieszkaniu jest wystarczająca przestrzeń i nie ma progów). Jedna osoba bez trudu przesunie typowy mobilny (ma kółka) podnośnik z ruchomym ramieniem z zaczepami dla nosidła lub szelek. Wykorzystuje się również przenośniki montowane na stałe [patrz rozdział 3.2.3].

Nosidła i szelki dobiera się do stanu pacjenta i planowanej czynności. Przy słabych pacjentach wskazane są nosidło obejmujące również głowę chorego, co zapobiega ewentualnym urazom kręgosłupa, oraz szelki usztywnione w części przylegającej do jego odcinka szyjnego.

Wyróżnia się podnośniki z napędem hydraulicznym i elektrycznym (akumulatory). Najbardziej praktyczne są podnośniki elektryczne sterowane pilotem, gdyż umożliwiają opiekunowi manewrowanie i jednoczesne zabezpieczanie pacjenta. W razie potrzeby, pchając podnośnik, można jednocześnie poprawiać ułożenie szelek, ręką wyhamować kołysanie nosidła czy uspokoić zaniepokojonego pacjenta.

Zasady bezpieczeństwa przy stosowaniu podnośników:

1) Zanim umieścisz pacjenta w podnośniku:
   - sprawdź, czy podnośnik jest dość mocny, by unieść ciężar podopiecznego, i czy działa sprawnie (czy bateria jest naładowana, aby nie zatrzymał się podczas podnoszenia),
   - przypnij pasy (nosidło) tak, by pacjent znajdował się w pozycji siedzącej lekko odchylony do tyłu albo by pozycja przy podnoszeniu była najwygodniejsza dla niego, unikaj sytuacji, w których pacjent będzie kołysał się jak wahadło (przeciwdziała temu sztywne i celowo opornie poruszające się ramię zaczepowe),
   - upewnij się, że pacjent nie odczuwa bolesnego ucisku pod ramionami, biodrami i udami – zaleca się stosowanie nosidła z szerokimi pasami pod udami oraz ułożenie pacjenta w pozycji odchylonej do tyłu, dzięki której ciężar ciała odpowiednio rozkłada się na uda i plecy,
   - podeprzyj głowę i nogi osoby przenoszonej, by nie kołysały się (np. wykorzystaj usztywniony hamak).
2) Przy zakładaniu nosidła lub pasów pamiętaj o tym, żeby:
   - wszelkie szwy znajdowały się na zewnętrznej stronie nosidła,
   - ściśle przestrzegać instrukcji zakładania nosideł bądź pasów,
   - wszystkie paski były wyciągane do góry równocześnie,
   - sprawdzić, czy pacjent znajduje się we właściwej pozycji.

Korzystanie przez opiekunów z podnośników zmniejsza ryzyko wystąpienia u nich urazów związanych z podnoszeniem pacjentów praktycznie do zera [patrz rozdziały 5.2 i 5.3].

Techniki podnoszenia za pomocą podnośnika – pierwszym krokiem jest założenie szelek nosidła. By to wykonać u pacjenta leżącego w łóżku, należy go delikatnie unieść i wsunąć szelki pod jego plecy [ryc. 7.26]. Można też najpierw odwrócić pacjenta na jeden bok, a potem na drugi [ryc. 7.27]. Górne uchwyty stabilizują obręcz barkową pacjenta, dolne przekłada się pod jego nogami, a pasy przeplata przez siebie i krzyżuje [ryc. 7.28].

W celu uzyskania pozycji siedzącej pasy przy obręczy barkowej należy zawiesić na wyższych oczkach, a pasy trzymające kończyny dolne na niższych oczkach. Przy tej pozycji bezwzględnie powinno się pamiętać o skrzyżowaniu pasów kończyn dolnych, co zabezpieczy pacjenta przed upadkiem do przodu i wypadnięciem z uprzęży. Przełożenie pasów przez siebie podczas ich krzyżowania powoduje też mniejszą ruchomość i wiąże się z mniejszym prawdopodobieństwem

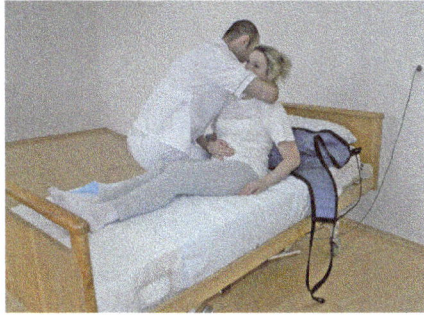

Rycina 7.26. Zakładanie nosidła pacjentowi leżącemu na plecach techniką uniesienia tułowia.

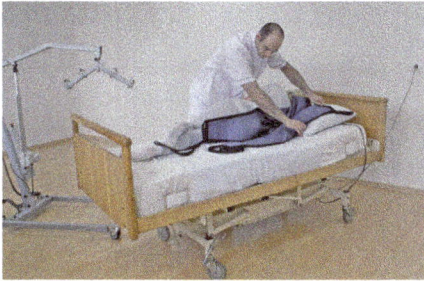

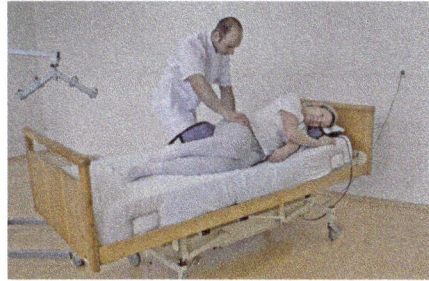

Rycina 7.27. Zakładanie nosidła u pacjenta leżącego techniką odwracania na boki.

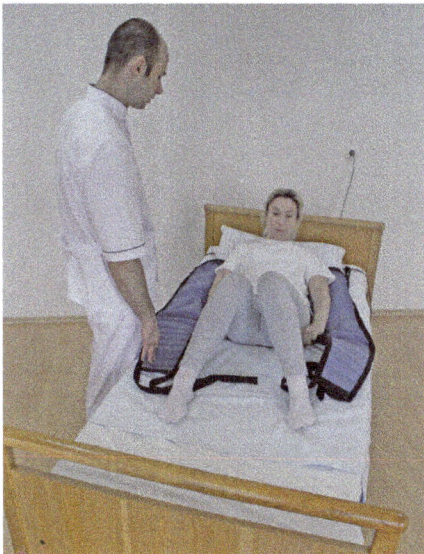

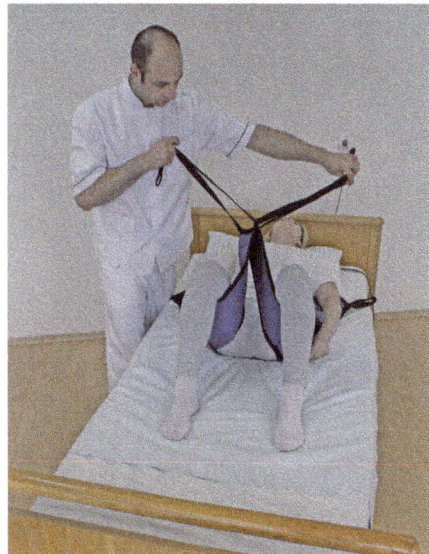

Rycina 7.28. Zakładanie pasów nosidła.

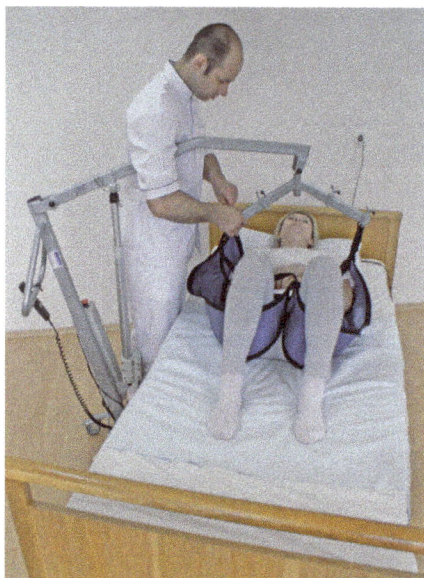

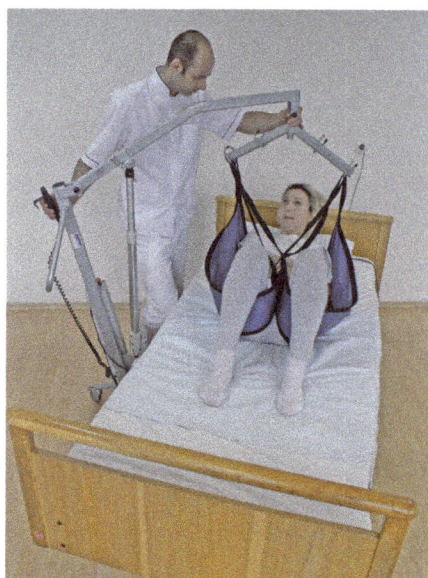

Rycina 7.29. Zakładanie szelek nosidła na ramię podnośnika.

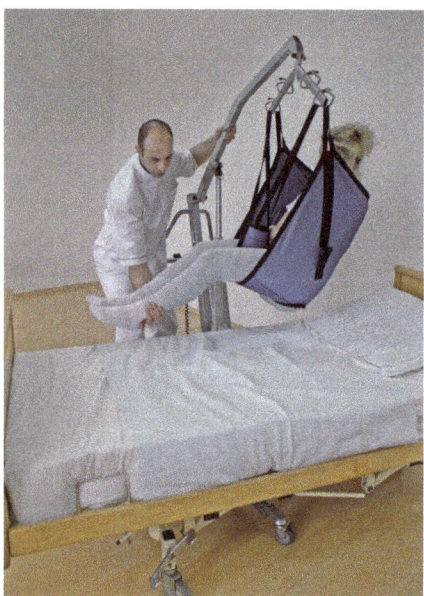

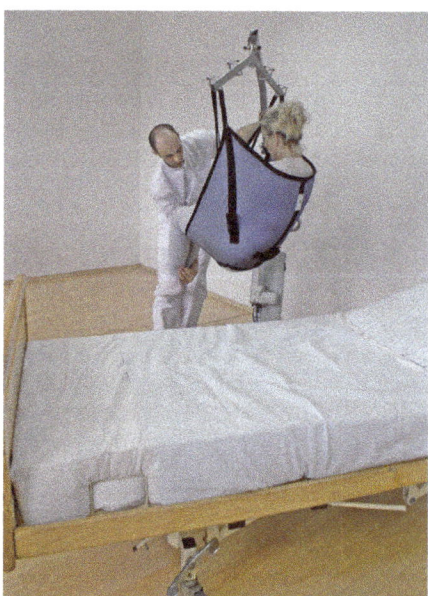

Rycina 7.30. Podnoszenie pacjenta z wykorzystaniem podnośnika.

przycięcia skóry chorego podczas przenoszenia. Bardzo ważne jest też zaczepianie wszystkich oczek w pasach do ramienia podnośnika [ryc. 7.29] – w sytuacji zerwania się nawet kilku oczek pacjent nie wypadnie, gdyż pozostałe oczka przytrzymają nosidło.

Tak zabezpieczonego pacjenta można zacząć podnosić, oczywiście po uprzednim przygotowaniu sobie miejsca pracy. Gdy pacjent jest już na odpowiedniej

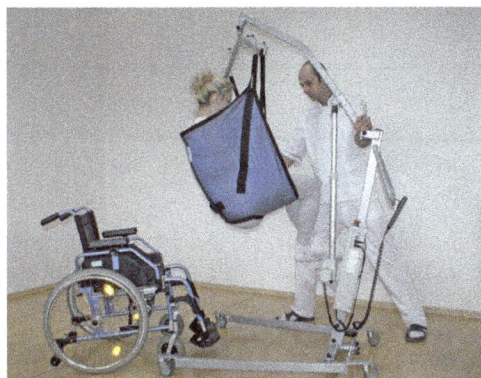

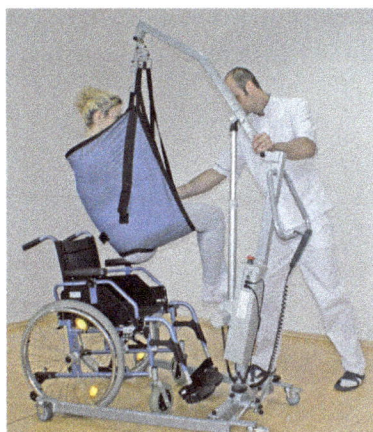

Rycina 7.31. Przemieszczanie na podnośniku nad wózek inwalidzki.

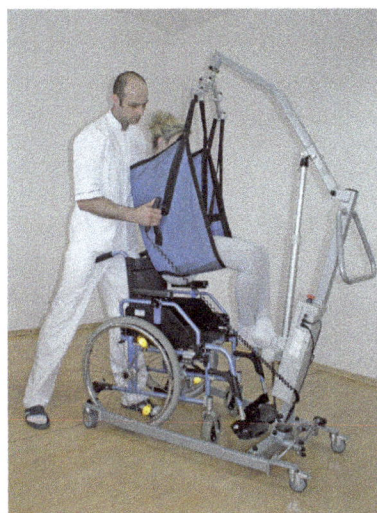

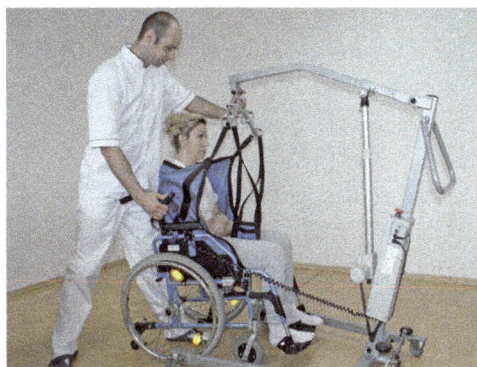

Rycina 7.32. Sadzanie pacjenta na wózku inwalidzkim za pomocą podnośnika.

wysokości, należy zsunąć jego nogi, jednocześnie uważając, by nie uderzył się nimi o podnośnik [ryc. 7.30].

Kończyny górne pacjenta podczas przenoszenia mogą spoczywać w hamaku czy na brzuchu chorego lub podopieczny może trzymać się pasów. Daje to pacjentowi dodatkową pewność, że się czegoś trzyma, a nie jest zawieszony w powietrzu. Następnie należy złapać za uchwyty podnośnika i odjechać, sterując urządzeniem tak, by pacjent znalazł się bezpośrednio nad siedziskiem wózka inwalidzkiego [ryc. 7.31]. Rozstaw ramion jezdnych podnośnika można zmieniać, np. zwiększyć, gdy wózek jest za szeroki.

Po ustawieniu przenośnika z pacjentem w odpowiednim miejscu należy stanąć z tyłu za wózkiem, złapać za uchwyty znajdujące się z tyłu szelek nosidła i opu-

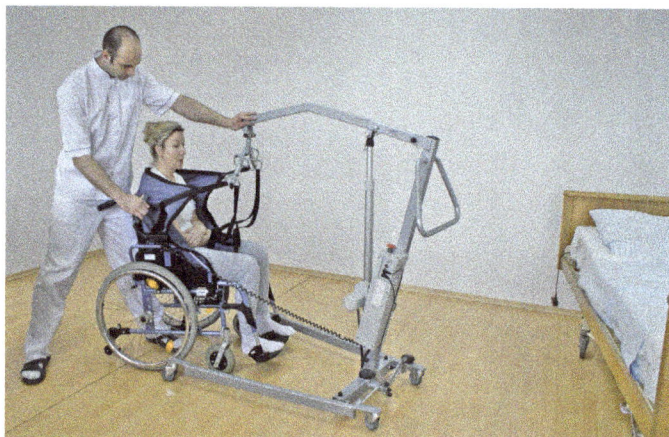

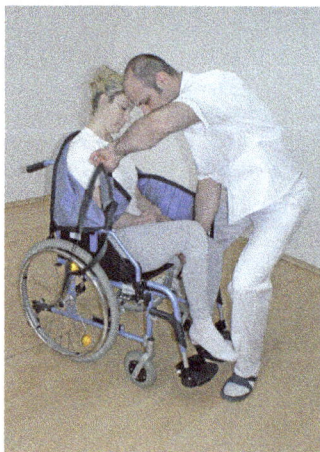

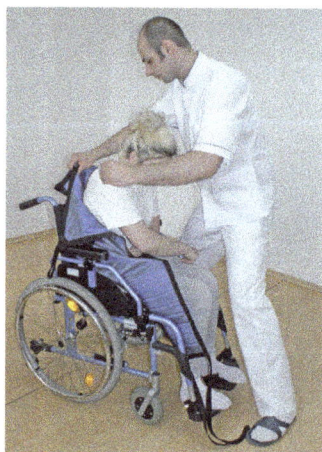

Rycina 7.33. Zdejmowanie nosidła.

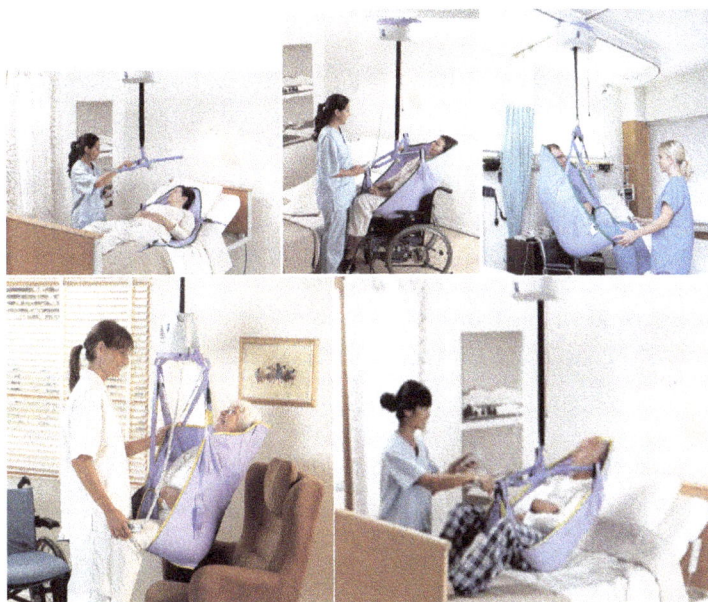

Rycina 7.34. Zastosowania podnośników sufitowych.

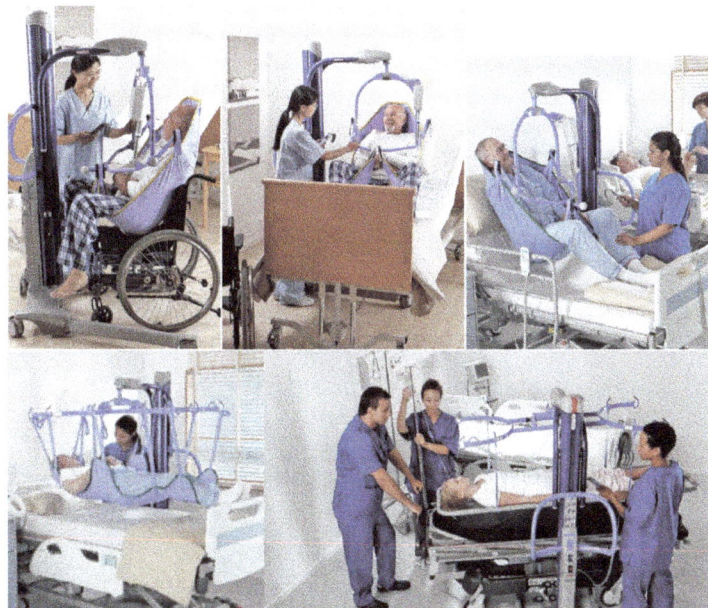

Rycina 7.35. Zastosowania podnośników dwufunkcyjnych (podnoszenie w pozycji siedzącej i leżącej).

ścić podopiecznego w dół pilotem, pilnując jednocześnie, by się nie kołysał i bezpiecznie usiadł [ryc. 7.32].

Po posadzeniu pacjenta na siedzisku wózka powinno się opuścić ramię podnośnika nieco niżej, co pozwoli na łatwiejsze odczepienie pasów nosidła. Podczas tego działania należy uważać, by ramię nie uderzyło chorego w głowę. Gdy widać, że pasy luźno zwisają, można wypiąć je z uchwytów i odsunąć podnośnik od pacjenta. Następnie przystępuje się do wyjęcia nosidła – najpierw wyciąga się pasy spod kończyn dolnych, a następnie usuwa całe nosidło zza pleców pacjenta [ryc. 7.33].

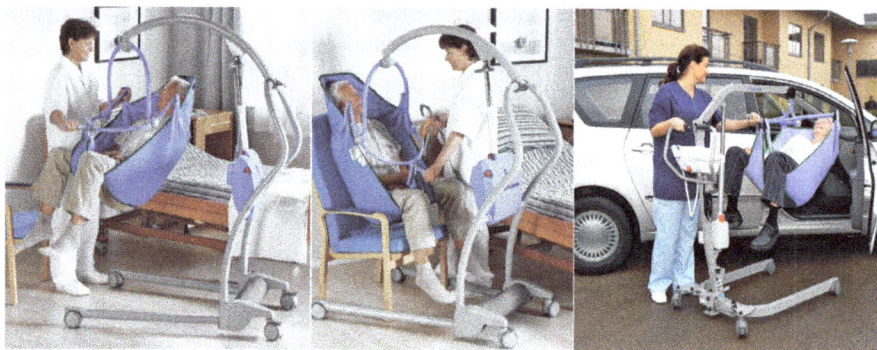

Rycina 7.36. Zastosowania mobilnych podnośników nosidłowych.

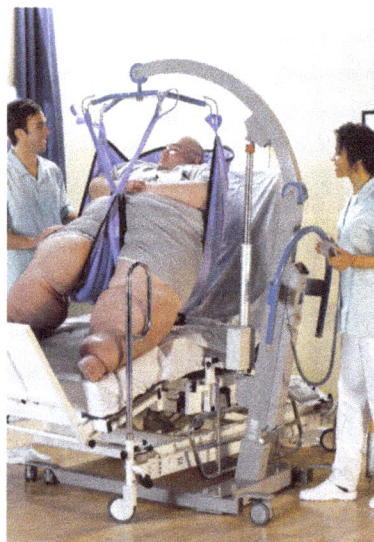

Rycina 7.37. Mobilny podnośnik nosidłowy dla pacjentów ze znaczną otyłością.

Podnośniki i techniki ich stosowania mogą się nieznacznie różnić [ryc. 7.34– –7.36]. Do podnoszenia i przemieszczania pacjentów z otyłością olbrzymią przeznaczone są specjalne wzmocnione podnośniki [ryc. 7.37].

7.1.3.4. Podnośniki-pionizatory

Pionizatory zaleca się pacjentom, którzy nie mogą sami wstać, ale są w stanie utrzymać tułów w pozycji pionowej. Pionizowanie ma bardzo duże znaczenie w profilaktyce skutków długotrwałego unieruchomienia, także dla pacjentów po udarze czy z porażeniem czterokończynowym, jeżeli dają radę stabilizować tułów. Nie jest wskazane używanie pionizatora do przemieszczania pacjentów wiotkich, gdyż mogą się oni wysunąć z pasa i upaść. Pacjenci po udarze w trakcie przemieszczania powinni trzymać się uchwytu podnośnika sprawną ręką, a drugą rękę (niesprawną) powinni mieć zabezpieczoną.

Technika pracy z podnośnikiem-pionizatorem – najpierw należy założyć pas wokół tułowia pacjenta [ryc. 7.38]. Pas wykonany jest z przyjemnego w dotyku i miękkiego materiału, niekiedy dodatkowo obszytego sztucznym futrem. Mimo to nie należy przetrzymywać pacjenta w pionizacji dłużej niż to konieczne, gdyż po pewnym czasie naprężone pasy dają nieprzyjemne uczucie wpijania się pod pachami.

Podjeżdżając podnośnikiem do pacjenta, powinno się uważać, by platforma (znajdująca się między ramionami jezdnymi podnośnika) nie uderzyła w stopy chorego. Każde uszkodzenie, np. u pacjenta ze stopą cukrzycową, może mieć poważne skutki zdrowotne.

Następnie należy ustawić stopy pacjenta na platformie, zaczepić uchwyty pasa do pionizatora i polecić choremu, by podczas pionizacji trzymał się uchwytów [ryc. 7.39]. Po zakończeniu podnoszenia trzeba sprawdzić, czy pacjent jest odpowiednio podparty (punkt podparcia poniżej kolan).

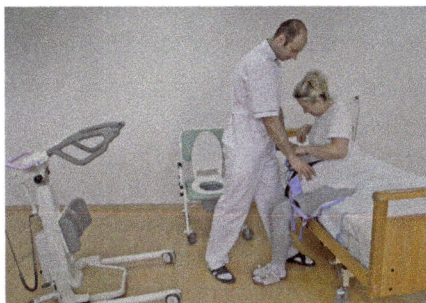

Rycina 7.38. Zakładanie pasa podnośnika-pionizatora.

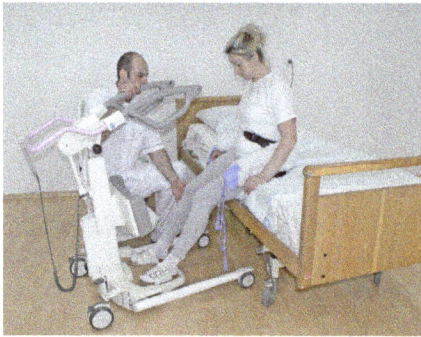

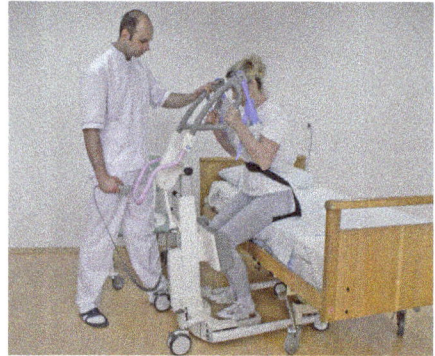

Rycina 7.39. Przygotowanie do pionizacji.

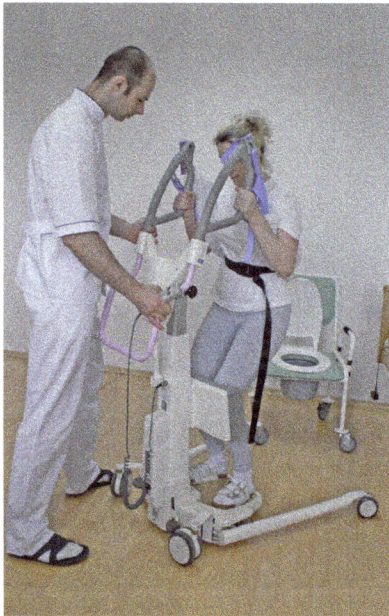

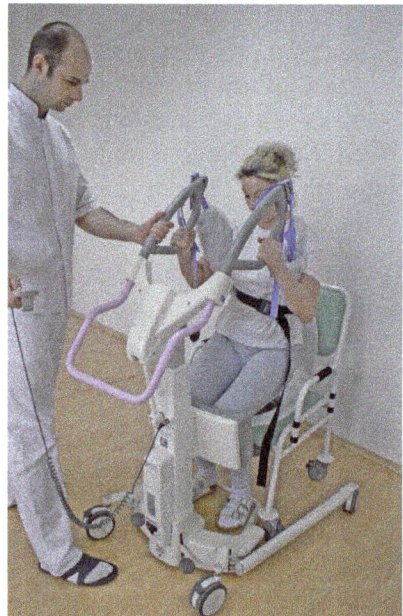

Rycina 7.40. Przemieszczenie na pionizatorze (A) i sadzanie na krześle sanitarnym (B).

Przemieszczanie pacjenta do toalety opisano także w rozdziale 7.4.2. Ramiona jezdne pionizatora można rozszerzyć w razie potrzeby bliskiego podjechania do sedesu, krzesła sanitarnego, fotela czy wózka inwalidzkiego [ryc. 7.40]. Podczas toalety nie trzeba zdejmować pasa i odczepiać pacjenta od pionizatora, należy jednak pamiętać, aby ramię pionizatora było opuszczone, a pas był luźny w celu uniknięcia nieprzyjemnego ucisku pod pachami.

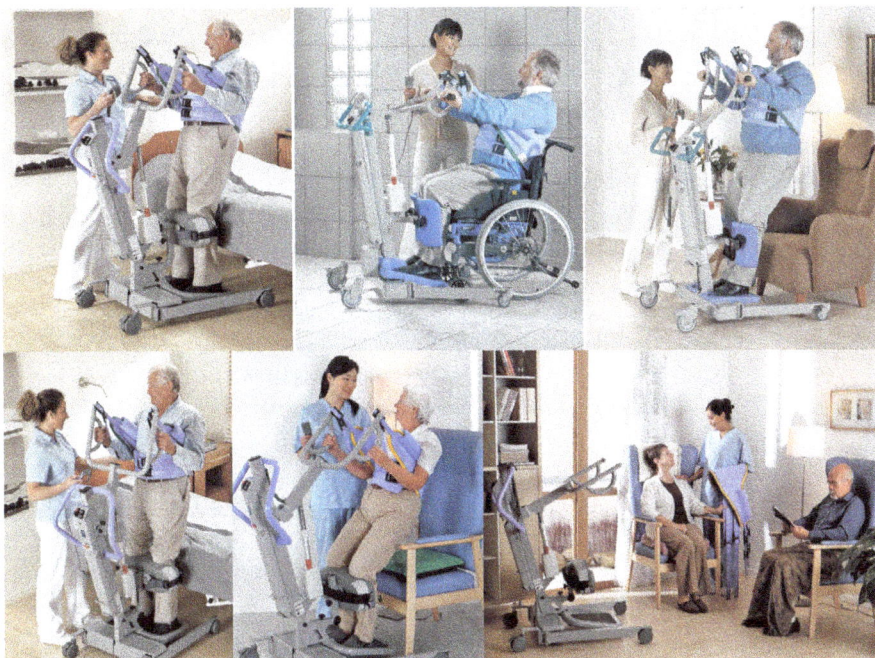

Rycina 7.41. Przykłady zastosowania podnośników-pionizatorów.

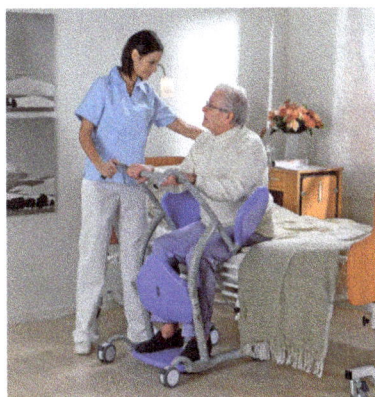

Rycina 7.42. Urządzenie wspomagające wstawanie, stanie i przemieszczanie się.

Podnośniki-pionizatory przydają się w różnych sytuacjach [ryc. 7.41]. Niektórym pacjentom, wymagającym jedynie pomocy przy wstaniu i przemieszczaniu na krótkie odległości, bardzo przydatny jest mały, prosty w konstrukcji pionizator [ryc. 7.42].

7.1.3.5. Podnośniki noszowe

Przemieszczanie na podnośnikach noszowych jest niezbędne w przypadku pacjentów, którzy nie mogą siedzieć. Podnośniki te bywają elementem zintegrowanego systemu do higieny osobistej jako urządzenia zanurzane w wannie i używane przy myciu pod prysznicem. Ich stosowanie jest bardzo proste. Należy odwrócić pacjenta na bok, a następnie najechać leżem podnośnika na łóżko. Po odwróceniu chorego na plecy znajdzie się on na podnośniku [ryc. 7.43]. Jeżeli podnośnik obsługuje jedna osoba, przed odwróceniem pacjenta na bok należy zaciągnąć barierki łóżka, by zabezpieczyć go przed wypadnięciem.

Podnośniki przywannowe i wewnątrzwannowe są niezbędne przy kąpaniu osób z upośledzoną funkcją samodzielnego poruszania się [patrz rozdział 7.2.8.1]. Szczególnie przydają się w przypadku osób jeżdżących na wózkach inwalidzkich.

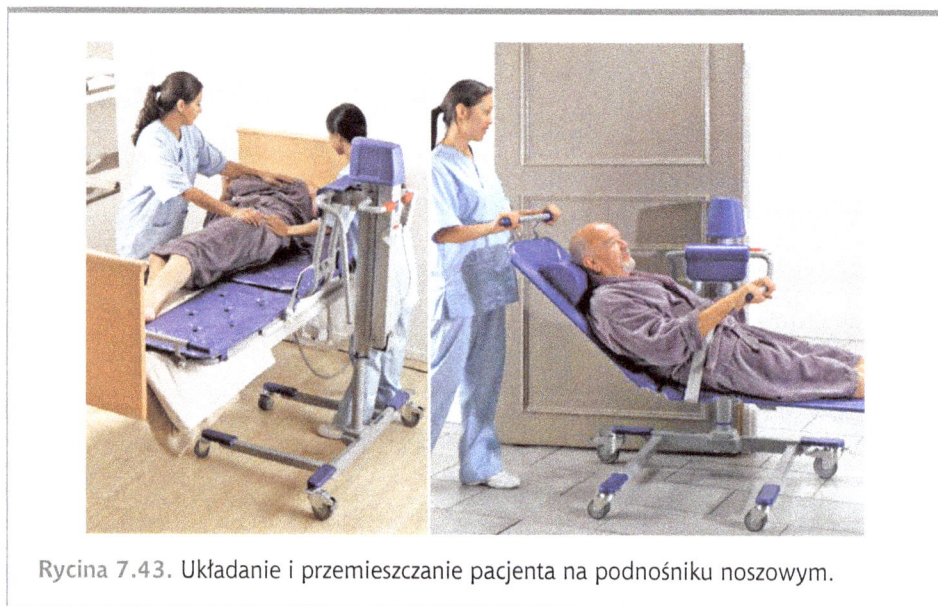

Rycina 7.43. Układanie i przemieszczanie pacjenta na podnośniku noszowym.

7.1.4. Przemieszczanie pacjentów z użyciem łatwoślizgu

7.1.4.1. Przemieszczanie na podkładkach ślizgowych

Przesiadanie się za pomocą łatwoślizgu jest proste, ale może na początku budzić obawy pacjenta przed upadkiem. Należy poinformować chorego, jak łatwoślizg działa, by wyeliminować strach i zapewnić sobie jego współpracę. Dobrze prze-

prowadzony trening umiejętności będzie skutkował w wielu przypadkach samo-
dzielnością pacjenta w przesiadaniu się na łatwoślizgu. Właściwe przemieszczanie jest warunkowane jednakową wysokością łóżka, wózka, fotela, krzesła
sanitarnego i sedesu, pomiędzy którymi pacjent się przesuwa.

Technika przemieszczania pacjenta z łóżka na wózek [ryc. 7.44]:

1) Ustaw wózek równolegle do brzegu łóżka i zdejmij bok oparcia wózka.
2) Podłóż łatwoślizg pod ciało pacjenta, zewnętrzny brzeg łatwoślizgu kierując
   w stronę wózka.
3) Ułóż brzeg łatwoślizgu na siedzisku wózka.
4) Ślizgiem przesuń pacjenta na wózek.
5) Po właściwym usadowieniu pacjenta wyjmij spod niego łatwoślizg.

Jeżeli pacjent jest w miarę samodzielny i potrafi sam podłożyć sobie łatwoślizg,
nie należy go w tym wyręczać. Powinno się jedynie pamiętać, by wózek ustawić
po stronie słabszej ręki chorego, aby czynną (sprawniejszą) ręką mógł się odpy-

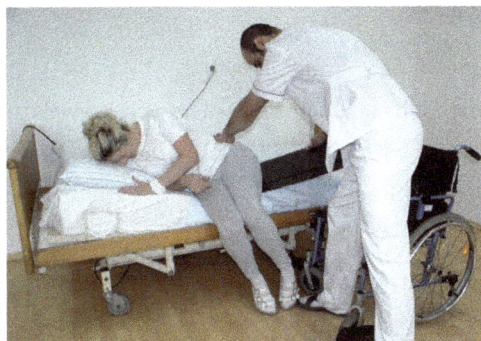

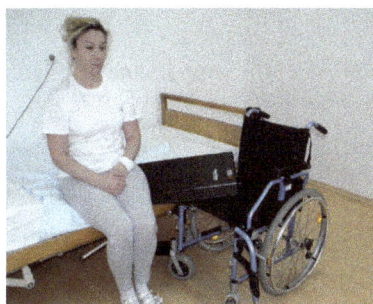

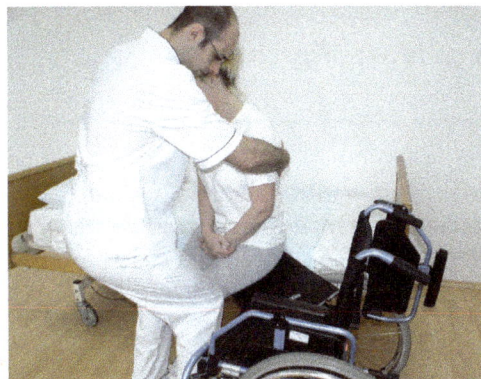

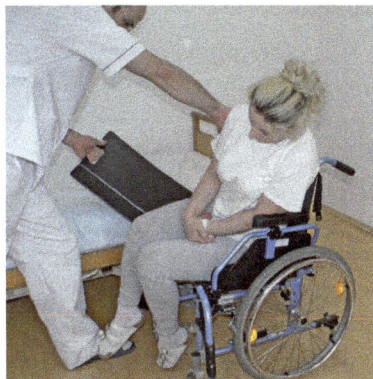

Rycina 7.44. Przemieszczanie pacjenta po udarze (rękę z niedowładem zaznaczono
opaską) z łóżka na wózek inwalidzki z wykorzystaniem łatwoślizgu.

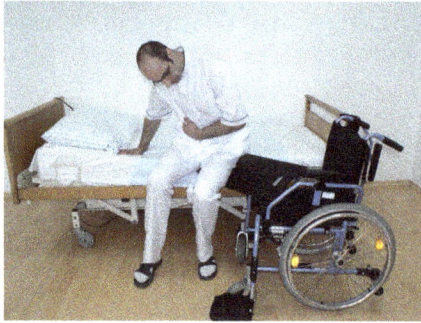

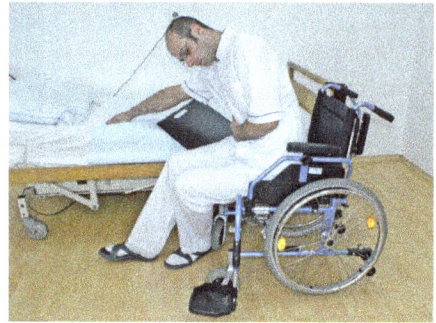

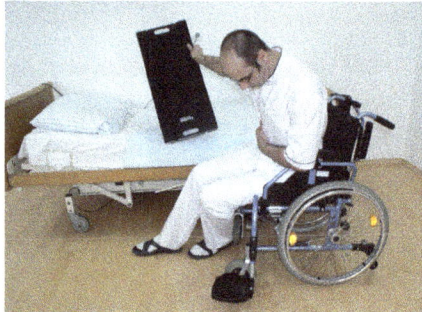

Rycina 7.45. Samodzielne przesiadanie się osoby po udarze z łóżka na wózek inwalidzki z wykorzystaniem łatwoślizgu.

chać podczas przesiadania [ryc. 7.45]. Jeśli jest to konieczne opiekun może pomóc pacjentowi w tej czynności.

7.1.4.2. Technika przemieszczania na łatwoślizgach

Zapamiętaj!
Za pomocą łatwoślizgu można bez większego wysiłku dokonać transferu pacjenta z łóżka na inny sprzęt do przemieszczania, a co najważniejsze czynność ta nie wymaga bezpośredniego działania dużą siłą na ciało pacjenta. Skóra chorego nie jest poddawana rozciąganiu i nie trze o podłoże.

Łatwoślizg jest tak cienki, że można jego brzeg łatwo objąć dłonią, a po złożeniu nie zajmuje dużo miejsca. Stanowi to dużą zaletę dla opiekuna w praktyce do-

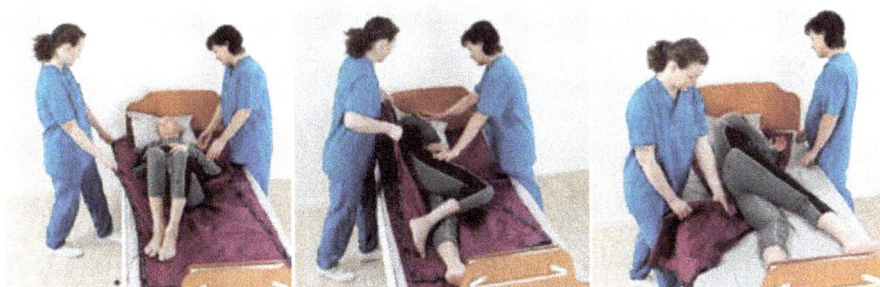

Rycina 7.46. Zmiana pozycji ciała pacjenta za pomocą maty ślizgowej.

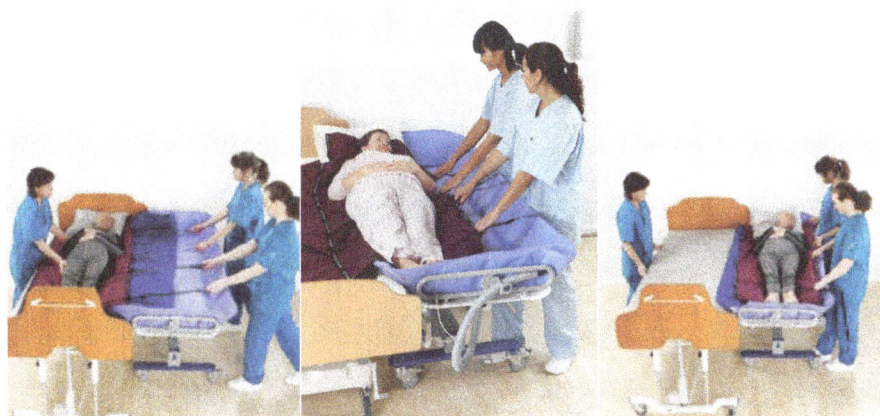

Rycina 7.47. Przemieszczanie pacjenta z łóżka na wózek–wannę za pomocą maty ślizgowej.

mowej, gdyż może ten sprzęt mieć stale przy sobie. Łatwoślizg umożliwia kontrolowane przesuwanie pacjenta:

1) w górę łóżka,
2) z pozycji leżącej do siedzącej i odwrotnie,
3) odwracanie z leżenia na plecach do pozycji na boku czy na brzuchu i odwrotnie [ryc. 7.46],
4) umieszczenie chorego w pozycji wymaganej np. do wykonania czynności pielęgnacyjnych,
5) wspomaganie w opuszczeniu łóżka, przesiadanie się na wózek inwalidzki czy krzesło sanitarne,
6) przesuwanie boczne, np. na wózek–nosze, wózek kąpielowy [ryc. 7.47].

Łatwoślizg pod osobę leżącą wkłada się metodą odwracania na boki, co nie różni się od techniki wymieniania prześcieradła.

Pomocne wskazówki:

1) Ruchy przy przemieszczaniu wykonuj płynnie, powoli, bez szarpania, by nie narażać skóry chorego na działanie gwałtownych sił. Przesuwaj chorego, nie podnosząc go.
2) Przemieszczaj chorego na łóżku przez pociąganie za górną warstwę łatwo-ślizgu (model w kształcie rękawa lub jedna warstwa tkaniny). Jeśli musisz chwycić chorego, nie dotykaj bezpośrednio jego ciała, lecz złap za jego piżamę lub za podkład bądź prześcieradło.
3) Jeśli to możliwe, wykonuj przemieszczanie z pomocnikiem. Działanie będzie wtedy bardziej symetryczne i bezpiecznie kontrolowane.
4) Pojedynczy łatwoślizg (zwykle o wymiarach 220 × 140 cm) można złożyć na pół (dla podwojenia grubości) i uzyskać większą śliskość.
5) Przed użyciem łatwoślizgu wstępnie poćwicz jego stosowanie na sobie.
6) Jeżeli powierzchnia materiału zostanie uszkodzona lub przetarta, wycofaj łatwoślizg z użycia.
7) Pamiętaj, że sprzęt jest palny.
8) Stosując łatwoślizg na materacach zmiennociśnieniowych, korzystaj z funkcji maksymalnego wypełnienia lub trybu statycznego.
9) Po dokonaniu przemieszczenia łatwoślizg należy usunąć spod chorego.
10) Nie zostawiaj łatwoślizgu pod chorym ani na podłodze.

7.1.5. Podnoszenie pacjenta z podłogi

7.1.5.1. Częściowa pomoc osobie, która może wstać

Pacjent przy pomocy opiekuna jest w stanie wstać i usiąść na wózku inwalidzkim – osoba podnosząca musi pewnie klęczeć lub stać na podłożu i przyjąć właściwą pozycję:

1) stóp – powinny być rozstawione tak, by z łatwością utrzymać równowagę w czasie wykonywanych czynności, właściwa pozycja stóp warunkuje właściwą pozycję pleców,
2) kolan – w początkowej fazie podnoszenia z podłogi kolana należy lekko ugiąć i ująć ciężar w przysiadzie (nie szarpać gwałtownie), a następnie stopniowo się prostować aż do całkowitego wyprostowania,
3) rąk – obie ręce muszą być wolne, by można było objąć nimi pacjenta, pewnie go chwycić i równomiernie rozłożyć ciężar,
4) pleców – należy podnosić z wyprostowanymi plecami (napiętym tułowiem).

Pacjent musi znajdować się jak najbliżej osoby podnoszącej go. Należy unikać pochylania się na boki i skręcania pleców. Przy podopiecznym powinno się postawić np. mały taboret, by pacjent, korzystając z niedużego wsparcia opiekuna, mógł, opierając się na rękach, unieść pośladki na tyle, by na nim usiąść, a potem, opierając się rękami o brzegi taboretu, unieść się na tyle, by wstać i usiąść na przysuniętym wózku inwalidzkim.

7.1.5.2. Podnoszenie pacjenta, który nie może siedzieć

Pacjent nie pomaga przy podnoszeniu i nie można go posadzić – z uwagi na własne bezpieczeństwo opiekun musi poprosić kogoś o pomoc w podnoszeniu pacjenta. Chorego o masie ciała do 50 kg powinny podnosić co najmniej 2 osoby, a powyżej tej masy 4 osoby. Zawsze należy wyznaczyć osobę kierującą podnoszeniem pacjenta w celu skoordynowania ruchów wykonywanych przez zespół podnoszący.

Ręczną metodę podnoszenia można stosować tylko w wyjątkowych okolicznościach, np. gdy pacjent spadł z łóżka i nie da się zastosować podnośnika. Technika postępowania jest następująca:

1) Podłóż pod pacjenta koc (metodą odwracania na boki).
2) Poleć wszystkim podnoszącym, by lekko ugięli kolana i ujęli ciężar w przysiadzie (nie należy gwałtownie szarpać).
3) Na hasło osoby dowodzącej wszyscy powinni stopniowo prostować się aż do całkowitego wyprostowania i następnie ułożyć pacjenta na łóżku.

W przypadku pacjentów ze skłonnością do upadków, których trzeba często podnosić z podłogi, wskazane jest zachęcenie osoby objętej opieką i członków jej rodziny do nabycia podnośnika.

7.1.5.3. Podnoszenie z podłogi z użyciem podnośnika

Za pomocą podnośnika możliwe jest podnoszenie chorego na szelkach lub na nosidle nie tylko z pozycji leżącej czy siedzącej, ale także z podłogi. Osoba niepełnosprawna może ubiegać się o uzyskanie dofinansowania kosztów zakupu takiego urządzenia ze środków PFRON – szczegółowych informacji na ten temat udziela Powiatowe Centrum Pomocy Rodzinie.

Zapamiętaj!
Należy uzgodnić z lekarzem, czy pacjenta po nagłym zatrzymaniu krążenia i resuscytacji krążeniowo-oddechowej można podnieść i przewieźć w pozycji siedzącej, na nosidle podnośnika. Istnieje ryzyko, że zgięcie tułowia pacjenta przyczyni się do zwiększenia ciśnienia w śródbrzuszu, co może wywołać kolejne zatrzymanie krążenia.

Pacjenta, który upadł w przestrzeni zbyt małej, by zastosować podnośnik, należy przetransportować na łatwoślizgu do większego miejsca, umożliwiającego zastosowanie urządzenia [ryc. 7.48], lub w pobliże łóżka. Jeśli nie dysponuje się łatwoślizgiem, można przesunąć pacjenta po podłodze na kocu. Technika podkładania maty jest taka sama jak w łóżku, tj. poprzez odwracanie pacjenta na boki, jeżeli sam nie może unieść bioder na wysokość umożliwiającą podsunięcie łatwoślizgu.

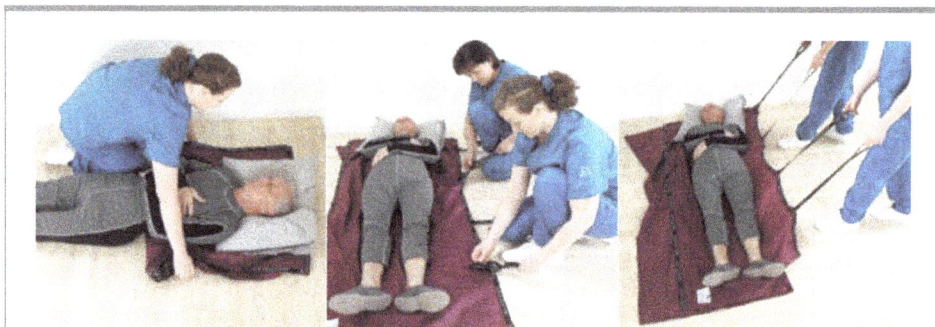

Rycina 7.48. Przemieszczanie pacjenta z wykorzystaniem łatwoślizgu w pobliże podnośnika.

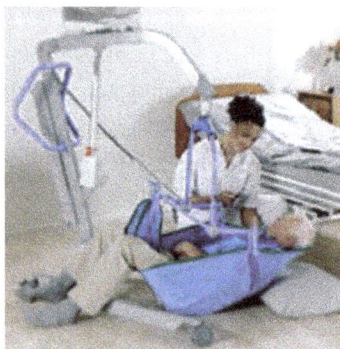

Rycina 7.49. Podnoszenie z podłogi za pomocą mobilnego podnośnika nosidłowego.

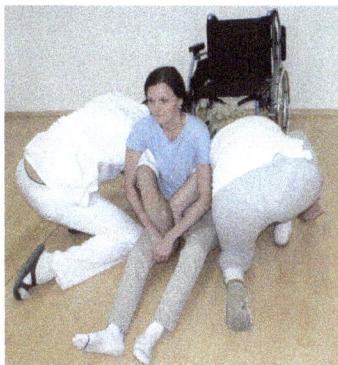

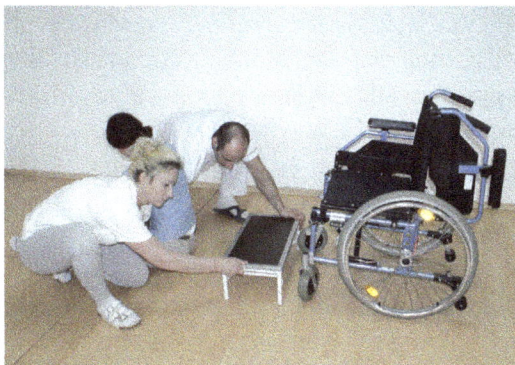

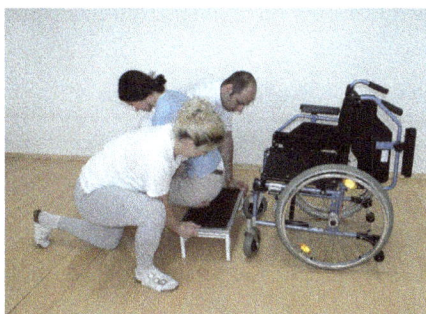

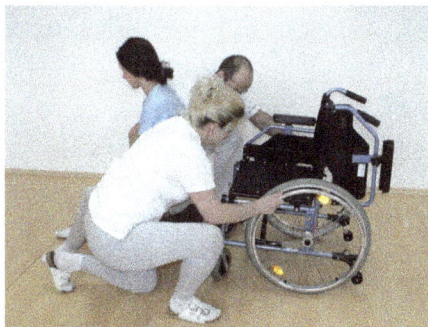

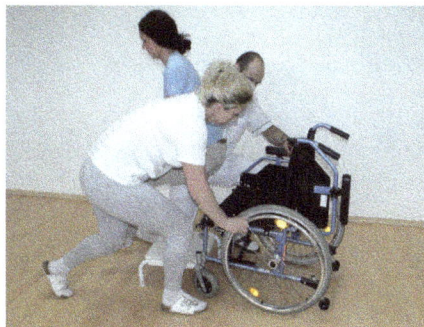

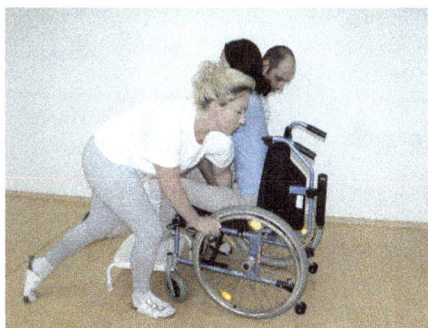

Rycina 7.50. Ręczne przenoszenie pacjenta z podłogi na wózek inwalidzki.

Po przemieszczeniu chorego do miejsca pozwalającego na zastosowanie podnośnika, należy założyć pacjentowi nosidło i podwiesić je do podnośnika [ryc. 7.49]. Po uniesieniu przemieszcza się go nad łóżko i tam układa. Następnie należy odpiąć nosidło i wyjąć je spod pacjenta (niekiedy kształt nosidła wymaga zastosowania techniki odwracania na boki).

Bardzo ważne jest informowanie pacjenta o przebiegu każdej czynności związanej z podnoszeniem. Zmniejsza to jego strach i opór przed tą czynnością.

7.1.5.4. Podnoszenie pacjenta, który może siedzieć

Pacjenta, który jest w stanie utrzymać pozycję siedzącą, podczas podnoszenia z podłogi należy najpierw usadzić w tej pozycji. Poniższa metoda wymaga obecności dwóch opiekunów.

1) Przygotuj sprzęt, na którym chcesz posadzić pacjenta. Jeżeli jest to wózek inwalidzki, jego kółka muszą być unieruchomione hamulcem, a podnóżki odłożone na bok.
2) Wraz z drugim opiekunem ustabilizuj pacjenta – klęcząc umieśćcie swoje barki pod barki pacjenta.
3) Dłonią od strony barku stabilizującego pacjenta chwyćcie go pod nogę, drugą rękę oprzyjcie na uprzednio przygotowanym wózku inwalidzkim lub innym siedzisku, co zapewni wam stabilizację pleców.
4) Szybkim ruchem tułowia unieście pacjenta, sadzając go na wózku, cały czas stabilizując go swoimi barkami.

W przypadku pacjentów o większej masie ciała można zastosować niski taboret, by zniwelować konieczność podnoszenia chorego na większą wysokość za jednym razem [ryc. 7.50].

Zapamiętaj!
Przy podnoszeniu i przemieszczaniu pacjentów należy przestrzegać zasad bezpieczeństwa i ergonomii. W ten sposób zapobiega się skutkom wadliwego podnoszenia i przemieszczania, a szczególnie bólowi, upadkom, otarciom, krwiakom, odleżynom oraz uszkodzeniom ścięgien i mięśni. Stosowanie sprzętu wspomagającego poprawia jakość pielęgnacji, chroni zdrowie pracowników oraz przeciwdziała przeciążeniom fizycznym, bólowi i urazom kręgosłupa.

7.1.6. Pacjent częściowo samodzielny – chodzenie wspomagane fizycznie przez opiekuna i z użyciem sprzętu

Pacjenci wymagający wsparcia i odciążenia przy chodzeniu mogą korzystać z różnego rodzaju pomocy technicznych, takich jak laski, kule, trójnogi, czwórnogi [ryc. 7.51], chodziki i balkoniki. Wybór odpowiedniego sprzętu powinien zostać skonsultowany z rehabilitantem. Osoba niepełnosprawna powinna przejść trening użytkowania danego urządzenia. Przed wykonaniem pierwszych kroków przez pacjenta należy sprawdzić, czy utrzyma się on w pozycji stojącej

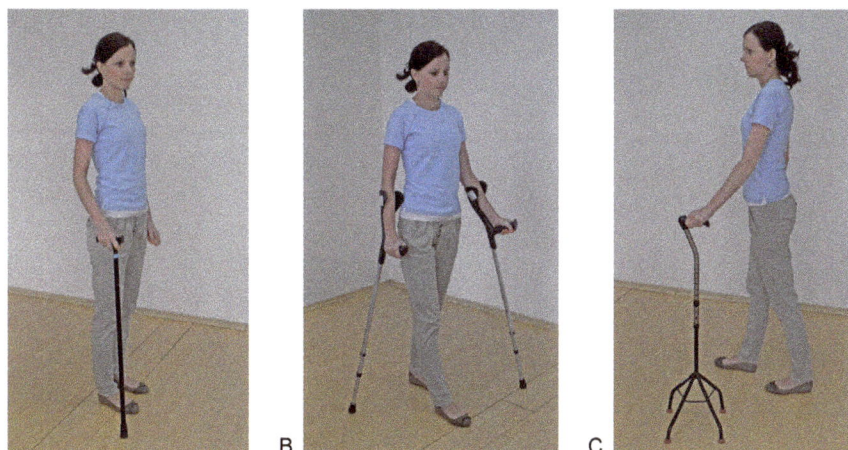

Rycina 7.51. Sprzęt wspomagający chodzenie – laska (A), kule (B) i czwórnóg (C).

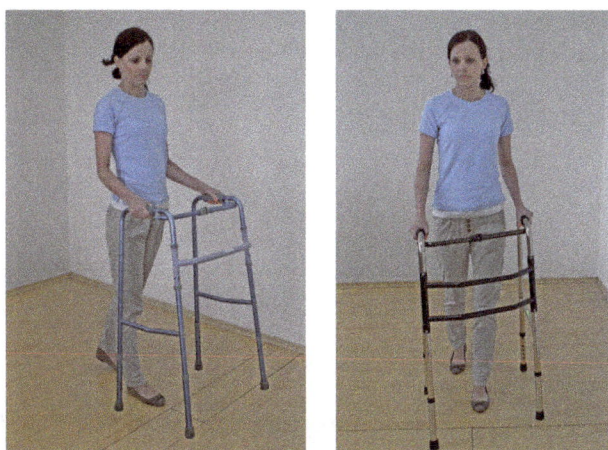

Rycina 7.52. Chodzenie wspomagane balkonikiem o regulowanej wysokości.

przy wykorzystaniu konkretnej pomocy. Często pacjent korzysta z różnych sprzętów zamiennie.

Podstawowa różnica między balkonikami [ryc. 7.52] a chodzikami [ryc. 7.53] polega na tym, że wszystkie chodziki mają koła i hamulce. Wspomniane urządzenia powinny być stosowane po uprzednim skonsultowaniu się z rehabilitantem, który adekwatnie do stanu pacjenta dobierze odpowiedni rodzaj sprzętu (na kółkach, bez kółek, z dwoma kółkami, z hamulcami, bez hamulców) i udzieli instrukcji jego użytkowania.

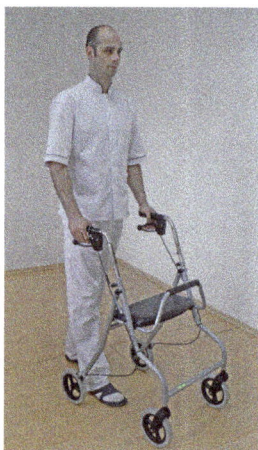

Rycina 7.53. Chodzenie wspomagane chodzikiem.

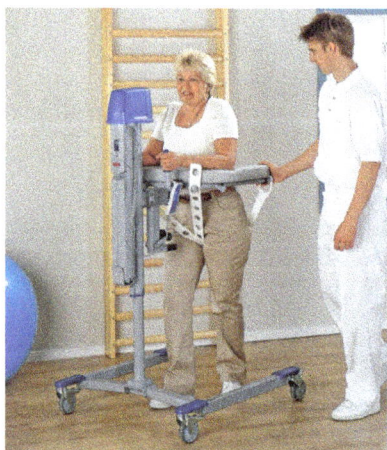

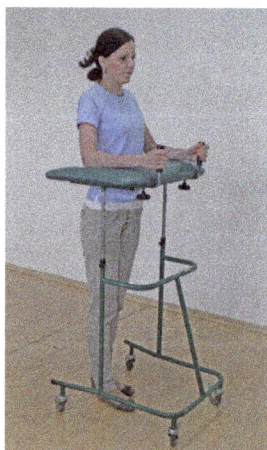

Rycina 7.54. Chodzenie z wykorzystaniem wysokiego balkoniku.

Balkonik jest pomocny przy wstawaniu z pozycji siedzącej i przy przemieszczaniu się. Przed podjęciem czynności wstawania należy ocenić, czy stan zdrowia pacjenta umożliwia utrzymanie ciężaru ciała na obu nogach i chodzenie. Częstą przyczynę niemożności wstania i chodzenia stanowi niedowład bądź zwyrodnienie mięśni jednej nogi lub obu nóg, które nie są wystarczająco silne, aby podnieść ciało pacjenta w górę. Opiekun, pomagając w czynności wstawania, powinien stać z boku krzesła (łóżka), zawsze po słabszej stronie chorego, zwrócony w tym samym kierunku co pacjent.

Jeżeli podopieczny ma słabe nogi i istnieje ryzyko upadku, można mu zaproponować wysoki balkonik z podparciem łokci wyposażony w szelki podtrzymujące tułów pacjenta [ryc. 7.54].

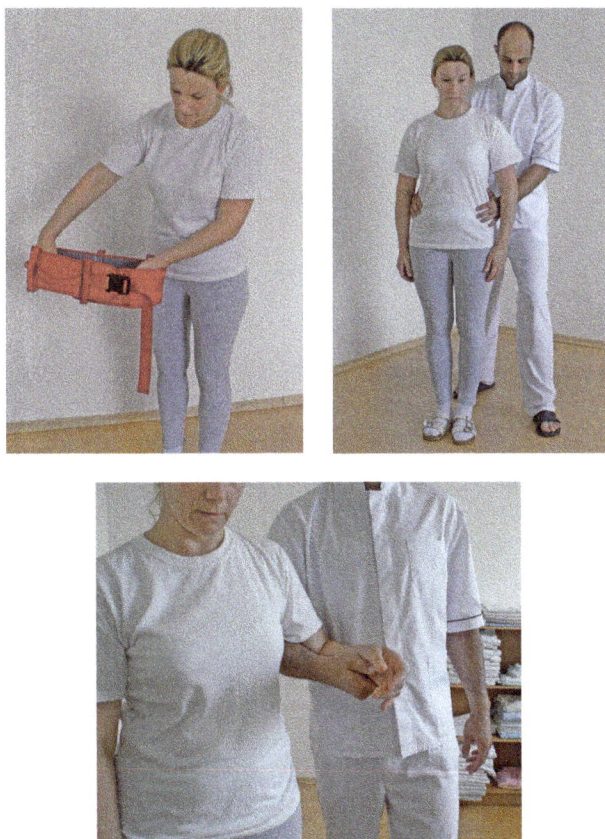

Rycina 7.55. Różne metody asekuracji pacjenta z zaburzeniami równowagi podczas chodzenia.

Jeżeli pacjent jest w stanie utrzymać swój ciężar oraz kontroluje kończyny górne i ułożenie głowy, wysiłek związany ze zmianą pozycji z siedzącej na stojącą można zmniejszyć poprzez delikatne rozkołysanie ciała. Przykład stanowi następująca sytuacja. Pacjent siedzi zwrócony twarzą do balkonika. Obie stopy trzyma nieco od siebie oddalone, jedną z nich bardziej z przodu. Kolano znajdujące się bardziej z przodu ma zgięte pod kątem 90°, a drugie pod mniejszym kątem.

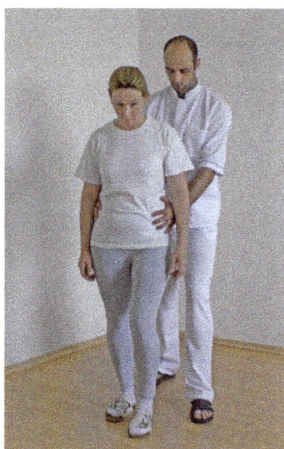

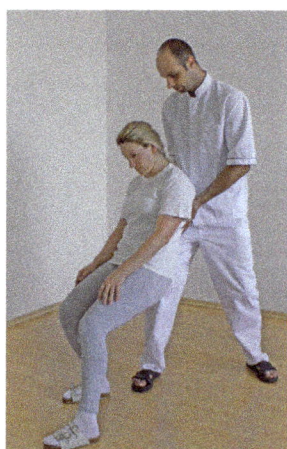

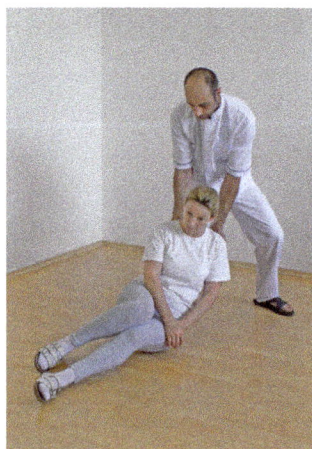

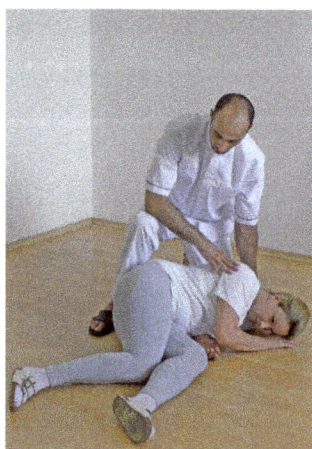

Rycina 7.56. Asekuracja pacjenta w trakcie upadku.

Trzyma się poręczy krzesła w celu stabilizacji ciała i nieznacznie kołysze się do przodu i do tyłu, aż do momentu, w którym jego biodra oderwą się od siedziska krzesła. Po przyjęciu pozycji stojącej przez chwilę nie porusza się i po uzyskaniu stabilizacji puszcza poręcz krzesła i chwyta przysunięty przez opiekuna balkonik.

Opiekun powinien towarzyszyć pacjentowi przy chodzeniu, by go asekurować przed urazami i upadkiem. Należy stać bliżej słabszej strony podopiecznego, nieco za nim i przyjmować obciążenie w okolicy talii. Chory nie może trzymać opiekuna, gdyż w razie upadku uniemożliwia to prawidłową reakcję i niekiedy może prowadzić do wystąpienia urazu u opiekuna.

Opiekun, który wie, że podopieczny ma zaburzenia równowagi, powinien wzmocnić jego poczucie bezpieczeństwa poprzez podtrzymanie go za rękę, objęcie w talii bądź uchwycenie za elementy ubrania lub specjalny pas [ryc. 7.55].

Jeśli opiekun czuje, że pacjent zaczyna padać, nie powinien go przytrzymywać, lecz przemieścić się za jego plecy i przyjąć taką pozycję, żeby pacjent po nim osunął się na podłogę [ryc. 7.56].

7.2. Pielęgnacja i samoopieka

Elżbieta Szwałkiewicz, Małgorzata Chrostowska, Renata Promis

Samoopieka, czyli dbanie o siebie, jest jedną z podstawowych funkcji życiowych i obejmuje takie codzienne czynności, jak mycie, pielęgnowanie poszczególnych części ciała, kontrolowane oddawanie moczu i stolca, korzystanie z toalety, ubieranie się, jedzenie, picie, troskę o własne zdrowie oraz zapewnienie sobie dobrych i bezpiecznych warunków bytowych. Niestety, z powodu choroby, urazu lub wieku dochodzi do upośledzenia funkcji ciała, niekiedy tak znacznego, że człowiek staje się niezdolny w zaspokajaniu nawet podstawowych potrzeb życiowych. Warunkiem przeżycia jest wtedy pomoc innych osób.

Prawidłowe pielęgnowanie chorych stanowi temat wielu podręczników dla pielęgniarek i opiekunów nieprofesjonalnych. Na rynku wydawniczym dostępny jest podręcznik dla opiekunów medycznych[34], który omawia potrzeby życiowe oraz zasady i metody pielęgnowania pacjentów niesamodzielnych w różnych stanach chorobowych. Niniejsza książka zawiera uzupełnienie treści tego podręcz-

---

[34] Talarska D., Wieczorowska-Tobis K., Szwałkiewicz E.: *Opieka nad osobami przewlekle chorymi, w podeszłym wieku i niesamodzielnymi – podręcznik dla opiekunów medycznych.* Wydawnictwo Lekarskie PZWL, Warszawa 2009.

nika. Uzupełnienie istotne z punktu widzenia praktyki zawodowej, gdyż przedstawia szczegółową instrukcję, jak należy wykonywać, krok po kroku, czynności pielęgnacyjne, co pozwoli bez problemów zdać część praktyczną egzaminu zawodowego potwierdzającego kwalifikacje. Rozdział odpowiada również na pytanie, jak w procesie pielęgnacji korzystać z nowoczesnych technologii oraz sprzętu wspomagającego i kompensującego utraconą sprawność w zakresie samoopieki, w tym higieny ciała, odżywiania i wydalania.

7.2.1. Higiena ciała – praktyczne informacje dla zdających egzamin zawodowy

Ciało ludzkie pokrywa skóra, która jest największym organem człowieka. Skóra osłania wnętrze organizmu i oddziela je od środowiska zewnętrznego. U osób dorosłych ogólna powierzchnia skóry wynosi od 1,5 do 2 m^2, grubość od 0,5 do 5 mm, a waga od 8 do 20 kg (ok. $^1/_6$ masy ciała).

Głównym zadaniem skóry jest ochrona narządów wewnętrznych przed działaniem czynników środowiskowych – przed zakażeniem bakteriami, grzybami, wirusami, przed czynnikami mechanicznymi, termicznymi, chemicznymi i promieniowaniem świetlnym. Skóra zapewnia także utrzymanie prawidłowych warunków środowiska wewnętrznego organizmu (homeostaza), pełni funkcje czuciowe (ciepła, bólu, dotyku) i stanowi magazyn energii (warstwa podskórna składa się głównie z tkanki tłuszczowej).

Celem zabiegów higienicznych jest utrzymanie ciała pacjenta w czystości, czyli zapobieganie zakażeniom, stanom zapalnym skóry i odleżynom oraz poprawienie kondycji skóry, a także zapewnienie pacjentowi czystego i odpowiedniego ubrania oraz estetycznego wyglądu, a w efekcie poprawa jego samopoczucia.

Umiejętność prawidłowego wykonania zabiegów pielęgnacyjnych, szczególnie czynności z zakresu higieny ciała, jest podstawowym kryterium oceny podczas egzaminów praktycznych. Z tego powodu wykonanie zabiegów higienicznych u pacjenta leżącego w łóżku przedstawione tu zostało w formie instrukcji dla zdającego egzamin.

Egzamin praktyczny polega na odpowiednim do zadania sporządzeniu planu działania, zorganizowaniu stanowiska pracy (środki, przybory, materiały i sprzęt) i wykonaniu czynności pielęgnacyjnych. Zadanie egzaminacyjne wykonuje się na fantomie, ale należy zachowywać się tak, jakby się pielęgnowało żywego człowieka. Powinno się do niego mówić, zachowywać naturalnie i delikatnie, a także przestrzegać wszystkich procedur dotyczących praw pacjenta, tzn. zapytać go, jak się czuje, czy wyraża zgodę na wykonanie czynności i zadbać o jego intymność, używając m.in. parawanu.

Przed wejściem do sali egzaminacyjnej należy zwrócić uwagę na własny wygląd, czy jest wystarczająco profesjonalny. Odpowiednie będą:

1) luźny strój złożony z bluzy i spodni lub fartucha w jasnym pastelowym kolorze, najlepiej z naturalnej tkaniny, żeby się nie pocić w trakcie pracy,
2) wygodne buty na płaskim obcasie,
3) związane włosy (jeżeli są długie),
4) krótko obcięte i niepomalowane paznokcie,
5) brak biżuterii i ewentualnie delikatny makijaż.

Zapamiętaj!
Opiekun, który ma dbać o czystość i estetykę pacjenta, sam musi być czysty i estetyczny.

Zdający powinien również zawczasu upewnić się, czy w kieszeni ma długopis i dowód osobisty, który musi okazać komisji egzaminacyjnej.

Po wejściu na salę egzaminacyjną zdający ma 20 minut na zorientowanie się (instruktaż stanowiskowy), jaki sprzęt ma do dyspozycji podczas egzaminu. W tym czasie sprawdza też, jak funkcjonuje łóżko, czyli jak reguluje się jego wysokość, zmienia położenie zagłówków, barierek ochronnych czy hamulców przy kółkach. Czas ten nie jest wliczany do czasu przeznaczonego na egzamin. Odbycie instruktażu stanowiskowego zdający potwierdza swoim podpisem.

Egzamin rozpoczyna się o godzinie wyznaczonej przez dyrektora Centralnej Komisji Egzaminacyjnej. Przewodniczący komisji egzaminacyjnej rozdaje zdającym arkusze egzaminacyjne. Arkusz składa się z instrukcji dla zdającego, opisu stanu pacjenta i zadania egzaminacyjnego, formularza „plan działania", który zdający wypełnia jednocześnie (papier samokopiujący) w dwóch egzemplarzach stanowiących oryginał i kopię, oraz dokumentacji pacjenta, wypełnianej przez zdającego po wykonaniu zadania.

Należy rozpocząć od spokojnego przeczytania treści arkusza egzaminacyjnego i odpowiednio do zawartego w nim opisu pacjenta i zadania sporządzić plan działania. Plan działania jest jednym z najważniejszych dokumentów z egzaminu praktycznego i ważną pomocą podczas jego zdawania oraz prezentowania efektów wykonanego zadania. Po napisaniu planu zdający zatrzymuje sobie jego kopię, a oryginał przekazuje egzaminatorom, którzy sprawdzają, czy zadanie jest wykonywane prawidłowo i zgodnie z planem ustalonym przez zdającego. Kopia planu stanowi istotne wsparcie w trakcie wykonywania zadania, gdyż pomaga w opanowaniu stresu wywołanego obawą, że o czymś ważnym się zapomni.

Czas przeznaczony na wykonanie zadania egzaminacyjnego to 180 minut, zdający ma więc dużo czasu, by zaplanować i wykonać zadanie.

Zapamiętaj!
Dobrze napisany plan to połowa sukcesu. Ta zasada obowiązuje także w praktyce, szczególnie wtedy, gdy w grę wchodzi współdziałanie – czy to z personelem medycznym w zakładzie leczniczym, czy z opiekunami nieformalnymi (rodzinnymi) w domu pacjenta. Plan musi być uzgodniony z pacjentem i innymi osobami uczestniczącymi w jego realizacji.

W zakładach leczniczych obowiązuje zasada, że to, co należy do pacjenta, pozostaje przy pacjencie. Zasady tej należy przestrzegać także podczas egzaminu.

Zapamiętaj!
Niektóre z przyborów stanowią własność pacjenta, tj. znajdują się w jego szafce przyłóżkowej, podobnie jak ręczniki, które wiszą na poręczy łóżka. Po wykonaniu zadania przybory trzeba umyć i schować do szafki, podobnie jak środki należące do pacjenta. Ręczniki odwiesza się do wyschnięcia na ramę łóżka, a nie wrzuca do kosza na brudną bieliznę.

W trakcie egzaminu powinno się pamiętać o higienicznej dezynfekcji rąk [patrz rozdział 9.1]. Ponieważ treść zadania egzaminacyjnego może nie uwzględniać informacji o ewentualnych infekcjach pacjenta, nie będzie błędem wykonanie higienicznej dezynfekcji rąk przed przystąpieniem do zadania i po jego zakończeniu.

Zapamiętaj!
Higieniczna dezynfekcja rąk nie oznacza mycia ich wodą i mydłem. Takie mycie wykonuje się tylko wtedy, gdy ręce są widocznie brudne.

Przed rozpoczęciem wykonania zadania należy dostosować wysokość łóżka tak, aby przy poszczególnych czynnościach nadmiernie się nie schylać i nie przeciążać kręgosłupa. Po zakończeniu zadania wysokość łóżka powinno się ponownie ustawić odpowiednio do potrzeb pacjenta.

Po zakończeniu każdego zadania pielęgnacyjnego trzeba pamiętać o posegregowaniu odpadów. Zasadą jest, że odpady segreguje się w miejscu ich powstania.

PLAN DZIAŁANIA

1. Wykaz problemów higienicznych i opiekuńczych chorego:

....
....
....
....
....
....
....

2. Wykaz zaplanowanych czynności niezbędnych do wykonywania zadania:

....
....
....
....
....
....
....
....

3. Wykaz materiałów i środków potrzebnych do wykonywania zadania:

....
....
....
....
....
....
....
....
....

4. Wykaz przyborów i sprzętu potrzebnych do wykonywania zadania:

....
....
....
....
....
....
....
....

Rycina 7.57. Formularz „plan działania".

W sali egzaminacyjnej będzie wydzielony tzw. brudownik z pojemnikami na odpady medyczne, komunalne i na brudną bieliznę. Pojemniki otwiera się poprzez naciśnięcie nogą na pedał. Przeznaczenie danego pojemnika (rodzaj odpadów, które można do niego wrzucić) rozpoznaje się po kolorze pokrywy lub po napisie na pokrywie i kolorze worka [patrz rozdział 9.2]:

1) worek czerwony – odpady medyczne zakaźne (także odpady potencjalnie zakaźne, np. odpady zabrudzone wydalinami pacjenta, który jest w trakcie diagnozowania i o którym nie wiemy, czy jest zakażony),

Zawód: **opiekun medyczny**
Symbol cyfrowy zawodu: **513[02]**
Oznaczenie tematu: **1**
Oznaczenie zadania: **C**

Wpisuje zdający

PESEL   Data urodzenia

☐☐☐☐☐☐☐☐☐☐☐   ☐☐☐☐☐☐☐☐☐   ☐☐☐

Numer
stanowiska
egzaminacyjnego

Oddział: *Neurologiczny*

KARTA OBSERWACJI I INDYWIDUALNEJ PIELĘGNACJI CHOREGO

Nazwisko i imię:
PESEL: Nr historii choroby

DATA		DATA	
Zabiegi pielęgnacyjne	Godzina	Zabiegi pielęgnacyjne	Godzina
Toaleta całego ciała			
Oklepywanie			
Karmienie			
Zmiana pozycji			
Gimnastyka oddechowa			
Podanie basenu/kaczki			
Zmiana pieluchomajtek			
Karmienie			
Słanie łóżka			
Wykonanie okładu			
Zmiana bielizny osobistej			
Całkowita zmiana bielizny pościelowej			

REJESTRACJA ODLEŻYN

KLASYFIKACJA ODLEŻYN
Stadium 0 – brak odleżyn – zdrowa skóra
Stadium I – zaczerwienienie lub zblednięcie skóry
Stadium II – odleżyna nieprzekraczająca grubości skóry
Stadium III – odleżyna drążąca w głąb tkanki podskórnej
Stadium IV – odleżyna głęboko drążąca do mięśni, powięzi i stawów, niebezpieczeń-
stwo posocznicy

Rycina 7.58. Karta obserwacji i indywidualnej pielęgnacji chorego.

Zawód: **opiekun medyczny**
Symbol cyfrowy zawodu: **513[02]**
Oznaczenie tematu: **1**
Oznaczenie zadania: **A**

513[02]-1A-101

Wpisuje zdający
PESEL

Data urodzenia

Numer stanowiska
egzaminacyjnego

Oddział: ***Ortopedyczny***

KARTA CZYNNOŚCI HIGIENICZNO-PIELĘGNACYJNYCH

Imię i nazwisko:

PESEL:

Czynności higieniczno-pielęgnacyjne	Data:			Data:			Data:			Data:		
	R	P	W	R	P	W	R	P	W	R	P	W
Toaleta ciała całkowita												
Toaleta ciała częściowa												
Zmiana bielizny pościelowej całkowita												
Zmiana bielizny pościelowej częściowa												
Zmiana bielizny osobistej												
Ścielenie łóżka												
Okład ciepły												
Okład zimny												
Karmienie												

„+" oznacza wykonanie czynności
„–" oznacza niewykonanie czynności

„R" – rano
„P" – w południe
„W" – wieczorem

Rycina 7.59. Karta czynności higieniczno-pielęgnacyjnych.

2) worek czarny – odpady komunalne,
3) worek niebieski – brudna bielizna.

W trakcie etapu praktycznego egzaminu sprawdza się:

1) planowanie czynności związanych z wykonaniem zadania – czy zdający umiał przewidzieć, jakie kolejne czynności i zabiegi będą niezbędne do wykonania zadania, czy uwzględnił przy ich wykonywaniu zastosowanie odpowiednich środków, przyborów i sprzętu oraz czy wypełnił formularz planu działania,
2) organizowanie stanowiska pracy – czy zdający umiał zorganizować pracę własną odpowiednio do zaplanowanych wcześniej działań, czy prawidłowo przygotował sprzęt niezbędny do wykonywania zadania,
3) wykonywanie zadania egzaminacyjnego – czy zdający wykonał wcześniej zaplanowane czynności wynikające z treści zadania praktycznego z zachowaniem przepisów bezpieczeństwa i higieny pracy oraz ochrony środowiska (segregacja odpadów),
4) prezentowanie efektu wykonanego zadania – czy zdający omówił efekt końcowy wykonanego zadania oraz umiał ocenić jakość tego wykonania w odniesieniu do poziomu zaspokojenia potrzeb pacjenta oraz problemów i trudności, które wystąpiły w trakcie realizacji zadania.

W części opisowej egzaminu zdający wypełnia załączone do zadania formularze, czyli plan działania [ryc. 7.57], kartę obserwacji i indywidualnej pielęgnacji chorego [ryc. 7.58] oraz kartę czynności higieniczno-pielęgnacyjnych [ryc. 7.59].

7.2.2. Wykonanie toalety całego ciała u pacjenta leżącego w łóżku

Krok 1 – plan działania

Na formularzu załączonym do zadania egzaminacyjnego sporządź plan działania, który składa się z:

1) wykazu problemów higienicznych i opiekuńczych chorego,
2) wykazu zaplanowanych czynności niezbędnych do wykonania zadania,
3) wykazu materiałów pomocniczych i środków czystości potrzebnych do wykonania zadania,
4) wykazu przyborów toaletowych i sprzętu potrzebnych do wykonania zadania.

Rozpoznanie problemów (problemem pacjenta jest brak możliwości samodzielnego wykonania toalety ciała) – w tej części planu wpisz:

Pacjent nie może opuścić łóżka i samodzielnie się umyć. Toaletę całego ciała należy wykonać w łóżku z powodu braku możliwości przemieszczenia pacjenta do łazienki. Celem mycia jest oczyszczenie skóry i usunięcie zapachu potu (u chorych z nietrzymaniem zwieraczy także usunięcie wydalin oraz zapachu moczu i kału). Wynik działania – profilaktyka podrażnień i stanów zapalnych skóry, czysta skóra efektywniej spełnia swe funkcje. Uczucie czystości poprawi samopoczucie pacjenta i wpłynie na lepsze relacje z otoczeniem.

Wykaz niezbędnych czynności według kolejności ich wykonania:

1) poinformowanie pacjenta o planowanym myciu i uzyskanie zgody na wykonanie toalety całego ciała,
2) przygotowanie środków, przyborów i otoczenia,
3) dostosowanie wysokości łóżka,
4) higieniczna dezynfekcja rąk,
5) włożenie fartucha ochronnego,
6) założenie rękawiczek ochronnych,
7) odpowiednie ułożenie i osłonięcie wierzchniego przykrycia,
8) umycie zębów i wypłukanie jamy ustnej,
9) zdjęcie koszuli (lub bluzy piżamy),
10) umycie twarzy, oczu, uszu i osuszenie,
11) umycie kończyn górnych i wytarcie,
12) umycie klatki piersiowej i brzucha, wytarcie,
13) zdjęcie spodni piżamy,
14) umycie pleców i pośladków, wytarcie,
15) oklepywanie i masaż pleców i pośladków,
16) natłuszczenie skóry,
17) założenie koszuli (lub bluzy piżamy),
18) umycie kończyn dolnych,
19) zmiana wody,
20) umycie okolic intymnych (podmywanie),
21) założenie spodni piżamy,
22) uczesanie,
23) ułożenie pacjenta w bezpiecznej i wygodnej pozycji,
24) dostosowanie wysokości łóżka,
25) uporządkowanie otoczenia pacjenta,
26) umycie i dezynfekcja sprzętu,
27) segregacja i wyrzucenie odpadów,
28) higieniczna dezynfekcja rąk.

Wykaz materiałów pomocniczych i środków higienicznych, potrzebnych do wykonania zadania, czyli umycia pacjenta w łóżku:

1) materiały pomocnicze – rękawiczki ochronne, ochronny fartuch foliowy, trzy myjki jednorazowe, dwa ręczniki, podkład zabezpieczający prześcieradło przed zalaniem (folia), koszula nocna lub piżama,
2) środki higieniczne – pasta do zębów, mydło (ew. pianka do mycia, mydło w płynie o obojętnym dla skóry pH 5,5), pianka do golenia, oliwka do oklepywania i masażu pleców i pośladków, środki pielęgnujące (krem lub balsam natłuszczający, maść ochronna i lecząca odparzenia), gaziki i waciki, środek dezynfekcyjny do rąk, ciepła woda, środek do dezynfekcji przyborów.

Wykaz przyborów toaletowych i sprzętu:

1) przybory toaletowe – szczoteczka do zębów, kubek do płukania jamy ustnej, szczoteczka do paznokci, pumeks, nożyczki do obcięcia paznokci, grzebień, maszynka do golenia,
2) sprzęt – miska do mycia, dzbanek, basen, dwie miski nerkowate, parawan, wózek na brudną bieliznę, taca, taboret, stolik przyłóżkowy, kosz na odpady komunalne, pojemnik na odpady medyczne.

Organizatorzy są zobowiązani przygotować w sali egzaminacyjnej wszystkie przybory niezbędne do zdania egzaminu, dlatego w trakcie sporządzania tej części planu warto rozejrzeć się wokół i sprawdzić, co jest do dyspozycji. W ten sposób zdający może się również upewnić, czy niczego nie pominął.

Krok 2 – wykonanie zadania

Sprawdź karty: gorączkową i czynności pielęgnacyjnych, czy nie zawierają skierowanych do ciebie zaleceń dotyczących mycia pacjenta. Następnie zapytaj pacjenta, jak się czuje i czy wyraża zgodę na umycie całego ciała w łóżku. Przy utrudnionym kontakcie z pacjentem (np. osoba z głęboką demencją, nieprzytomna, w śpiączce) sprawdź, czy w stanie chorego nie zaszły jakieś niepokojące zmiany. Jeśli uzyskałeś zgodę pacjenta oraz gdy nie ma powodów do niepokoju, rozpocznij czynności przygotowawcze.

Wokół łóżka pacjenta zgromadź potrzebne materiały pomocnicze, środki higieniczne, przybory toaletowe i sprzęt. Ułóż je w logicznym porządku, co ułatwi wykonanie zadania. Przykładowo – przy łóżku stoi krzesło, na jego oparciu wiesza się ręczniki i myjki, a na siedzisku stawia miskę do mycia. Taca z przyborami zostaje umieszczona na szafce przyłóżkowej, a basen na taborecie lub w uchwycie przymocowanym do ramy łóżka. Przyda się też dodatkowy taboret. Należy także zwrócić uwagę na temperaturę otoczenia, czy nie jest niższa niż 22°C, i w razie potrzeby zamknąć okno.

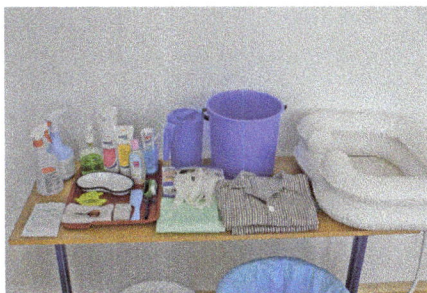

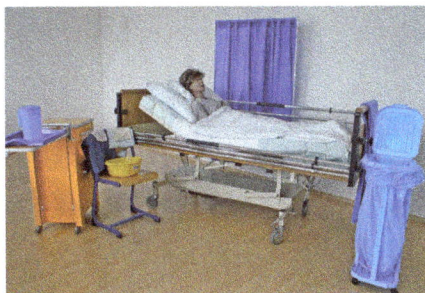

Rycina 7.60. Przygotowanie stanowiska pracy do wykonania toalety całego ciała.

Ostatnią czynnością przygotowawczą jest ponowne sprawdzenie środków higienicznych, materiałów pomocniczych, przyborów toaletowych i sprzętu na stanowisku pracy oraz podniesienie łóżka do odpowiedniej wysokości i osłonięcie go parawanem [ryc. 7.60].

> **Uwaga!**
> Oceniając ten etap, egzaminatorzy sprawdzają przede wszystkim, czy wszystko, co było wymienione w planie i co jest potrzebne, zostało przygotowane. Odejście od łóżka w trakcie wykonywania czynności po to, żeby przynieść rzecz, o której się zapomniało, dezorganizuje pracę i niepokoi pacjenta. Odchodząc od łóżka, należy poinformować pacjenta, dokąd się idzie i jak długo potrwa nieobecność opiekuna. Jeżeli pacjent przed rozpoczęciem zadania leżał zabezpieczony barierkami, odchodząc od łóżka barierki należy podnieść. W trakcie mycia od łóżka pacjenta powinno się odchodzić tylko w celu zmiany wody w misce.

Przygotowując pacjenta do wykonania toalety, zapytaj go, jak się czuje. Przed przystąpieniem do każdej kolejnej czynności poinformuj chorego, że zostanie wykonana (w myśl zasady, że wiedza zmniejsza stres). Nie można pacjenta zaskakiwać niespodziewanym zachowaniem, np. dotykiem.

Następnie wykonaj higieniczną dezynfekcję rąk, a potem nałóż foliowy fartuch ochronny, nalej wodę do dzbanka i wróć do łóżka pacjenta. Załóż rękawiczki ochronne. Z dzbanka wodę przelej do miski. Sprawdź temperaturę wody (zwykle powinna wynosić 37–40°C, a dla pacjentów po urazie rdzenia kręgowego ok. 30°C). Możesz skorzystać z termometru do mierzenia temperatury ciała.

Kolejno: zdejmij koc z łóżka (zacznij od wyjęcia jego końców spod materaca, jeżeli są podwinięte), złóż koc i odłóż go na przystawiony do łóżka taboret lub po-

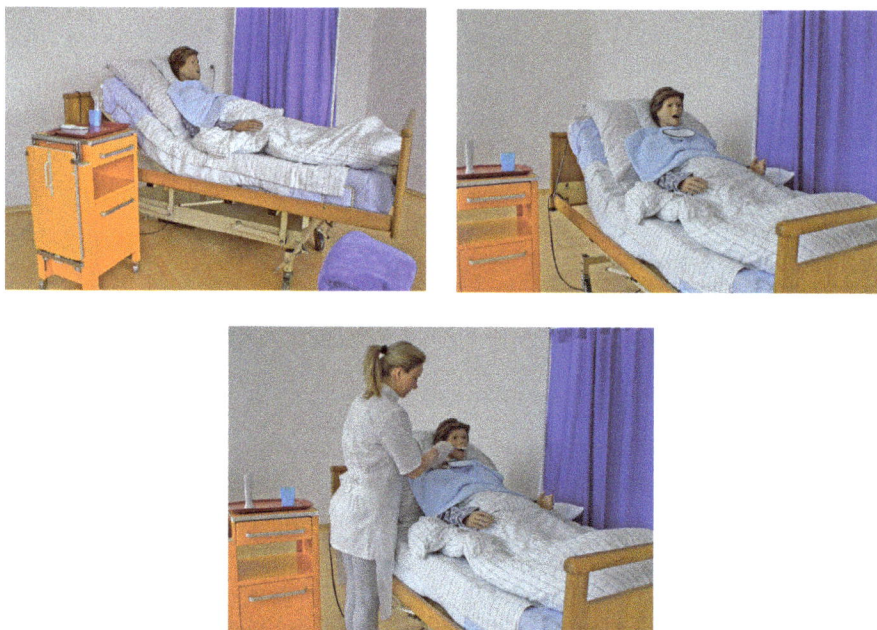

Rycina 7.61. Mycie zębów.

wieś na szczycie łóżka od strony nóg pacjenta, a następnie, odpowiednio do potrzeb, ułóż wierzchnie przykrycie.

Mycie zębów [ryc. 7.61]:

1) Podnieś zagłówek łóżka do pozycji półleżącej oraz podłóż ręcznik przeznaczony do mycia twarzy i miskę nerkowatą pod brodę pacjenta.
2) Nałóż na szczoteczkę niewielką ilość pasty do zębów.
3) Oczyszczaj dziąsła i zęby w kierunku od tyłu do przodu jamy ustnej, przesuwając włosie szczoteczki delikatnie w górę i w dół ruchem z zębów do miejsc połączenia zębów z dziąsłami, dalej w dół dziąseł i z powrotem w górę do koron zęby. Zalecane jest kilkakrotne wykonanie ruchów do przodu i tyłu na przestrzeni trzech zębów.
4) Podobnie oczyść wewnętrzną powierzchnię zębów, a po niej powierzchnię gryzącą. Wszystkie czynności wykonaj na zębach szczęki i żuchwy.
5) Kilkoma ruchami oczyść śluzówkę znajdującą się między wewnętrzną powierzchnią policzka a zębami, po obu stronach jamy ustnej.
6) Podniebienie twarde oczyść za pomocą sześciu delikatnych ruchów, dwóch po środku i dwóch na każdym boku.

7) Sześcioma ruchami oczyść grzbiet języka. Unikaj zbyt mocnego ucisku, gdyż może on wywołać odruch wymiotny.
8) Usuń szczoteczką nadmiar pasty i wydzieliny. Podaj pacjentowi (jeżeli ma zachowany odruch połykania) do ust kubek z wodą (lub specjalnym roztworem) do płukania.

Jeżeli pacjent ma protezę zębową, wyjmij ją, oczyść i zanurz w przygotowanym pojemniku zawierającym środek czyszczący, a toaletę jamy ustnej wykonaj tak samo jak wyżej za wyjątkiem czynności mycia zębów. Kolejno delikatnie oczyść i masuj dziąsła, podaj płyn do płukania jamy ustnej, następnie wyjmij protezę z pojemnika ze środkiem czyszczącym, spłucz ją czystą wodą (z dzbanka) i załóż pacjentowi.

Osusz ręcznikiem twarz i usta chorego. Nasmaruj usta wazeliną lub innym kremem pielęgnacyjnym. Usuń ręcznik i odwieś go na ramę łóżka, popraw wierzchnie okrycie pacjenta, a następnie ułóż go w wygodnej i bezpiecznej pozycji.

Mycie twarzy, oczu, uszu i szyi.

U mężczyzny przed myciem twarzy wykonaj golenie w celu usunięcia zarostu. Częstotliwość golenia zależy od nawyków higienicznych pacjenta oraz gęstości i szybkości odrastania włosów. Przed przystąpieniem do golenia unieś podgłówek łóżka do pozycji półleżącej, osłoń tors chorego ręcznikiem, a także rozprowadź po zaroście piankę do golenia, by zmiękczyć włosy (ewentualnie wodę z mydłem). Następnie ogól chorego maszynką, przesuwając ostrzem pod kątem 45° w kierunku układania się włosów i napinając palcami drugiej ręki skórę twarzy. Jeśli pacjent posiada golarkę elektryczną, golenie wykonuje się na sucho.

Po ewentualnym ogoleniu podopiecznego uprzedź go, że będziesz mył mu twarz.

1) Zdejmij pacjentowi koszulę (lub bluzę od piżamy) i przewieś ją przez poręcz łóżka. Jeżeli w zadaniu jest przewidziana zmiana koszuli czy piżamy, ubranie, które zdjąłeś, wyrzuć do kosza na brudną bieliznę.
2) Okryj pacjenta wierzchnim przykryciem, lekko unieś jego głowę (lub poproś, by sam uniósł głowę, jeżeli jest w stanie) i ułóż pod nią ręcznik.
3) Sięgnij po myjkę przeznaczoną do mycia twarzy i zamocz ją w czystej wodzie [ryc. 7.62].
4) Wyciśnij nadmiar wody do miski i przetrzyj oczy pacjenta, zaczynając od zewnętrznego kącika do wewnętrznego.
5) Ponownie zamocz myjkę i namydl.
6) Twarz pacjenta myje się okrężno-posuwistymi ruchami dłoni w kolejności: czoło, policzek znajdujący się dalej od ciebie, nos, policzek znajdujący się bliżej, broda, okolica pod nosem, usta i szyja.

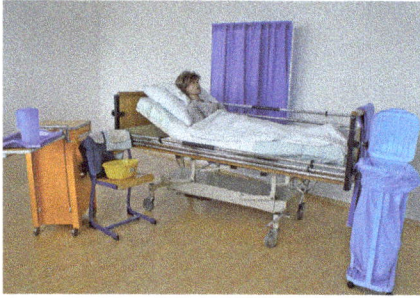

Rycina 7.62. Mycie twarzy.

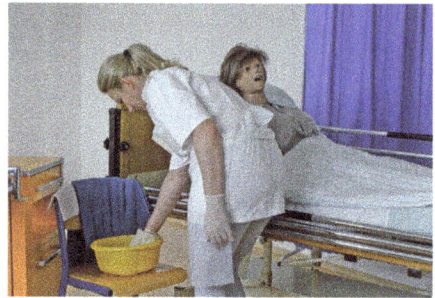

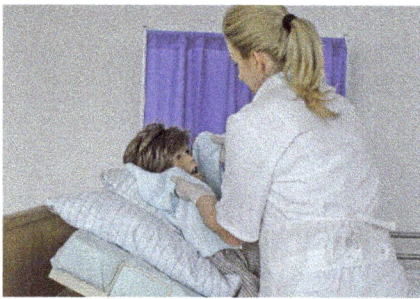

Rycina 7.63. Osuszanie twarzy.

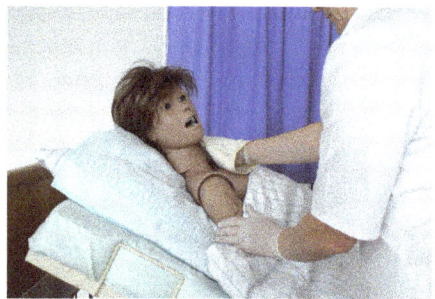

Rycina 7.64. Mycie szyi.

7) Spłucz myjkę, wyciśnij i w tej samej kolejności zmyj twarz czystą wodą i przetrzyj uszy, zaczynając od znajdującego się dalej od ciebie.

8) Brzegiem ręcznika, na którym spoczywa głowa pacjenta, osusz umytą twarz i uszy [ryc. 7.63].

9) Zsuń ręcznik nieco niżej, umyj szyję pacjenta [ryc. 7.64] i osusz ją brzegiem ręcznika.

10) Lekko unieś głowę pacjenta (lub poproś go, by sam to zrobił) i wysuń spod niej ręcznik.

Mycie kończyn górnych:

1) Poinformuj pacjenta, że będziesz mył mu ręce.

2) Odsłoń kończynę górną pacjenta znajdującą się dalej od ciebie i podłóż pod nią ręcznik tak, by ułożony wzdłuż tułowia osłonił bieliznę pościelową.

3) Postaw miskę z wodą na ręczniku i (jeśli to możliwe) zanurz dłoń pacjenta w wodzie.

4) Namydloną myjką umyj kolejno pachę, ramię, przedramię i dłoń, a następnie spłucz je czystą wodą.

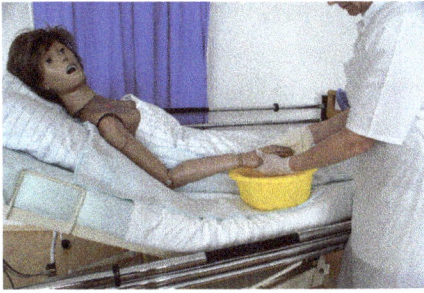

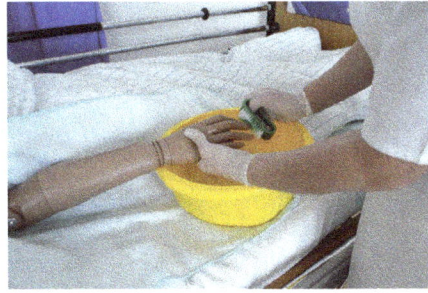

Rycina 7.65. Mycie kończyny górnej.

5) Wyczyść szczoteczką paznokcie pacjenta [ryc. 7.65].
6) Zsuń miskę w dół łóżka, rękę podopiecznego ułóż na ręczniku.
7) Odstaw miskę z wodą na krzesło.
8) Osusz rękę ręcznikiem, a następnie przykryj wierzchnim przykryciem.
9) W taki sam sposób umyj drugą kończynę górną.

Mycie klatki piersiowej i brzucha:

1) Poinformuj pacjenta, że będziesz mył mu klatkę piersiową i brzuch.
2) Ułóż ręcznik na klatce piersiowej pacjenta i, trzymając górny brzeg ręcznika, wysuń spod niego wierzchnie okrycie, opuszczając je do wysokości bioder pacjenta.
3) Namocz i namydl myjkę.
4) Unieś ręcznik, chwytając za jego brzeg, i umyj klatkę piersiową, wsuwając myjkę pod ręcznik tak, by nadmiernie nie odkrywać klatki piersiowej, szczególnie u kobiet [ryc. 7.66].
5) Umyj najpierw stronę klatki piersiowej położoną dalej od siebie, a potem tą położoną bliżej, szczególnie dokładnie pod biustem u kobiet.

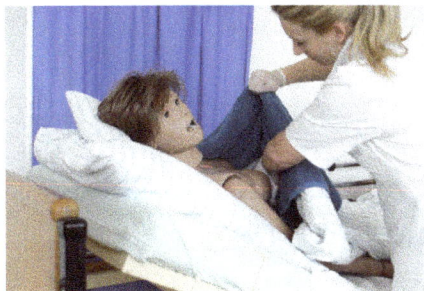

Rycina 7.66. Mycie klatki piersiowej.

6) Zmyj mydło czystą wodą.

7) Odłóż myjkę na brzeg miski.

8) Osusz dokładnie skórę pacjenta ręcznikiem, który okrywał klatkę piersiową, i oceń stan skóry pod biustem, podnosząc kolejno piersi (chwytając je przez ręcznik).

9) Zdejmij pacjentowi spodnie.

10) Zmień ręcznik i myjkę (weź te przeznaczone do mycia i wycierania dolnej części ciała).

11) Odłóż dolny brzeg ręcznika do wysokości piersi i po odsłonięciu brzucha umyj go, nie zapominając o pępku i okolicy bioder oraz pachwin.

12) Umyj najpierw stronę położoną dalej od siebie, podobnie jak przy myciu klatki piersiowej.

13) Odłóż z powrotem dolny brzeg ręcznika na brzuch i osusz starannie skórę.

14) Chwyć dolny brzeg ręcznika i górny wierzchniego okrycia, jednocześnie zabierając ręcznik, naciągnij wierzchnie przykrycie na klatkę piersiową.

Mycie pleców i pośladków:

1) Poinformuj pacjenta, że przystępujesz do mycia pleców i pośladków.

2) Uchyl wierzchnie przykrycie i odwróć pacjenta na lewy bok. Pamiętaj o tym, by okrywać te części ciała, których na tym etapie nie zamierzamy myć. Unikaj obnażania całego ciała pacjenta [ryc. 7.67].

3) Ułóż ręcznik wzdłuż pleców i pośladków pacjenta.

4) Namocz, wyciśnij i namydl myjkę.

5) Okrężnymi ruchami umyj plecy i pośladki pacjenta [ryc. 7.68].

6) Szparę pośladkową umyj jednorazową myjką (dodatkową), jednorazową nawilżaną chusteczką lub wielorazową myjką, ale przeznaczoną tylko do tego celu, ruchem od góry do dołu, aby nie rozprowadzać bakterii.

7) Zmyj plecy i pośladki czystą wodą i odstaw miskę.

8) Dokładnie osusz skórę i oceń jej stan, także w szparze pośladkowej.

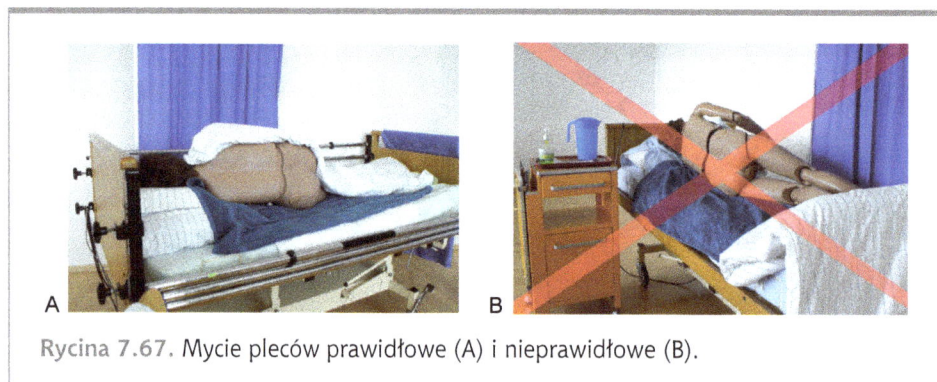

Rycina 7.67. Mycie pleców prawidłowe (A) i nieprawidłowe (B).

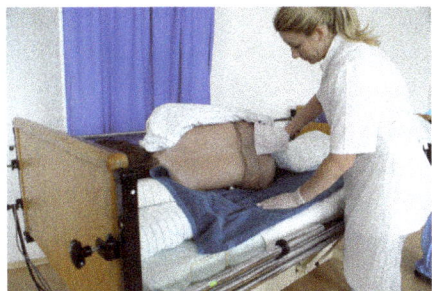
Rycina 7.68. Mycie pośladków.

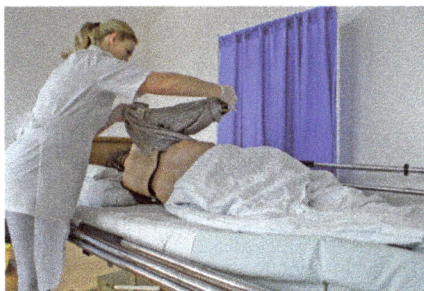
Rycina 7.69. Zakładanie bluzy piżamy.

9) Natrzyj skórę pleców oliwką lub kremem pielęgnacyjnym i lekko oklep przez ok. 3 minuty. Szczególną uwagę zwróć na miejsca narażone na ucisk. Dodatkowo natrzyj pośladki kremem ochronnym.

10) Przed odwróceniem pacjenta na plecy włóż mu rękaw piżamy i okryj nią plecy [ryc. 7.69]. Czynność ubierania zakończ po ułożeniu pacjenta na plecach.

Zapamiętaj!
U osób w podeszłym wieku lub obłożnie chorych do nacierania nie powinno się stosować spirytusu, gdyż powoduje przesuszenie skóry.

Mycie kończyn dolnych:

1) Poinformuj pacjenta, że przystępujesz do mycia nóg.
2) Odsłoń kończynę dolną pacjenta znajdującą się dalej od ciebie, odsuwając lekko wierzchnie przykrycie, i ułóż wzdłuż niej ręcznik.
3) Postaw na ręczniku miskę z wodą.
4) Namydl myjkę, wyciśnij i przewieś przez brzeg miski.
5) Unieś i zegnij kończynę w stawie kolanowym w stopniu umożliwiającym mycie. Stopę pacjenta włóż do miski (jeśli jego stan nie stanowi przeciwwskazania – brak przykurczów, niedowładów, zniekształceń kostnych, ran) [ryc. 7.70].
6) Weź do ręki myjkę i umyj przednią i tylną część nogi w kolejności: stopa, podudzie, udo, pachwina.
7) Spłucz myjkę, wyciśnij lekko i zmyj mydło.
8) Przesuń miskę z wodą prawą ręką w dół łóżka, a lewą ręką ułóż nogę pacjenta na ręczniku.

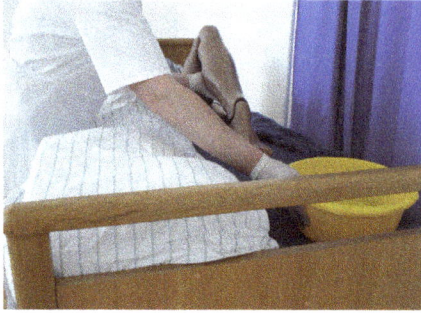

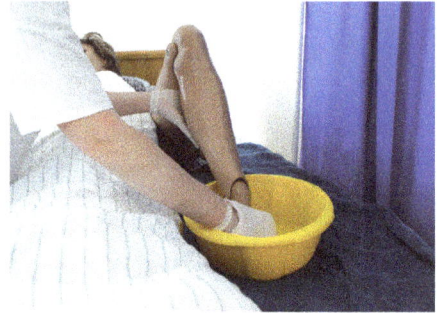

Rycina 7.70. Mycie nogi.

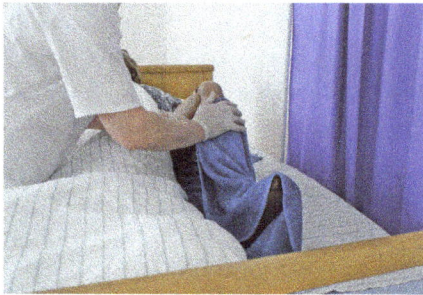

Rycina 7.71. Suszenie nogi.

9) Odstaw miskę na krzesło i osusz umytą nogę, zwracając szczególną uwagę na osuszenie przestrzeni między palcami [ryc. 7.71].

10) Podobnie umyj drugą kończynę dolną.

11) Odwieś ręcznik na krzesło i wylej wodę z miski.

Mycie krocza (podmywanie):

1) Poinformuj pacjenta, że przystępujesz do podmywania go.

2) Nalej do miski z dzbanka trochę ciepłej wody, sprawdź temperaturę wody (powinna wynosić ok. 40°C).

3) Pomóż pacjentowi zgiąć nogi w kolanach i ustaw je w odwiedzeniu.

4) Wykonaj z wierzchniego przykrycia tzw. budkę, zapewniając pacjentowi intymność. Zegnij dolną połowę wierzchniego przykrycia dwa razy na pół i ułóż je na zgiętych w kolanach nogach pacjenta [ryc. 7.72].

5) Zabezpiecz łóżko dodatkowym podkładem foliowym.

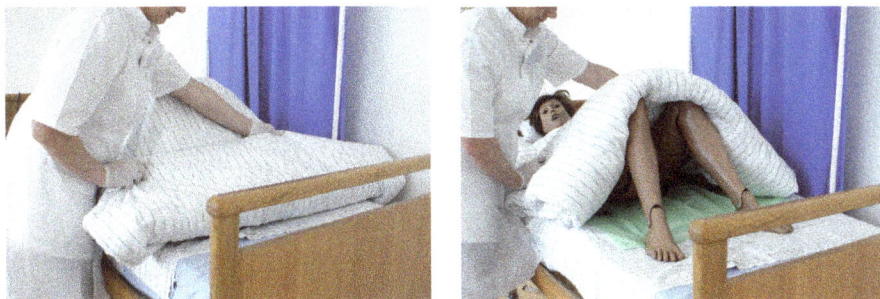

Rycina 7.72. Wykonywanie „budki" z wierzchniego przykrycia pacjenta.

Mycie krocza kobiety [ryc. 7.73]:

6) Podłóż pacjentce basen, polej wewnętrzną część jej uda wodą i spytaj, czy temperatura wody jest właściwa.

Jeżeli sprawność pacjentki jest wystarczająca, by sama się podmyła, to jej w tym pomóż.

7) Załóż na rękę pacjentki namoczoną w misce i namydloną myjkę.
8) W trakcie podmywania polewaj krocze pacjentki wodą z dzbanka.
9) Zdejmij myjkę z ręki pacjentki, wywijając stronę wewnętrzną na zewnątrz. Podaj pacjentce ręcznik, by się wytarła, i pozwól jej umyć rękę (np. spłukać nad miską i osuszyć ręcznikiem).

Jeżeli pacjentka nie może się podmyć:

7) Namydloną myjką umyj krocze w kolejności: spojenie łonowe, następnie umyj jednym ruchem zewnętrzne narządy płciowe w kierunku od spojenia łonowego do odbytu.
8) Spłucz krocze i zewnętrzne narządy płciowe pacjentki wodą z dzbanka.
9) W trakcie osuszania sprawdź, czy nie ma stanu zapalnego (zaczerwienienie, obrzęk) na błonach śluzowych i skórze.

Dalej w obu przypadkach postępowanie jest takie samo.

10) Usuń basen i odstaw go na taboret oraz zabierz foliowy podkład zabezpieczający.
11) Załóż pacjentce spodnie od piżamy lub opuść koszulę, wygładzając ją na plecach i pod pośladkami.
12) Popraw wierzchnie przykrycie łóżka i nałóż dodatkowy koc.

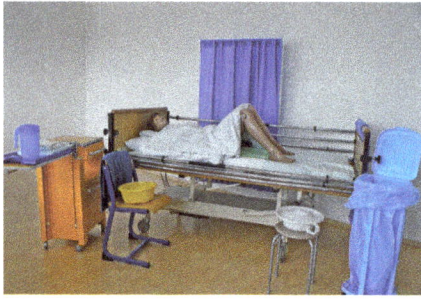

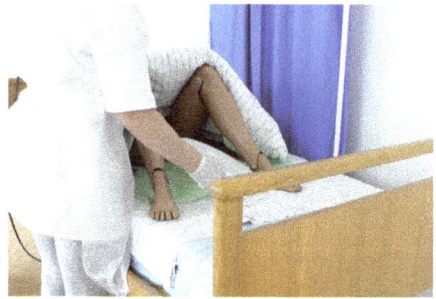

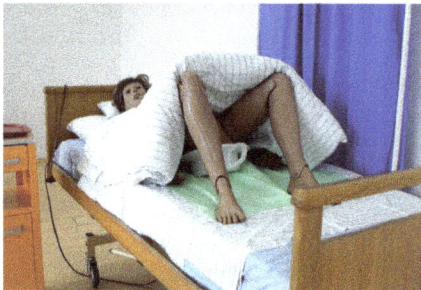

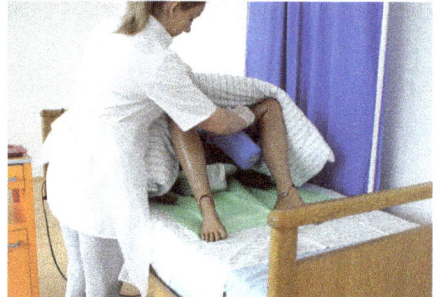

Rycina 7.73. Mycie krocza.

Mycie krocza mężczyzny:

6) Podłóż pacjentowi basen, polej wewnętrzną część jego uda wodą i spytaj, czy temperatura wody jest właściwa.

Jeżeli pacjent ma sprawne ręce, może podmyć się sam, a ty mu w tym tylko pomóż:

7) Załóż na rękę pacjenta namoczoną i namydloną myjkę.
8) W trakcie podmywania polewaj mu krocze wodą z dzbanka.
9) Zdejmij myjkę z ręki pacjenta, wywijając stronę wewnętrzną na zewnątrz. Podaj pacjentowi ręcznik, by się wytarł, i pozwól mu umyć ręce w misce, i podaj ręcznik do ich wytarcia.

Jeżeli pacjent nie może podmyć się samodzielnie:

7) Odciągnij napletek i delikatnie zmyj żołądź gazikiem zwilżonym wodą, następnie naciągnij napletek tak, by pokrywał żołądź.
8) Namocz i namydl myjkę i umyj kolejno, worek mosznowy i okolice krocza.
9) Zmyj mydło czystą wodą i osusz ręcznikiem. Po osuszeniu oceń stan skóry, czy nie ma stanu zapalnego (obrzęk, zaczerwienienie) i odparzeń.

Dalej w obu przypadkach postępowanie jest takie samo:

10) Wyjmij spod pacjenta basen i odstaw go na taboret oraz usuń foliowy podkład ochronny.
11) Nałóż pacjentowi spodnie od piżamy.
12) Popraw wierzchnie okrycie łóżka i nałóż dodatkowy koc.

Dalsze czynności pielęgnacyjne:

1) Czesanie – jeżeli pacjent ma włosy wymagające uczesania, na poduszce ułóż ręcznik i je uczesz.
2) Rozwieś ręczniki pacjenta do wyschnięcia.
3) Ustaw pozycję łóżka odpowiednio do potrzeb pacjenta.

Porządkowanie po wykonanej czynności – mycie całego ciała w łóżku kończy się uporządkowaniem otoczenia pacjenta, w tym przesłaniem łóżka i bezpiecznym ułożeniem chorego (prawidłowe ścielenie łóżka i układanie pacjenta jest opisane dalej, gdyż może stanowić odrębne zadanie egzaminacyjne), sprzątaniem i dezynfekcją sprzętu. Należy odsłonić parawan i zapewnić estetyczny wygląd najbliższego otoczenia, uporządkować sprzęt i przybory wielokrotnego użytku i włożyć je do pojemnika z płynem dezynfekcyjnym, a także posegregować odpady. Następnie trzeba zdjąć rękawiczki i fartuch foliowy oraz wykonać higieniczną dezynfekcję rąk. Na końcu potwierdza się wykonanie czynności w dokumentacji.

Istotne uwagi dodatkowe:

1) W zakładach opieki długoterminowej czy domach opieki, w związku z ryzykiem urazów i uszkodzenia skóry pacjenta, nie stosuje się przy podmywaniu układania chorego na basenie i polewania wodą z dzbanka. Zamiast tego zabezpiecza się łóżko specjalnymi podkładami i kładzie pacjenta na boku [ryc. 7.74] lub unosi na podnośniku, a następnie dokładnie namydla i zmywa okolicę genitaliów.
2) W celu dokładnego umycia i spłukania krocza pacjenta można chorego ułożyć na pneumatycznej wanience [ryc. 7.75], takiej samej jak do mycia głowy. Chorego należy unieść do pozycji siedzącej i w okolicy pasa podłożyć mu dodatkową poduszkę, następnie ułożyć go na plecach, a potem na boku, odchylić wierzchnie przykrycie i wzdłuż pośladków ustawić wanienkę tak, by po odwróceniu pacjenta na plecy pośladki znalazły się w jej środkowej części. Potem trzeba pomóc pacjentowi zgiąć nogi w kolanach, z wierzchniego przykrycia zrobić „budkę" i przystąpić do podmywania. Jeżeli pacjent jest w stanie podmyć się sam, podaje się mu namydloną myjkę i wodą z dzbanka polewa jego krocze [ryc. 7.76]. Przed polewaniem wodą należy sprawdzić, czy wąż odprowadzający wodę z wanienki jest włożony do wiadra na brudną wodę.

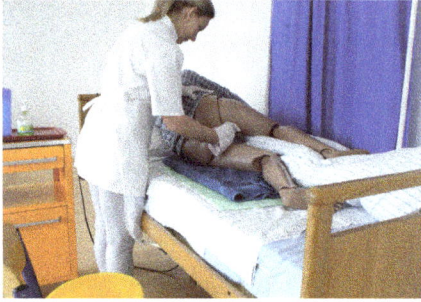

Rycina 7.74. Mycie krocza w pozycji na boku.

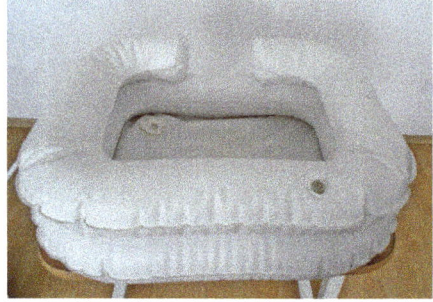

Rycina 7.75. Wanienka pneumatyczna.

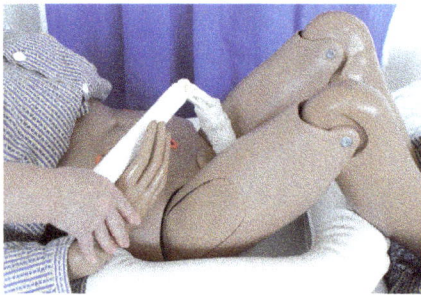

Rycina 7.76. Samodzielne podmywanie się w wanience pneumatycznej z użyciem myjki przegubowej.

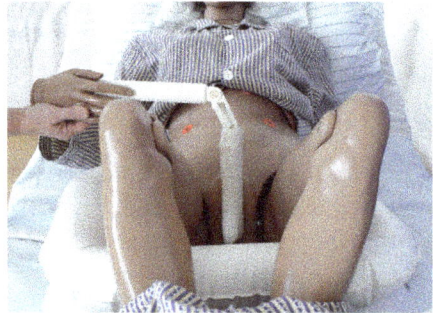

3) Ze względu na porę doby i zakres higieny wyróżnia się toaletę poranną (nie obejmuje mycia kończyn dolnych), wieczorną, całkowitą i częściową (np. przy zmianie pieluchomajtek). Należy przestrzegać zasady, że każda część ciała pacjenta musi zostać umyta co najmniej raz na dobę.

4) Wodę do mycia należy zmieniać w zależności od potrzeby, gdy jest brudna, zbyt namydlona, zbyt chłodna i zawsze do podmywania chorego.

5) Rękawiczki ochronne należy zmieniać wtedy, gdy po czynnościach brudnych przystępuje się do czynności czystych. Powinno się je zakładać i zdejmować przy pacjencie.

6) Egzaminatorzy, oceniając prawidłowość wykonania zadania, sprawdzają nie tylko przeprowadzenie wszystkich czynności składających się na umycie całego ciała w łóżku, ale także:
   ▪ utrzymanie kontaktu słownego z pacjentem w trakcie wykonywania zadania,
   ▪ uzasadnienie sposobu wykonania zadania,
   ▪ uzasadnienie kolejności wykonywania poszczególnych czynności,

■ ocenę jakości wykonanego przez siebie mycia całego ciała pacjenta z uwzględnieniem korzyści estetycznych i zdrowotnych.

7.2.3. Toaleta jamy ustnej u pacjenta leżącego w łóżku

Krok 1 – plan działania

Na formularzu załączonym do zadania egzaminacyjnego sporządź plan działania, który składa się z:

1) wykazu problemów higienicznych i opiekuńczych chorego,
2) wykazu zaplanowanych czynności niezbędnych do wykonania zadania,
3) wykazu materiałów pomocniczych i środków czystości potrzebnych do wykonania zadania,
4) wykazu przyborów toaletowych i sprzętu potrzebnych do wykonania zadania.

Rozpoznanie problemów (problemem pacjenta jest brak możliwości samodzielnego wykonania toalety jamy ustnej) – w tej części planu wpisz:

Pacjent jest leżący, ma zmiany chorobowe w jamie ustnej (np. pleśniawki lub uszkodzenia śluzówki od protezy zębowej) i nie może samodzielnie wykonać toalety jamy ustnej. Cele zabiegu to oczyszczenie jamy ustnej, nałożenie na śluzówki preparatów leczniczych łagodzących stan zapalny, zlikwidowanie przykrego smaku i zapachu z jamy ustnej oraz profilaktyka zakażeń i uszkodzeń błony śluzowej jamy ustnej, a w efekcie poprawa samopoczucia pacjenta.

Wykaz niezbędnych czynności według kolejności ich wykonania:

1) sprawdzenie, jak pacjent się czuje,
2) zapoznanie się z zaleceniami pielęgniarki lub lekarza,
3) poinformowanie pacjenta o planowanej pielęgnacji jamy ustnej i uzyskanie jego zgody na tę czynność,
4) przygotowanie sali – zamknięcie okna i drzwi, zaciągnięcie parawanu,
5) dostosowanie wysokości łóżka,
6) pobranie i oględziny materiałów pomocniczych, środków higienicznych, przyborów toaletowych i sprzętu niezbędnych do wykonania toalety jamy ustnej oraz rozmieszczenie ich na stanowisku pracy,
7) higieniczna dezynfekcja rąk,
8) założenie fartucha ochronnego z folii,
9) założenie rękawiczek ochronnych,
10) ułożenie pacjenta w pozycji półwysokiej lub bocznej (jeżeli jest nieprzytomny,

11) zabezpieczenie pościeli i ubrania pacjenta, wyjęcie z szafki przyłóżkowej środków higienicznych i przyborów toaletowych należących do pacjenta,
12) wyjęcie protezy, jeżeli pacjent ją ma,
13) oczyszczenie protezy i zanurzenie jej w pojemniku zawierającym odpowiedni środek lub czystą wodę,
14) oględziny stanu błony śluzowej jamy ustnej,
15) oczyszczenie dziąseł,
16) oczyszczenie błony śluzowej od wewnętrznej strony policzków,
17) oczyszczenie podniebienia,
18) oczyszczenie języka,
19) podłożenie miski nerkowatej i płukanie jamy ustnej,
20) osuszenie ręcznikiem ust pacjenta,
21) odstawienie miski nerkowatej,
22) ułożenie poduszek,
23) ułożenie pacjenta w bezpiecznej i wygodnej pozycji,
24) dostosowanie wysokości łóżka,
25) uporządkowanie otoczenia pacjenta,
26) umycie i dezynfekcja przyborów i sprzętu, odłożenie ich na miejsce,
27) segregacja i wyrzucenie odpadów,
28) higieniczna dezynfekcja rąk,
29) potwierdzenie w dokumentacji wykonania zadania.

Wykaz materiałów pomocniczych i środków higienicznych:

1) materiały pomocnicze – rękawiczki ochronne, fartuch foliowy, kilkanaście jałowych gazików, kilka serwetek z ręcznika papierowego,
2) środki higieniczne – Aphtin lub Septosan w zależności od jednostki chorobowej, środek do dezynfekcji przyborów toaletowych, środek dezynfekcyjny do rąk, ciepła woda do płukania ust (30°C), płyn do płukania ust (jeżeli jest zalecony).

Wykaz przyborów toaletowych i sprzętu:

1) przybory toaletowe – trzy drewniane szpatułki owinięte gazikami, kubek, ręcznik, pojemnik na protezę (jeżeli pacjent ją ma),
2) sprzęt – dwie miski nerkowate, parawan, taca, krzesło, stolik przyłóżkowy, pojemnik na odpady medyczne, miseczka na ciepłą wodę do ogrzania środka leczniczego, pojemnik na odpady komunalne.

Krok 2 – wykonanie zadania

1) Sprawdź kartę gorączkową i kartę pielęgnacji, czy nie zawierają skierowanych do ciebie zaleceń dotyczących higieny jamy ustnej. Zapytaj pacjenta, jak się czuje i czy wyraża zgodę na toaletę jamy ustnej. Gdy pacjent wyraża zgodę na higienę jamy ustnej, zgodnie z zaleceniem lekarza wpisanym

w karcie zaleceń przygotuj środek leczniczy do pędzlowania jamy ustnej (rodzaj środka i sposób jego przygotowania będą opisane w treści zadania egzaminacyjnego). Przygotuj pokój – zamknij okno i drzwi.

2) Na tacy umieść zestaw środków higienicznych i przyborów toaletowych, jednocześnie sprawdź, czy są zdatne do użycia. Jeżeli przewidujesz wyjęcie protezy zębowej, na tacy umieść odpowiedni pojemnik na nią.

3) Przygotuj miseczkę z roztworem do czyszczenia jamy ustnej (Aphtin, boraks z gliceryną w stosunku jedna część boraksu dwie części gliceryny) oraz 10 gazików o boku długości 8–10 cm. Jeżeli pacjent jest nieprzytomny lub ma ograniczoną świadomość i może niespodziewanie zacisnąć zęby w trakcie wykonywania toalety, dodatkowo przygotuj zabezpieczenie w postaci wałeczka z gumy lub innego tworzywa, które można myć lub dezynfekować, o grubości trochę większej od własnego palca. Jeżeli nie ma takiego sprzętu, możesz użyć rolki bandaża o szerokości 10 cm w osłonce lateksowej (np. palec rękawiczki).

4) Na stoliku przyłóżkowym pacjenta ustaw tacę z przyborami. Powieś ręcznik na oparciu krzesła. Sprawdź, czy stanowisko pracy jest w pełni przygotowane. Dostosuj wysokość łóżka do swoich potrzeb.

5) Wykonaj higieniczną dezynfekcję rąk, załóż ochronny fartuch foliowy, włóż rękawiczki ochronne.

6) Osłoń łóżko parawanem.

7) Poinformuj pacjenta, w jakim celu i w jaki sposób wykonasz toaletę jamy ustnej.

8) Popraw odpowiednio do potrzeb wierzchnie przykrycie i ułóż pacjenta w pozycji półsiedzącej (jeżeli jest nieprzytomny – na boku). Zapytaj pacjenta, czy jest mu wygodnie.

9) Osłoń ręcznikiem klatkę piersiową i szyję pacjenta, by zabezpieczyć go przed zabrudzeniem [ryc. 7.77].

10) Poproś pacjenta o otwarcie ust. Pacjentowi bez kontaktu, który ma zachowany odruch gryzienia, między szczękę a żuchwę włóż gumowy wałeczek, zabezpieczający przed niespodziewanym zaciśnięciem zębów. Nie stosuj żadnych narzędzi i twardych przedmiotów, gdyż nieświadomy pacjent może zrobić sobie krzywdę.

11) Wyjmij protezę zębową (jeśli pacjent ją ma) [ryc. 7.78], oczyść ją i zanurz w przygotowanym pojemniku zawierającym wskazany w zadaniu środek.

12) Ponownie poproś pacjenta, by otworzył usta, i poinformuj go, że musisz sprawdzić stan błon śluzowych. Naciśnij na język szpatułką owiniętą gazikiem i oceń stan jamy ustnej.

13) Po obejrzeniu i ocenie stanu jamy ustnej nawiń (na tyle ciasno, by się nie przesuwał na palcu w trakcie mycia) na swój palec wskazujący gazik. Namocz go w przygotowanym roztworze do mycia, do lewej ręki weź szpatułkę owiniętą gazikiem, którą odchylisz prawy policzek. Umyj powierzchnię

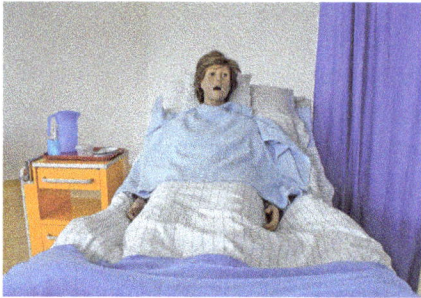
Rycina 7.77. Stanowisko pracy przygotowane do toalety jamy ustnej.

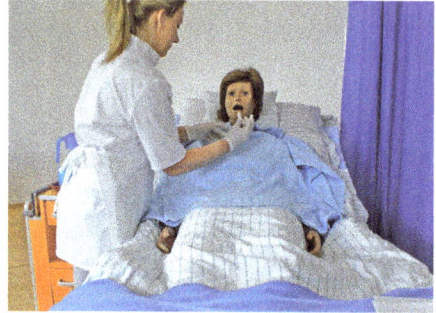
Rycina 7.78. Wyjęcie protezy zębowej.

zewnętrzną dziąseł szczęki po prawej stronie, rozpoczynając od tyłu. Zsuń z palca gazik i odłóż na miskę nerkowatą.

14) Weź nowy gazik, nawiń na palec i zamocz, a następnie umyj powierzchnię wewnętrzną dziąseł szczęki po prawej stronie, tak samo rozpoczynając od tyłu, od ostatniego zęba trzonowego. Zsuń i odłóż zużyty gazik na miskę nerkowatą.

15) Nawiń nowy gazik, zamocz, szpatułką odchyl lewy policzek i umyj powierzchnię zewnętrzną dziąseł szczęki po lewej stronie. Zsuń i odłóż zużyty gazik.

16) Nawiń nowy gazik, namocz i umyj powierzchnię wewnętrzną dziąseł szczęki po lewej stronie. Zsuń i odłóż zużyty gazik.

17) Dziąsła żuchwy umyj tak samo jak szczęki. Myjąc dziąsła, jednocześnie oczyść błonę śluzową na powierzchni między wewnętrzną powierzchnią policzka i dziąsłami.

18) Do mycia zębów i wnętrza jamy ustnej użyj gazika nawiniętego na palec, gdyż w ten sposób zachowasz większe czucie i wykonasz czynność dokładniej.

19) Podniebienie i język umyj za pomocą gazika nawiniętego na szpatułkę [ryc. 7.79], gdyż jest ona płaska i możesz nią dotrzeć dalej niż palcem, który z racji swej grubości, w trakcie mycia nasady języka czy podniebienia uciśnie język i wywoła odruch wymiotny. Namocz szpatułkę owiniętą gazikiem i delikatnie oczyść podniebienie, a potem odłóż ją na miskę nerkowatą. Namocz nową szpatułkę owiniętą gazikiem i delikatnie oczyść nią język (bez naciskania na język, gdyż wywołasz wtedy odruch wymiotny).

20) Pacjentowi przytomnemu podaj płyn do wypłukania jamy ustnej, przytrzymaj miskę nerkowatą pod brodą pacjenta, by mógł wypłukać usta i wypluć wodę (płyn do płukania) do miski. Poproś, by pacjent wypłukał jamę ustną trzy razy i odstaw miskę nerkowatą na tacę.

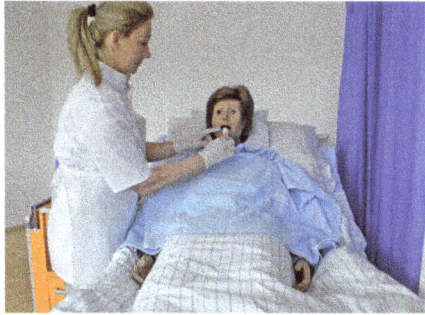

Rycina 7.79. Toaleta jamy ustnej.

21) Wytrzyj usta pacjenta ręcznikiem i odwieś ręcznik na ramę łóżka.
22) Opuść łóżko do wysokości odpowiedniej dla pacjenta. Zapytaj, czy mu wygodnie. Odsłoń (odstaw) parawan. Uporządkuj przybory. Posegreguj odpady. Szpatułki, gaziki i rękawiczki lateksowe wyrzuć do pojemnika na odpady medyczne.
23) Wykonaj higieniczne odkażenie rąk.
24) Potwierdź wykonanie zabiegu w dokumentacji.

Istotna uwaga dodatkowa – poza wykonaniem wyżej opisanych czynności zgodnie z podaną kolejności ocenia się także:

1) utrzymywanie kontaktu słownego z pacjentem,
2) właściwe i bezpieczne ułożenie pacjenta,
3) bezpieczne posługiwanie się przyborami,
4) dbałość o ład i porządek w trakcie wykonywania zadania, np. niezalanie łóżka,
5) dokładne umycie, osuszenie i dezynfekcję sprzętu,
6) odłożenie, po wykonaniu zadania, sprzętu na miejsce,
7) prezentację wykonanego zadania, czyli omówienie i uzasadnienie celowości wykonanych czynności, także w kontekście wygody i bezpieczeństwa pacjenta.

7.2.4. Mycie głowy u pacjenta leżącego w łóżku

Krok 1 – plan działania

Na formularzu załączonym do zadania egzaminacyjnego sporządź plan działania, który składa się z:

1) wykazu problemów higienicznych i opiekuńczych chorego,
2) wykazu zaplanowanych czynności niezbędnych do wykonania zadania,

3) wykazu materiałów pomocniczych i środków czystości potrzebnych do wykonania zadania,
4) wykazu przyborów toaletowych i sprzętu potrzebnych do wykonania zadania.

Rozpoznanie problemów (problemem pacjenta jest brak możliwości samodzielnego umycia włosów) – w tej części planu wpisz:

Pacjent jest leżący, nie może samodzielnie umyć włosów. Włosy są przetłuszczone i sklejają się. Mycie głowy należy wykonać w łóżku z powodu braku możliwości (stan zdrowia, brak warunków) przemieszczenia pacjenta do łazienki. Celem zabiegu jest oczyszczenie skóry głowy i włosów z brudu i łoju za pomocą szamponu (lub mydła). Umycie włosów ułatwi bezbolesne rozczesywanie i czesanie, poprawi to wygląd i w efekcie samopoczucie pacjenta.

Wykaz niezbędnych czynności według kolejności ich wykonania:

1) sprawdzenie, jak pacjent się czuje,
2) poinformowanie pacjenta o planowanym myciu włosów i uzyskanie jego zgody na wykonanie tej czynności,
3) przygotowanie materiałów pomocniczych, środków higienicznych, przyborów toaletowych i sprzętu niezbędnych do wykonania zadania,
4) przygotowanie chorego do mycia głowy,
5) przygotowanie sali, w której będzie wykonywane mycie głowy,
6) osłonięcie łóżka parawanem,
7) dostosowanie wysokości łóżka,
8) higieniczna dezynfekcja rąk,
9) założenie ochronnego fartucha foliowego,
10) założenie rękawiczek ochronnych,
11) zabezpieczenie pościeli i ubrania,
12) odpowiednie ułożenie pacjenta,
13) ułożenie głowy pacjenta na wanience pneumatycznej,
14) rozczesanie włosów,
15) sprawdzenie termometrem temperatury wody,
16) polanie głowy wodą,
17) nałożenie szamponu i mycie włosów,
18) spłukanie szamponu z włosów,
19) posadzenie pacjenta,
20) owinięcie głowy ręcznikiem,
21) usunięcie wanienki,
22) ułożenie poduszek i okrycie ich ręcznikiem, ułożenie pacjenta w bezpiecznej wygodnej pozycji,
23) rozczesanie i suszenie włosów suszarką,

24) czesanie,
25) dostosowanie wysokości łóżka, uporządkowanie otoczenia pacjenta,
26) umycie i dezynfekcja sprzętu,
27) wyrzucenie odpadów,
28) higieniczna dezynfekcja rąk.

Wykaz materiałów pomocniczych i środków higienicznych:

1) materiały pomocnicze – folia jednorazowa, waciki, serwetki z ręcznika jednorazowego, rękawiczki lateksowe, fartuch foliowy, dwa ręczniki (mały i duży),
2) środki higieniczne – szampon do włosów, odżywka lub balsam ułatwiający rozczesywanie włosów, środek do dezynfekcji przyborów toaletowych, środek dezynfekcyjny do rąk, ciepła woda.

Wykaz przyborów toaletowych i sprzętu:

1) przybory toaletowe – szczotka i grzebień do rozczesania włosów, termometr,
2) sprzęt – wanienka pneumatyczna do mycia włosów w łóżku, dwa wiadra, dwa dzbanki, suszarka do włosów, parawan, taca, krzesło, stolik przyłóżkowy, pojemnik na odpady medyczne, wózek na brudną bieliznę.

Krok 2 – wykonanie zadania

1) Zapytaj pacjenta, jak się czuje i czy wyraża zgodę na umycie włosów. Jeżeli pacjent wyraża zgodę, przygotuj pokój – zamknij okno i drzwi, by uniknąć przeciągów. W pokoju powinno być ciepło, ok. 22°C. Temperaturę sprawdź na termometrze ściennym.
2) Na tacy umieść zestaw środków higienicznych i przyborów toaletowych. Postaw tacę na stoliku przyłóżkowym. Ustaw krzesło z oparciem w nogach łóżka, po prawej stronie pacjenta. Powieś ręczniki i folię na oparciu krzesła. Na odkładanym blacie szafki przyłóżkowej (lub dodatkowym taborecie) ustaw wanienkę do mycia głowy. Obok łóżka postaw taboret na wiadro z ciepłą wodą. Na podnóżku lub podłodze przy zagłówku łóżka ustaw wiadro na zużytą wodę.
3) Sprawdź, czy stanowisko pracy jest w pełni przygotowane [ryc. 7.80]. Suchymi rękami podłącz suszarkę do prądu i sprawdź, czy działa. Upewnij się, że środki, których będziesz używał, mają zachowany termin przydatności do użycia (zaznaczony na opakowaniu).
4) Wykonaj higieniczną dezynfekcję rąk. Załóż ochronny fartuch foliowy.
5) Nalej wodę do wiadra i dzbanków. Osłoń łóżko parawanem i załóż rękawiczki ochronne.
6) Poinformuj pacjenta, że rozpoczynasz mycie głowy i o przebiegu tej czynności. Jeżeli ze strony pacjenta nie ma sprzeciwu, zdejmij z łóżka dodatkowy koc, zaczynając od wyjęcia jego brzegów (jeżeli są podwinięte pod materac).

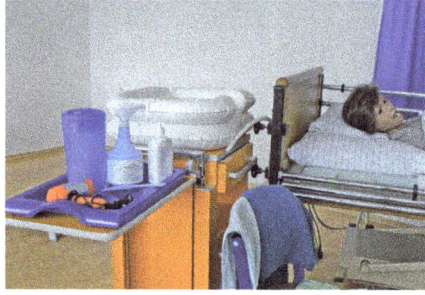
Rycina 7.80. Stanowisko pracy przygotowane do mycia głowy.

Koc odłóż na krzesło lub na szczyt łóżka od strony nóg. Popraw odpowiednio do potrzeb wierzchnie przykrycie i pomóż pacjentowi usiąść.

Uwaga!
Podczas pomocy przy siadaniu chwyć i pociągnij pacjenta za bark bliżej środka pleców – podobnie podtrzymuj pacjenta w trakcie układania poduszek. Nie wolno chwytać pacjenta tylko za szyję!

7) Jedną poduszkę (np. jasiek) odłóż na krzesło, drugą złóż wpół i ułóż na wysokości barków pacjenta [ryc. 7.81], następnie opuść zagłówek łóżka.
8) Poduszkę i materac osłoń folią i dużym ręcznikiem.
9) Za złożoną poduszką (na ręczniku) umieść wanienkę. Pacjenta ułóż w pozycji na wznak, by pod łopatkami miał złożoną poduszkę, a głowę nad wanienką. Zapytaj pacjenta, czy jest mu wygodnie. Wąż spustowy wanienki umieść w ustawionym przy łóżku wiadrze. Osłoń ręcznikiem szyję i ramiona pacjenta [ryc. 7.82]. Pościel i ubranie pacjenta możesz dodatkowo zabezpieczyć folią.
10) Rozczesz włosy pacjenta.
11) Termometrem sprawdź temperaturę wody, powinna mieć ok. 38°C.
12) Mycie włosów rozpocznij od polania ich wodą z dzbanka, który powinieneś trzymać za głową pacjenta.
13) Nałóż szampon na włosy i umyj je, masując skórę głowy opuszkami palców. Spłucz starannie szampon. Czynności te powtórz dwa razy.
14) Po drugim myciu nałóż odżywkę lub balsam. Jeżeli także ten środek wymaga spłukania, wykonaj końcowe płukanie, które powinno usunąć resztki środków pielęgnujących z włosów.
15) Owiń głowę pacjenta ręcznikiem i pomóż mu usiąść, chwytając za bark.

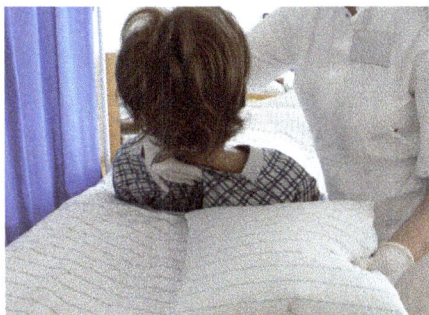

Rycina 7.81. Układanie poduszki do mycia głowy.

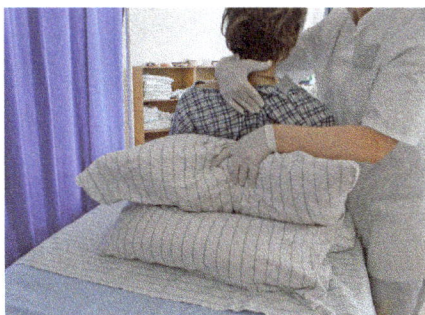

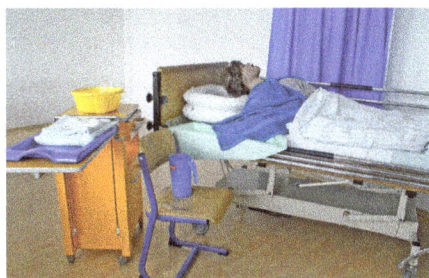

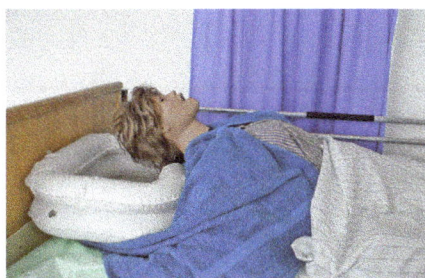

Rycina 7.82. Pacjent przygotowany do mycia głowy.

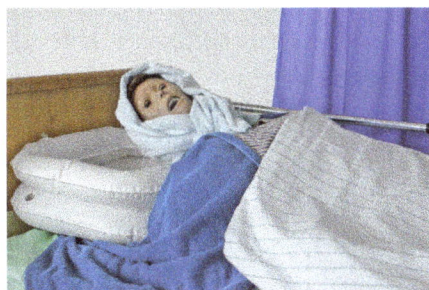

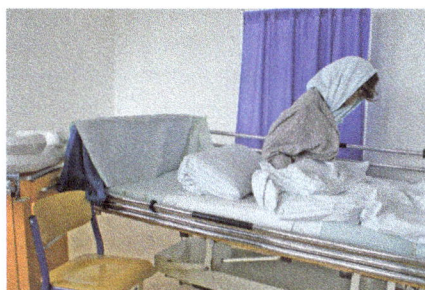

Rycina 7.83. Zakończenie mycia głowy.

16) Odłóż wanienkę na szafkę, a ręcznik i folię przykrywające poduszkę powieś na szczycie łóżka [ryc. 7.83].

17) Ułóż poduszki i ponownie je przykryj folią i ręcznikiem.

18) Małym ręcznikiem, którym owinąłeś głowę pacjenta, wytrzyj mu włosy.

19) Ułóż pacjenta wygodnie na poduszkach, podnieś zagłówek na odpowiednią wysokość i przystąp do rozczesywania i suszenia włosów.

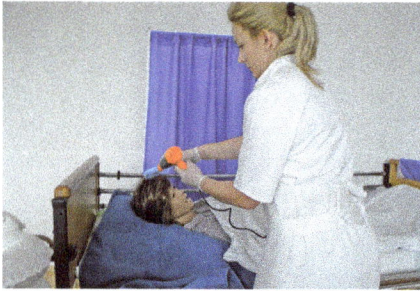
Rycina 7.84. Suszenie włosów.

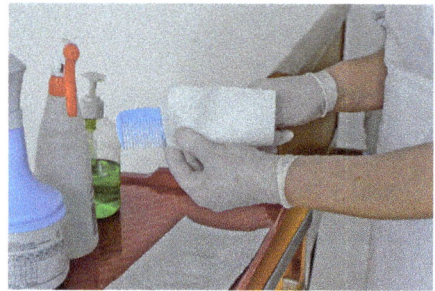
Rycina 7.85. Oczyszczanie grzebienia.

20) Poinformuj pacjenta, że będziesz używać suszarki, by nie wystraszył się jej dźwięku i podmuchu ciepłego powietrza. Włącz suszarkę i sprawdź (na swoim policzku), czy strumień powietrza nie jest zbyt gorący. W czasie suszenia [ryc. 7.84] zapytaj też o to kilkakrotnie pacjenta.

21) Po wysuszeniu uczesz włosy pacjenta.

22) Pomóż pacjentowi unieść się na tyle, by usunąć z poduszki podkład i ręcznik. Ręczniki rozwieś na ramie łóżka lub oparciu krzesła do wyschnięcia lub wrzuć do pojemnika na brudną bieliznę. Popraw pościel, załóż koc.

23) Uporządkuj przybory. Z grzebienia i szczotki pacjenta zbierz wilgoć serwetką z papierowego ręcznika i zdejmij wyczesane włosy, zawijając je w tę serwetkę (może to też być papier toaletowy) [ryc. 7.85].

24) Sprzęty, które wymagają mycia, odnieś do miejsca przeznaczonego do tej czynności. Po zakończeniu zadania czyste przybory powinny zostać odłożone na właściwe miejsce, np. przybory należące do pacjenta powinny znajdować się w jego szafce. Dostosuj wysokość łóżka do potrzeb pacjenta. Usuń odpady. Odsłoń parawan. Zdezynfekuj i umyj sprzęt.

25) Zdejmij rękawiczki i fartuch foliowy. Wykonaj higieniczną dezynfekcję rąk.

26) Wpisz do dokumentacji potwierdzenie wykonania czynności.

Istotna uwaga dodatkowa – na końcową ocenę poza wykonaniem czynności w sposób prawidłowy i w odpowiedniej kolejności mają wpływ:

1) utrzymywanie kontaktu słownego z pacjentem, w trakcie wykonywania czynności,

2) utrzymanie porządku na stanowisku pracy i niezamoczenie bielizny pościelowej i osobistej pacjenta,

3) bezpieczeństwo (czy zdający jest świadomy ryzyka przegrzania, wyziębienia, poparzenia, podrażnienia oczu szamponem, zalania wodą twarzy i uszu) oraz wygoda pacjenta,

4) zachowanie prawa do intymności (parawan),

5) uzasadnienie kolejności wykonywania czynności w fazie planowania, przygotowania i wykonania,
6) dokonanie przez zdającego oceny wykonanego mycia głowy z uwzględnieniem zaspokojenia potrzeby estetycznej i higienicznej lub leczniczej (pasożyty).

7.2.5. Ścielenie łóżka z leżącym pacjentem

Krok 1 – plan działania

Na formularzu załączonym do zadania egzaminacyjnego sporządź plan działania, który składa się z:

1) wykazu problemów higienicznych i opiekuńczych chorego,
2) wykazu zaplanowanych czynności niezbędnych do wykonania zadania,
3) wykazu materiałów pomocniczych i środków czystości potrzebnych do wykonania zadania,
4) wykazu przyborów toaletowych i sprzętu potrzebnych do wykonania zadania.

Rozpoznanie problemów (problemem pacjenta jest brak możliwości samodzielnego prześcielenia łóżka, nie może on też łóżka opuścić), w tej części planu wpisz:

Pacjent jest leżący, nie może samodzielnie prześcielić łóżka. Słanie łóżka należy wykonać, gdyż pościel jest zmięta, wymaga wygładzenia i wygodnego dla pacjenta ułożenia. Stan pacjenta nie pozwala na przemieszczenie go poza łóżko na czas ścielenia. Celem ścielenia jest wygładzenie zagnieceń oraz usunięcie okruchów i innych drobnych odpadków, na których pacjent leży, co powoduje u niego uczucie dyskomfortu i jest przyczyną bólu. Prześcielenie jest ważnym elementem profilaktyki odleżyn. Ponadto celem tej czynności jest zapewnienie pacjentowi wygody oraz poprawa estetyki i samopoczucia pacjenta.

Wykaz niezbędnych czynności według kolejności ich wykonania:

1) sprawdzenie, jak pacjent się czuje,
2) poinformowanie pacjenta o celu i sposobie zaplanowanego ścielenia łóżka i uzyskanie jego zgody na wykonanie tej czynności,
3) sprawdzenie stanu pościeli pod kątem częściowej wymiany,
4) przygotowanie materiałów pomocniczych, środków higienicznych i sprzętu niezbędnych do wykonania zadania,
5) zadbanie o odpowiednią temperaturę w pokoju,
6) dostosowanie wysokości łóżka,
7) zapewnienie pacjentowi intymności,

8) higieniczna dezynfekcja rąk, założenie fartucha ochronnego i rękawiczek ochronnych,
9) ścielenie łóżka połączone z odwracaniem pacjenta na boki, nałożenie suchej myjki na rękę i wymiecenie nią okruchów z podkładu ochronnego, prześcieradła i materaca,
10) naciągnięcie prześcieradła i podłożenie go pod materac,
11) naciągnięcie i podłożenie podkładu pod materac,
12) podłożenie pod głowę pacjenta poduszki,
13) podniesienie zagłówka łóżka,
14) bezpieczne i wygodne ułożenie pacjenta,
15) wyrównanie wierzchniego przykrycia,
16) położenie dodatkowego koca,
17) dostosowanie wysokości łóżka,
18) przystawienie szafki i krzesła,
19) uporządkowanie sprzętów,
20) zdjęcie fartucha foliowego i rękawiczek ochronnych,
21) higieniczne odkażenie rąk,
22) udokumentowanie wykonania czynności.

Wykaz materiałów pomocniczych i środków higienicznych:

1) materiały pomocnicze – rękawiczki ochronne, ochronny fartuch foliowy, czysta pościel, myjka do wymiatania okruchów,
2) środki higieniczne – środek do higienicznego odkażania rąk.

Wykaz sprzętu:

1) wózek z czystą bielizną pościelową, wózek na brudną bieliznę pościelową, parawan, pojemnik na odpady medyczne, pojemnik na odpady komunalne.

Krok 2 – wykonanie zadania

1) Zapytaj pacjenta, jak się czuje i czy wyraża zgodę na prześcielenie łóżka. Jeżeli pacjent wyraża zgodę, sprawdź stan pościeli, by stwierdzić, czy nie trzeba jakiejś części wymienić. Przygotuj pokój, np. zamknij okno i drzwi, żeby uniknąć przeciągów. Sprawdź temperaturę pomieszczenia (powinna wynosić ok. 22°C).
2) Przygotuj środki higieniczne na tacy i potrzebny sprzęt. Przygotuj pojemniki na odpady medyczne i komunalne. Zasłoń łóżko parawanem.
3) Zapytaj pacjenta, jak się czuje i poinformuj go o kolejnych czynnościach wykonywanych podczas ścielenia łóżka. Jeżeli pacjent się zgadza lub nic nie mówi, ale nie protestuje, wykonaj higieniczną dezynfekcję rąk, załóż fartuch z folii i rękawiczki ochronne. Postaw krzesło obok łóżka przy nogach pacjenta. Odstaw szafkę [ryc. 7.86]. Ureguluj odpowiednio do swoich potrzeb wysokość łóżka i uprzedź pacjenta, że opuścisz zagłówek łóżka.

4) W celu zdjęcia dodatkowego koca stań z prawej strony w nogach łóżka, lewą ręką unieś brzeg materaca, a prawą wysuń na całej szerokości łóżka podwinięte pod materac brzegi koca, najpierw z dalszej strony, a potem z bliższej. Odłóż koc na krzesło. Wszystkie czynności wykonuj najpierw po jednej stronie łóżka, a potem po drugiej.

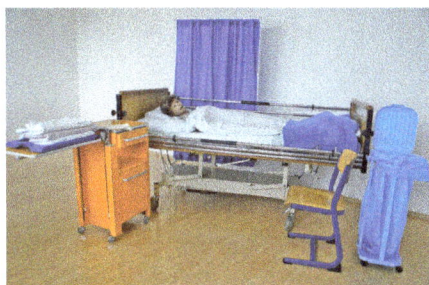

Rycina 7.86. Stanowisko pracy przygotowane do ścielenia łóżka.

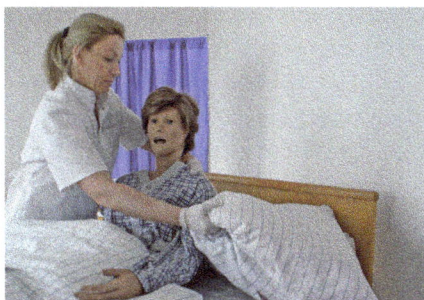

Rycina 7.87. Wyjmowanie poduszki.

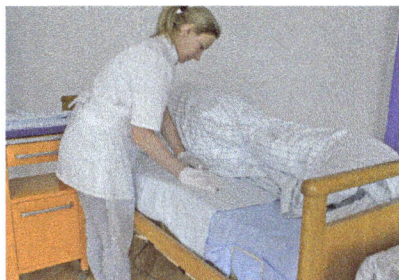

A

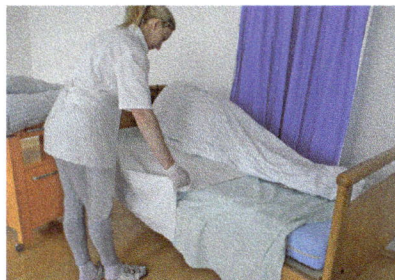

B

Rycina 7.88. Oczyszczanie podkładu (A) i odkładanie go na pacjenta (B).

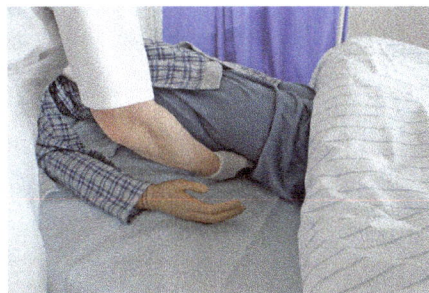

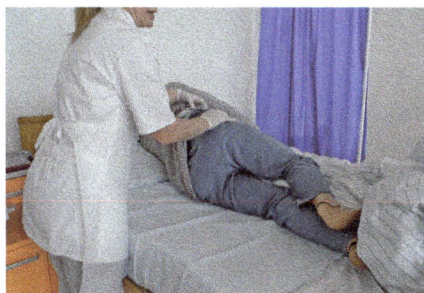

Rycina 7.89. Odwracanie pacjenta na bok.

5) Odłóż górny brzeg wierzchniego okrycia (kołdry) i pomóż pacjentowi usiąść. Jeżeli nie jest to możliwe, ze względu na stan pacjenta, jedną ręką lekko unieś głowę i barki pacjenta, a drugą wysuń poduszkę i przesuń ją na przeciwległy brzeg materaca [ryc. 7.87].

6) Opuść głowę pacjenta na materac i odłóż poduszkę (poduszki) na krzesło.

7) Unieś bok kołdry i odłóż na szczyt łóżka. Odwróć pacjenta na lewy bok i okryj kołdrą jego plecy.

8) Wysuń podwinięte pod materac brzegi prześcieradła i podkładu ruchem w górę aż do końca zagłówka.

9) Nałóż na prawą rękę myjkę i, osłaniając lewą ręką chorego, wymieć okruchy z podkładu ochronnego, a następnie połóż podkład na pacjencie [ryc. 7.88]. Wymieć okruchy z prześcieradła i odłóż je podobnie jak podkład na pacjenta. Na końcu wymieć okruchy z materaca, zaczynając od strony zagłówka.

10) Chwyć za odłożone na plecy pacjenta prześcieradło, nałóż na materac, naciągnij i podłóż je pod materac. Jeżeli prześcieradło nie ma gumek ściągających, w każdym górnym rogu wykonaj narożnik kopertowy, co zapobiegnie zsuwaniu się prześcieradła w dół. Następnie nałóż na prześcieradło podkład, naciągnij i podłóż jego brzeg pod materac.

11) Odłóż kołdrę na dół łóżka. Ułóż pacjenta na plecach, a następnie odwróć na prawy bok [ryc. 7.89].

12) Okryj pacjenta kołdrą i przejdź na drugą stronę łóżka. Powtórz czynności. Po wykonaniu czynności z lewej strony łóżka odchyl kołdrę i ułóż pacjenta na plecach. Przejdź na prawą stronę łóżka.

13) Pomóż pacjentowi usiąść i podtrzymaj jego barki swoim ramieniem. Podłóż choremu poduszkę i ostrożnie go połóż, podtrzymując bark i głowę [ryc. 7.90]. Niekiedy ustalenie wygodnej i bezpiecznej pozycji pacjenta wymaga użycia dwóch lub trzech poduszek. Jeżeli pacjent ma mieć dwie poduszki, jedną strzepnij i połóż wypełnieniem (pierzem) do dołu w kierunku pośladków chorego, a drugą wypełnieniem do góry – pod głową pacjenta. Przy

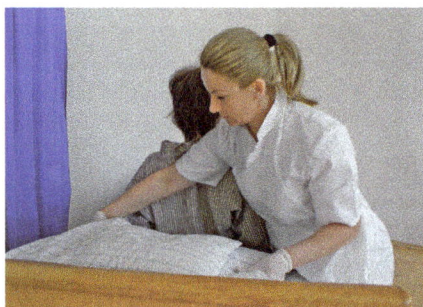

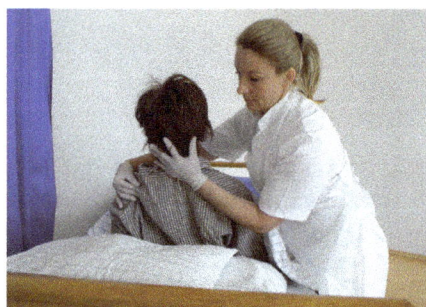

Rycina 7.90. Poprawianie poduszki i układanie pacjenta na plecach.

zastosowaniu trzech poduszek: jedną poduszką wypełnij kąt między wezgłowiem łóżka a materacem, tak by tworzyła ona oparcie dla dwóch następnych poduszek. Pierwszą z nich ułóż niżej, aby część poduszki bardziej wypełniona pierzem podpierała okolicę krzywizny lędźwiowej. Kolejną ułóż wyżej, częścią bardziej wypełnioną pierzem skierowaną ku górze, aby dać dobre podparcie pod głowę i ramiona. Ułożenie poduszek wypełnia krzywiznę lędźwiową, przeciwdziała zapadaniu się klatki piersiowej chorego i ułatwia oddychanie. Zastosowanie dodatkowo poduszki (jaśka) podpiera głowę i kark chorego.

14) Unieś zagłówek łóżka i zapytaj pacjenta, czy jest mu wygodnie.

15) Wyrównaj kołdrę z bliższej strony łóżka, zaczynając od góry w stronę nóg. Nałóż dodatkowy koc i podłóż jego brzeg pod materac.

16) Przejdź na drugą stronę łóżka, wyrównaj kołdrę w ten sam sposób i podłóż pod materac drugi brzeg dodatkowego koca.

17) Opuść łóżko odpowiednio do potrzeb pacjenta. Przystaw szafkę i krzesło. Uporządkuj sprzęt. Zabezpiecz odpady. Odsłoń parawan. Zdejmij fartuch foliowy i rękawiczki. Wykonaj higieniczną dezynfekcję rąk.

18) W dokumentacji potwierdź wykonanie czynności.

Istotna uwaga dodatkowa – na końcową ocenę poza wykonaniem czynności w sposób prawidłowy i w odpowiedniej kolejności mają wpływ:

1) utrzymywanie kontaktu słownego z pacjentem w trakcie wykonywania czynności,

2) utrzymanie porządku na stanowisku pracy,

3) bezpieczeństwo (czy zdający jest świadomy ryzyka zmiany pozycji ciała przy odwracaniu pacjenta) oraz wygoda pacjenta, podczas ścielenia należy wykonać jak najmniejszą liczbę ruchów angażujących pacjenta w celu jego odciążenia, ponadto powinno się zaciągać barierki ochronne zabezpieczające pacjenta przed wypadnięciem z łóżka,

4) zachowanie prawa do intymności (parawan),

5) uzasadnienie kolejności wykonywania czynności w fazie planowania, przygotowania i wykonania,

6) dokonanie przez zdającego oceny wykonanego ścielenia łóżka z uwzględnieniem zaspokojenia potrzeby estetycznej, higienicznej i zdrowotnej (profilaktyka odleżyn),

7) prawidłowe naciągnięcie prześcieradła i poszwy,

8) odpowiednia pozycja ciała zdającego podczas ścielenia, by oszczędzać kręgosłup (przy schylaniu się kończyny zgięte w stawach kolanowych).

7.2.6. Zmiana bielizny pościelowej przy leżącym pacjencie

Krok 1 – plan działania

Na formularzu załączonym do zadania egzaminacyjnego sporządź plan działania, który składa się z:

1) wykazu problemów higienicznych i opiekuńczych chorego,
2) wykazu zaplanowanych czynności niezbędnych do wykonania zadania,
3) wykazu materiałów pomocniczych i środków czystości potrzebnych do wykonania zadania,
4) wykazu przyborów toaletowych i sprzętu potrzebnych do wykonania zadania.

Rozpoznanie problemów (problemem pacjenta jest brak możliwości samodzielnej zmiany pościeli oraz brak możliwości przebywania poza łóżkiem podczas tej zmiany), w tej części planu wpisz:

Pacjent jest leżący, nie może opuścić łóżka na czas zmiany pościeli. Pościel należy zmienić z powodu jej zabrudzenia. Wymiana pościeli na czystą jest ważnym elementem profilaktyki odleżyn i higieny otoczenia. Ponadto celem wymiany pościeli jest zapewnienie pacjentowi wygody oraz poprawa estetyki i samopoczucia pacjenta.

Wykaz niezbędnych czynności według kolejności ich wykonania:

1) sprawdzenie, jak pacjent się czuje,
2) poinformowanie pacjenta o potrzebie i sposobie zmiany pościeli i uzyskanie jego zgody na wykonanie tej czynności,
3) sprawdzenie stanu pościeli pod kątem rozmiaru i rodzaju zabrudzenia,
4) przygotowanie materiałów pomocniczych, środków higienicznych i sprzętu niezbędnych do wykonania zadania,
5) zadbanie o odpowiednią temperaturę w pokoju,
6) zapewnienie pacjentowi intymności,
7) dostosowanie wysokości łóżka,
8) odsunięcie szafki przyłóżkowej,
9) higieniczna dezynfekcja rąk,
10) założenie fartucha z folii,
11) założenie rękawiczek ochronnych,
12) wymiana poszewek na poduszkach,
13) wymiana pościeli połączona z odwracaniem pacjenta na boki,
14) nałożenie suchej myjki na rękę i wymiecenie nią okruchów z materaca,
15) zabezpieczanie brudnej pościeli,
16) nałożenie czystego prześcieradła,
17) nałożenie czystego podkładu ochronnego,
18) podłożenie pod głowę pacjenta poduszek,

19) zmiana poszwy,
20) podniesienie zagłówka łóżka,
21) bezpieczne i wygodne ułożenie pacjenta,
22) wyrównanie wierzchniego przykrycia,
23) położenie dodatkowego koca,
24) dostosowanie wysokości łóżka,
25) przystawienie szafki i krzesła,
26) uporządkowanie sprzętów,
27) zabezpieczenie odpadów,
28) zdjęcie fartucha foliowego i rękawiczek ochronnych,
29) higieniczna dezynfekcja rąk,
30) udokumentowanie wykonania czynności.

Wykaz materiałów pomocniczych i środków higienicznych:

1) materiały pomocnicze – rękawiczki ochronne, ochronny fartuch foliowy, myjka do wymiatania okruchów, zestaw czystej pościeli ułożony w kolejności (od dołu) poszwa, podkład, prześcieradło, poszewki,
2) środki higieniczne – środek do higienicznego odkażania rąk.

Wykaz sprzętu:

1) wózek z czystą bielizną pościelową, wózek na brudną bieliznę pościelową, parawan, pojemnik na odpady medyczne, pojemnik na odpady komunalne.

Krok 2 – wykonanie zadania

1) Zapytaj pacjenta, jak się czuje i czy wyraża zgodę na zmianę pościeli w łóżku. Jeżeli pacjent wyraża zgodę, przygotuj zestaw środków higienicznych i czystą pościel na tacy. Ułóż na niej kolejno poszwę, podkład ochronny (naturalny materiał, np. bawełna, len, frotté, pokryty z jednej strony nieprzemakalną warstwą z tworzywa sztucznego, ewentualnie dwa podkłady – jeden z nieprzemakalnego „oddychającego" tworzywa, a drugi z materiału naturalnego), prześcieradło, poszewki, a na wierzchu rękawiczki i myjkę. Jeżeli w trakcie oględzin stwierdziłeś, że koc w poszwie też jest zabrudzony, to dodatkowo przygotuj czysty koc. Przygotuj wózek na brudną bieliznę oraz pojemniki na odpady medyczne i komunalne.
2) Zapytaj pacjenta, jak się czuje i uprzedź go, jaką czynność zamierzasz wykonać. Jeżeli pacjent się zgadza lub nic nie mówi, ale nie protestuje, przygotuj pokój (np. zamknij okno i drzwi, żeby uniknąć przeciągów). Sprawdź temperaturę pomieszczenia (powinna wynosić ok. 22°C). Schowaj leżące na szafce przyłóżkowej przedmioty i przetrzyj blat, jeżeli jest zabrudzony. Wyjmij i odłóż blat szafki, a krzesło ustaw po prawej stronie łóżka przy jego dolnym rogu. Przed łóżkiem, po prawej stronie, postaw wózek lub pojemnik na brudną bieliznę [ryc. 7.91].

3) Dostosuj wysokość łóżka do swoich potrzeb i uprzedź pacjenta, że opuścisz zagłówek łóżka. Zasłoń łóżko parawanem.
4) Wykonaj higieniczną dezynfekcję rąk.
5) Załóż fartuch z folii.
6) Załóż rękawiczki ochronne.
7) Wyjmij podłożone pod materac brzegi dodatkowego koca, najpierw dalszy, a potem bliższy. Koc złóż na pół, odkładając go w dół łóżka, następnie chwyć go w połowie i, unosząc, złóż wpół, a potem przewieś przez oparcie krzesła [ryc. 7.92].
8) Odłóż górny róg wierzchniego okrycia, prawą ręką chwyć ramię pacjenta i trochę go unieś, na tyle, by wsunąć lewą rękę pod plecy. Następnie (jeśli jest to dopuszczalne) posadź pacjenta [ryc. 7.93].
9) Lewą ręką podtrzymaj plecy chorego, a prawą przełóż za jego plecami i dłoń oprzyj o materac. Zwolnij lewą rękę i sięgnij nią po poduszkę. Poduszki odłóż na szafkę przyłóżkową [ryc. 7.94]. Ułóż pacjenta ostrożnie na plecach [ryc. 7.95].

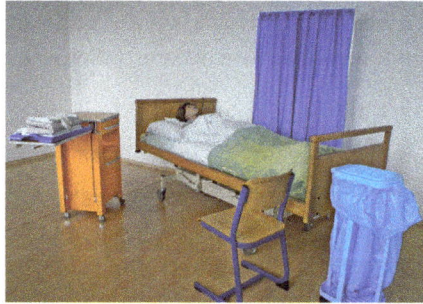

Rycina 7.91. Stanowisko pracy przygotowane do wymiany pościeli.

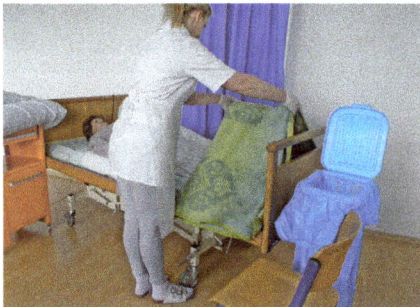

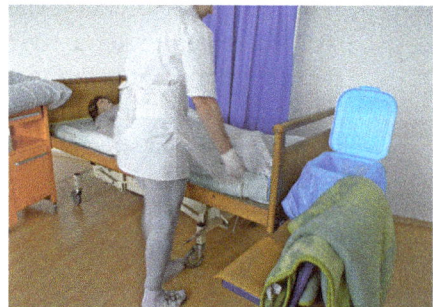

Rycina 7.92. Składanie dodatkowego koca.

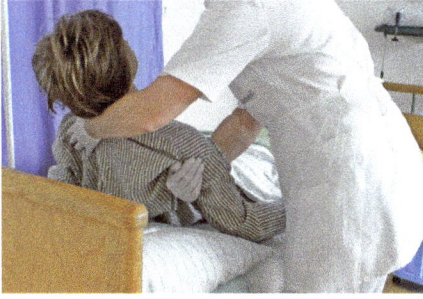

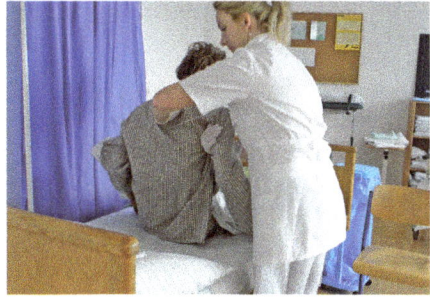

Rycina 7.93. Podnoszenie pacjenta do pozycji siedzącej.

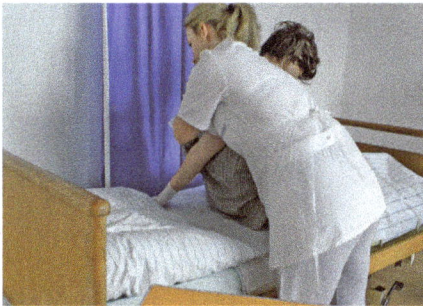

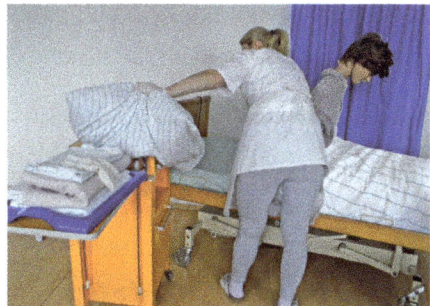

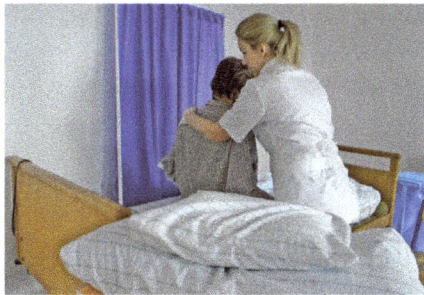

Rycina 7.94. Wyjmowanie poduszek.

10) Zdejmij z mniejszej poduszki brudną poszewkę i wrzuć ją do wózka na brudną pościel. Następnie zdejmij brudną poszewkę z drugiej poduszki i wrzuć ją do wózka na brudną pościel [ryc. 7.96].

11) Weź czystą poszewkę, rozwiń, włóż do jej środka ręce i sięgnij do górnych rogów poszewki, co spowoduje jej zmarszczenie na przedramionach. Podejdź do poduszki i chwyć jej rogi przez rogi poszewki. Następnie jednym ruchem wywróć poszewkę na poduszkę [ryc. 7.97]. Po nałożeniu poszewki

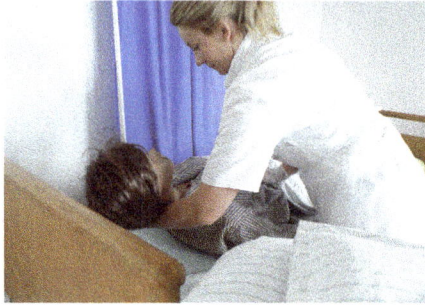

Rycina 7.95. Ostrożne układanie pacjenta na plecach.

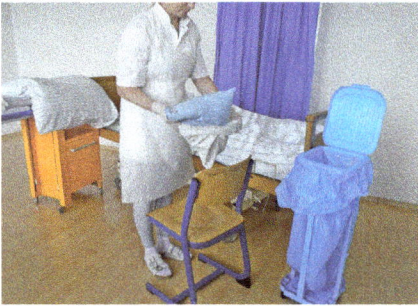

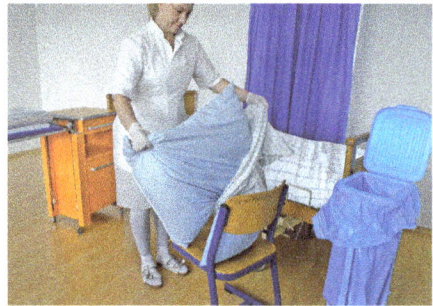

Rycina 7.96. Zdejmowanie poszewek z poduszek.

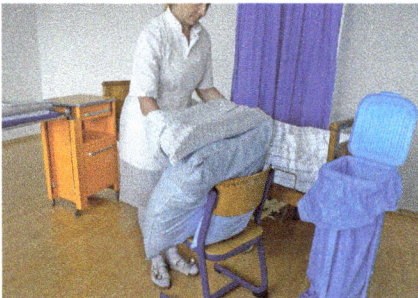

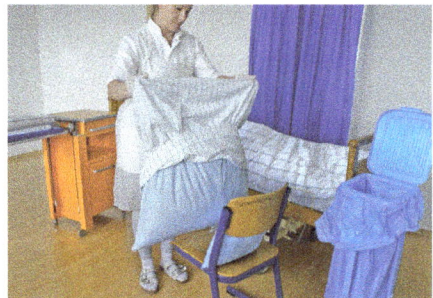

Rycina 7.97. Nakładanie czystej poszewki na poduszkę.

odłóż poduszkę na szafkę przyłóżkową. Wszystkie czynności powtórz z drugą poduszką.

12) Odwiń podwinięte brzegi wierzchniego przykrycia, najpierw z dalszej, a potem z bliższej strony łóżka [ryc. 7.98]. Najpierw wyjmij podwinięty pod materac brzeg wierzchniego przykrycia, a następnie, zaczynając od

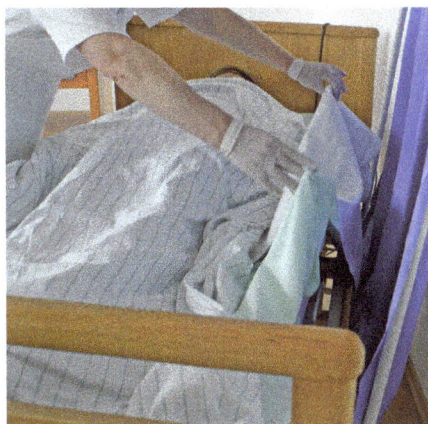
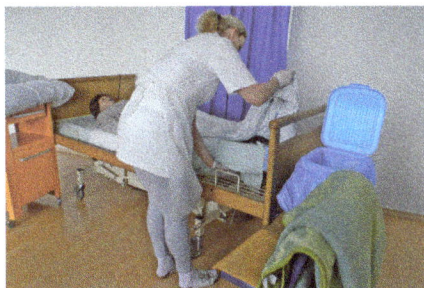
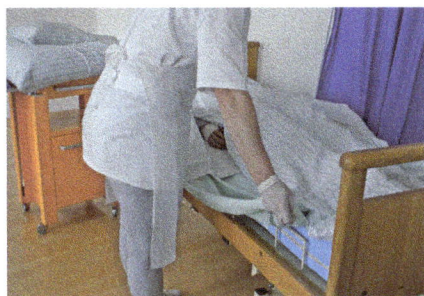

Rycina 7.98. Odwijanie brzegów wierzchniego przykrycia.

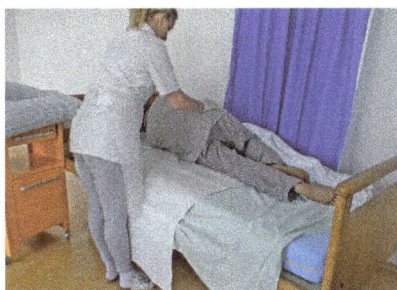
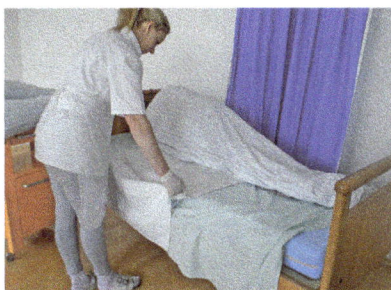

A
B

Rycina 7.99. Odwrócenie pacjenta na bok (A) i wymiana podkładu (B).

góry łóżka, brzegi prześcieradła i podkładów, najpierw z dalszej, a potem z bliższej strony łóżka.

13) Odłóż kołdrę, odwróć pacjenta na lewy bok i okryj go. Chwyć za podkład i, marszcząc, podsuń go pod plecy pacjenta [ryc. 7.99].

14) Podkład nieprzemakalny wytrzyj myjką i odłóż na pacjenta. Jeżeli podkład jest do wymiany, również należy go zmarszczyć do pleców pacjenta. Następnie chwyć za prześcieradło i także je zmarszcz do pleców pacjenta [ryc. 7.100]. Materac przetrzyj myjką.

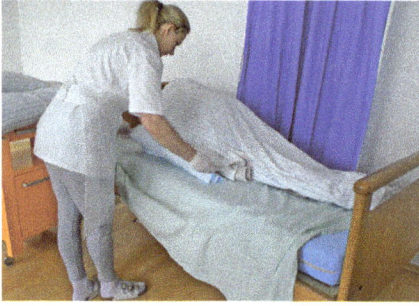

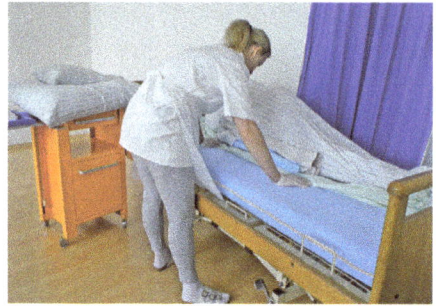

Rycina 7.100. Zmarszczenie brudnego podkładu i prześcieradła do pleców pacjenta.

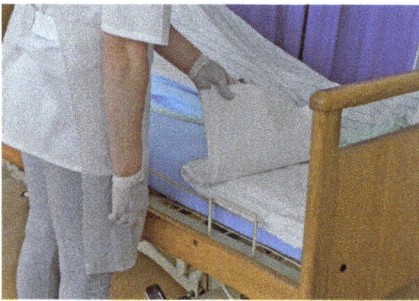

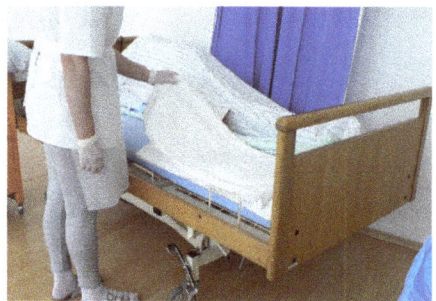

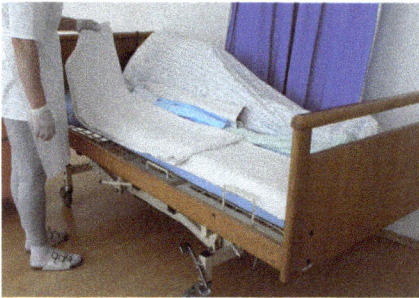

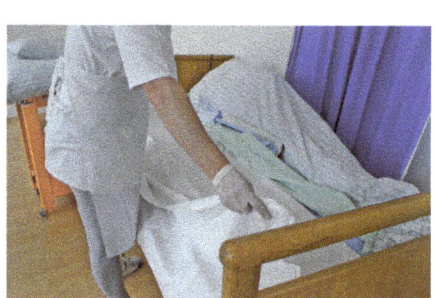

Rycina 7.101. Rozkładanie czystego prześcieradła.

15) Weź czyste prześcieradło i rozłóż je na oczyszczonym materacu [ryc. 7.101]. Dalszą połowę prześcieradła zmarszcz aż do pleców pacjenta, a zwisający brzeg bliższej połowy podłóż pod materac, zaczynając od góry łóżka. Załóż narożnik (tzw. koperta), który zapobiega zsuwaniu się prześcieradła pod ciężarem pacjenta [ryc. 7.102]. Prześcieradło musi być dobrze naciągnięte, gdyż pomarszczone może być przyczyną odleżyn.

16) Po podłożeniu i wygładzeniu prześcieradła połóż na nim podkład nieprzemakalny, ten, który po oczyszczeniu odłożyłeś na pacjenta. Jeżeli podkład

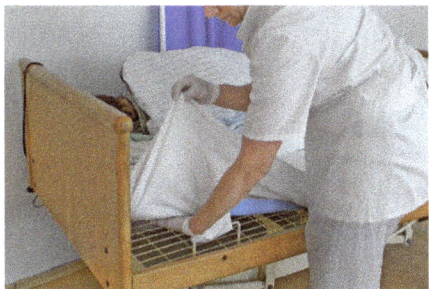

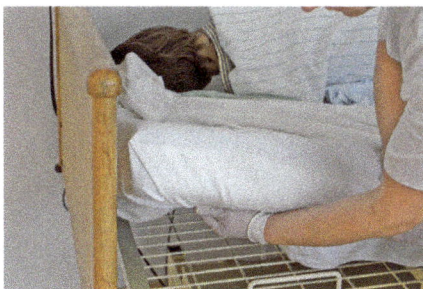

Rycina 7.102. Podwijanie narożnika prześcieradła (tzw. koperta).

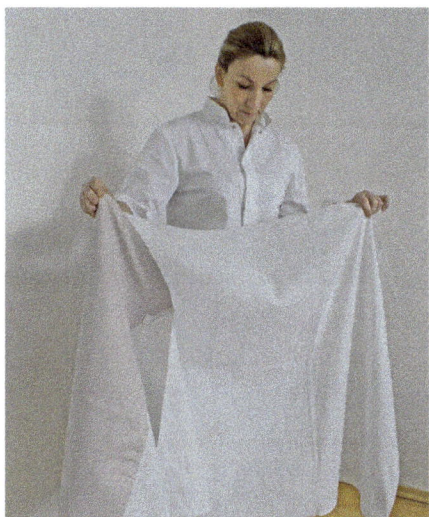

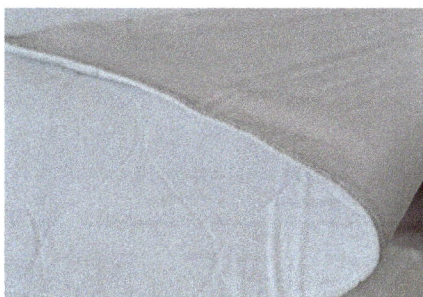

Rycina 7.103. Dwuwarstwowy podkład ochronny.

trzeba było wymienić, weź nowy czysty podkład. Preferuje się stosowanie jednego podkładu ochronnego, który składa się z dwóch warstw – nieprzemakalnej (oddychającej) i materiałowej [ryc. 7.103]. Takie dwuwarstwowe podkłady nie gniotą się i są wygodne przy zmianie pozycji ciała pacjenta w łóżku.

17) Załóż czysty podkład z materiału – rozwiń go na łóżku tak, by był złożony wpół, prawą stroną, czyli tą z materiału, do środka (ważne przy podkładach mających jedną stronę pokrytą nieprzemakalną warstwą izolacyjną). Dalszą połowę podkładu zmarszcz do pleców pacjenta. Brzeg bliższej części podkładu załóż pod materac [ryc. 7.104]. Następnie odkryj pacjenta, odkładając kołdrę w dole łóżka, i chwytem za biodro odwróć pacjenta na plecy.

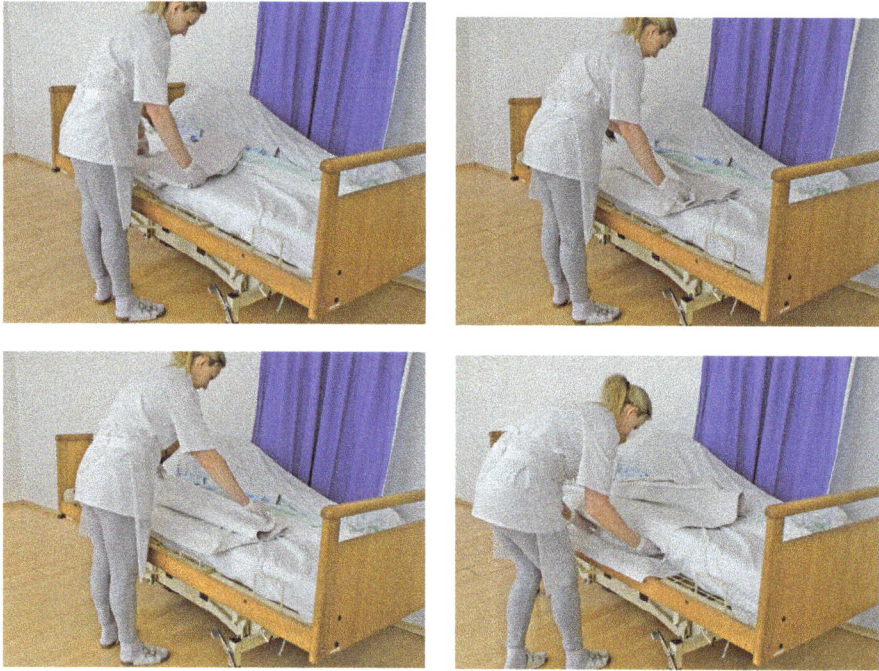

Rycina 7.104. Zakładanie dwuwarstwowego podkładu ochronnego.

Uwaga!

Bardzo poważnym błędem pielęgnacyjnym jest stosowanie do zabezpieczenia materaca podkładów gumowych lub z folii i przykrywanie ich podkładami z płótna [patrz rozdział 9]. W pielęgnowaniu pacjentów mogą być stosowane wyłącznie specjalne podkłady ochronne wykonane z nieprzemakalnego „oddychającego" tworzywa. W szpitalach, zakładach opieki długoterminowej i domach opieki od wielu lat nie stosuje się podkładów gumowych. W sytuacji, gdy w sali egzaminacyjnej dostępny jest podkład gumowy lub z folii, należy pamiętać, by nie podkładać go pod pacjenta przy zmianie pościeli! Podkładów z folii używa się tylko do zabezpieczania pościeli w trakcie mycia pacjenta w łóżku.

18) Odwróć pacjenta na bok do siebie tak, by za jego plecami znalazła się przymarszczona brudna i czysta pościel [ryc. 7.105 i ryc. 7.106]. Okryj pacjenta kołdrą.

19) Przejdź na drugą stronę łóżka, odsuń brudną pościel i wrzuć ją do wózka na brudną bieliznę. Rozprostuj i naciągnij czyste prześcieradło i podkład, na-

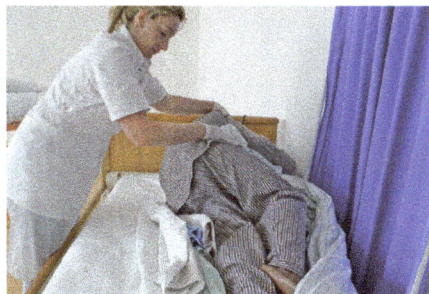

Rycina 7.105. Odwracanie pacjenta na czystą stronę łóżka.

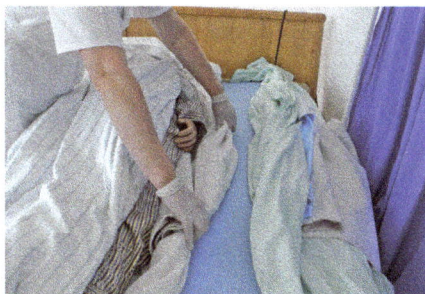

Rycina 7.106. Usuwanie brudnego podkładu i prześcieradła i zakładanie nowych.

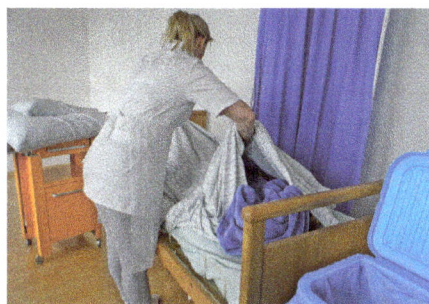

Rycina 7.107. Wyjmowanie koca z brudnej poszwy.

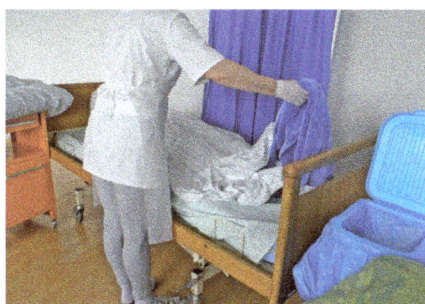

stępnie podłóż je kolejno pod materac (najpierw prześcieradło, potem podkłady) [ryc. 7.106]. Odwróć pacjenta na plecy. Na tym etapie można pacjentowi podłożyć poduszki, szczególnie w sytuacji, gdy sobie tego życzy. Można też zrobić to na końcu ścielenia łóżka.

20) Włóż rękę do środka poszwy koca i sięgnij do jego górnego brzegu, drugą ręką przytrzymaj górny brzeg poszwy i płynnym ruchem wyjmij z niej koc [ryc. 7.107].

21) Brudną poszwę zostaw na pacjencie, by był okryty, a koc opuść na krzesło tak, by ułożył się w harmonijkę, a jego górne rogi były łatwe do chwycenia.

22) Weź czystą poszwę i rozłóż na tyle, by wsunąć do środka ręce i od środka złap za jej górne rogi. Chwyć przez rogi poszwy za rogi koca i, unosząc ręce nieco do góry, wywiń poszwę na koc. Podnieś ręce do góry, by poszwa opadła pod swym ciężarem wzdłuż koca [ryc. 7.108].

23) Trzymając za górny brzeg poszwy z kocem, złóż ją dwa razy na pół.

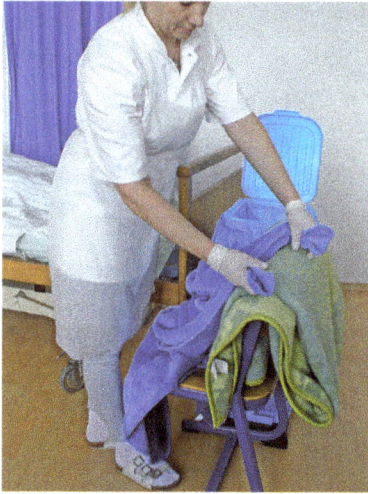

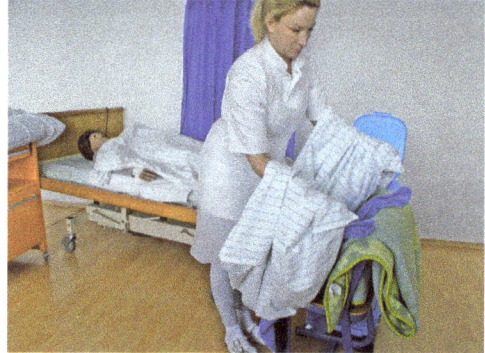

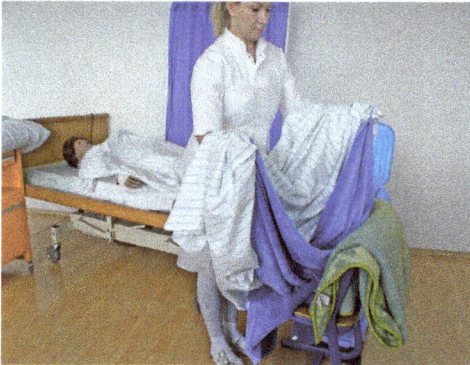

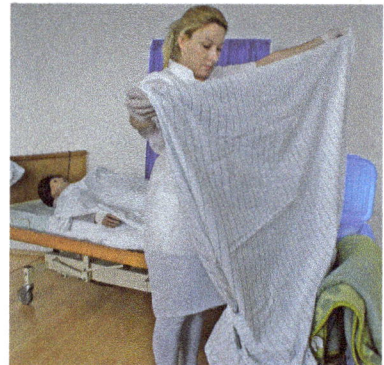

Rycina 7.108. Nakładanie poszwy na koc.

24) Następnie prawą ręką chwyć zewnętrzny górny róg poszwy i odłóż go do siebie. Utworzyła się w ten sposób harmonijka, która ułatwi przykrycie pacjenta [ryc. 7.109].

25) Chwyć za złożone końce okrycia i przez podniesienie rąk do góry wyrównaj jego złożone brzegi. Złóż wierzchnie przykrycie wpół na swoim lewym przedramieniu tak, by na wierzchu była dolna część poszwy (zapięcie) i podejdź do pacjenta [ryc. 7.110].

26) Prawą ręką odchyl brudną poszwę na dół brzucha pacjenta i połóż czyste przykrycie na jego klatce piersiowej. Prawą ręką odsuwaj brudną poszwę, a lewą jednocześnie rozkładaj czystą, ciągnąc za jej wierzchni brzeg [ryc. 7.111]. Uważaj, by czyste okrycie nie zetknęło się z brudną poszwą. Następnie brudną poszwę wrzuć do wózka na brudną bieliznę [ryc. 7.112].

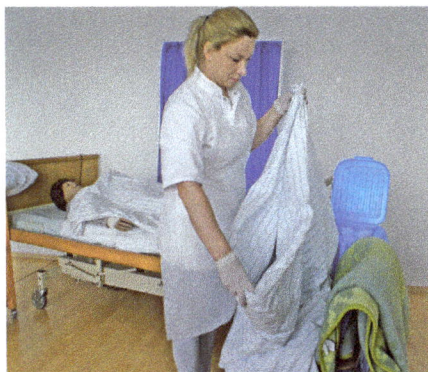

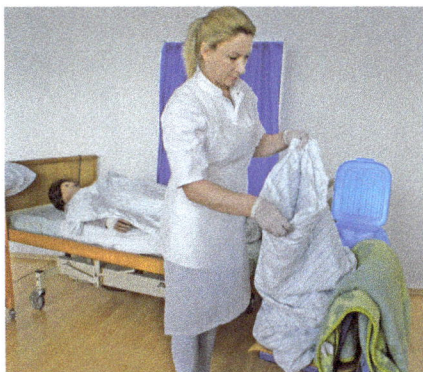

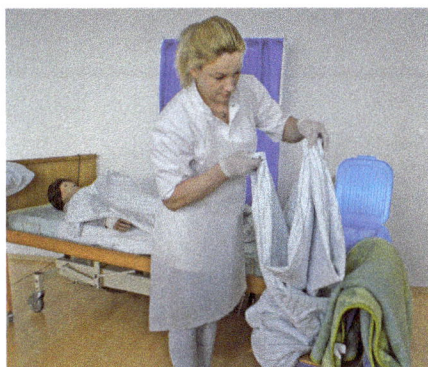

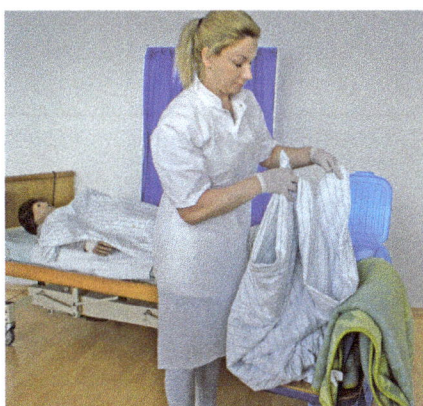

Rycina 7.109. Składanie poszwy w harmonijkę.

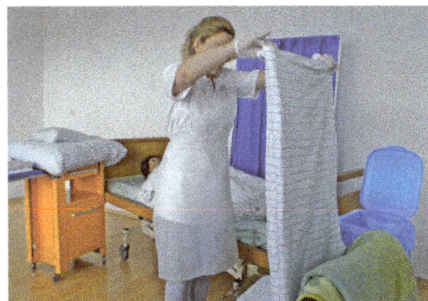

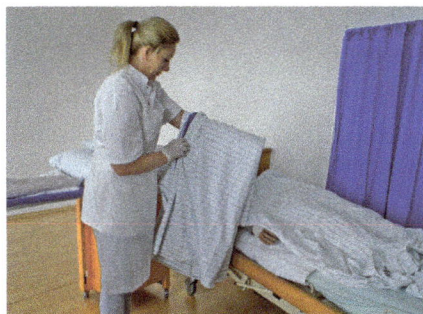

Rycina 7.110. Przygotowanie do zmiany wierzchniego przykrycia.

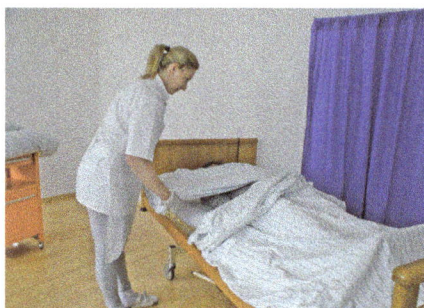

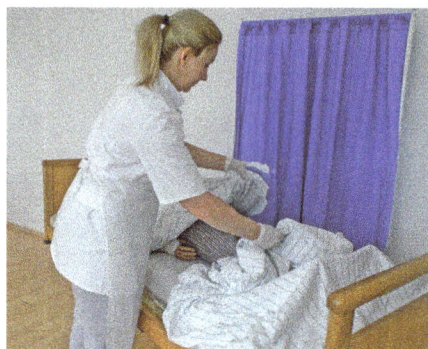

Rycina 7.111. Zmiana wierzchniego przykrycia.

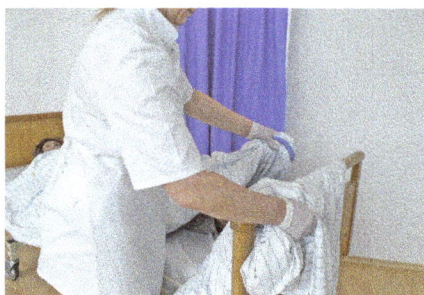

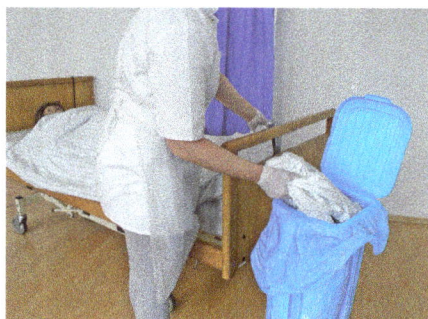

Rycina 7.112. Usuwanie brudnej poszwy.

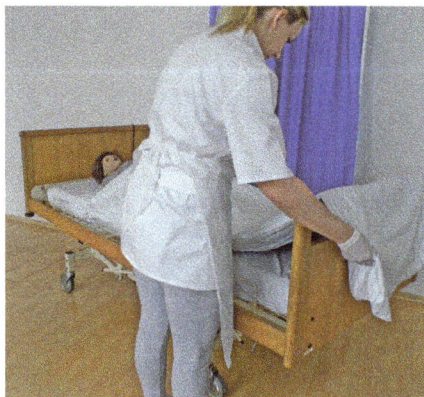

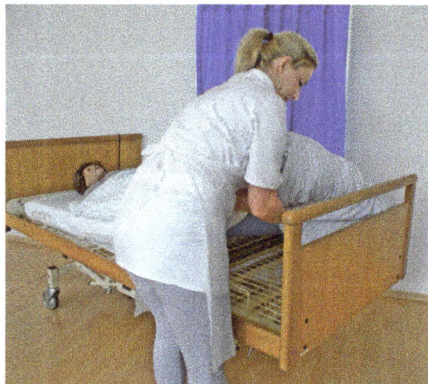

Rycina 7.113. Podwijanie dolnego brzegu poszwy pod materac.

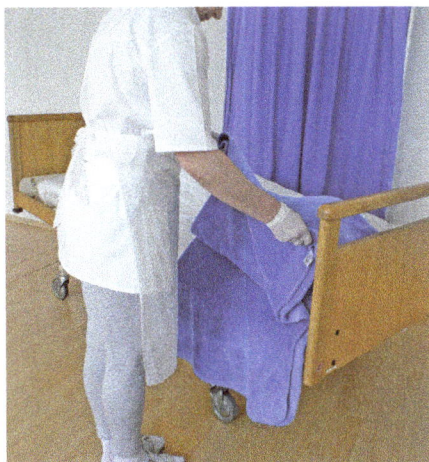

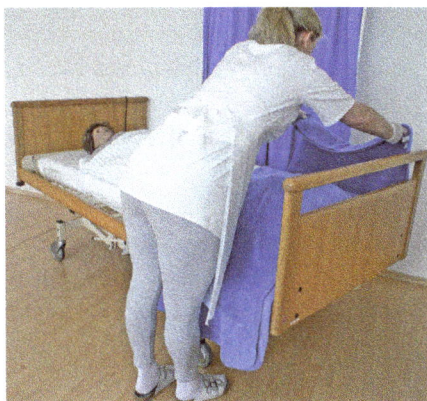

Rycina 7.114. Nakładanie dodatkowego koca.

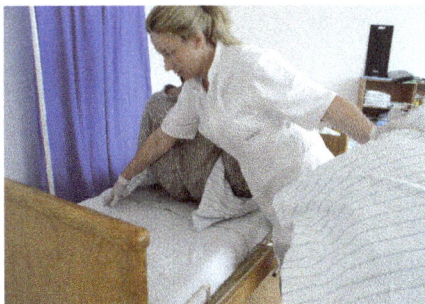

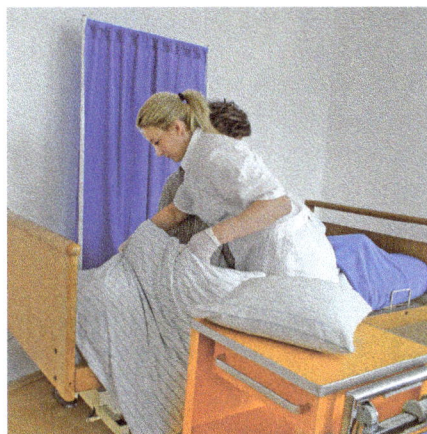

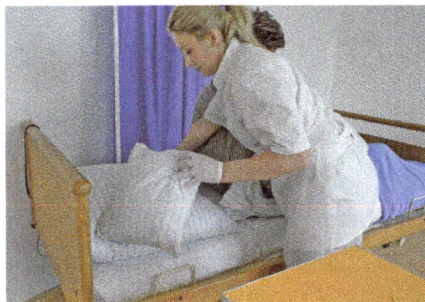

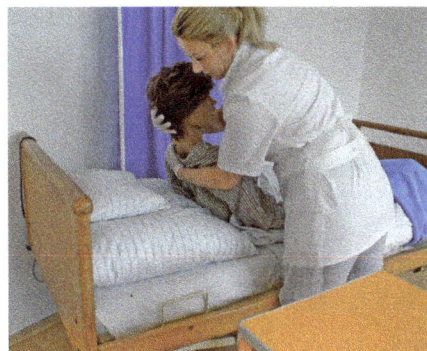

Rycina 7.115. Podkładanie czystych poduszek.

27) Podłóż boczny brzeg okrycia wierzchniego tak, by nie zwisał z łóżka, podwijanie zacznij od góry od strony bliższej. Następnie podwiń dolny brzeg okrycia pod materac [ryc. 7.113].

28) Nałóż dodatkowy koc złożony wpół, a jego boczne brzegi podłóż pod materac, zacznij od góry od strony bliższej [ryc. 7.114], można również wierzchnią część koca dodatkowego podwinąć pod materac w nogach łóżka, lecz nie jest to konieczne. Następnie przejdź na drugą stronę łóżka, podwiń brzeg okrycia wierzchniego, zaczynając od góry, i na końcu podwiń jego dolny brzeg oraz brzeg koca dodatkowego pod materac.

29) Podłóż poduszki, stosując taką samą technikę jak przy ich wyjmowaniu [ryc. 7.115]. Z uwagi na wygodę pacjenta zaleca się, by poduszki podkładać wcześniej, jeszcze przed zmianą poszwy.

Zmiana poszwy zbyt zabrudzonej, by można ją było zostawić na pacjencie:

1) Zdejmij dodatkowy koc tak, jak to opisano w pkt 7.

2) Chwyć za górny brzeg brudnego okrycia i odłóż go w dół, poniżej klatki piersiowej pacjenta. Na odkryte miejsce połóż dodatkowy koc. Jedną ręką zsuń z pacjenta brudne przykrycie, a drugą jednocześnie naciągnij koc [ryc. 7.116]. Po zsunięciu brudnego przykrycia do nóg pacjenta zabierz je poza łóżko. Pacjent leży teraz przykryty kocem.

3) Nad krzesłem, by poszwą nie dotykać podłogi, jedną ręką wysuń koc z brudnej poszwy, a drugą ściągnij brudną poszwę [ryc. 7.117]. Jeżeli koc też jest zabrudzony (mokry), wrzucamy go do wózka na brudną bieliznę.

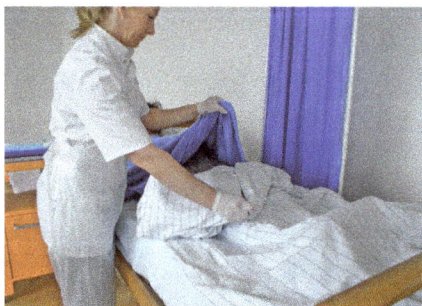

Rycina 7.116. Okrywanie kocem i usuwanie brudnego przykrycia.

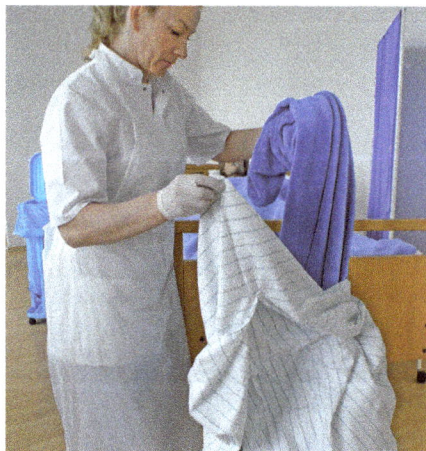

Rycina 7.117. Wymiana brudnej poszwy.

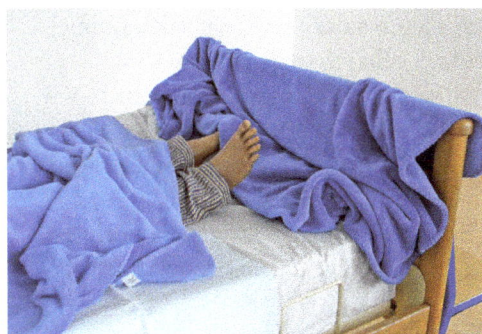

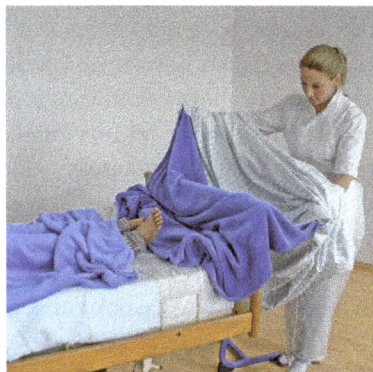

Rycina 7.118. Nakładanie czystej poszwy w nogach łóżka.

4) Czysty koc ułóż na krześle tak, jak opisano w pkt 21 instrukcji powyżej (na zewnątrz górne rogi) i nawlecz na niego czystą poszwę (pkt 22 instrukcji powyżej). Czysty koc przed nawleczeniem można także zamiast na krześle położyć w nogach pacjenta [ryc. 7.118].

5) Odłóż z klatki piersiowej pacjenta koc, którym jest on przykryty, i na tym miejscu ułóż czyste okrycie. Jedną ręką odsuwaj koc, a drugą jednocześnie rozwijaj czyste okrycie.

6) Podwiń brzegi okrycia pod materac (pkt 27 instrukcji powyżej) i dokończ ścielenie (wymiana poduszek, prześcieradła i podkładu jak w instrukcji powyżej).

Dalsze postępowanie niezależnie od tego, czy poszwa była wymieniana, czy nie:

30) Dostosuj wysokość łóżka do potrzeb pacjenta i schowaj blat szafki. Uporządkuj otoczenie i odsłoń parawan. Przemieść brudną bieliznę pościelową do brudownika.

31) Zdejmij fartuch foliowy i rękawiczki. Myjkę, rękawiczki i fartuch foliowy wyrzuć do pojemnika na odpady medyczne.

32) Wykonaj higieniczną dezynfekcję rąk. W dokumentacji potwierdź wykonanie czynności.

Istotna uwaga dodatkowa – na końcową ocenę poza wykonaniem czynności w sposób prawidłowy i w odpowiedniej kolejności mają wpływ:

1) utrzymywanie kontaktu słownego z pacjentem w trakcie wykonywania czynności,

2) utrzymanie porządku na stanowisku pracy,

3) bezpieczeństwo (czy zdający jest świadomy ryzyka zmiany pozycji ciała przy odwracaniu pacjenta, czy zaciąga barierki ochronne) oraz unikanie wyziębienia i przeciążeń fizycznych (podczas ścielenia należy wykonać jak najmniejszą liczbę ruchów angażujących pacjenta w celu jego odciążenia),
4) zachowanie prawa do intymności (parawan) oraz poszanowanie godności osobistej chorego (pytanie o zgodę),
5) uzasadnienie kolejności wykonywania czynności w fazie planowania, przygotowania i wykonania,
6) dokonanie przez zdającego oceny wykonanej zmiany bielizny pościelowej z uwzględnieniem zaspokojenia potrzeby estetycznej, higienicznej i zdrowotnej (profilaktyka odleżyn),
7) prawidłowe naciągnięcie prześcieradła i poszwy,
8) odpowiednia pozycja ciała zdającego podczas ścielenia, by oszczędzać kręgosłup (przy schylaniu się kończyny zgięte w stawach kolanowych).

7.2.7. Zmiana bielizny osobistej u leżącego pacjenta

Krok 1 – plan działania

Na formularzu załączonym do zadania egzaminacyjnego sporządź plan działania, który składa się z:

1) wykazu problemów higienicznych i opiekuńczych chorego,
2) wykazu zaplanowanych czynności niezbędnych do wykonania zadania,
3) wykazu materiałów pomocniczych i środków czystości potrzebnych do wykonania zadania,
4) wykazu przyborów toaletowych i sprzętu potrzebnych do wykonania zadania.

Rozpoznanie problemów (problemem pacjenta jest brak możliwości samodzielnej zmiany bielizny osobistej), w tej części planu wpisz:

Pacjent jest leżący, nie może samodzielnie zmienić bielizny osobistej. Bieliznę należy zmienić z powodu jej przepocenia i zabrudzenia.
Zmiana bielizny osobistej jest ważnym elementem profilaktyki odleżyn i codziennej higieny. Ponadto cele zmiany bielizny osobistej stanowią zapewnienie pacjentowi czystości oraz poprawa estetyki i samopoczucia pacjenta.

Wykaz niezbędnych czynności według kolejności ich wykonania:

1) sprawdzenie, jak pacjent się czuje,
2) poinformowanie pacjenta o potrzebie i sposobie zmiany bielizny osobistej i uzyskanie jego zgody na wykonanie tej czynności,
3) zadbanie o odpowiednią temperaturę w pokoju pacjenta,

4) przygotowanie materiałów pomocniczych, środków higienicznych i sprzętu niezbędnych do wykonania zadania,
5) dostosowanie wysokości łóżka i opuszczenie jego zagłówka,
6) zapewnienie pacjentowi intymności,
7) higieniczna dezynfekcja rąk,
8) założenie ochronnego fartucha z folii,
9) założenie rękawiczek ochronnych,
10) zdjęcie koszuli brudnej i wrzucenie koszuli do wózka na brudną bieliznę,
11) założenie koszuli czystej,
12) bezpieczne i wygodne ułożenie pacjenta,
13) wyrównanie wierzchniego przykrycia,
14) dostosowanie wysokości łóżka,
15) uporządkowanie otoczenia,
16) zdjęcie ochronnego fartucha z folii i rękawiczek,
17) higieniczna dezynfekcja rąk,
18) udokumentowanie wykonania czynności.

Wykaz materiałów pomocniczych i środków higienicznych:

1) materiały pomocnicze – rękawiczki ochronne, ochronny fartuch z folii, czysta koszula lub piżama,
2) środki higieniczne – środek do dezynfekcji rąk.

Wykaz sprzętu:

1) taca, parawan, wózek na brudną bieliznę pościelową, pojemnik na odpady medyczne.

Krok 2 – wykonanie zadania

1) Zapytaj pacjenta, jak się czuje i czy wyraża zgodę na zmianę bielizny osobistej. Jeżeli wyraża zgodę, przygotuj tacę z czystą piżamą lub koszulą, ochronnym fartuchem z folii i rękawiczkami ochronnymi. Przygotuj też wózek na brudną bieliznę.
2) Uprzedź pacjenta, jaką czynność będziesz wykonywał. Jeżeli pacjent się zgadza lub nic nie mówi, ale nie protestuje, przygotowuj pokój (np. zamknij okno i drzwi, żeby uniknąć przeciągów). Sprawdź temperaturę pomieszczenia (powinna wynosić ok. 22°C). Na szafce przy łóżku postaw tacę z materiałami do wykonania zadania [ryc. 7.119].
3) W okolicy szczytu łóżka ustaw wózek na brudną bieliznę. Zasłoń łóżko parawanem. Ustaw odpowiednią dla siebie wysokość łóżka.
4) Wykonaj higieniczną dezynfekcję rąk. Załóż ochronny fartuch z folii i rękawiczki ochronne.

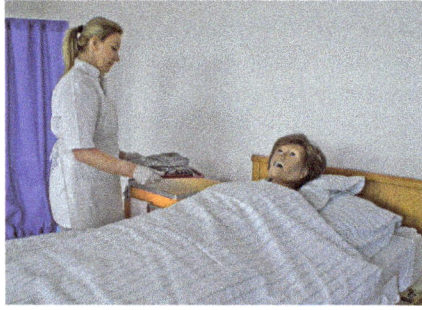

Rycina 7.119. Stanowisko pracy przygotowane do zmiany bielizny osobistej.

Zmiana koszuli:

5) Zdejmij dodatkowy koc. Odłóż górny brzeg wierzchniego przykrycia.

6) Zapytaj pacjenta, czy może unieść pośladki. Jeżeli tak, to w trakcie unoszenia podsuń jego koszulę ku górze. Następnie pomóż pacjentowi usiąść i podsuń mu koszulę aż po barki. Jeżeli pacjent nie może podnieść pośladków i trzeba by było go podtrzymywać za plecy w trakcie zdejmowania, odwróć podopiecznego na bok i w tej pozycji podsuń mu koszulę.

7) Ułóż pacjenta na plecach i zdejmij mu koszulę najpierw z ręki bliżej ciebie, następnie przez głowę i z ręki leżącej dalej od ciebie. Podczas zdejmowania koszuli pacjent jest okryty kołdrą. Bez potrzeby pacjenta nie wolno obnażać.

8) Brudną koszulę włóż do wózka na brudną bieliznę.

9) Weź z tacy czystą koszulę, pofałduj i ułóż od strony pleców pacjenta, a następnie zakładaj w kolejności przez głowę, ręka dalsza, ręka bliższa, a potem zsuń ją na klatkę piersiowa.

10) Odwróć pacjenta na bok, zsuń koszulę w dół i wyrównaj ją na plecach. Odwróć pacjenta na plecy, ułóż wygodnie i popraw ułożenie pościeli – prześciel łóżko.

Zmiana bluzy piżamy:

5) Ustaw odpowiednią dla siebie wysokość łóżka.

6) Zdejmij dodatkowy koc. Odłóż górny brzeg wierzchniego przykrycia.

7) Odepnij guziki bluzy piżamy i rozwiąż tasiemki w pasie spodni, jeżeli spodnie są mocowane troczkami.

8) Poproś pacjenta, by uniósł pośladki, i podciągnij bluzę piżamy ku górze. Pomóż pacjentowi usiąść i podciągnij mu bluzę aż do barków. Zdejmij bliższy rękaw, przesuń za pacjentem na lewą stronę łóżka i zdejmij rękaw dalszy [ryc. 7.120]. Gdy pacjent nie może podnieść pośladków i samodzielnie sie-

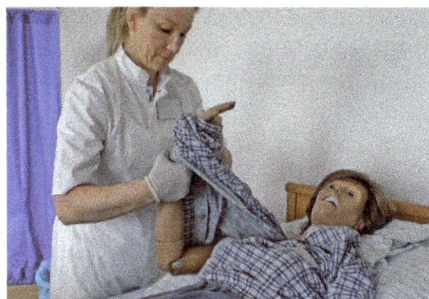

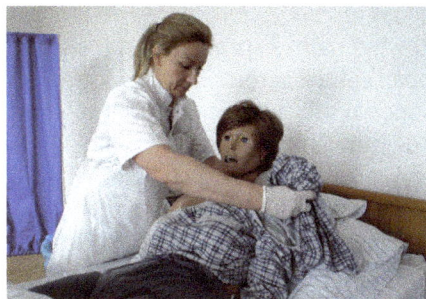

Rycina 7.120. Zdejmowanie bluzy piżamy.

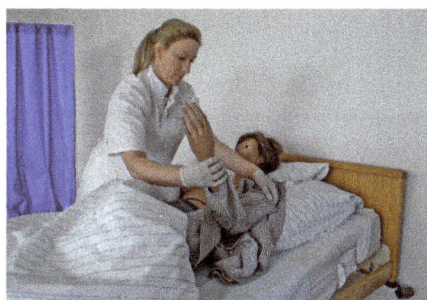

Rycina 7.121. Nakładanie bluzy piżamy.

dzieć w trakcie zdejmowania góry piżamy, leżącego pacjenta odwróć na bok i w tej pozycji podsuń mu bluzę na tyle wysoko, by zdjąć rękaw. Bluzę przesuń za głową pacjenta, ułóż pacjenta na plecach i zdejmij drugi rękaw.

9) Brudną bluzę włóż do wózka na brudną bieliznę.

10) Nałóż rękaw czystej bluzy na rękę dalszą [ryc. 7.121], pozostałą część bluzy przesuń pod uniesioną głową pacjenta na bliższą stronę łóżka, nałóż rękaw na rękę bliższą. Odwróć pacjenta na bok plecami do siebie, wygładź bluzę i jednocześnie z bioder zsuń mu spodnie.

11) Ułóż pacjenta na plecach i zapnij mu guziki.

Uwaga!

Zawsze należy sprawdzić, czy pacjent nie ma założonego wenflonu lub opatrunku na ręce, a także czy nie cierpi na ograniczenie ruchomości kończyn lub porażenie jednej ze stron ciała.

Zdejmowanie piżamy zaczyna się zawsze od zdrowej lub sprawniejszej ręki, a zakładanie od słabszej. Jeżeli chory ma założony wenflon, to najpierw zdejmuje się rękaw z ręki bez wkłucia, a następnie ostrożnie z drugiej ręki. Nakładając bluzę piżamy, zaczyna się z kolei od ręki z wkłutym wenflonem – ostrożnie wkłada się zmarszczony rękaw bluzy, stopniowo go prostując tak, by uniknąć ciągnięcia rękawem po wenflonie.

Zdejmowanie spodni:

5) Jeśli wcześniej tego nie zrobiłeś (dotyczy sytuacji, gdy zmieniasz tylko spodnie), ustaw odpowiednią dla siebie wysokość łóżka, zdejmij dodatkowy koc i odłóż górny brzeg wierzchniego okrycia, a także rozsznuruj spodnie pacjenta.

6) Jeżeli pacjent nie jest w stanie unieść pośladków do zsunięcia spodni, nie ściągaj ich na siłę, tylko pomóż mu ugiąć nogi w kolanach i, trzymając za kolana, pchnij je ruchem tzw. kołyski raz w lewo raz w prawo, w wyniku tego pośladek się nieco uniesie, co wystarczy, by zsuwać po trochu spodnie, naprzemiennie z lewego i prawego pośladka. Jeżeli pacjent nie może zgiąć nóg w kolanach, odwróć go na bok, zabezpiecz mu plecy jedną ręką, a drugą zsuń spodnie z pośladków [ryc. 7.122]. Następnie odwróć pacjenta na plecy i zsuń mu spodnie piżamy ku dołowi.

7) Brudne spodnie włóż do wózka na brudną bieliznę.

8) Weź czyste spodnie i zmarszcz ich nogawki.

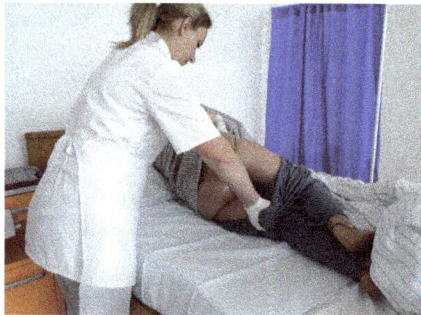

Rycina 7.122. Zdejmowanie spodni.

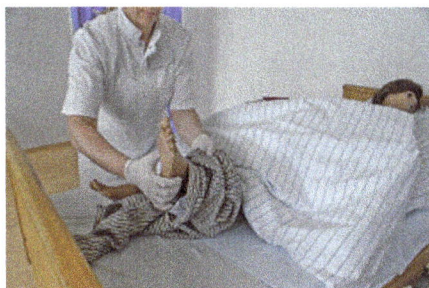

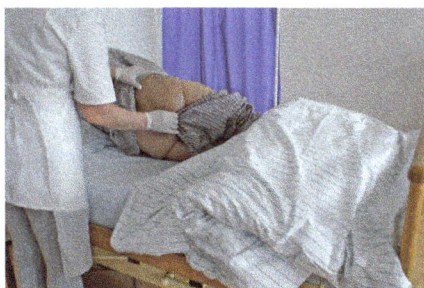

Rycina 7.123. Nakładanie spodni.

9) Włóż stopy pacjenta w zmarszczone nogawki.

10) Podciągnij nogawki aż do pośladków chorego. Jeżeli pacjent nie może unieść pośladków, spodnie nasuwa się na pośladki metodą odwracania na boki, tak jak przy zdejmowaniu [ryc. 7.123]. Przed ułożeniem pacjenta na plecach rozprostowujemy i wygładzamy bluzę od piżamy.

11) Jeżeli spodnie nie mają gumki, zawiąż troczki je mocujące.

Dalsze postępowanie:

12) Ułóż pacjenta w wygodnej pozycji.

13) Dostosuj wysokość łóżka do potrzeb pacjenta. Uporządkuj otoczenie, prześciel łóżko i odsłoń parawan.

14) Zdejmij fartuch foliowy i rękawiczki. Rękawiczki i fartuch foliowy wyrzuć do pojemnika na odpady medyczne.

15) Wykonaj higieniczną dezynfekcję rąk.

16) W dokumentacji potwierdź wykonanie czynności.

Istotna uwaga dodatkowa – na końcową ocenę poza wykonaniem czynności w sposób prawidłowy i w odpowiedniej kolejności mają wpływ:

1) utrzymywanie kontaktu słownego z pacjentem w trakcie wykonywania czynności,

2) utrzymanie porządku na stanowisku pracy,

3) bezpieczeństwo (czy zdający jest świadomy ryzyka zmiany pozycji ciała w trakcie rozbierania i ubierania pacjenta) oraz unikanie wyziębienia i przeciążeń fizycznych (podczas ścielenia należy wykonać jak najmniejszą liczbę ruchów angażujących pacjenta w celu jego odciążenia),

4) zachowanie prawa do intymności (osłonięcie parawanem i unikanie zbędnego obnażania ciała pacjenta) oraz poszanowanie godności osobistej chorego (pytanie o zgodę),

5) uzasadnienie kolejności wykonywania czynności w fazie planowania, przygotowania i wykonania, uwzględnienie założonego wenflonu,
6) dokonanie przez zdającego oceny wykonanej zmiany bielizny osobistej z uwzględnieniem zaspokojenia potrzeby estetycznej, higienicznej i zdrowotnej (profilaktyka odleżyn),
7) delikatność w postępowaniu z pacjentem,
8) prawidłowe wygładzenie piżamy pod plecami i pośladkami pacjenta,
9) odpowiednia pozycja ciała zdającego podczas ścielenia, by oszczędzać kręgosłup (przy schylaniu się kończyny zgięte w stawach kolanowych).

7.2.8. Mycie w łazience – sprzęt pomocniczy do higieny osobistej

Bezpieczne mycie, nieobciążające fizycznie opiekunów i niepełnosprawnych pacjentów, jest możliwe dzięki zintegrowanym systemom służącym do higieny osobistej. Sprzęt do przewożenia został w nich zintegrowany ze sprzętem do mycia tak, by po przemieszczeniu pacjenta do łazienki nie było konieczności kolejnego przemieszczania go ze sprzętu na sprzęt [ryc. 7.124].

W ramach tego systemu dostępne są rozwiązania umożliwiające mycie pod prysznicem oraz kąpiel w wannie pacjentów leżących i mogących siedzieć. Podnośniki, będące integralnym elementem zestawu, umożliwiają podnoszenie, przenoszenie, przewożenie i kąpiel.

7.2.8.1. Kąpiel w wannie stacjonarnej z regulowaną wysokością lub otwieranym bokiem

Pełny system kąpielowy składa się z wanny o regulowanej wysokości oraz zintegrowanego mobilnego podnośnika kąpielowego, który także wyposażony jest w regulację wysokości. Umożliwia to opiekunom ergonomiczną pracę poprzez dostosowanie urządzenia do pracy na odpowiedniej wysokości.

Konstrukcja podnośników zapewnia właściwy poziom bezpieczeństwa, a odmienności w budowie wynikają z adaptowania ich do różnych potrzeb i sprawności. Wybierając sprzęt, należy wziąć po uwagę poziom sprawności ruchowej podopiecznego i dążyć do równowagi między wspieraniem i mobilizowaniem go do aktywności. Zasilane akumulatorowo proste w użytkowaniu podnośniki stanowią warunek bezpiecznej pracy, gdyż eliminują ręczne podnoszenie i przemieszczanie pacjenta.

Po zajęciu miejsca na siedzeniu lub leżu podnośnika kąpielowego pacjent pozostaje w wygodnej i bezpiecznej pozycji przez cały cykl kąpieli, podczas przeno-

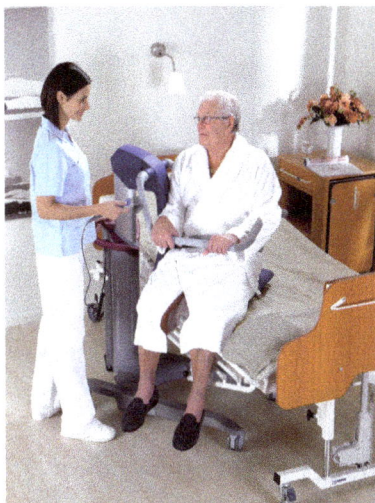

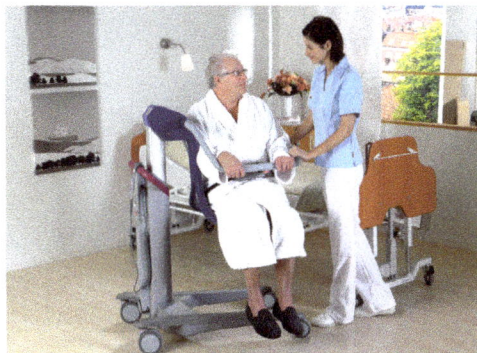

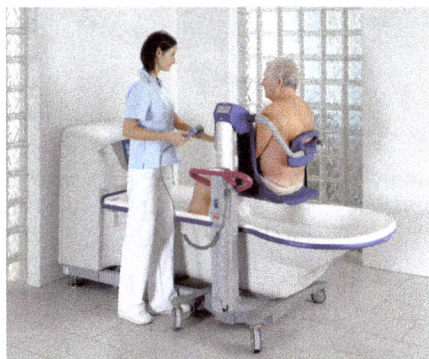

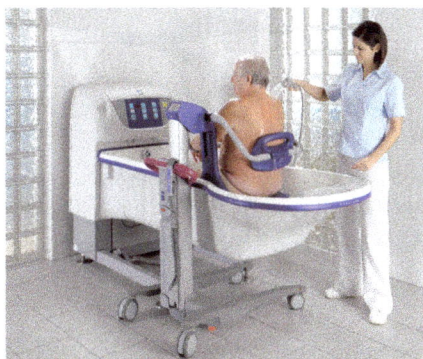

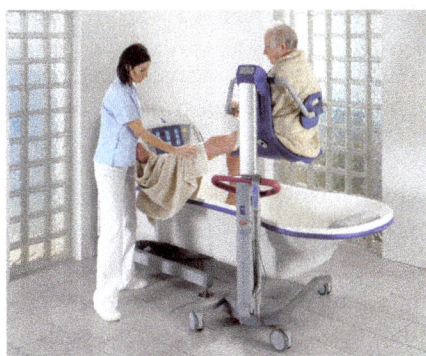

Rycina 7.124. Przykład zintegrowanego systemu do higieny osobistej – kąpiel w pozycji siedzącej.

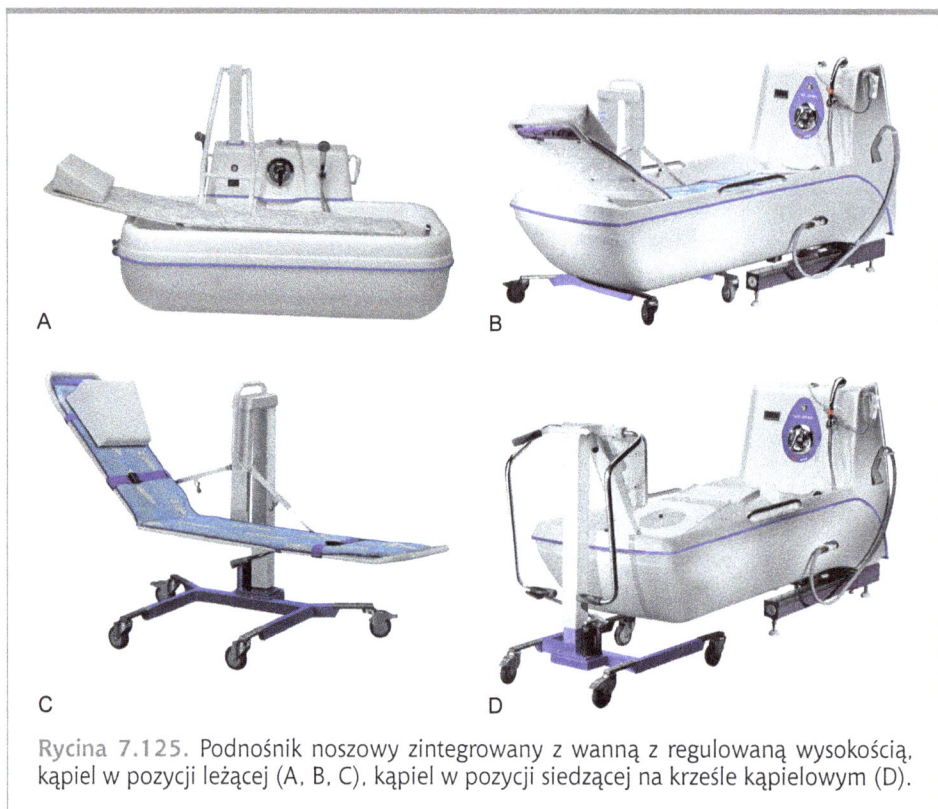

Rycina 7.125. Podnośnik noszowy zintegrowany z wanną z regulowaną wysokością, kąpiel w pozycji leżącej (A, B, C), kąpiel w pozycji siedzącej na krześle kąpielowym (D).

szenia, przewożenia i zanurzenia w kąpieli, od łóżka do wanny i z powrotem [ryc. 7.125].

Pacjent może cieszyć się pełnią korzyści, jakie daje kąpiel, optymalnie wspierany przez podnośnik na każdym jej etapie, a opiekun nie czuje się fizycznie przemęczony.

Długość wanny zależy od warunków lokalowych, możliwości finansowych zakładu leczniczego czy domu opieki, preferencji pacjenta i programów oszczędnościowych w gospodarowaniu wodą. Z reguły wszystkie podnośniki danej firmy współpracują ze wszystkimi typami produkowanych przez nią wanien. Dostępne są nieduże wanny, dostosowane do potrzeb osób niepełnosprawnych, w których kąpiel odbywa się na siedząco i wiąże się ze zużyciem dużo mniejszej ilości wody niż w wannach o normalnej długości [ryc. 7.126]. Opiekun zachowuje ergonomiczną postawę, a wykonywanie zabiegów higienicznych nie obciąża jego kręgosłupa. Należy pamiętać, by bezpośrednio po kąpieli okryć pacjenta ręcznikiem, żeby się nie wychłodził.

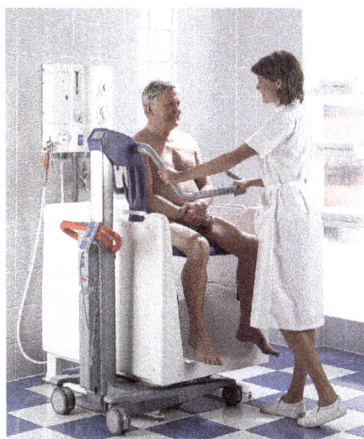

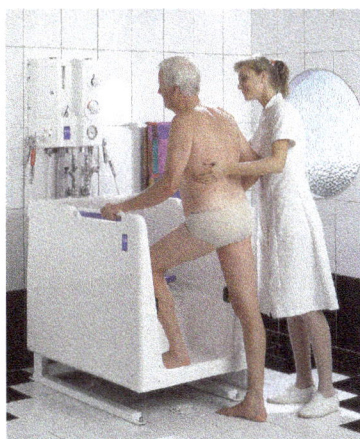

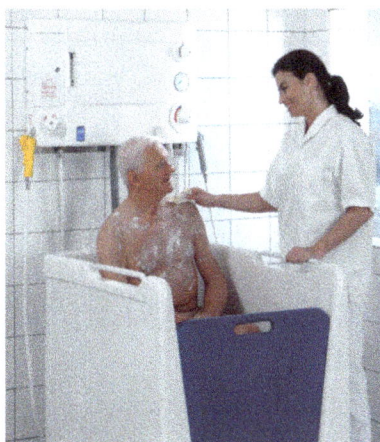

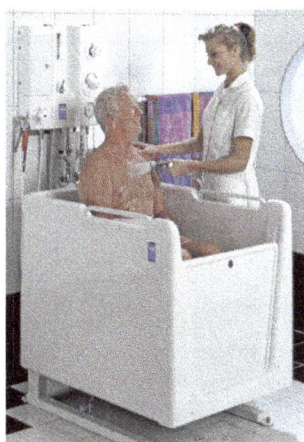

Rycina 7.126. Kąpiel w kabinie prysznicowej z przednią osłoną chroniącą przed rozpryskiem wody.

Wygodne w użytkowaniu są też wanny profilowane z otwieranym bokiem [ryc. 7.127], w tym wanny dla pacjentów w dużej mierze samodzielnych [ryc. 7.128].

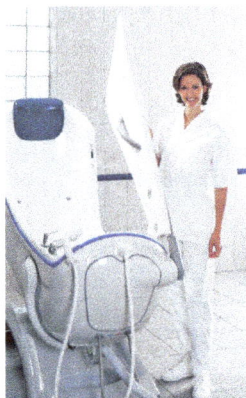

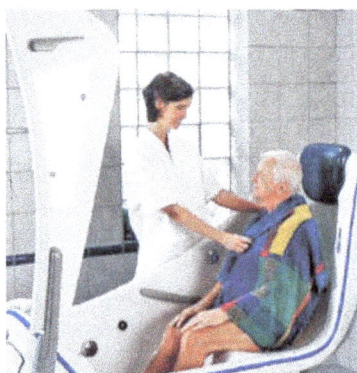

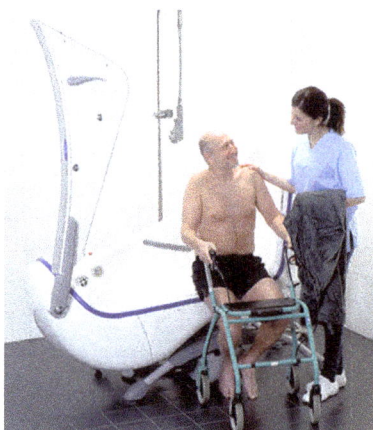

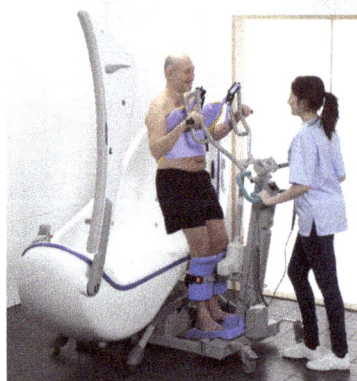

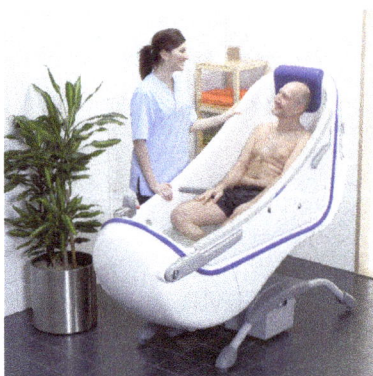

Rycina 7.127. Kąpiel w profilowanej wannie w pozycji siedzącej.

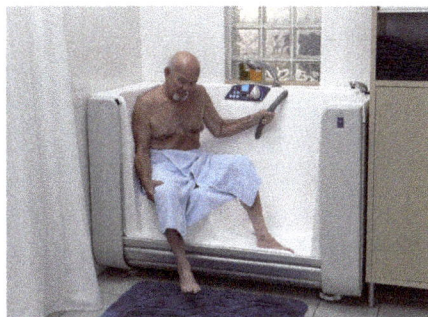

Rycina 7.128. Wanna otwierana z boku do samodzielnej kąpieli.

7.2.8.2. Kąpiel w wannie mobilnej

Jeżeli w zakładzie leczniczym nie ma zintegrowanego systemu umożliwiającego kąpiel w wannie, a pacjenta nie można myć pod prysznicem w pozycji siedzącej, zaleca się stosowanie wanien mobilnych (jezdnych). Wskazane są także do kąpieli osób, które nie mogą opuścić sali szpitalnej z powodu podłączenia do aparatury (np. respiratora). W takim przypadku wannę ustawia się wzdłuż łóżka, pacjenta za pomocą łatwoślizgu przemieszcza się na wannę i myje prysznicem podłączonym do umywalki w sali. Odpływ z wanny podłącza się do odpływu przy umywalce lub umieszcza się go nad kratką ściekową lub sedesem [ryc. 7.129].

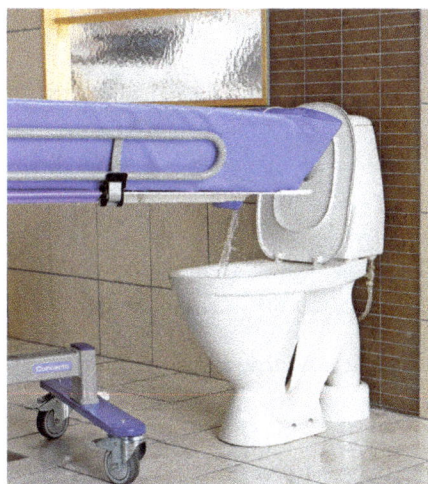

Rycina 7.129. Zastosowanie sedesu jako odpływu z wózkowanny.

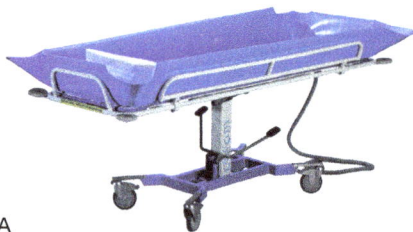 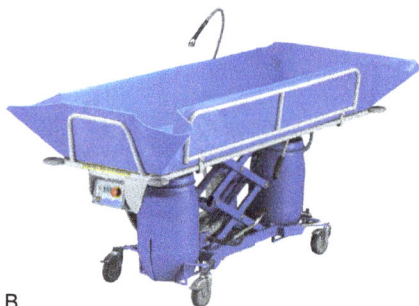

A B

Rycina 7.130. Wózkowanna podłączana do zlewu w sali chorych (A) i z własnym zbiornikiem wody (B).

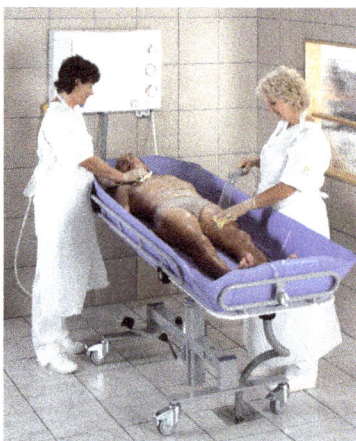 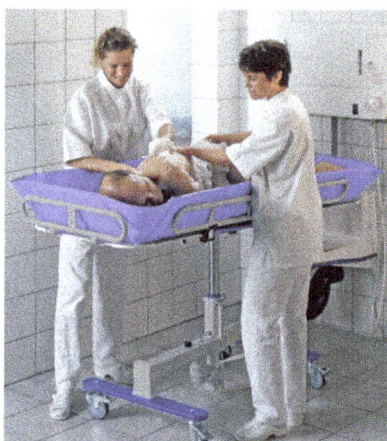

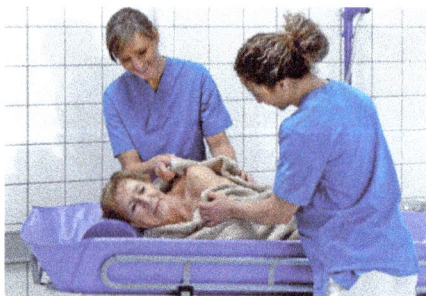

Rycina 7.131. Mycie pacjenta w wózkowannie.

Dostępne są również mobilne wanny wyposażone w zbiorniki na czystą i brudną wodę, które można stosować do mycia w miejscach bez dostępu do bieżącej wody [ryc. 7.130].

Przed rozpoczęciem mycia pacjenta w wannie mobilnej ważne jest uzyskanie odpowiedniej temperatury w pomieszczeniu (ok. 22°C), gdyż pacjent w trakcie mycia nie jest zanurzony w wodzie i mokra skóra szybko się wyziębia. Bezpośrednio po umyciu pacjenta, należy go okryć dużym ręcznikiem kąpielowym [ryc. 7.131].

7.2.8.3. Kąpiel w wannie na podnośniku przywannowym

Siedzisko krzesła sanitarnego po zaczepieniu o uchwyt podnośnika przywannowego staje się elementem systemu. Pacjenta przywozi się do łazienki na krześle kąpielowym i podjeżdża tyłem do masztu podnośnika. Na oparciu pleców krzesła jest zaczep, który w prosty sposób łączy się z zaczepem masztu. Następnie krzesło unosi się lekko nad podłogą, na tyle by można było spod siedziska wysunąć konstrukcję jezdną krzesła, a potem za pomocą pilota podnosi się siedzisko krzesła z pacjentem w górę, a kiedy znajdzie się powyżej brzegu wanny, ruchem obrotowym, unosząc nogi pacjenta, kieruje się je nad wannę i opuszcza do wody [ryc. 7.132].

7.2.8.4. Kąpiel w wannie na podnośniku wewnątrzwannowym

Wózek inwalidzki należy ustawić równolegle do wanny. Pacjent przy pomocy opiekuna bądź samodzielnie przesuwa się po łatwoślizgu na siedzisko podnośnika, opiekun pomaga mu obrócić się i włożyć nogi do wanny. Następnie, sterując pilotem, opuszcza pacjenta na dno wanny [ryc. 7.133]. Dzięki temu urządzeniu pacjent poruszający się samodzielnie na wózku inwalidzkim, mający sprawne ręce, może wykąpać się bez pomocy innych osób.

Można też zastosować ławeczki nawannowe, które pozwalają na umycie chorego nad wanną. Należy jednak pamiętać, aby nie dopuścić do jego zsunięcia się z ławeczki na dno wanny i zanurzenia w wodzie, gdyż opiekun może nie być w stanie wyjąć chorego z wanny.

7.2.8.5. Kąpiel pod prysznicem

Wybór odpowiedniego sprzętu do umycia pacjenta pod prysznicem (krzesło kąpielowe, podnoszone krzesło kąpielowe, podnoszony wózek kąpielowy) [ryc. 7.134] zależy od stanu pacjenta. Jeżeli pacjent wymaga tylko pomocy polegającej na zawiezieniu do łazienki i umyje się sam, wystarczy krzesło sanitarne i za-

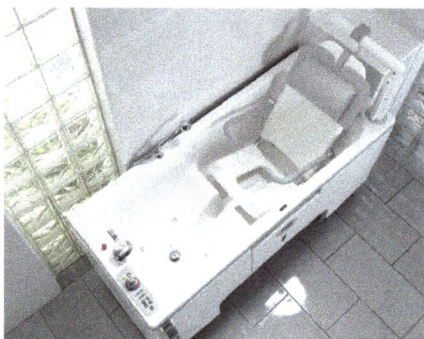

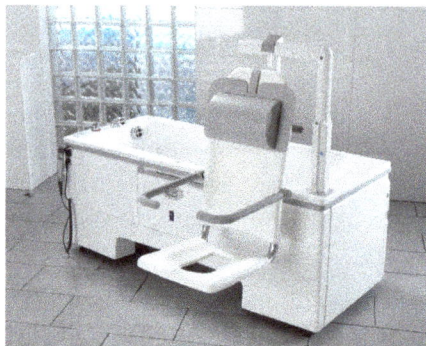

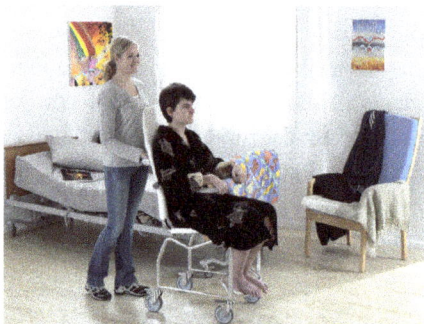

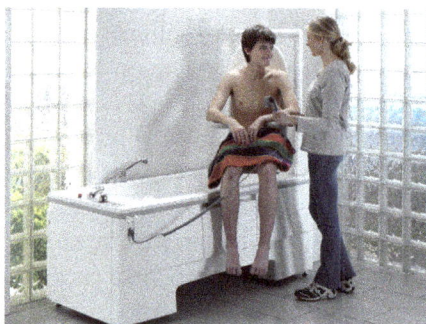

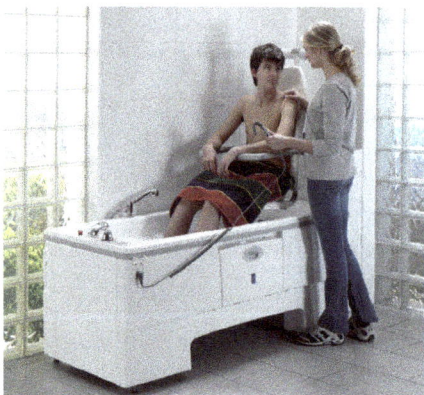

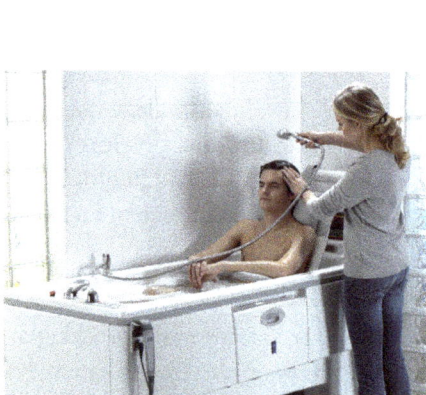

Rycina 7.132. Kąpiel w wannie z podnośnikiem przywannowym.

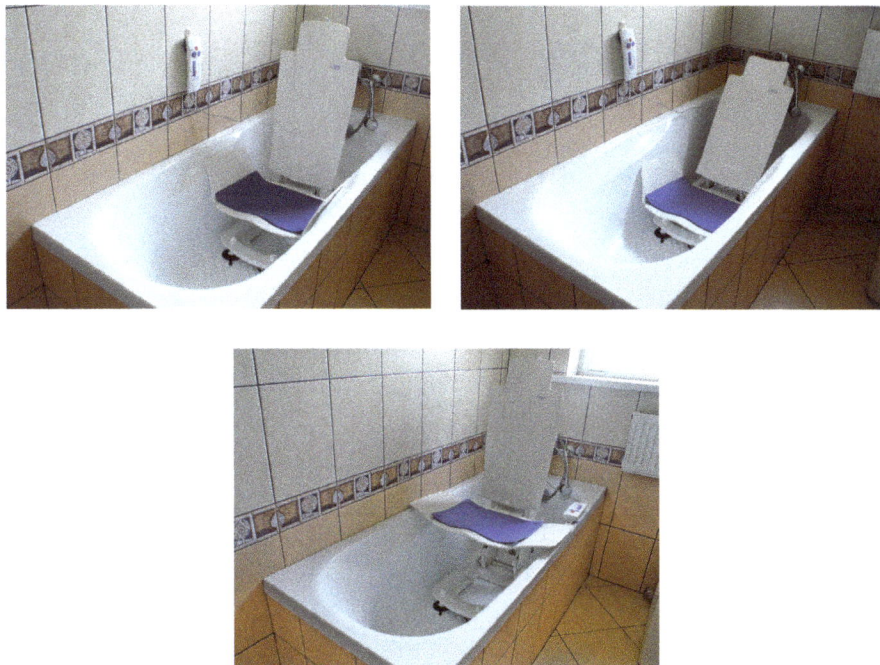

Rycina 7.133. Podnośnik wewnątrzwannowy.

adaptowane do potrzeb pacjenta stanowisko prysznicowe. Jeżeli pacjenta trzeba umyć, wykonać golenie i pielęgnację stóp, niezbędne jest podnoszone krzesło kąpielowe (dla częściowo niesprawnych) lub podnoszony wózek kąpielowy (dla całkowicie unieruchomionych). Sprzęt ten zapewnia opiekunowi wykonanie bezpiecznego i wygodnego (pod względem ergonomii) cyklu kąpielowego, a pacjentowi daje pełen komfort i stałe bezpieczeństwo podczas przenoszenia, przewożenia oraz samej kąpieli. Dzięki temu opiekunowie mogą zawsze wykonywać procedury (mycia) kąpieli na odpowiedniej wysokości. Jest to wygodny sprzęt do pielęgnowania wszystkich osób ze znacznym upośledzeniem narządu ruchu [ryc. 7.135].

Współczesny sprzęt pielęgnacyjny oferuje niezrównany poziom opieki z jednoczesnym wyeliminowaniem wysiłku fizycznego opiekuna podczas podnoszenia, przemieszczania i kąpieli podopiecznych. Nowoczesne urządzenia ustanowiły wysokie standardy w zakresie ergonomii oraz bezpieczeństwa i wygody pacjentów. Zakłady opieki zdrowotnej powinny przestrzegać tych standardów, tak jak przestrzegają zaleceń dotyczących sprzętu diagnostycznego czy leczniczego.

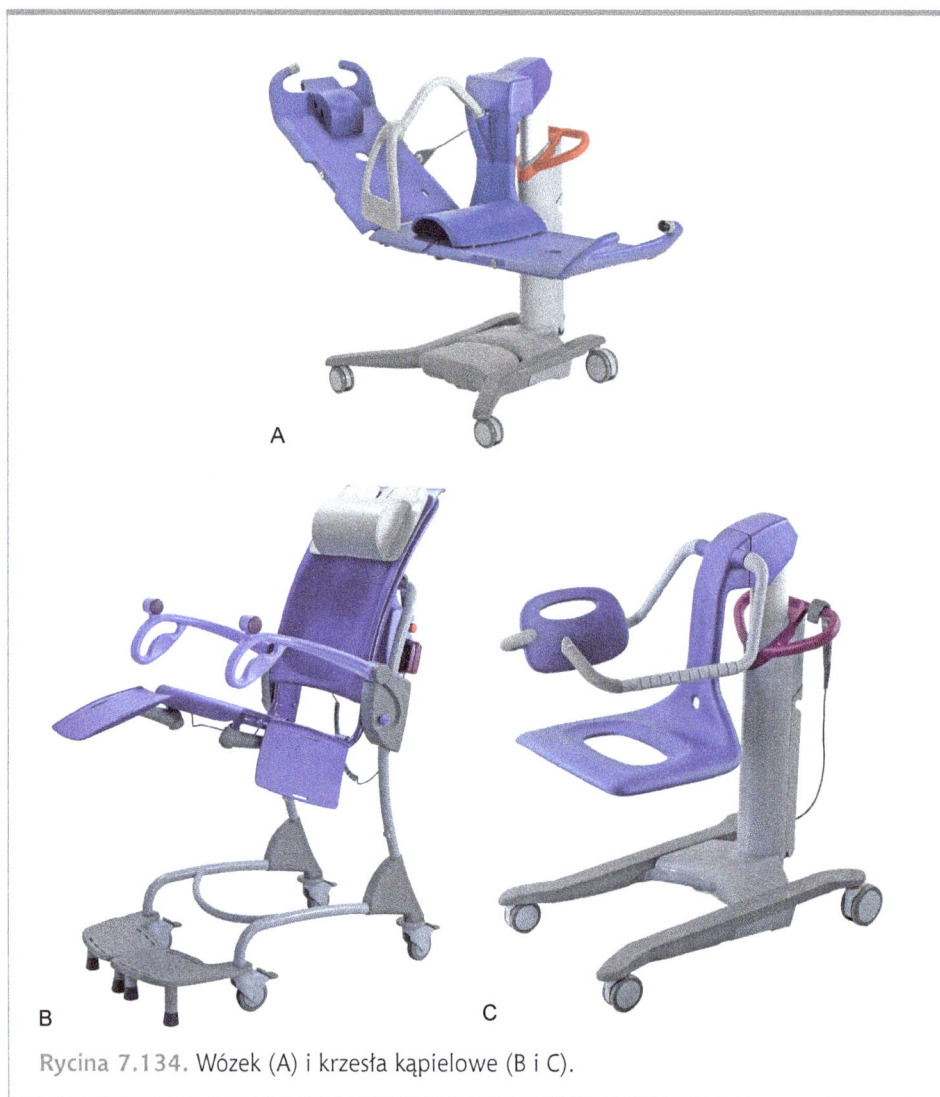

Rycina 7.134. Wózek (A) i krzesła kąpielowe (B i C).

Ważny jest również aspekt prawa pacjenta do intymności. Jeżeli sprzęt pozwala, by czynności mógł wykonać jeden opiekun, ma to zasadnicze znaczenie dla dobrego samopoczucia chorego. Poza tym oszczędność czasu innych osób umożliwia wykonywanie zabiegów higienicznych u większej liczby podopiecznych w tym samym czasie.

Przy transferach łóżko–krzesło lub wózek kąpielowy należy dostosować wysokość leża do wysokości łóżka, a następnie, z wykorzystaniem łatwoślizgu, przesunąć pacjenta na wózek. Za pomocą wózka kąpielowego jeden opiekun może

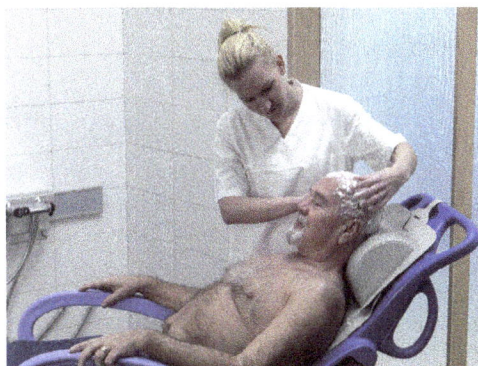

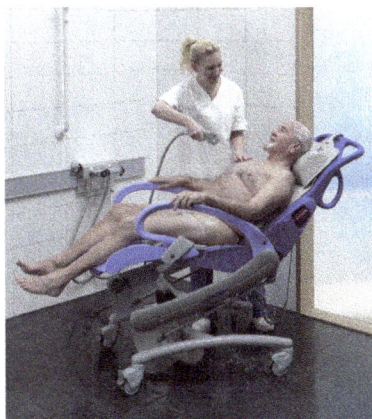

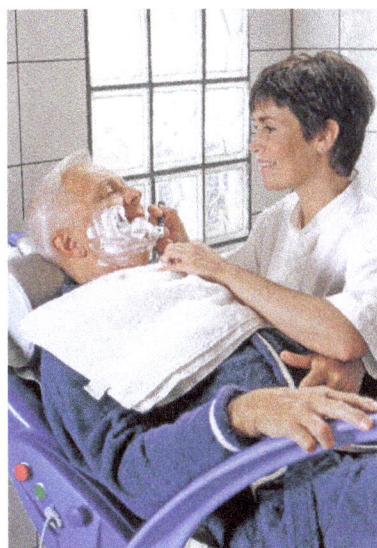

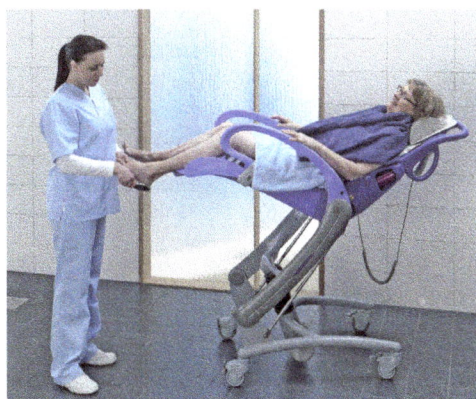

Rycina 7.135. Toaleta pacjenta na krześle kąpielowym.

zabrać pacjenta z łóżka bezpośrednio do kąpieli. Cała procedura wymaga niewielkiego wysiłku fizycznego.

W związku z „epidemią otyłości" w wielu rozwiniętych krajach niektórzy producenci oferują sprzęt do podnoszenia, przemieszczania i pielęgnacji pacjentów ze znaczną otyłością [ryc. 7.136]. Mimo zastosowania sprzętu wspomagającego obsługa tych osób w zakresie higieny ciała wymaga zaangażowania co najmniej dwóch opiekunów.

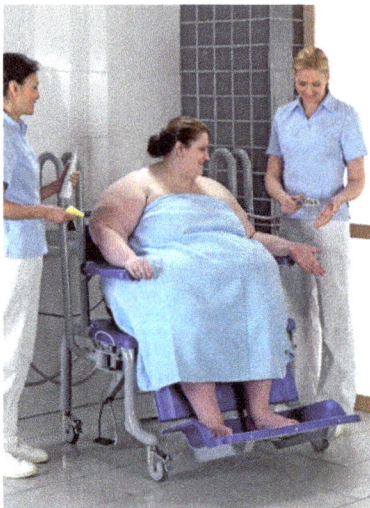

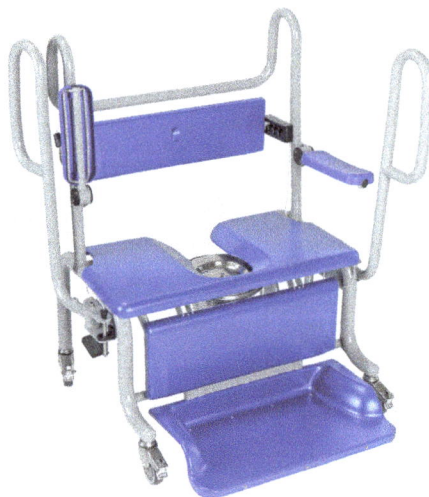

Rycina 7.136. Krzesło higieniczne dla pacjenta ze znaczną otyłością.

7.2.8.6. Kącik toaletowy dla pacjenta częściowo samodzielnego

Wielu pacjentów potrzebuje tylko częściowej asysty przy zabiegach toaletowych. Pomoc musi być wyważona tak, by możliwie długo podtrzymywać sprawność pacjentów i ich chęć do samodzielnego wykonywania zabiegów higienicznych.

Bardzo ważne jest dostosowanie łazienki [ryc. 7.137]. Wysokość umywalki powinna być odpowiednia dla osoby siedzącej na wózku inwalidzkim lub taborecie. Lustro również trzeba umieścić na odpowiedniej wysokości. Gdy z lustra korzysta więcej osób powinno być ono zawieszone na uchwytach umożliwiających regulację wysokości bądź kąta pochylenia, tak aby mogły z niego korzystać także osoby, które stoją przy wykonywaniu czynności higienicznych, takich jak mycie zębów, czesanie, golenie. Stanowisko prysznicowe nie może mieć barier architektonicznych, np. progów czy brodzików. Przestrzeń powinna w razie potrzeby umożliwić korzystanie ze sprzętu wspomagającego [ryc. 7.138], np. krzesła sanitarnego, krzesła lub wózka kąpielowego [patrz rozdział 3.1.2].

Samodzielność pacjenta w łazience zależy także od drobnego sprzętu kompensującego utraconą sprawność rąk. Sprzęt ten można kupić, ale wielu opiekunów osób niepełnosprawnych wykonuje go we własnym zakresie, stosownie do potrzeb. Przykładowo szczoteczkę do rąk i pilniczek można zamocować na przyssawkach do brzegu wanny bądź umywalki [ryc. 7.139], dzięki czemu pacjent, który nie może utrzymać tych przyrządów w dłoni, bez problemów sam sobie oczyści i opiłuje paznokcie.

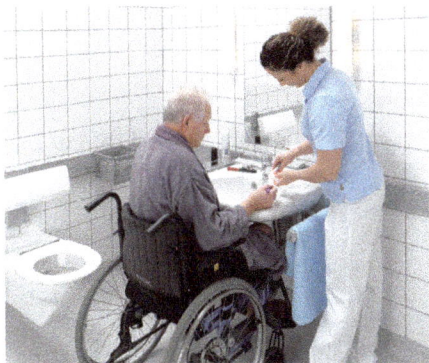

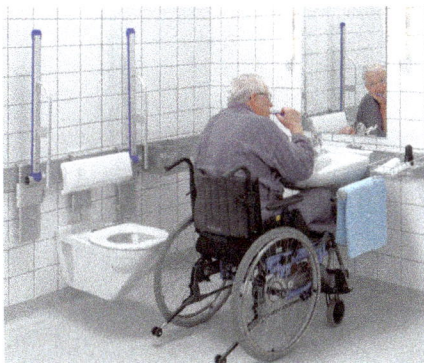

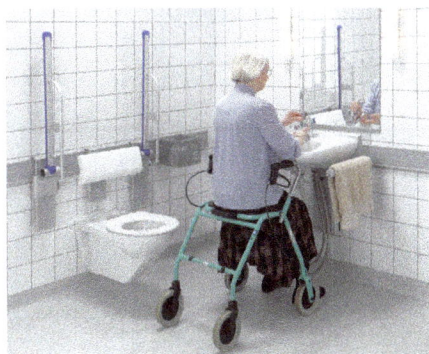

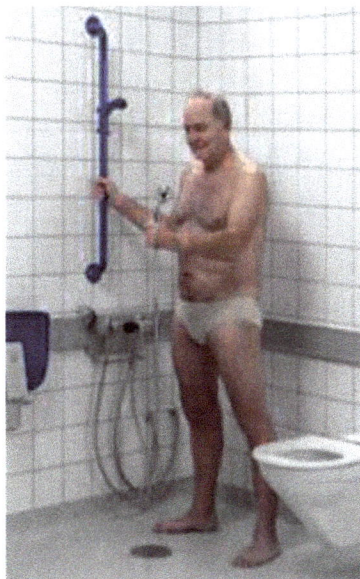

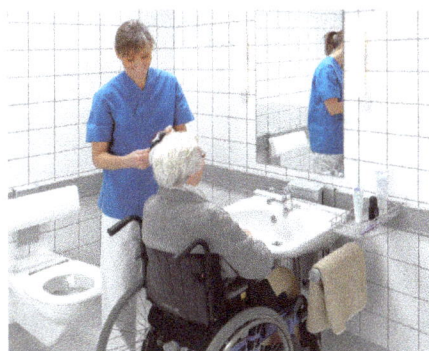

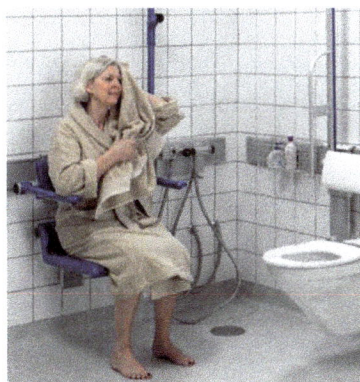

Rycina 7.137. Łazienka ułatwiająca samodzielność w zabiegach higienicznych.

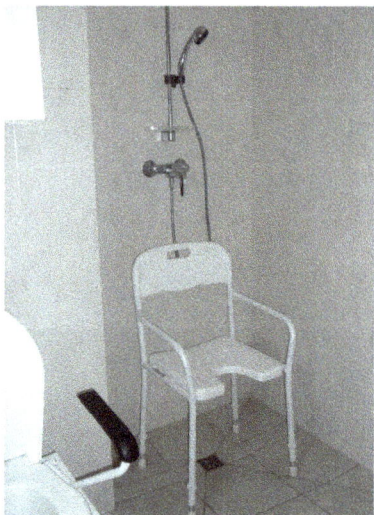

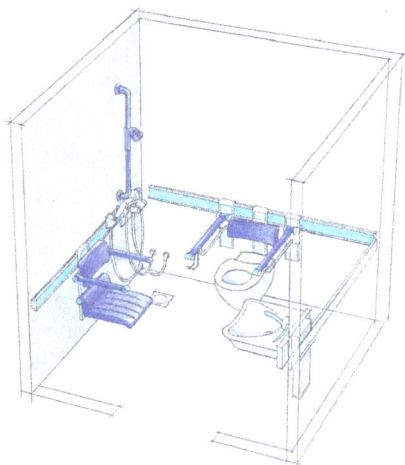

Rycina 7.138. Ułatwienia w małej łazience domowej.

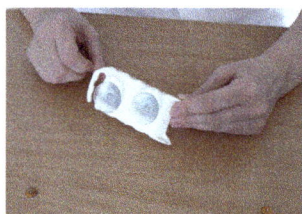

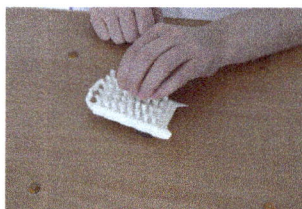

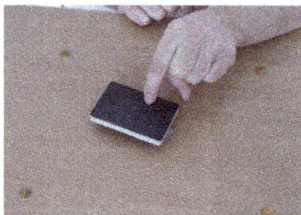

Rycina 7.139. Szczotka i pilniczek wyposażone w przyssawki.

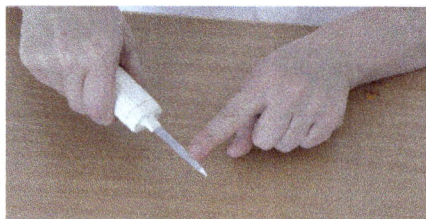

Rycina 7.140. Pilniczek z grubym trzonkiem.

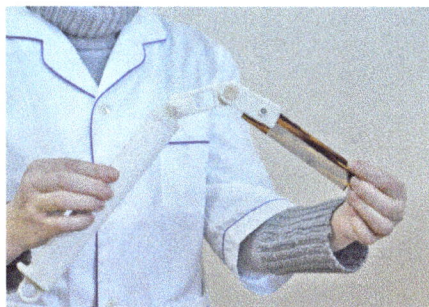

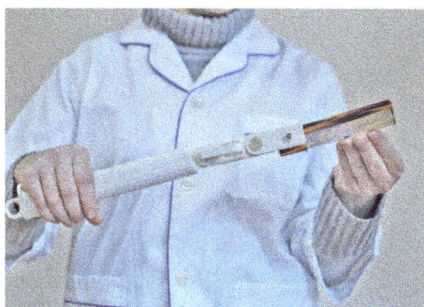

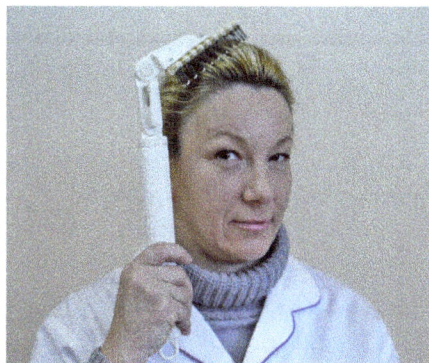

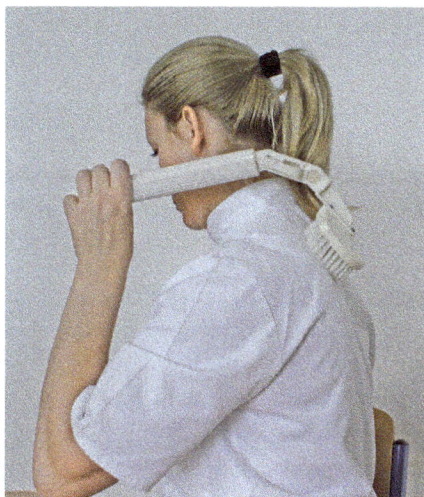

Rycina 7.141. Przybory higieniczne z przegubem umożliwiające samodzielność oso-bom z przykurczem rąk.

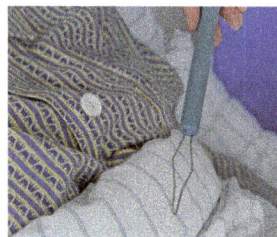

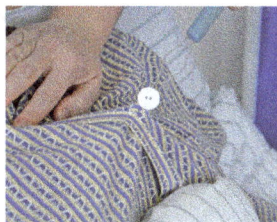

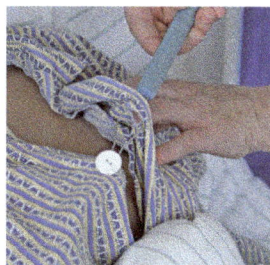

Rycina 7.142. Pętelka ułatwiająca zapinanie guzików.

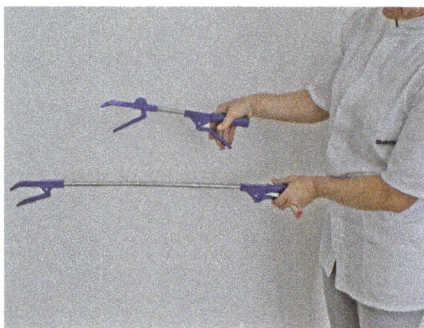

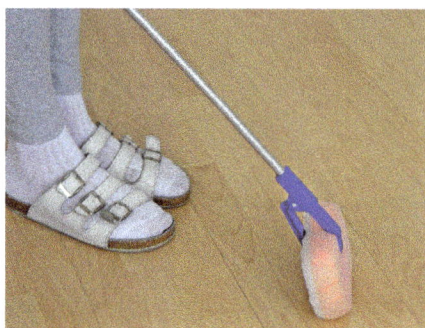

Rycina 7.143. Chwytaki.

Pacjenci, którzy w dłoniach nie mają chwytu precyzyjnego, mogą wykonać zabiegi pielęgnacyjne pod warunkiem, że drobny sprzęt, np. pilniczek, będzie umieszczony w odpowiednio grubym trzonku [ryc. 7.140].

Pacjenci z przykurczem ręki i słabym chwytem dłoni potrzebują grzebienia, szczotki do włosów, szczotki do mycia pleców i szczotki do podmywania się na odpowiednio grubym trzonku z możliwością regulowania kąta ułożenia (przegubowe łamanie z łatwymi do obsługi blokadami) [ryc. 7.141]. Dzięki temu sprzęt ten można sprofilować odpowiednio do dysfunkcji pacjenta, by sam mógł się uczesać, umyć i podmyć.

Zapięcie guzików piżamy ułatwia pętelka (drut osadzony w drewnianym trzonku) [ryc. 7.142], a podnoszenie przedmiotów z podłogi staje się możliwe za pomocą chwytaków [ryc. 7.143].

7.2.9. Stosowanie środków kosmetycznych w pielęgnacji skóry osób chorych

Człowiek współczesny ma wpojone podstawowe zasady utrzymania higieny ciała, które przede wszystkim przejawiają się w dążeniu do utrzymania czystości skóry. Skóra ma być sucha, czysta i cała, a przykry zapach związany z wydalaniem moczu, kału i potu powinien zostać wyeliminowany. Uzyskanie takiego efektu jest utrudnione, jeżeli funkcje układu wydalniczego ulegną zaburzeniu i chory, obok niemożności zaspokojenia podstawowych potrzeb życiowych, dodatkowo nie kontroluje wydalania moczu (NTM) lub stolca (NTS).

Znaczenie, jakie ma skóra dla naszego życia, sprawia, że poświęcamy dużo czasu, by utrzymać ją w dobrej kondycji. Jeżeli pacjent jest niesamodzielny, obowiązek ten przechodzi na jego opiekunów. W niniejszym rozdziale przedstawiono możliwości pielęgnowania osłabionej i podrażnionej skóry.

Skóra zdrowa jest nieprzepuszczalna dla substancji rozpuszczalnych w wodzie, ale przenikają do niej niektóre tłuszcze i olejki, a także leki stosowane w postaci plastrów i maści. Należy zachować ostrożność przy stosowaniu pielęgnujących środków kosmetycznych i pamiętać o tym, że nawet jeżeli są bezpieczne, ich nadużywanie może zatykać pory w skórze i utrudniać jej oddychanie.

Pot jest bezbarwnym płynem, wydzielanym przez gruczoły potowe w skórze. Składa się głównie z wody oraz w 1% z rozpuszczonych w niej związków, przede wszystkim zbędnych produktów przemiany materii, m.in. kwasu moczowego, mocznika, chlorku sodu, amoniaku, glukozy i kwasu mlekowego. Sam pot nie ma w zasadzie zapachu. Nieprzyjemna woń powstaje w wyniku rozkładania przez bakterie zawartych w pocie substancji organicznych. Żeby zlikwidować przykry zapach, zwykle wystarczy umycie ciała. Należy unikać używania ubrań hamujących parowanie potu i stosować tzw. oddychające materiały chłonące mocz [patrz rozdział 7.4.1]. Niekorzystne jest również przegrzewanie pacjenta.

Szczególnie trudne jest pielęgnowanie skóry uszkodzonej – odparzeń, owrzodzeń, otarć i odleżyn, które wymagają od osoby pielęgnującej troski i wiedzy. W przypadku wystąpienia uszkodzeń skóry konieczny jest kontakt z pielęgniarką lub lekarzem.

Stan zapalny powstaje wskutek kontaktu skóry z zewnętrznym czynnikiem drażniącym, np. moczem w przypadku jego nietrzymania. Skóra objęta stanem zapalnym jest czerwona, podrażniona i bolesna. Często występują też obrzęk, świąd i łuszczenie naskórka. Chorzy próbują ograniczyć te symptomy poprzez tarcie lub drapanie, a w efekcie przerywają ciągłość skóry, doprowadzając do powstania ran i strupów. Rozdrapania stanowią wrota infekcji bakteryjnej i rozwoju powikłanych, zakażonych odleżyn. Powinno się dążyć do maksymalnego ograniczenia uczucia swędzenia, dlatego należy unikać mycia ciała mydłem i stosować pielęgnujące środki kosmetyczne, które zapobiegają wysuszaniu skóry oraz mają właściwości łagodzące i natłuszczające. Przy doborze tych preparatów należy pamiętać, że skóra osób z nietrzymaniem moczu jest osłabiona, zmacerowana i nieustannie poddawana działaniu czynników drażniących.

Obowiązek chorego i opiekuna stanowi systematyczna obserwacja wyglądu skóry, gdyż środki kosmetyczne mogą czasem uczulać, powodując reakcje alergiczne.

Przykry dla chorego i jego otoczenia zapach moczu można wyeliminować poprzez właściwy dobór materiałów chłonących (NTM-ek) i odpowiednio częstą ich zmianę – średnio 3–4 razy na dobę. Przy tej czynności należy pamiętać

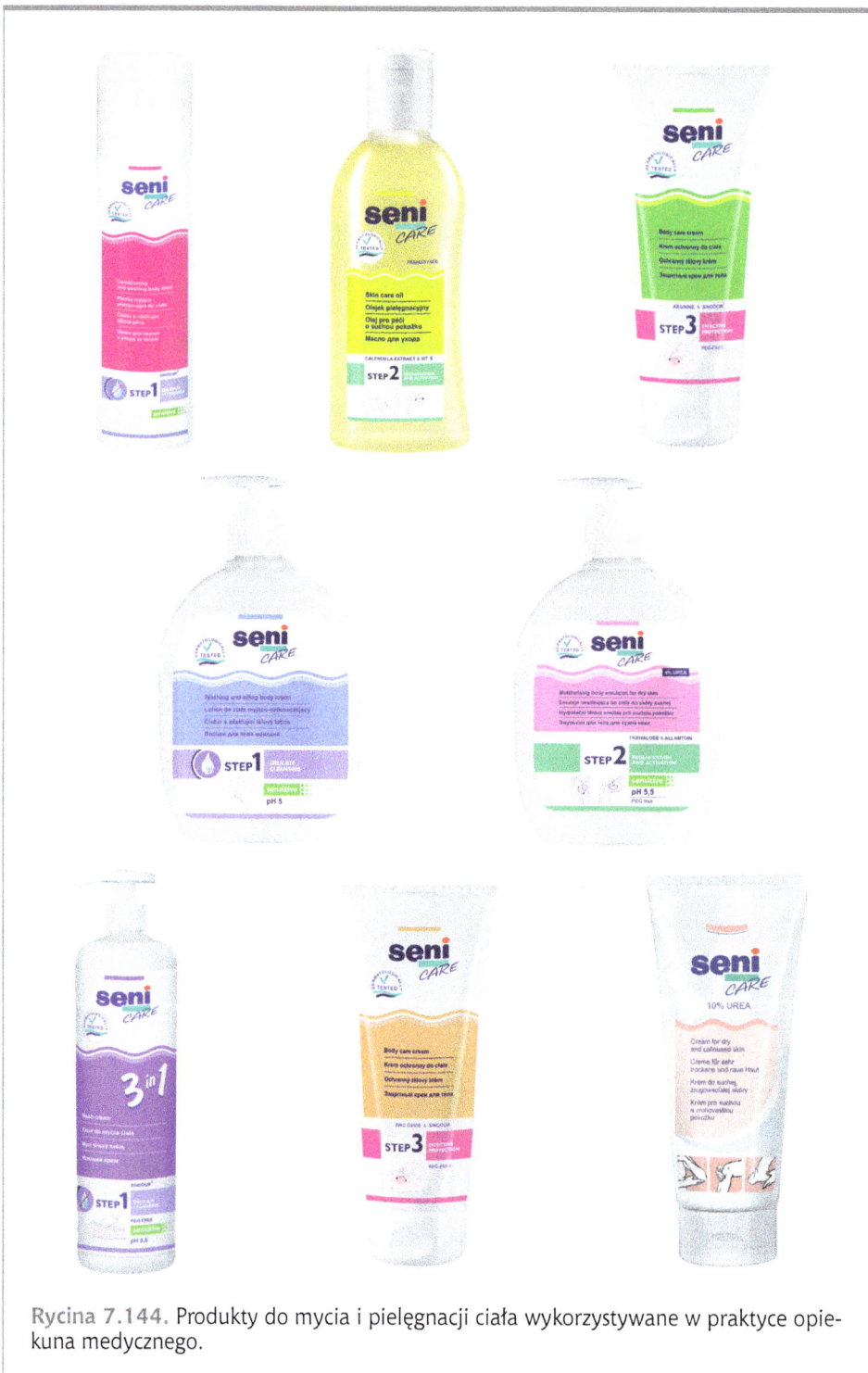

Rycina 7.144. Produkty do mycia i pielęgnacji ciała wykorzystywane w praktyce opiekuna medycznego.

o oczyszczeniu skóry podbrzusza, genitaliów, krocza i pośladków, np. chusteczką nawilżoną środkiem myjąco-pielęgnacyjnym. Bardzo trudno obronić się przed maceracją i podrażnieniem skóry wywołanym zbyt długim kontaktem z moczem i potem. Dlatego zwykle już, przyjmując pod opiekę osobę przewlekle chorą z NTM, opiekun ma do czynienia ze skórą w różnym stadium stanu zapalnego.

Nie należy wybierać „cudownych środków", lecz stosować preparaty przeznaczone do pielęgnacji skóry człowieka chorego sprzedawane w aptekach, po uprzednim sprawdzeniu, czy mogą być użyte do wrażliwej, podrażnionej skóry i czy mają właściwości nawilżające, natłuszczające i uelastyczniające. Krem powinien łagodzić objawy stanu zapalnego, natłuszczać i chronić skórę przed czynnikami drażniącymi, np. moczem.

Poważnym problemem pielęgnacyjnym jest właściwy wybór metody i środka dla skóry w różnym stadium stanu zapalnego. Przy podrażnionej i swędzącej skórze nie powinno się stosować mydła, tylko łagodne środki myjące. Aby taka skóra prawidłowo funkcjonowała, trzeba jej dostarczyć substancji odżywczych, a zwłaszcza niezbędnych nienasyconych kwasów tłuszczowych oraz witamin. Należy stosować kosmetyki, które oczyszczają i jednocześnie pozostawiają na skórze cienką warstwę ochronną, dzięki czemu staje się ona bardziej odporna na podrażnienia. Wymagania stawiane takim kosmetykom pielęgnacyjnym są bardzo wysokie. Wskazane jest stosowanie kosmetyków hypoalergicznych. Powinno się wykorzystywać preparaty myjące i pielęgnujące, produkowane w zestawach przez tę samą firmę [ryc. 7.144], co zapobiegnie mieszaniu produktów o różnych składnikach chemicznych, wchodzących ze sobą w szkodliwe dla organizmu interakcje.

Specjaliści zalecają preparaty oparte na środkach naturalnych, najczęściej roślinnego pochodzenia. Preparaty roślinne i naturalne oliwki od wielu pokoleń wykorzystuje się w medycynie ludowej i konwencjonalnej, a ich skuteczność jest nie do podważenia. Możliwość kupienia gotowych preparatów do pielęgnacji osób obłożnie chorych i z problemem NTM bardzo ułatwia proces pielęgnowania.

7.3. Odżywianie

Elżbieta Szwałkiewicz

Prawidłowe odżywianie ma wpływ na stan zdrowia, aktywność i samopoczucie każdego człowieka. Obowiązkiem opiekuna jest dbałość o to, by pacjent nie był głodny i odwodniony.

7.3.1. Zapotrzebowanie na pokarm i płyny u pacjentów z upośledzoną funkcją ruchu z uwzględnieniem wieku i powikłań odleżynowych

Wszyscy chorzy z grupy podwyższonego ryzyka rozwoju odleżyn wymagają większej ilości białka (1,5–2 g białka/kg mc./dobę), odżywek i witamin. Spośród witamin ważną rolę odgrywają:

1) witamina A (chroni skórę),
2) witamina B_2 (ułatwia oddychanie komórkowe),
3) witamina C (jest składnikiem niezbędnym do syntezy kolagenu).

■ Tabela 7.1

Zapotrzebowanie kaloryczne i niezbędne nawodnienie w zależności od stanu pacjenta

Wzrost [cm]	150	155	160	165	170	175	180	185	190	195	200
Waga [kg] średnia prawidłowa w stosunku do wzrostu	49,5	52,9	56,3	59,9	63,6	67,4	71,3	75,3	79,4	83,7	88
Chory unieruchomiony > 75 lat potrzebuje:	1188 [kcal]	1269	1352	1437	1526	1617	1711	1807	1906	2008	2112
22–25 kcal/kg mc. i 30 ml wody/kg mc.	1,7 [l]	1,8	1,9	2	2,1	2,3	2,4	2,6	2,7	2,8	3
Chory unieruchomiony < 75 lat potrzebuje:	1337 [kcal]	1427	1521	1617	1717	1819	1925	2033	2144	2259	2376
25–28 kcal/kg mc. i 30–40 ml wody/kg mc.	1,8 [l]	1,9	2,1	2,2	2,3	2,5	2,7	2,8	2,9	3,1	3,2
Chory mobilny potrzebuje:	1485 [kcal]	1586	1690	1797	1907	2021	2138	2259	2383	2510	2640
30 kcal/kg mc. i 30–40 ml wody/kg mc.	1,9 [l]	2	2,2	2,4	2,5	2,6	2,8	3	3,2	3,3	3,4
Pacjent z odleżynami potrzebuje 30 kcal/kg mc.	1634 [kcal]	1744	1859	1977	2098	2223	2352	2485	2621	2761	2904

Warto też pamiętać o innych składnikach, takich jak:

1) pierwiastki śladowe (niezbędne do syntezy białek i przebiegu procesów naprawczych tkanek),
2) wielonienasycone kwasy tłuszczowe (zawarte m.in. w tranie i siemieniu lnianym).

Osoby dorosłe powinny przyjąć łącznie ok. 2 litry płynów na dobę oraz spożyć w tym czasie 5 posiłków (łącznie ok. 2000 kcal). Należy pamiętać o tym, że:

1) śniadanie powinno pokrywać $\frac{1}{4}$ dobowego zapotrzebowania kalorycznego,
2) II śniadanie i podwieczorek muszą być lekkie (przekąska i napój),
3) obiad składa się z zupy i drugiego dania, normą powinno być zrównoważone, adekwatne do potrzeb, spożywanie mięsa, ryb, nabiału, warzyw, owoców i napojów,
4) kolacja nie może być ciężkostrawna i obfita,
5) niezbędnym uzupełnieniem codziennego pożywienia są jarzyny i owoce, bogate w witaminy, minerały i błonnik,
6) nie należy robić zbyt długich przerw w uzupełnianiu płynów, gdyż człowiek traci je na wiele sposobów (z moczem, kałem, potem, oddechem, śliną), niekiedy (gdy jest gorąco, pódczas ciężkiej pracy) dość szybko; zapotrzebowanie na wodę zwiększa się także w stanach chorobowych (gorączka, biegunka), nawet do 3–4 litrów dziennie.

Zapamiętaj!
U osób starszych często występuje brak łaknienia. Błędem jest myślenie, że jeżeli ktoś nie odczuwa głodu i pragnienia, to nie musi jeść i pić.

7.3.1.1. Zalecane i niezalecane produkty żywnościowe

Zalecane produkty żywnościowe:

1) chude mleko i jego przetwory (jogurt, kefir, twaróg),
2) wszystkie rodzaje ryb, nawet tłuste (przynajmniej 2 razy w tygodniu, gdyż zawierają nie tylko dużo białka, ale też fosfor i nienasycone kwasy tłuszczowe),
3) chude mięso (głównie białe: kurczak i indyk, mięso czerwone należy ograniczyć do spożycia niewielkiej ilości wołowiny; godne polecenia jest też mięso królika czy dziczyzna),
4) wędliny (najzdrowsze są drobiowe),
5) owoce (mają duże ilości błonnika i są niskokaloryczne, najmniej kalorii mają jabłka, grapefruity, arbuzy),

6) warzywa,
7) kompoty i dżemy niskosłodzone,
8) soki owocowe i warzywne,
9) pieczywo ciemne, ryż, kasze, szczególnie nieoczyszczane, czyli gruboziar-
niste,
10) oleje (słonecznikowy, sojowy, kukurydziany),
11) masło roślinne.

Niezalecane produkty żywnościowe:

1) śmietana i jej przetwory,
2) tłuste sery (żółte, topione, zawierają 50–70% tłuszczu),
3) tłuste mięso (wieprzowina, baranina, kaczka, gęś),
4) móżdżek, wątroba,
5) tłuste wędliny (kabanosy, salami, salceson, pasztety),
6) zawiesiste zupy gotowane na mięsie, zabielane śmietaną,
7) nadmierna ilość jaj, ich spożycie należy ograniczyć do 2–3 sztuk tygodniowo,
ze względu na wysoką zawartość cholesterolu w żółtku.

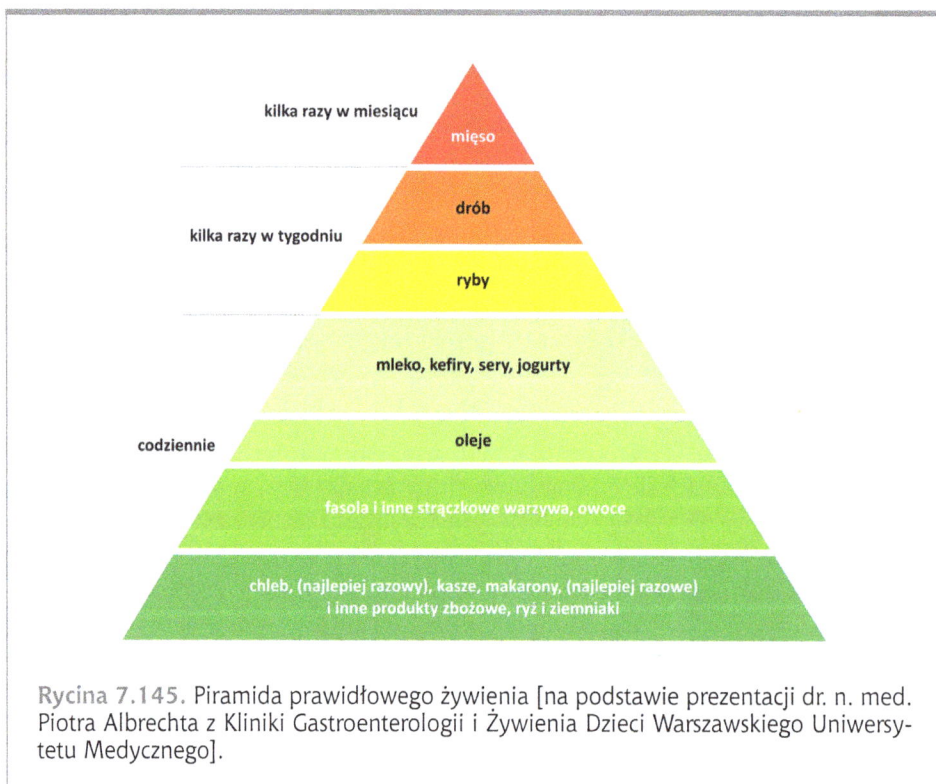

Rycina 7.145. Piramida prawidłowego żywienia [na podstawie prezentacji dr. n. med. Piotra Albrechta z Kliniki Gastroenterologii i Żywienia Dzieci Warszawskiego Uniwersytetu Medycznego].

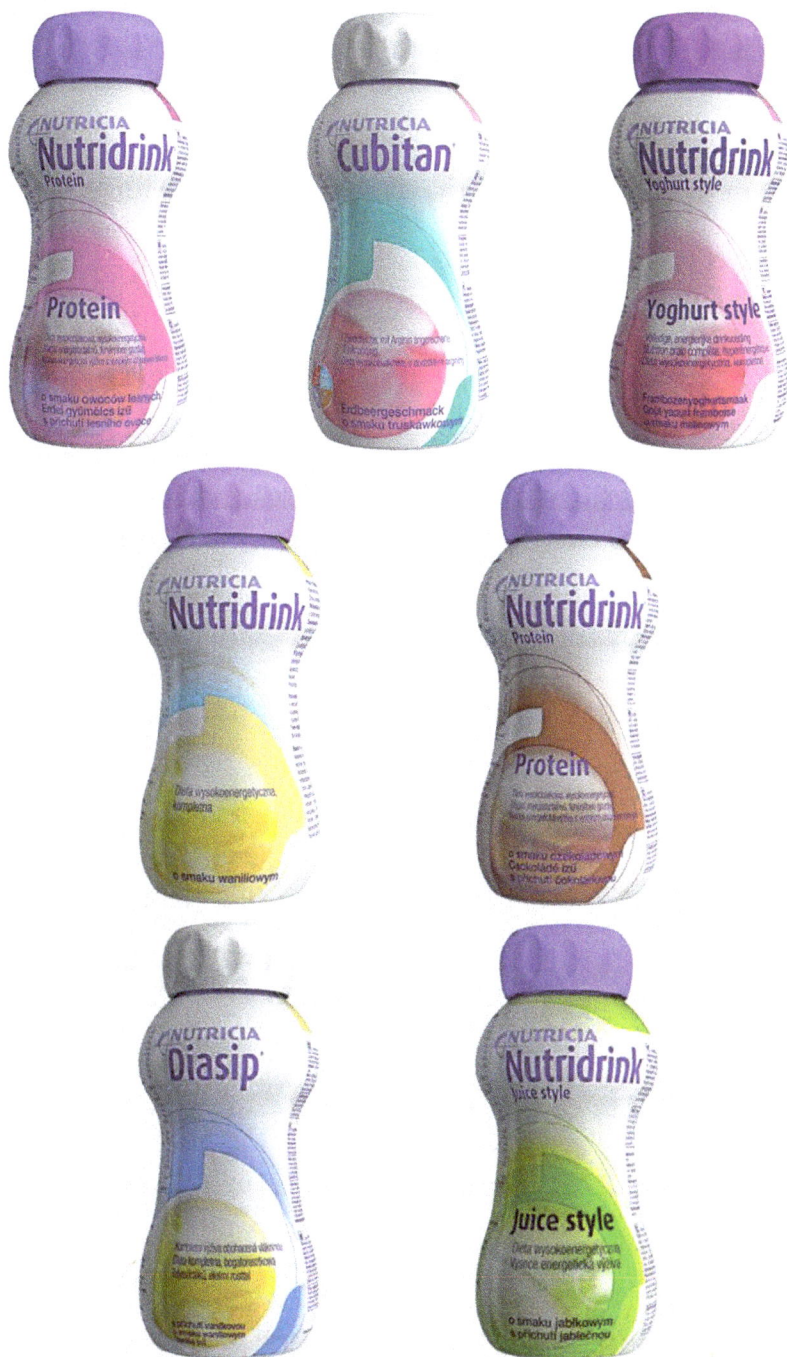

Rycina 7.146. Preparaty odżywcze wzbogacające dietę podstawową.

Prawidłowe odżywianie [ryc. 7.145] jest niezbędnym elementem profilaktyki odleżyn. Opiekun w swej praktyce bardzo często będzie stykał się z pacjentami, którzy nie mają apetytu, są osłabieni i nie przyjmują pokarmów i napojów w zalecanej ilości. W takich przypadkach jako profilaktykę niedożywienia wprowadza się suplementy uzupełniające dietę. W Polsce najpopularniejsze są preparaty Nutridrink [ryc. 7.146] dostępne w aptece bez recepty. Ich stosowanie należy jednak omówić z lekarzem lub pielęgniarką w celu dobrania suplementu o odpowiednim składzie i ustalenia właściwego dla danego pacjenta dawkowania. Zalecane przez producenta dawkowanie to:

1) 1–3 lub 1–4 opakowania dziennie – jako uzupełnienie diety,
2) 5–7 opakowań dziennie – jako kompletna dieta.

7.3.1.2. Błonnik i jego znaczenie

Uregulowanie cyklu oddawania stolca jest ważnym działaniem w profilaktyce zaparć. Pomaga w tym błonnik, który ma kluczowe znaczenie zarówno dla prawidłowej pracy jelit (szczególnie jelita grubego), jak i dla właściwego funkcjonowania całego organizmu. Błonnik pokarmowy (nazywany też często włóknem pokarmowym) stanowi bardzo ważny składnik wszystkich produktów pochodzenia roślinnego. Charakteryzuje się tym, że po spożyciu nie jest trawiony w przewodzie pokarmowym człowieka. Błonnik w diecie:

1) pobudza wydzielanie śliny podczas przeżuwania pokarmów – ślina zawiera enzymy uczestniczące w trawieniu cukrów,
2) wiąże nadmiar kwasu solnego w żołądku – ma to szczególne znaczenie dla osób cierpiących na nadkwaśność, zgagę, niestrawność i wrzody żołądka,
3) jest doskonałym wypełniaczem jelit – pobudza ich ukrwienie i perystaltykę, a także przyspiesza pasaż jelitowy,
4) stwarza korzystne warunki dla rozwoju prawidłowej flory bakteryjnej w jelitach – ma to wpływ na prawidłowe trawienie,
5) dzięki wchłanianiu wody pomaga w tworzeniu miękkiego stolca, zapobiega zaparciom i ułatwia wypróżnienia,
6) zmniejsza wchłanianie cholesterolu – zmniejsza jego stężenie we krwi, co ma znaczenie w profilaktyce i leczeniu miażdżycy,
7) ogranicza wchłanianie substancji toksycznych z jelit i ułatwia ich wydalanie z kałem,
8) chroni przed rozwojem nowotworów.

Zapotrzebowanie na błonnik wynosi ok. 20 gramów dziennie. Tyle błonnika zawarte jest w 10 jabłkach, 5 bułkach grahamkach lub 4 łyżkach otrąb pszennych. Dobroczynne działanie błonnika zwiększa wypijanie dużej ilości wody. Zalecana objętość to 8–10 szklanek dziennie. Pokarmy, w których znajduje się dużo błonnika:

1) otręby pszenne – zawierają aż 42 gramy błonnika w 100 gramach produktu,
2) ryż brązowy – zawiera trzykrotnie więcej błonnika niż ryż biały,
3) kasze – głównie perłowa i gryczana,
4) pieczywo – chleb razowy lub z ziarnami zbóż, bułki grahamki, pumpernikiel,
5) płatki kukurydziane,
6) świeże owoce – szczególnie jabłka, gruszki, morele, brzoskwinie, śliwki, banany, czarne porzeczki, pomarańcze, grejpfruty i awokado,
7) suszone owoce – morele, śliwki, rodzynki, figi i daktyle,
8) warzywa – szczególnie marchew, kalafior, seler, buraki, ziemniaki i pomidory,
9) rośliny strączkowe – fasola, groch, bób.

Zapamiętaj!
Błonnik w ogóle nie występuje w produktach pochodzenia zwierzęcego.

7.3.2. Skutki odwodnienia i niedożywienia

7.3.2.1. Skutki odwodnienia organizmu

Woda jest najważniejszym składnikiem ciała człowieka i stanowi ok. 60% jego masy. Pełni wiele funkcji, m.in. reguluje przemianę materii, trawienie, wydalanie, ciepłotę ciała oraz odpowiada za równowagę pracy całego organizmu. Mimo że nie jest składnikiem odżywczym (nie ma kalorii, nie dostarcza energii), bez niej nie istnieje żadne życie. Człowiek pozbawiony pożywienia może przeżyć kilka tygodni, natomiast bez wody jedynie kilka dni. Do typowych objawów odwodnienia należą silne pragnienie, suchość warg, języka i błony śluzowej jamy ustnej, oddawanie moczu w niewielkich ilościach (kolor moczu jest o wiele bardziej intensywny niż zazwyczaj), przyspieszenie oddechu i tętna oraz zapadnięte oczy [tab. 7.2].

7.3.2.2. Skutki niedożywienia organizmu

Niedożywienie to stan, w którym dochodzi do widocznych zmian w ciele człowieka i jego funkcjonowaniu wskutek niewystarczającej podaży składników od-

Tabela 7.2

Skutki odwodnienia [na podstawie: Ungerer O., Zenneck H., Liedtke Ch.: *Altenpflege. Geriatrie*. Gebundene, Ausgabe 2002]

Utrata wody w organizmie [procent w stosunku do ogólnej masy ciała]	Objawy
1–3%	Uczucie pragnienia Suchość w jamie ustnej Zmniejszenie produkcji moczu
4–6%	Uczucie zmęczenia Osłabienie Nudności Zaburzenia motoryki Przyspieszenie tętna Podwyższenie temperatury ciała
7–11%	Zawroty i ból głowy Duszność Zmniejszenie objętości krwi w układzie krążenia Zaburzenia chodu
11–20%	Splątane myślenie, dezorientacja Drgawki, delirium
> 20%	Śmierć

Tabela 7.3

Skutki utraty beztłuszczowej masy ciała

Utrata [%]	Powikłania	Śmiertelność [%]
10	Zmniejszona odporność Zwiększona zapadalność na infekcje	10
20	Wolniejsze gojenie ran Osłabienie Infekcje	30
30	Osłabienie (pacjent nie może siedzieć) Odleżyny i upośledzenie ich gojenia Częste zapalenia płuc	50
40	Śmierć (zazwyczaj z powodu niewydolności oddechowej)	100

żywczych. Konsekwencje niedożywienia są poważne, gdyż prowadzą do zmniejszenia wielkości i upośledzenia funkcji narządów wewnętrznych:

1) jelita – wzrost przepuszczalności,
2) serce – zmniejszona wydolność i obniżenie ciśnienia tętniczego,
3) wątroba – spadek syntezy białek,
4) płuca – niewydolność oddechowa,
5) nerki – zmniejszenie filtracji, kwasica metaboliczna,
6) trzustka – zaburzenia hormonalne i enzymatyczne.

Zakres kompetencji zawodowych opiekuna medycznego obejmuje pomoc w zaspokajaniu potrzeby odżywiania, powinien on więc zwracać uwagę na potencjalne ryzyko i objawy niedożywienia u pacjenta [tab. 7.3 i ryc. 7.147]. Do rutynowego postępowania należy wywiad żywieniowy, w ramach którego opiekun ocenia liczbę i rodzaj posiłków, zmiany w sposobie żywienia i preferencje pokarmowe.

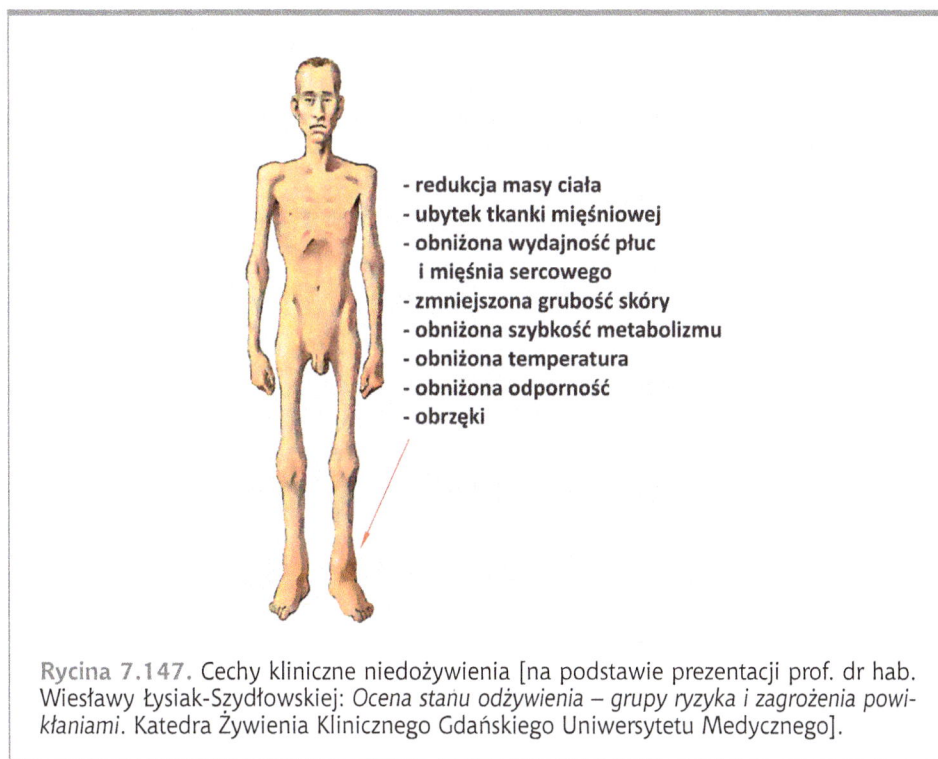

- redukcja masy ciała
- ubytek tkanki mięśniowej
- obniżona wydajność płuc
  i mięśnia sercowego
- zmniejszona grubość skóry
- obniżona szybkość metabolizmu
- obniżona temperatura
- obniżona odporność
- obrzęki

Rycina 7.147. Cechy kliniczne niedożywienia [na podstawie prezentacji prof. dr hab. Wiesławy Łysiak-Szydłowskiej: *Ocena stanu odżywienia – grupy ryzyka i zagrożenia powikłaniami*. Katedra Żywienia Klinicznego Gdańskiego Uniwersytetu Medycznego].

Niedożywienie pacjenta stwierdza się wtedy, gdy:

1) wystąpił niezamierzony (nie jest prowadzone kontrolowane odchudzanie) 5% spadek masy ciała w ciągu ostatniego miesiąca,

2) wystąpił niezamierzony 15% spadek masy ciała w ciągu ostatnich 6 miesięcy,
3) BMI < 18,5,
4) masa ciała wynosi < 80% należnej masy ciała,
5) pobór pokarmów wynosi < 60% należnego,
6) wystąpiło głodzenie przez 5–7 dni u pacjentów dobrze odżywionych lub przez 3 dni u chorych z już występującą niską masą ciała,
7) stwierdza się odwodnienie.

7.3.2.3. Ocena stanu odżywienia wskaźnikiem BMI

Obliczanie wskaźnika masy ciała (BMI)[35] polega na podzieleniu wagi ciała w kilogramach przez wzrost w metrach podniesiony do potęgi drugiej:

$$BMI = \text{masa ciała [kg]/wzrost [m]}^2$$

BMI <18,5 wskazuje na niedożywienie, w granicach 18,5–20 oznacza zagrożenie niedożywieniem, a > 20 oznacza brak takiego zagrożenia. Przykładowo pacjent waży 50 kg i mierzy 1,70 m:

$$1,70 \times 1,70 = 2,89$$

$$50 : 2,89 = 17,3 \text{ (uzyskany wynik wskazuje na niedożywienie)}$$

Zapamiętaj!
Rozpoczynając opiekę nad osobą niesamodzielną, istotne jest uzyskanie odpowiedzi na następujące pytania:
1) Czy BMI pacjenta wynosi < 18,5?
2) Czy pacjent stracił na wadze w ciągu ostatnich 6 miesięcy?
3) Czy pacjent zmniejszył podaż pokarmów w ciągu ostatniego tygodnia?
4) Czy pacjent jest poważnie chory? Jeżeli odpowiedzi są twierdzące, to powinieneś z pielęgniarką ustalić postępowanie w zakresie odżywiania tej osoby.

BMI pacjenta niedożywionego sprawdza się raz na miesiąc [tab. 7.4]. Wartość BMI powinna być umieszczona w indywidualnej dokumentacji pacjenta dotyczącej pielęgnacji.

BMI obliczony w dniu objęcia opieką może być punktem odniesienia w ocenie efektywności pielęgnowania w zakresie odżywiania.

Poniższa tabela wartości BMI pomoże w szybkim sprawdzeniu, czy istnieje ryzyko niedożywienia.

---

[35] Z angielskiego – *body mass index*.

Tabela 7.4

Wartości BMI określające ryzyko niedożywienia [na podstawie: Nutricia Advancer Medical Nutrition: *Preparaty i sprzęt do żywienia klinicznego drogą przewodu pokarmowego.* Edycja 1/2012]

Wzrost [m] \ Masa ciała [kg] (BMI)	30	35	40	45	50	55	60	65	70	75	80	85	90	95	100	105
1,40	15,31	17,86	20,41	22,96	25,51	28,08	30,61	33,16	35,71	38,27	40,82	43,37	45,91	48,47	51,02	53,57
1,45	14,27	16,65	19,02	21,40	23,78	26,16	28,54	30,96	33,29	35,67	38,05	40,47	42,85	45,18	47,56	49,94
1,50	13,33	15,56	17,78	20,00	22,22	24,44	26,67	28,89	31,11	33,33	35,56	37,78	40,00	42,22	44,44	46,67
1,55	12,49	14,57	16,65	18,73	20,81	22,89	24,97	27,06	29,14	31,22	33,30	35,38	37,46	39,54	41,62	43,70
1,60	11,72	13,67	15,63	17,58	19,53	21,48	23,44	25,39	27,34	29,30	31,25	33,20	35,16	37,11	39,06	41,02
1,65	11,02	12,86	14,69	16,53	18,37	20,20	22,04	23,88	25,71	27,55	29,38	31,22	33,06	34,89	36,73	38,57
1,70	10,38	12,11	13,84	15,57	17,30	19,03	20,76	22,49	24,22	25,95	27,68	29,41	31,14	32,87	34,60	36,33
1,75	9,80	11,14	13,06	14,69	16,33	17,96	19,59	21,22	22,86	24,49	26,12	27,76	29,39	31,02	32,65	34,29
1,80	9,26	10,80	12,35	13,89	15,43	16,98	18,52	20,06	21,60	23,15	24,69	26,23	27,78	29,32	30,86	32,41
1,85	8,77	10,23	11,69	13,15	14,61	16,07	17,53	18,99	20,45	21,91	23,37	24,84	26,30	27,70	29,22	30,70
1,90	8,31	9,70	11,08	12,47	13,85	15,24	16,62	18,01	19,39	20,78	22,16	23,55	24,93	26,32	27,70	29,09
1,95	7,89	9,20	10,52	11,83	13,15	14,46	15,78	17,09	18,41	19,72	21,04	22,35	23,67	24,98	26,30	27,61
2,00	7,50	8,75	10,00	11,25	12,50	13,75	15,00	16,25	17,50	18,75	20,00	21,25	22,50	23,75	25,00	26,25

niedowaga
lekka niedowaga
waga prawidłowa
nadwaga

7.3.3. Postępowanie opiekuna w przypadku zaburzeń ze strony układu pokarmowego

7.3.3.1. Niestrawność

Jest to niepełne trawienie połączone z uczuciem ciężaru w żołądku i jelitach, czemu towarzyszą nudności, niesmak w ustach, niechęć do jedzenia, wzdęcia i zgaga. Zazwyczaj przyczynę niestrawności stanowi przejedzenie się bądź zbyt obfite włączanie do jadłospisu potraw ciężkostrawnych lub pikantnych. Dolegliwości najczęściej ustępują po kilku godzinach.

Postępowanie – w celu złagodzenia objawów niestrawności należy, jeśli to możliwe, zastosować spacer połączony z popijaniem czystej wody. Wskazane jest zażywanie naparu z ziół przyspieszających trawienie i usuwających wzdęcia, np. naparu z nasion kopru włoskiego lub z mięty. Przed podaniem ziół opiekun powinien ustalić sposób postępowania z pielęgniarką.

7.3.3.2. Wzdęcia

Wzdęcie oznacza nadmierne gromadzenie gazów w przewodzie pokarmowym połączone z utrudnionym wyparciem ich poza organizm. Towarzyszy temu uczucie pełności, ucisku, burczenia w brzuchu, a czasami bólu. Wzdęcia są najczęściej objawem niestrawności bądź zaparć. Mogą również być normalną reakcją organizmu na niektóre produkty spożywcze, np. tłuste potrawy, kapustę i fasolę lub na stres.

Postępowanie – należy unikać potraw wywołujących wzdęcia, a do jadłospisu wprowadzić produkty obfitujące w błonnik, warzywa i owoce, a także stosować napar z ziół (koper włoski, mięta, rumianek). Dostępne są gotowe preparaty regulujące perystaltykę jelit i ułatwiające pozbywanie się gazów z żołądka i jelit, np. leki zawierające węgiel aktywowany lub dimetykon. Każdy przyjmowany przez pacjenta lek powinien być zlecony lub zaakceptowany przez jego lekarza. U osób obłożnie chorych, długotrwale unieruchomionych, można ułatwić odprowadzenie nadmiernie zgromadzonych gazów za pomocą rurki doodbytniczej. Natłuszcza się ją np. gliceryną i wprowadza do odbytu na głębokość ok. 20 cm. Należy zabezpieczyć bieliznę osobistą i pościelową, gdyż skutkiem włożenia rurki może być oddanie stolca. Jeśli istnieje taka potrzeba, rurkę doodbytniczą można zakładać kilka razy dziennie.

7.3.3.3. Zgaga

Uczucie silnego pieczenia w przełyku wywołane cofaniem się treści żołądkowej. Zgadze może towarzyszyć odbijanie.

Postępowanie – w celu uniknięcia zgagi wskazane jest wypicie przed jedzeniem pół szklanki soku ze świeżo utartych ziemniaków lub ze świeżej kapusty. Można także podawać preparaty przepisane przez lekarza.

7.3.3.4. Biegunka

Biegunka to zmiana prawidłowego rytmu wypróżnień, która charakteryzuje się zwiększeniem zawartości wody w stolcu, jego objętości lub częstości wypróżnień. Zazwyczaj biegunka oznacza oddawanie płynnego lub papkowatego stolca z częstością co najmniej 3 razy na dobę. Jednak należy wziąć pod uwagę, że rytm wypróżnień u dorosłych jest dość zróżnicowany. To, co jedni określają mianem biegunki, dla innych będzie normą. Rytm wypróżnień jest ściśle powiązany z ruchami perystaltycznymi jelita cienkiego i ze zwrotnym wchłanianiem wody z jelita grubego. W jelicie grubym przez jego ścianki odbywa się wchłanianie wody z mas kałowych oraz formowanie stolca. Następnie za pomocą skurczów jelit organizm usuwa masy kałowe na zewnątrz. W warunkach prawidłowych odbywa się to dopiero wtedy, gdy są one prawidłowo zagęszczone i uformowane. Norma częstości wypróżniania waha się między dwoma dziennie a 2–3 w tygodniu.

Znane są liczne przyczyny występowania biegunki. Najczęściej pojawia się ona wskutek błędu dietetycznego, przyjmowania niektórych leków lub zatrucia pokarmowego. Biegunki także często występują u osób żyjących w dużym stresie. Biegunce towarzyszą przeważnie wzdęcia i bóle brzucha.

Postępowanie:

1) wyjaśnienie przyczyny biegunki – zbyt duży posiłek, za dużo pokarmu z błonnikiem, infekcja bakteryjna, stres,
2) eliminacja pokarmu, którego pacjent nie toleruje lub na który jest uczulony, dodatkowo leczenie dietetyczne (kleik z ryżu, kasza manna na wodzie),
3) jeżeli przyczyną biegunki jest lek, należy wstrzymać jego podanie i niezwłocznie powiadomić lekarza, dodatkowo leczenie dietetyczne jak wyżej,
4) przy zatruciu pokarmowym należy powiadomić lekarza i pomóc w podaniu pacjentowi leków przepisanych przez lekarza (np. Carbo medicinalis, Smecta, Imodium, Orsalit), dodatkowo leczenie dietetyczne jak wyżej,
5) podczas biegunki zaleca się picie gorzkiej lub lekko posolonej herbaty.

Rozróżnia się biegunkę ostrą i przewlekłą. Biegunka ostra występuje nagle i trwa do 10 dni. Zwykle stanowi konsekwencję błędu dietetycznego, emocji lub zatrucia pokarmowego (np. gronkowcami czy pałeczką okrężnicy).

Za biegunkę przewlekłą uznaję się stan, gdy zbyt częste wypróżnienia trwają dłużej niż 10 dni. W stolcu stwierdza się wtedy przeważnie śluz, krew lub niecałkowicie strawiony pokarm. Biegunka przewlekła może mieć bardzo różne podłoże. Powodują ją m.in. zakażenie bakteryjne i wirusowe, nietolerancja pokarmowa, uszkodzenia ściany jelit, zapalenia nieswoiste jelit czy stosowanie leków.

7.3.3.5. Zaparcia

Zaparcie (zatwardzenie, obstrukcja) to utrudnione lub zbyt rzadkie (zwykle rzadziej niż 2–3 razy w tygodniu) oddawanie stolca. Wypróżnienia powinny się odbywać regularnie. Zaparcia powstają zwykle w związku z tym, że zbyt długo przebywające w jelicie grubym masy kałowe oddają dużo wody, w wyniku czego zostają nadmiernie utwardzone.

Zaparcia stanowią jeden z najczęstszych problemów zgłaszanych przez osoby w podeszłym wieku i pacjentów leżących. Bardzo ważnym elementem prawidłowego żywienia jest unikanie pokarmów, które mogą powodować biegunki lub zaparcia. By ocenić, czy funkcjonowanie układu pokarmowego jest nieprawidłowe, opiekun powinien pytać pacjenta o dotychczasowy cykl wypróżnień.

Na wypróżnienia mają wpływ odwodnienie, niestaranne przeżuwanie pokarmu i zbyt szybkie jedzenie. Im wolniej człowiek je i przeżuwa kęsy, tym lepiej, gdyż rozdrobniony i wymieszany ze śliną pokarm jest lepiej trawiony. W trakcie szybkiego jedzenia połyka się duże objętości powietrza, które zaburza pracę żołądka i jelit.

Zapamiętaj!
Nie popędzaj jedzącego pacjenta.

U osób starszych występuje naturalna suchość błon śluzowych jamy ustnej i dlatego znacznie łatwiej spożyją one posiłek, gdy popijają go wodą.

Do najczęstszych przyczyn zaparć należą brak aktywności ruchowej, zbyt mała ilość płynów wypijanych w ciągu dnia, zbyt mało błonnika w pokarmie (dieta ubogoresztkowa), zbyt dużo słodyczy w diecie, otyłość, stres, podeszły wiek, przyjmowane leki i niektóre choroby.

Postępowanie:

1) wzbogacenie diety w produkty zawierające duże ilości błonnika pokarmowego,
2) picie dużej ilości płynów, co najmniej 2 litry dziennie,
3) spacer i inna aktywność ruchowa,

4) picie na czczo szklanki przegotowanej wody,
5) unikanie spożywania pikantnych i tłustych potraw oraz czekolady, kakao i alkoholu.

7.3.4. Udzielanie pomocy w odżywianiu

Opiekun powinien przestrzegać podstawowych zasad ułatwiających pacjentowi przyjmowanie posiłków.

1) Pacjent ma do jedzenia przyjąć odpowiednią wygodną pozycję.
2) Należy zabezpieczyć ubrania pacjenta – pod szyją zawiązać mu serwetkę ochronną (najodpowiedniejsze są podklejone folią z odstającą kieszenią, do której wpadają kawałki jedzenia). Przy dorosłych nie używa się nazewnictwa związanego z pielęgnowaniem nieporadnych dzieci. Nie należy mówić, że stosuje się śliniak, tylko serwetkę ochronną.
3) Osoba karmiąca siedzi naprzeciw pacjenta lub na krześle obok łóżka (przy osobach po udarze mózgu zawsze od strony zdrowej).
4) Należy bezpiecznie i wygodnie postawić talerz z jedzeniem (blat szafki, stolik), opiekun nie powinien trzymać go w ręku.
5) Pacjentowi do ust podaje się niewielkie porcje pokarmu (łyżką, widelcem), by bez trudu zmieściły się w jego jamie ustnej.
6) Kolejne porcje podaje się po przełknięciu poprzednich.
7) Tempo karmienia dostosowuje się do możliwości pacjenta – nie wolno karmić zbyt szybko, gdyż grozi to zakrztuszeniem się.
8) W trakcie posiłku podaje się pacjentowi kilkakrotnie napój. W przypadku osób, które mają kłopoty z połykaniem, wskazane jest podawanie napojów w formie półpłynnej, np. rozwodniony kisiel.
9) Podawany pokarm powinien być ciepły. Jeżeli chory je bardzo wolno, jedzenie należy przykrywać tak, by zbyt szybko nie wystygło. Wskazane jest używanie podgrzewanych talerzy.

W miarę możliwości pacjent powinien spożywać posiłki i napoje samodzielnie, siedząc przy stole. W zależności od rodzaju niesprawności można stosować specjalne szafki przyłóżkowe z odkładanym blatem lub stoliki typu stolik-przyjaciel, na których stawia się talerz i kubek.

Dostępne są specjalistyczne naczynia i wyposażenie kuchenne ułatwiające osobom niepełnosprawnym samodzielne jedzenie i picie, np. kubki-pojniki [ryc. 7.148], profilowane sztućce [ryc. 7.149], gumowane serwetki czy naczynia z gumowaną podstawą [ryc. 7.150].

Pomysłowość w konstruowaniu sprzętu pomocniczego, poprawiającego samodzielność osób niepełnosprawnych jest nieograniczona. Wiele udogodnień moż-

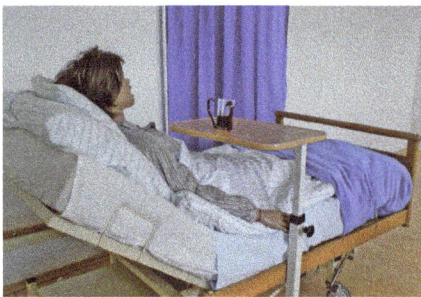

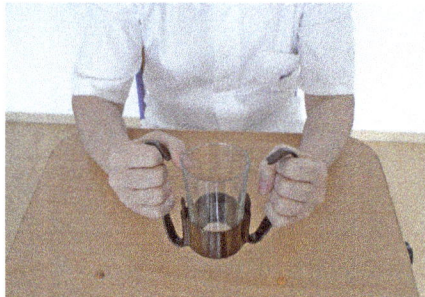

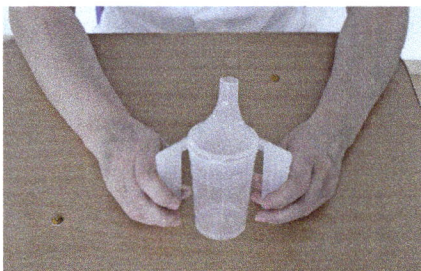

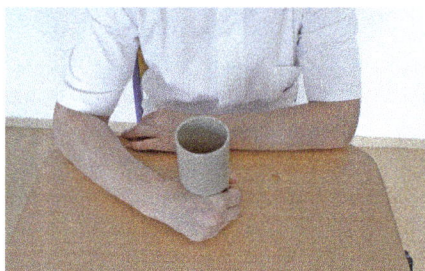

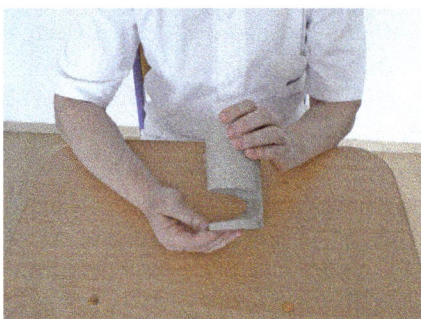

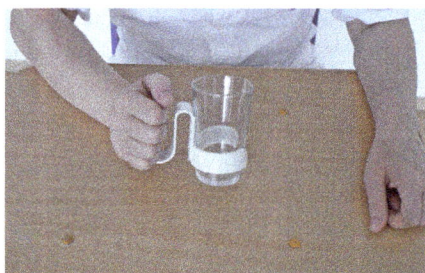

Rycina 7.148. Kubki z profilowanymi uchwytami.

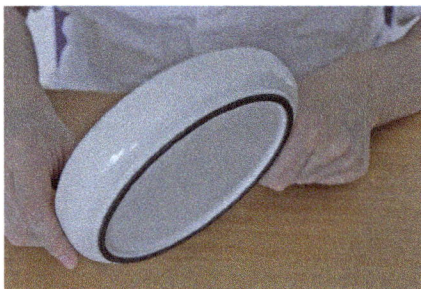

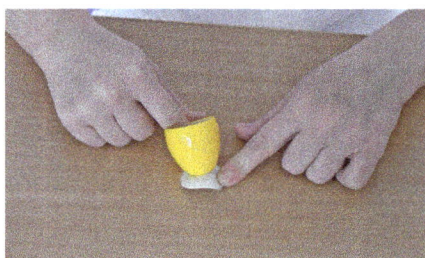

Rycina 7.149. Naczynia z gumowaną podstawką, która zapobiega przesuwaniu się po stole.

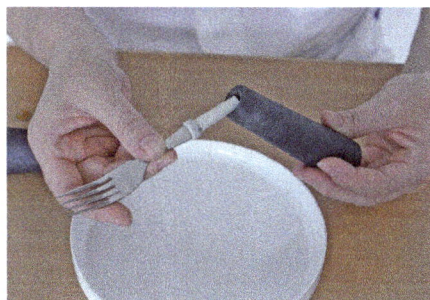

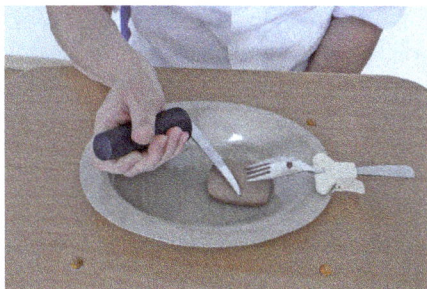

Rycina 7.150. Wymienialne trzonki na sztućce i uchwyt mocujący sztućce do talerza, ułatwiające samoobsługę osobom z ograniczeniem sprawności dłoni.

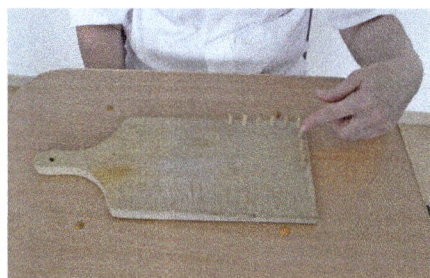

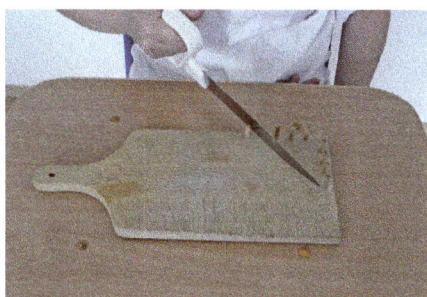

Rycina 7.151. Deseczka ułatwiająca smarowanie i krojenie kanapki.

na przygotować domowym sposobem, np. deseczkę pomocną przy krojeniu i smarowaniu [ryc. 7.151].

W efekcie używania sprzętu pomocniczego pacjent odczuwa satysfakcję z samodzielności, a opiekun zyskuje czas, który może przeznaczyć na inne zadania.

7.3.5. Udział opiekuna w karmieniu przez zgłębnik i przetoki odżywcze

Słowniczek

Bolus – podanie diety dużą strzykawką w jednym wstrzyknięciu lub bardzo szybkim wlewie, np. objętość 300 ml w ciągu 15 minut. Metoda wykorzystywana podczas podaży diety do żołądka.

Dieta (nazywana także odżywką) – przemysłowo wytworzony, czasami częściowo strawiony, kompletny odżywczo pokarm. Dieta może być instant (czyli w proszku, który trzeba rozpuścić w wodzie w odpowiednich proporcjach) lub płynna, gotowa do podania choremu. Płynna dieta w butelce jest podawana z butelki, a płynna dieta w opakowaniu miękkim typu PACK bezpośrednio z tego opakowania.

Przetoka odżywcza – rodzaj sondy założonej przez sztucznie wytworzony otwór. Przetokę o średnicy od 2 do 4 mm określa się jako mikroprzetokę. Przetoka może być wykonana operacyjnie lub przezskórnie za pomocą endoskopu (przezskórna endoskopowa gastrostomia, PEG).

Zgłębnik – sonda założona przeważnie przez nos (niekiedy przez usta). Obecnie stosowane zgłębniki są tak miękkie (profilaktyka odleżyn błon śluzowych), że do ich wprowadzenia wykorzystuje się usztywniającą je metalową lub plastikową prowadnicę (mandryn), zwykle dostarczaną razem ze zgłębnikiem. Po wprowadzeniu zgłębnika prowadnicę należy usunąć. Termin przydatności takiego zgłębnika do użycia wynosi ok. 6 tygodni.

Karmienie przez zgłębnik (sondę) i przetoki odżywcze należy do kompetencji pielęgniarek, jednak opiekun medyczny może wykonać wiele niezbędnych czynności pośrednich, wyręczając w nich pielęgniarkę.

Dzięki pomocy opiekuna pielęgniarka zyska czas, który przeznaczy na dłuższy bezpośredni kontakt z pacjentem.

Poniżej wymieniono zadania, które może wykonać opiekun w zakresie karmienia pacjenta przez zgłębnik lub przetoki odżywcze.

1) Przygotowanie do zabiegu założenia zgłębnika:
   - rozmowa z pacjentem w celu wyjaśnienia, czy nie boli go śluzówka nosa, czy zdarzały się krwawienia z nosa, jak się czuje,
   - pomoc pacjentowi w toalecie (oczyszczenie nosa, umycie zębów i jamy ustnej), jeżeli nie jest w stanie sam tego zrobić,
   - przygotowanie tacy ze sprzętem,
   - przyniesienie z magazynu (apteki szpitalnej) diety przemysłowej lub odebranie z kuchni diety miksowanej i przygotowanie jej do podania.
2) Pielęgnowanie pacjenta z założonym zgłębnikiem:
   - pielęgnacja nosa w celu utrzymania jego drożności i zapobiegania odleżynom,
   - higiena jamy ustnej w celu zapobiegania infekcjom.
3) Pielęgnacja nosa.
   Pielęgnacja skóry wokół miejsca umocowania zgłębnika jest niezbędna, by uniknąć podrażnienia i infekcji. Pacjent musi co najmniej raz dziennie (lub kilka razy dziennie, zależnie od potrzeb) przedmuchiwać dziurkę nosa, przez którą założono zgłębnik. Raz dziennie opiekun powinien zdjąć przylepiec mocujący zgłębnik – instrukcja krok po kroku:

- Na zgłębniku zaznacz (niezmywalnym markerem) miejsce, do którego jest wsunięty (granica dziurki nosa). Delikatnie odklej przylepiec i wysuń zgłębnik o 3 cm. Posmaruj wysunięty odcinek zgłębnika przeznaczonym do tego żelem, a następnie wsuń zgłębnik ponownie na zaznaczoną głębokość. Obmyj twarz pacjenta, czyszcząc miejsce poprzedniego przyklejenia, i osusz mu skórę.
- Zamocuj końcówkę zgłębnika nowym przylepcem, najlepiej hipoalergicznym. Przyklejając przylepiec, staraj się nie uciskać przegrody nosa. Końcówki zgłębnika nie należy mocować do czoła, można natomiast przeprowadzić go za uchem [ryc. 7.152].

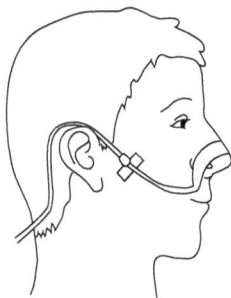

Rycina 7.152. Prawidłowe mocowanie zgłębnika.

- Jeżeli przylepiec ma 8 cm, jego 4-centymetrowy odcinek rozetnij na połowy, a część nieprzeciętą przyklej do nosa pacjenta. Postaraj się nieco zmienić miejsce przylepienia. Następnie oklej zgłębnik najpierw jednym paskiem rozciętej części przylepca, zgodnie z ruchem wskazówek zegara, potem drugim paskiem – w kierunku przeciwnym.
- Jeśli skóra i śluzówka nosa pacjenta jest zaczerwieniona (podrażniona) lub piecze, skontaktuj się z pielęgniarką w sprawie decyzji o sposobie mocowania zgłębnika. Pielęgniarka zwykle podejmie decyzję o założeniu zgłębnika przez drugie nozdrze. Nie należy używać kremów lub talku na skórze w okolicy zgłębnika, gdyż kosmetyki mogą uszkodzić cewnik.

Zapamiętaj!
Regularnie sprawdzaj położenie zgłębnika (czy miejsce zaznaczone markerem jest widoczne przy dziurce nosa). Jeśli znaku nie widać bądź jest on widoczny daleko od dziurki nosa, zgłoś to pielęgniarce.

4) Pielęgnacja jamy ustnej.

Podawanie pożywienia przez zgłębnik do żołądka lub jelita cienkiego ozna-cza, że pacjent nie spożywa doustnie posiłku lub otrzymuje je w ograniczonej ilości. Dbanie o higienę jamy ustnej jest bardzo ważne, gdyż zapobiega infek-cjom. Należy:

- codziennie myć zęby pacjentowi,
- kilka razy dziennie umożliwić mu przepłukanie jamy ustnej (nie należy stosować płukanek z alkoholem, gdyż wysuszają śluzówkę),
- nakładać podopiecznemu krem ochronny na usta,
- zgłaszać pielęgniarce zaobserwowane suchość lub owrzodzenie jamy ust-nej czy obolały język pacjenta.

5) Przygotowanie zaleconej diety do podania:

- sprawdź, czy nazwa diety, którą odbierasz (z magazynu, apteki, punktu żywienia dojelitowego), jest zgodna z zapotrzebowaniem,
- zamknięte opakowania diety i sprzęt przechowuj w miejscu do tego wy-znaczonym w temperaturze między 5 a 25°C,
- podawaj do spożycia w pierwszej kolejności diety z krótszym terminem ważności,
- w celu uniknięcia zakażenia diety przygotowanie i napełnianie pojemni-ków dietami płynnymi, a także otwieranie pojemników i podłączanie nowych butelek powinno odbywać się w czystym, często dezynfekowa-nym miejscu; zestawy do podawania diety należy wymieniać co 24 go-dziny.

6) Obserwacja pacjenta w kierunku występowania powikłań żywienia dożołąd-kowego:

- pośrednich objawów przemieszczenia się zgłębnika, takich jak nudności, wymioty, uczucie pełności w żołądku, wzdęcie, kaszel, czkawka czy dusz-ność (przemieszczenie się zgłębnika najczęściej zdarza się u chorych, któ-rzy głodzili się przez długi czas),
- objawów niepożądanych, takich jak odbijania czy biegunka.

Niepokojące objawy należy zgłaszać pielęgniarce w celu weryfikacji położenia końca zgłębnika lub podjęcia decyzji o przerwaniu odżywiania.

7) Opieka nad pacjentem z przetoką odżywczą.

Pielęgnacja miejsca (zagojonego) wyprowadzenia gastrostomii – opatrunek na gastrostomii zmienia się co 2–3 dni (w razie potrzeby codziennie):

- odsuń zewnętrzny dysk mocujący, by można było pod nim umyć skórę,
- skórę wokół przetoki umyj łagodnym roztworem wody z mydłem,
- osusz dokładnie skórę i zewnętrzny dysk mocujący, a następnie wsuń (ok. 1,5 cm) delikatnie gastrostomię do środka i obróć nią o 180°, co zapobie-gnie przyrośnięciu gastrostomii do ściany żołądka (zgłębnik powinno się przekręcać codziennie),

- delikatnie wyciągnij zgłębnik do poprzedniej pozycji i przysuń z powrotem zewnętrzny dysk mocujący na odległość 5 mm od skóry (dysk mocujący trzeba dopasować za każdym razem, gdy pacjent przybierze lub straci na wadze).

W pielęgnacji skóry wykorzystuje się wodny roztwór łagodnego mydła. Na skórę nie nakłada się kremu ani talku. W razie potrzeby używa się natomiast środków odkażających zalecanych przez producenta sprzętu (np. Decontaman).

Wszystkie niepokojące objawy należy zgłaszać pielęgniarce. Przykładowo może dojść do zaczerwienienia skóry spowodowanego zaciekiem treści pokarmowej (w takim przypadku zalecane jest stosowanie uszczelniającej pasty Stomahesive) lub pojawienia się zmiany w usytuowaniu i mocowaniu gastrostomii.

8) Układanie pacjenta do karmienia.

Podczas karmienia zalecana jest pozycja półsiedząca, z tułowiem uniesionym o ok. 45°. Jeżeli nie jest to możliwe, należy unieść głowę pacjenta i podeprzeć ją poduszkami.

9) Kontrolowanie czasu karmienia:
- sterylne diety w workach podaje się przez 24 godziny (z reguły robi się przerwę nocną),
- diety w butelkach mogą być podawane przez 8 godzin,
- inne diety (przygotowane z proszku, zmiksowane z produktów naturalnych) podaje się nie dłużej niż przez 4 godziny.

7.4. Kontrolowane i niekontrolowane wydalanie

Elżbieta Szwałkiewicz

Upośledzenie funkcji kontrolowanego wydalania moczu i stolca jest poważnym problemem biologicznym, psychicznym i społecznym. Względnie normalne funkcjonowanie zależy od skutecznego kompensowania tego braku oraz właściwego zabezpieczenia skóry i bielizny osobistej przed zabrudzeniem wydalinami. Ochrona skóry przed drażniącym działaniem moczu i stolca stanowi szczególnie ważny punkt zapewnienia zdrowia, w tym profilaktyki odleżyn.

W polskich zakładach leczniczych (szpitale, zakłady opieki długoterminowej), domach pomocy społecznej czy prywatnych domach opieki można zaobserwować powszechne zjawisko braku korzystania z toalety przez osoby, które stosują pieluchy (NTM-ki)[36]. Tymczasem pomocnicze środki absorpcyjne powinny być traktowane jako zabezpieczenie skóry i bielizny, a nie jako alternatywa dla korzystania z toalety zwalniająca opiekuna z obowiązku pomocy pacjentowi w zaspokajaniu potrzeby wydalania w miejscu do tego przeznaczonym z zachowaniem jego prawa do intymności. Treningi pęcherza, treningi toaletowe i wydalanie w pozycji fizjologicznej powinny być standardowym postępowaniem w pielęgnowaniu pacjentów z nietrzymaniem moczu (NTM) i/lub nietrzymaniem stolca (NTS). Praktyka dowodzi, że w większości przypadków, gdy leczenie farmakologiczne lub chirurgiczne nie przyniosło poprawy, a niepełnosprawny pacjent ma obiektywne trudności z dotarciem na czas do toalety, niezaprzeczalną wartość ma sprzęt pomocniczy, który umożliwia fizjologiczne i intymne wydalanie.

7.4.1. Zabezpieczenie produktowe pacjenta z zaburzeniami w wydalaniu moczu i stolca

U pacjentów z problemem nietrzymania moczu (NTM) lub stolca (NTS) zabezpieczenie skóry właściwym środkiem absorpcyjnym jest niezbędne, by zapobiec powikłaniom zdrowotnym generującym poważne koszty w systemie ochrony zdrowia. Z tego powodu we wszystkich krajach Unii Europejskiej osoby z NTM/ /NTS mają prawo do całkowitej lub częściowej refundacji kosztów zakupu środków absorpcyjnych. Z uwagi na istotne różnice fizyczne między kałem a moczem opiekunowie powinni przyjąć różny sposób ochrony skóry przed ich drażniącym działaniem. Oczywiste jest, że NTM-ki zawierające absorbent chłonący i żelujący mocz nie wchłoną kału i w takim przypadku nie spełniają podstawowego warunku – ochrony skóry. W NTS chronią one tylko bieliznę osobistą i pościelową przed zabrudzeniem. Jedyne zalecane postępowanie przy nietrzymaniu kału stanowi niezwłoczne po jego wydaleniu oczyszczenie skóry i wymiana produktu zabezpieczającego. Nieuzasadnione jest przy NTS, z powodów medycznych i ekonomicznych, stosowanie do zabezpieczenia bielizny drogich środków absorpcyjnych żelujących mocz, skoro zwykle wystarczą zwykłe wkłady z pulpy celulozowej z nieprzemakalną warstwą zewnętrzną. Takie wkłady są w sprzedaży z przeznaczeniem do używania głównie na oddziałach ginekologiczno-położniczych jako zabezpieczenie kobiet po porodzie. Stosuje się je też jako dodatkowe wkłady do pieluchomajtek, żeby nie trzeba było ich wymieniać po każdorazowym zabrudzeniu stolcem. Ponadto nietrzymanie kału od nietrzy-

---

[36] Propozycja autorki, by środki absorpcyjne typu wkłady urologiczne, pieluchy anatomiczne, pieluchomajtki czy majtki chłonne zawierające superabsorbent, nazywać w skrócie NTM-ki (enteemki). Słowo to bezpośrednio związane jest ze skrótowym oznaczaniem problemu nietrzymania moczu – NTM. Wprowadzenie nazewnictwa nieodnoszącego się do słów związanych z pielęgnowaniem dzieci (pieluchy) jest istotne dla samopoczucia dorosłych niesamodzielnych osób. Także opiekunowi, który używa słów niewiążących się wprost z nieporadnością, będzie łatwiej przekonać pacjenta do stosowania NTM-ek niż pieluch.

mania moczu różni także częstotliwość wydalania, specyficzna dla poszczególnych osób (od kilku razy na dobę do jednego razu w tygodniu). Zwyczaje żywieniowe i trening toaletowy pozwalają na dość precyzyjne ustalenie, kiedy opiekun powinien pomóc pacjentowi skorzystać z toalety nawet w sytuacji, gdy nie ma on czucia i nie może zgłosić potrzeby wydalenia stolca. U wielu osób chorych i niesamodzielnych problem stanowią zaparcia i konieczność prowokowania wydalania. Oczywiście w praktyce występuje też problem luźnych stolców, a nawet biegunek, ale zawsze przy NTS należy pamiętać, że stosowane środki pomocnicze chronią tylko bieliznę osobistą i pościel, a nie skórę pacjenta. W podręczniku na te kwestie zwracamy szczególną uwagę, gdyż pacjent niekontrolujący wydalania stolca wymaga zabezpieczenia innego niż przy NTM.

7.4.1.1. Nietrzymanie moczu i techniki jego oceny

Nietrzymanie moczu to niezależny od woli wyciek moczu przez cewkę moczową, który w efekcie stanowi problem socjalny i higieniczny, a nienależyte zabezpieczenie skóry prowadzi do wielu schorzeń, których leczenie jest długotrwałe i kosztowne. NTM stanowi objaw wielu schorzeń i w zależności od przyczyny może mieć różne rodzaje i nasilenie. Dotyczy nie tylko osób z chorobami przebiegającymi z głębokim otępieniem, ale bywa też konsekwencją np.: choroby nowotworowej w obrębie układu nerwowego, dolnego odcinka przewodu pokarmowego czy dolnego odcinka układu moczowo-płciowego, choroby ośrodkowego układu nerwowego i rdzenia kręgowego bądź interwencji chirurgicznej w obrębie miednicy mniejszej. U osób starszych obu płci popuszczanie moczu może być spowodowane ograniczeniem funkcji motorycznych (trudność w dotarciu do toalety lub skorzystania z basenu/kaczki bez pomocy innych osób) lub upośledzeniem kontroli stanu wypełnienia pęcherza moczowego w przebiegu zmian otępiennych i zaburzeń świadomości. NTM dotyczy ludzi w różnym wieku, zarówno kobiet, jak i mężczyzn, o różnej budowie ciała i stopniu sprawności fizycznej.

Międzynarodowe stowarzyszenia ds. nietrzymania moczu (ICS[37] i ICI-RS[38]) wyróżniają neurogenne i nieneurogenne nietrzymanie moczu jako chorobę podstawową i/lub następstwo chorób ośrodkowego i obwodowego układu nerwowego, urazów, zabiegów, chorób nowotworowych.

NTM u poszczególnych osób może występować z różnym nasileniem. Kategoryzacja nasilenia tej dolegliwości ma istotne znaczenie w odniesieniu do wyboru sposobu leczenia i środka wchłaniającego. Funkcjonowanie znaczącej liczby pa-

---

[37] International Continence Society, Międzynarodowe Stowarzyszenie ds. Kontynencji.
[38] International Consultation on Incontinence – Research Society, Międzynarodowe Konsultacje na temat Nietrzymania Moczu – Grupa Badawcza.

cjentów niesamodzielnych z NTM zależne jest od produktów absorpcyjnych, które powinny być stosowane adekwatnie do poziomu nietrzymania moczu.

Ocena nasilenia nietrzymania moczu powinna być przeprowadzana na podstawie obiektywnego narzędzia badawczego, jakim jest 24-godzinny test wkładkowy[39]. Pieluchomajtki lub wkład anatomiczny waży się przed założeniem pacjentowi oraz po ich zdjęciu. Odpowiednio do uzyskanych wyników nietrzymanie moczu ocenia się jako:

1) lekkie – do 20 g moczu (gubionego bezwiednie w ciągu doby),
2) średnie – 20–150 g moczu,
3) ciężkie – > 150 g moczu.

W celu ilościowej oceny nietrzymania moczu w czasie krótszym niż doba u osób niestosujących sprzętu urologicznego (cewnik) wykorzystać można test wkładkowy zalecany przez Komitet Standaryzacji ICS. Czas trwania testu wynosi 60 minut. Test rozpoczyna się od zważenia wkładu anatomicznego lub pieluchomajtek przed założeniem. Po ich założeniu pacjent powinien w ciągu 15 minut wypić 500 ml wody. Następnie ma przez pół godziny wykonywać zwykłe codzienne czynności, np. chodzenie, wchodzenie i schodzenie ze schodów. Przez ostatnie 15 minut testu pacjent zwiększa aktywność fizyczną poprzez 10-krotne siadanie i wstawanie z krzesła, kaszlnięcia, podnoszenie niewielkiego przedmiotu z podłogi oraz mycie rąk w bieżącej wodzie. Na zakończenie testu należy ponownie zważyć wyjęty wkład (pieluchę anatomiczną lub pieluchomajtki) i ocenić różnicę ciężaru:

- wynik prawidłowy – < 2 g,
- lekkie NTM – 2–10 g,
- średnie NTM – 10–50 g,
- ciężkie NTM – > 50 g.

Ocena nasilenia NTM powinna uwzględniać częstotliwość oddawania moczu ze względu na istotne znaczenie tego parametru dla funkcjonowania człowieka (np. wielokrotne przerywanie snu lub zajęć). Zestawienie objętości popuszczanego moczu i częstości epizodów NTM pozwala podzielić dolegliwość na trzy stopnie:

1) lekki – incydentalne gubienie niewielkiej ilości moczu, łącznie nie więcej niż 20 g moczu w ciągu doby kilka razy w miesiącu/tygodniu,
2) średni – gubienie większej ilości codzienne (20–150 g),
3) ciężki – całkowite nietrzymanie moczu.

Z powodów ekonomicznych opiekun powinien oceniać nasilenie NTM poprzez liczbę zużytych dziennie produktów chłonnych i stopień ich nasiąknięcia oraz

---

[39] Według założeń Indeksu Sandvika (*Sandvik's severity index of urinary incontinence*).

efektywność zabezpieczenia pacjenta przed wszystkimi niekontrolowanymi wyciekami moczu w ciągu doby.

7.4.1.2. Optymalne zabezpieczenie

Zakłada się, że w ciągu dnia człowiek wytwarza 1–2 litry moczu. Prawidłowa pojemność pęcherza moczowego wynosi 300–500 ml, a za jednym razem wydalana jest ok. połowa jego objętości. Teoretycznie w ciągu doby może wystąpić ok. 8 mikcji (porcji moczu). Zatem w celu zapewnienia optymalnej ochrony osobie ze średnim lub ciężkim NTM należy umożliwić jej 3–4 zmiany produktów absorpcyjnych w ciągu doby. Częstotliwość zmian zależy głównie od masy ciała pacjenta i jego aktywności, a także od stopnia chłonności produktu absorpcyjnego. Ze względów ekonomicznych powinno się dobierać środki pomocnicze z różnym poziomem absorpcji odpowiednio do stopnia NTM i aktywności podopiecznego. Pozwoli to na optymalizację kosztów zakupu tych produktów, gdyż środki z niższym poziomem absorpcji są tańsze, a z wyższym droższe. Dodatkowo przy doborze środka absorpcyjnego należy wziąć pod uwagę jego cechy zapewniające szczelne przyleganie do ciała i zabezpieczenie przed wyciekaniem moczu, a więc budowę, kształt, sposób mocowania, chłonność, wyprofilowanie i elastyczne gumki.

Zapamiętaj!
Właściwie dobrany środek chłonący charakteryzuje się odpowiednią ochroną użytkownika i optymalnym kosztem jego użycia.

7.4.1.3. Rodzaje produktów absorpcyjnych dla osób z nietrzymaniem moczu

Producenci oferują duży wybór środków absorpcyjnych zróżnicowanych odpowiednio do potrzeb osób z NTM. Podstawowymi składnikami tych produktów są pulpa celulozowa i absorbent zamieniający mocz w żel, m.in. to odróżnia te produkty od podpasek stosowanych podczas menstruacji. NTM-ki można podzielić ze względu na sposób ich mocowania i możliwości absorpcyjne [tab. 7.5].

Warunki refundacji produktów absorpcyjnych – wykaz świadczeń gwarantowanych z zakresu zaopatrzenia w środki pomocnicze wraz z określeniem poziomu, w tym limitu cen tych świadczeń i sposobu ich finansowania oraz warunków ich realizacji, zostały określone w załączniku nr 2 do rozporządzenia Ministra Zdrowia z dnia 29 sierpnia 2009 r. w sprawie świadczeń gwarantowa-

— Tabela 7.5 —

Rodzaje NTM-ek w podziale na sposób ich mocowania, chłonność i zastosowanie [na podstawie: Analizy autorki poziomów absorpcji produktów, największych producentów na polskim rynku, w tym: TZMO SA, SCA Hygiene Products Sp. z o.o., Hartmann Sp. z o.o.]

NTM-ki, których użycie nie wymaga dodatkowych mocowań	
Pieluchomajtki [ryc. 7.153], w tym majtki chłonne: ■ absorpcja całkowita pieluchomajtek waha się od 985 (pieluchomajtki XS) do 4800 g (pieluchomajtki o podwyższonym nocnym poziomie chłonności w rozmiarze XL) ■ absorpcja całkowita majtek chłonnych waha się od 930 do 2250 g Uwaga – na poziom chłonności ma wpływ rozmiar produktu (XS, S, M, L, XL)	■ Produkty o wysokiej chłonności przeznaczone dla osób z dużym lub średnim natężeniem NTM ■ Dostępne w co najmniej dwóch poziomach chłonności (dzienna, nocna) ■ Dostępne w rozmiarach XS, S, M, L, XL ■ Pieluchomajtki utrzymywane są wokół bioder za pomocą taśmy, pasów i przylepców, w zależności od stopnia sprawności osoby potrzebującej ■ Majtki chłonne rekomendowane są dla osób samodzielnych lub częściowo samodzielnych (zdolnych samodzielnie dokonać zmiany bielizny), szczególnie przy treningu toaletowym
NTM-ki absorpcyjne, które należy używać razem z dopasowaną bielizną osobistą lub specjalnymi elastycznymi majtkami	
Pieluchy anatomiczne [ryc. 7.154] – absorpcja całkowita waha się od 500 do 3760 g	■ Przeznaczone dla osób ze średnim i ciężkim natężeniem NTM i/lub kału ■ Dostępne są, w zależności od producenta, w różnych poziomach chłonności ■ Pieluch anatomicznych nie rozróżnia się ze względu na rozmiar; jedynie majtki elastyczne dobiera się w zależności od budowy ciała (S, M, L, XL)
Wkłady anatomiczne – absorpcja całkowita waha się od 300 do 481 g	■ Przeznaczone dla osób ze średnim natężeniem NTM. Rekomendowane dla osób aktywnych i samodzielnych. ■ Zróżnicowane na dwa rodzaje – dla kobiet i dla mężczyzn ■ Wkładów anatomicznych nie rozróżnia się ze względu na rozmiar; jedynie majtki elastyczne dobiera się w zależności od budowy ciała (S, M, L, XL)
Wkładki anatomiczne (urologiczne) [ryc. 7.155] – absorpcja całkowita waha się od 60 do 290 g	■ Przeznaczone dla osób z lekkim natężeniem NTM ■ Zróżnicowane na dwa rodzaje – dla kobiet i dla mężczyzn ■ Wkładek nie rozróżnia się ze względu na rozmiar, jedynie majtki elastyczne dobiera się w zależności od budowy ciała (S, M, L, XL)

nych z zakresu zaopatrzenia w wyroby medyczne będące przedmiotami ortopedycznymi oraz środki pomocnicze (Dz. U. Nr 139, poz. 1141 z późniejszymi zmianami). Natomiast **zasady refundacji** określa Prezes Narodowego Funduszu Zdrowia. Podstawą do zakupu środka absorpcyjnego refundowanego przez NFZ

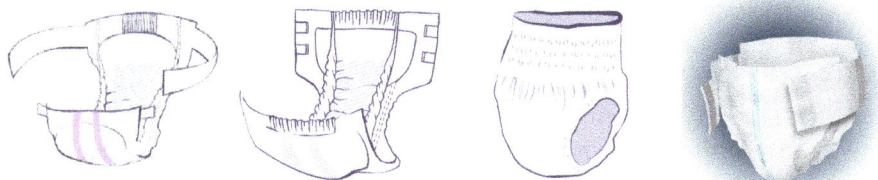

Rycina 7.153. Pieluchomajtki.

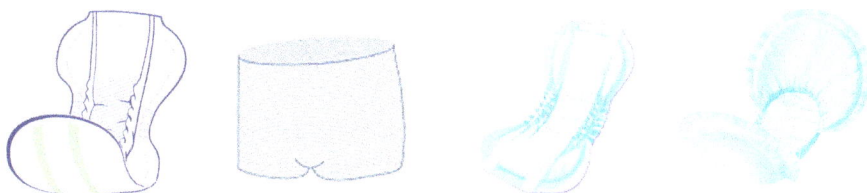

Rycina 7.154. Pieluchy anatomiczne.

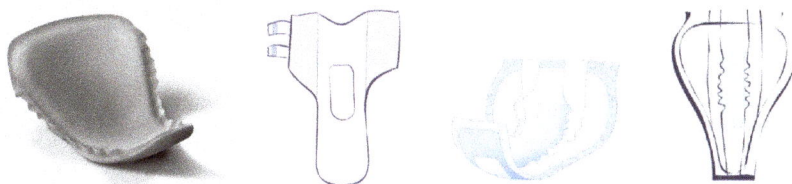

Rycina 7.155. Wkładki urologiczne.

jest zlecenie wystawione przez upoważnionego lekarza zgodnie z przepisami prawa. Na zleceniu powinien znaleźć się odpowiedni kod produktu, adekwatny do jednostki chorobowej upoważniającej do uzyskania refundacji.

7.4.1.4. Nietrzymanie stolca i zaopatrzenie produktowe

Nietrzymanie stolca (NTS) polega na zmniejszonym kontrolowaniu jego oddawania lub zupełnie nieświadomym wydalaniu kału. Jest to objaw, a nie choroba, więc zawsze należy indywidualnie zdiagnozować jego przyczynę, np. czy stanowi wyłącznie efekt braku możliwości samodzielnego korzystania z toalety.

NTS dość często współistnieje z nietrzymaniem moczu. Dotyczy ok. 2% osób z grupy ciężkiego/średniego nietrzymania moczu, tj. ok. 0,0003% populacji.

Zdecydowanie częściej występuje u kobiet niż u mężczyzn. Powodem nietrzymania stolca jest dysfunkcja mięśni zwieraczy odbytu, do której dochodzi w następstwie bezpośredniego ich uszkodzenia (np. w następstwie porodu) lub pod wpływem zaburzeń umysłowych, demencji u osób starszych czy zaburzeń neurologicznych (np. stwardnienie rozsiane, udar). Czynnikami determinującymi objawy NTS są stopień sprawności i stan psychiczny chorego, płeć pacjenta, natężenie nietrzymania oraz konsystencja wydalanego kału.

W ramach wczesnego leczenia objawów NTS zaleca się ćwiczenia fizyczne, zmianę trybu życia (np. dieta, zwalczanie zaparć), terapię farmakologiczną (stosowanie leków przeciwbiegunkowych) oraz zapewnienie odpowiedniej ochrony pacjenta przed zabrudzeniami (stosowanie środków absorpcyjnych). Leczenie specjalistyczne polega natomiast na wykorzystywaniu biofeedbacku (trening kontroli procesu wypróżniania się), stymulowaniu procesu wypróżniania oraz przeprowadzaniu zabiegów chirurgicznych (plastyka zwieracza odbytu, wstawienie sztucznego zwieracza odbytu, wyłonienie stomii itp.).

W przypadku NTS zabezpieczenie w środki pomocnicze musi być całodobowe, podobnie jak przy NTM. W związku z tym, że NTS dotyczy tylko ok. 2% osób z grupy dotkniętej średnim lub ciężkim nietrzymaniem moczu, w krajach Unii Europejskiej stosuje się jednakowe podejście do refundacji dla pacjentów z NTM i NTS i nie wyodrębnia się środków pomocniczych tylko dla NTS.

Biorąc pod uwagę aspekt ekonomiczny i efektywność zabezpieczenia, należy zwrócić uwagę, że NTM-ki są produktem, który ma wchłaniać kolejne porcje bezwiednie wydalanego moczu i związywać go w formę żelu, dając poczucie suchości aż do wypełnienia. Istotę zabezpieczenia stanowi tu systematyczne wchłanianie „kolejnych porcji" i odgraniczanie wilgoci od skóry, co oznacza, że wyrób nie wymaga zmiany już po pierwszym niekontrolowanym wycieku moczu. Sytuacja wygląda zupełnie inaczej w przypadku NTS, gdyż kał z powodu swej konsystencji nie może być wchłonięty przez absorbent, a skóra jest narażona na drażniące działanie wydaliny. W związku z tym jedyne dopuszczalne postępowanie polega na niezwłocznym po wydaleniu kału oczyszczeniu skóry i wymianie produktu zabezpieczającego.

Zadaniem opiekuna jest sensowne gospodarowanie NTM-kami i u osób, które mają jednocześnie NTM i NTS, powinien on stosować obok zabezpieczenia środkami absorpcyjnymi z absorbentem żelującym mocz dodatkową wkładkę z pulpy celulozowej, którą będzie wymieniał po każdym zabrudzeniu kałem. Takie postępowanie pozwoli na pełne wykorzystanie NTM-ek.

W Polsce są dostępne produkty przeznaczone dla osób z NTS. Jednak w swej nazwie nie odnoszą się do problemu nietrzymania kału, lecz sprzedaje się je np. jako podkład ginekologiczny (przeznaczony dla kobiet po zabiegach ginekologicznych), wkład anatomiczny poporodowy (przeznaczony dla kobiet w połogu), wkład ginekologiczno-poporodowy, podkład ginekologiczny absorpcyjny czy podkład higieniczny.

Wkłady te mają kształt prostokąta lub pieluchy anatomicznej, różną wielkość, nie zawierają absorbentu i są zdecydowanie tańsze od środków zalecanych przy NTM, co pozwala na ich wymianę po każdym zabrudzeniu kałem. Główny cel odrębnego podejścia do zabezpieczenia osoby z NTS stanowi więc oszczędność finansowa polegająca na ograniczeniu marnotrawienia środków (publicznych i prywatnych) wydatkowanych na drogi superabsorbent, który mimo niewykorzystania zostaje wyrzucony z powodu zabrudzenia kałem zewnętrznej warstwy NTM-ki. Dlatego przy stałej konsystencji stolca zaleca się stosowanie wkładów higienicznych [ryc. 7.156], czyli wyrobów chłonnych, składających się z masy celulozowej (będącej częścią chłonną) owiniętej bibułką higieniczną i włókniną wierzchnią oraz ochronnej warstwy izolacyjnej, umiejscowionej w dolnej części produktu.

Na rynku dostępne są też produkty wyglądem przypominające pieluchę anatomiczną stosowaną przy NTM. Są one zalecane przy NTS bez względu na konsystencję kału, gdyż treść płynna zostanie wchłonięta przez obecną w wyrobie pulpę celulozową, ale bez efektu ochrony skóry przed wilgocią i drażniącym działaniem wydalin. Z tego względu taki wkład należy wymieniać po każdym zabrudzeniu.

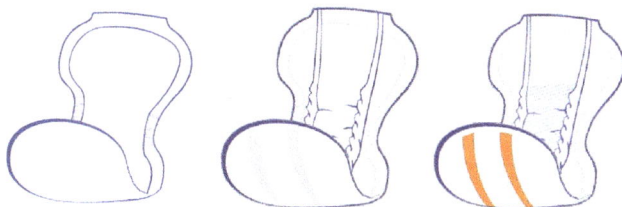

Rycina 7.156. Wkłady zabezpieczające przy nietrzymaniu stolca.

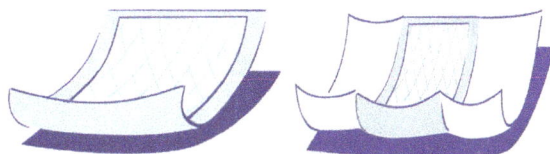

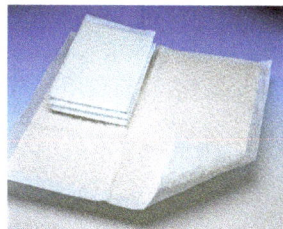

Rycina 7.157. Podkłady zabezpieczające pościel.

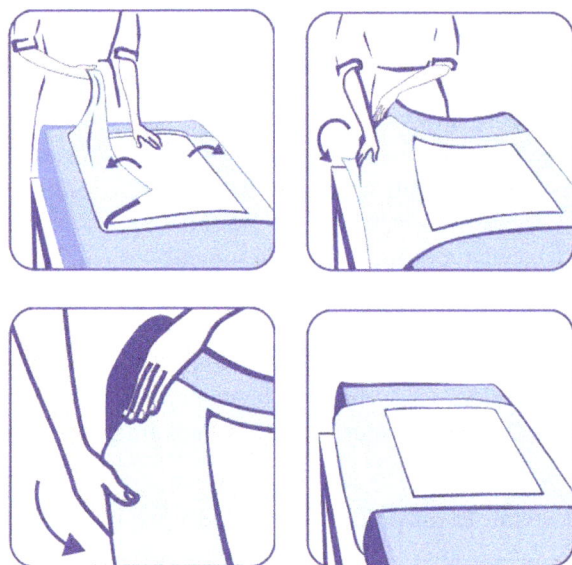

Rycina 7.158. Technika zakładania podkładu.

Oprócz opisanych środków absorpcyjnych, jako dodatkowe uzupełnienie w opiece nad osobą z NTM/NTS, stosuje się podkłady chłonne zabezpieczające bieliznę pościelową (łóżko, fotel) [ryc. 7.157]. Błędem w sztuce pielęgnowania jest używanie do zabezpieczenia pościeli podkładów z folii, gumy i z materiałów, które się gniotą. Zalecane są jednorazowe podkłady z warstwą izolacyjną „oddychającą".

7.4.1.5. Techniki zakładania środków absorpcyjnych

Majtki chłonne zakłada się tak samo jak zwykłe majtki. Opuszczanie i podciąganie ich przy korzystaniu z toalety nie wymaga żadnych złożonych ruchów, a zdjęcie po wypełnieniu wkładu chłonnego odbywa się przez rozerwanie boków. Zaleca się je osobom, które mają nie w pełni sprawne ręce (brak chwytu precyzyjnego), szczególnie gdy mogą samodzielnie dotrzeć do łazienki i skorzystać z toalety. Majtki chłonne stanowią tu skuteczne zabezpieczenie na wypadek, gdyby pacjent z ograniczoną sprawnością narządu ruchu nie zdążył na czas do toalety [ryc. 7.159].

Pieluchomajtki zapinane na rzepy przed założeniem należy uaktywnić (spulchnić przez pociąganie i skręcanie), ponieważ przy pakowaniu są fabrycznie sprasowane. Następnie trzeba zgiąć je wzdłuż, tworząc kształt łódeczki. Jeżeli pacjent

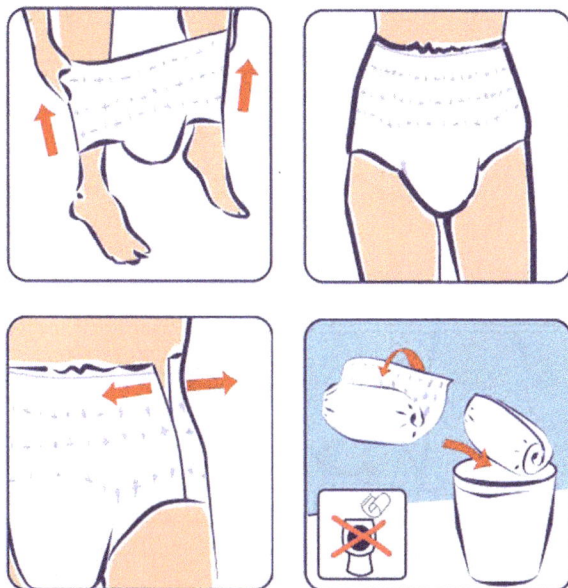

Rycina 7.159. Użytkowanie majtek chłonnych.

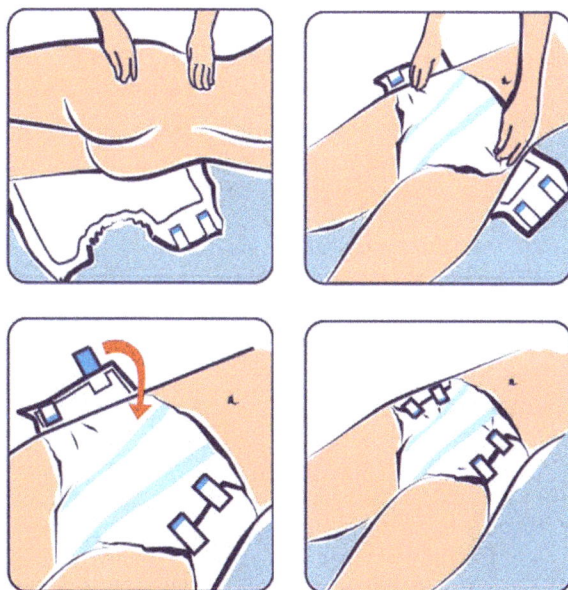

Rycina 7.160. Zakładanie pieluchomajtek mocowanych na rzepy w pozycji leżącej.

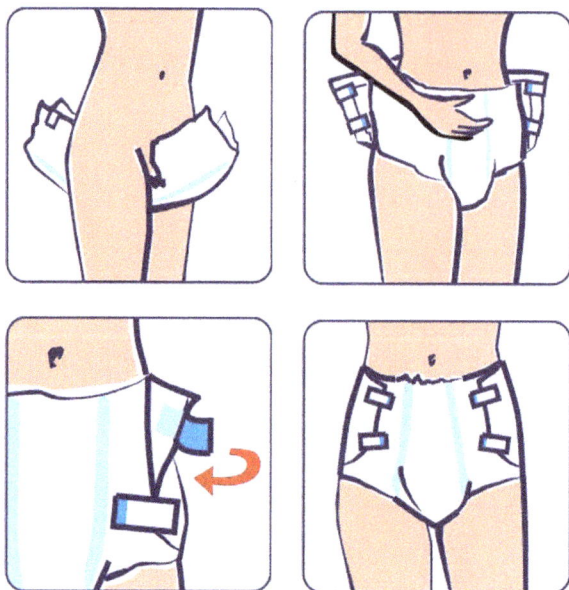

Rycina 7.161. Zakładanie pieluchomajtek mocowanych na rzepy w pozycji stojącej.

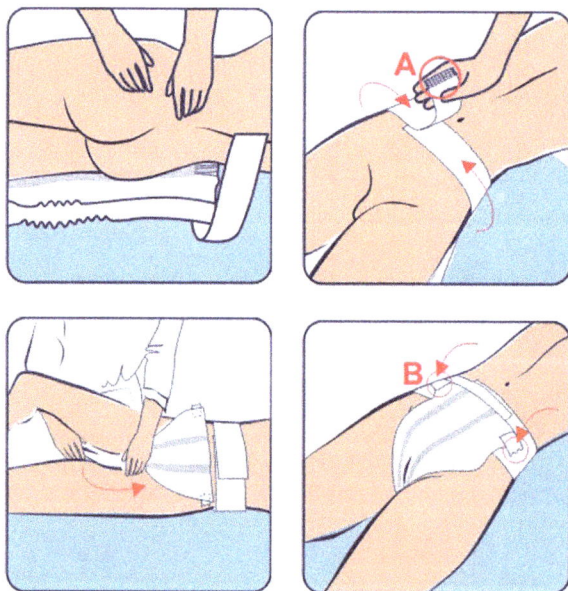

Rycina 7.162. Zakładanie pieluchomajtek mocowanych na pasie w pozycji leżącej.

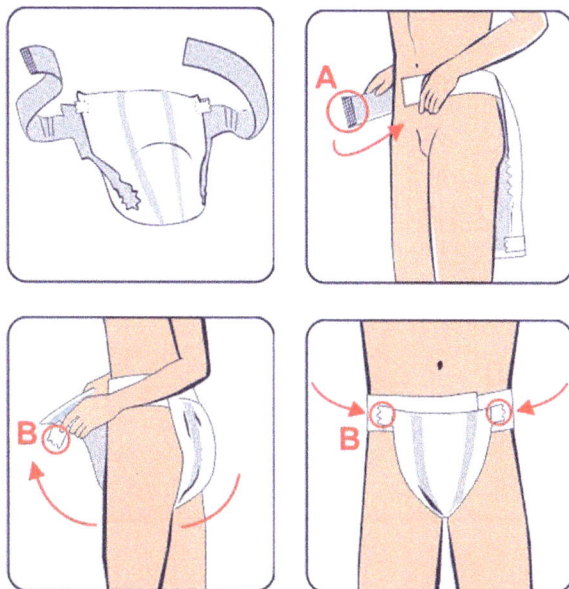

Rycina 7.163. Zakładanie pieluchomajtek mocowanych na pasie w pozycji stojącej.

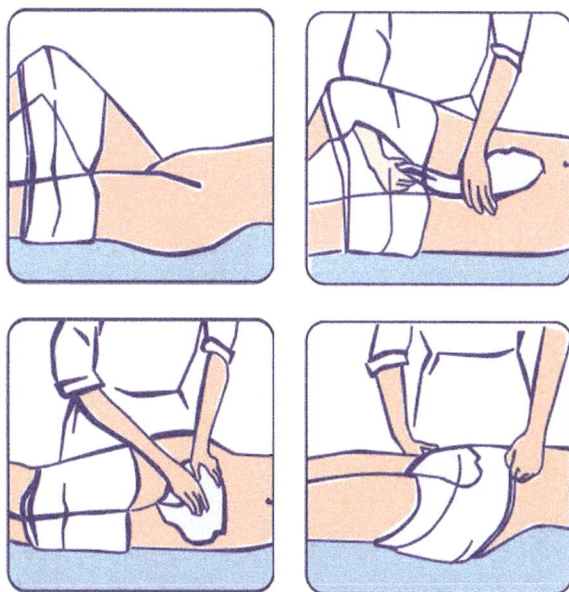

Rycina 7.164. Zakładanie pieluchy anatomicznej w pozycji leżącej.

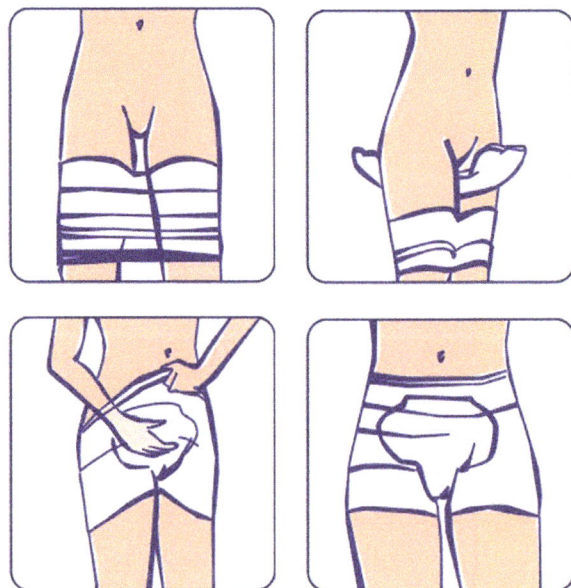

Rycina 7.165. Zakładanie pieluchy anatomicznej w pozycji stojącej.

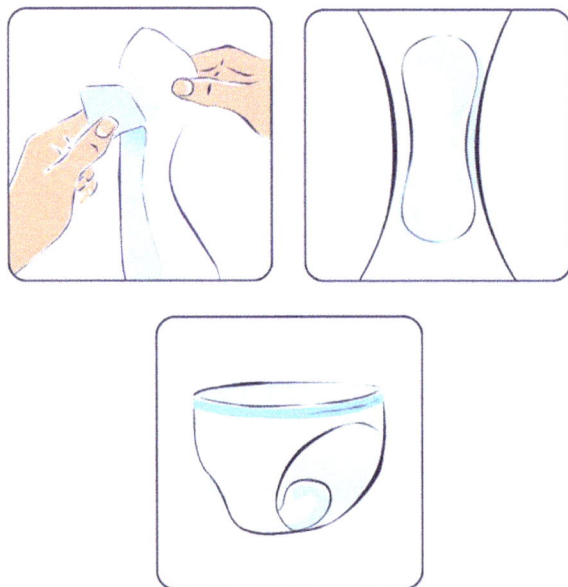

Rycina 7.166. Zakładanie wkładki urologicznej.

nie może unieść pośladków, pieluchę zakłada się metodą odwracania na bok, starannie dopasowuje do ciała i zapina na rzepy, kierując górne nieznacznie w dół, a dolne trochę w górę. Zapewni to elastyczność pieluchy w czasie poruszania się [ryc. 7.160]. Pieluchomajtki można także zakładać pacjentowi w pozycji stojącej [ryc. 7.161].

Pacjentom, którzy chcą samodzielnie zakładać pieluchomajtki, zaleca się stosowanie pieluch mocowanych na pasie zapiętym wokół bioder. Ten rodzaj pieluch znajduje duże uznanie u opiekunów, gdyż ich zakładanie jest proste i wygodne zarówno w pozycji leżącej [ryc. 7.162], jak i stojącej [ryc. 7.163].

U osób ze średnim stopniem NTM stosuje się pieluchy anatomiczne i wkłady urologiczne, które można mocować w zwykłych majtkach bądź oferowanych przez producentów majtkach siatkowych (mają różne rozmiary). Najpierw wkłada się majtki siatkowe, szwami na zewnątrz, by nie uciskały na ciało. Po podciągnięciu majtek do końca ud poprzez chwyt za ich pasek wywija się je do połowy ud, potem należy odwrócić pacjenta na bok, wsunąć wkład urologiczny i, chwytając za brzeg majtek, jednym ruchem podciągnąć je na pośladki, następnie odwrócić pacjenta na plecy i dokładnie poprawić ich ułożenie na brzuchu [ryc. 7.164 i 7.165].

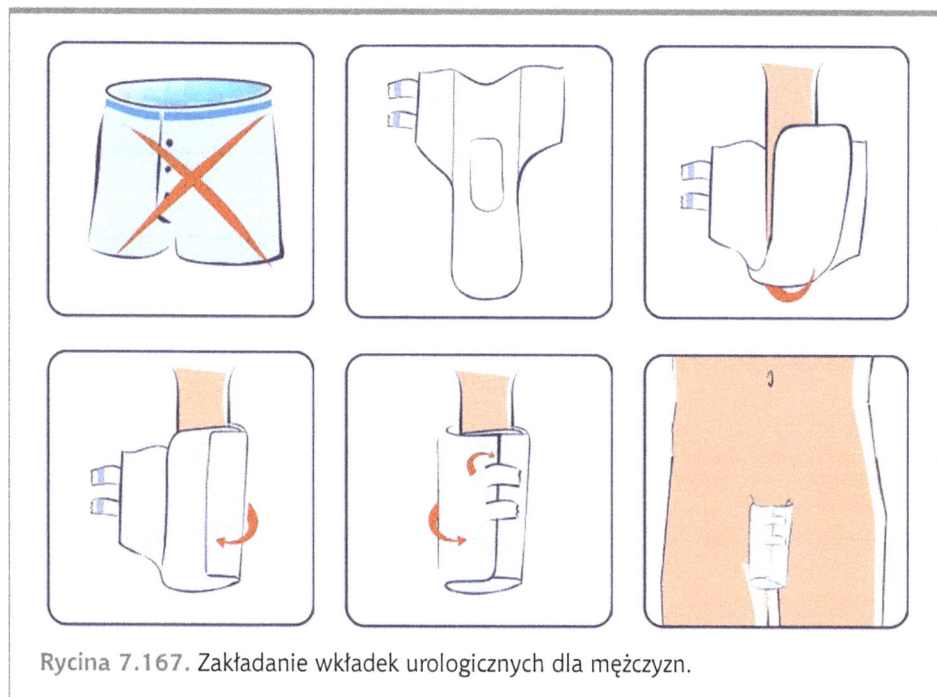

Rycina 7.167. Zakładanie wkładek urologicznych dla mężczyzn.

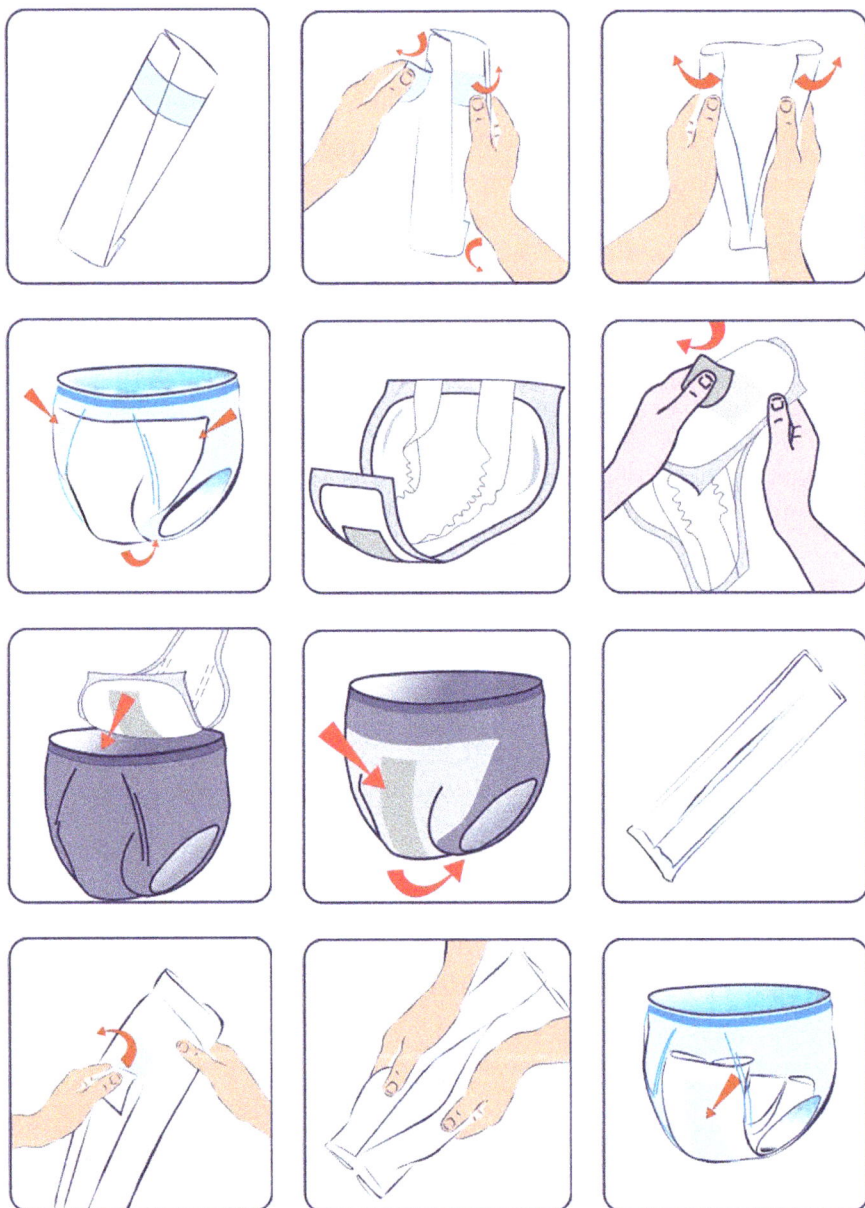

Rycina 7.167 cd.

Mocowanie wkładki urologicznej jest takie samo jak wkładki menstruacyjnej. Odkleja się pasek zabezpieczający warstwę kleju i przykleja wkładkę do wewnętrznej strony majtek [ryc. 7.166].

Na rynku dostępne są wkładki urologiczne dla mężczyzn z lekkim stopniem NTM. Wkładki te można podzielić na dwa rodzaje w zależności od ich kształtu: mające kształt kieszonki mocowanej na pasku kleju do wewnętrznej strony majtek lub bezpośrednio na penisie oraz kształt profilowanej wkładki urologicznej [ryc. 7.167]. Należy pamiętać, że wkładki urologiczne wymagają do mocowania dobrze dopasowanej bielizny.

Wszystkie NTM-ki po zużyciu należy ciasno zawinąć (ułatwia to klej na zewnętrznej warstwie lub rzepy przy pieluchach) i wyrzucić do pojemnika na śmieci. Zużyte środki absorpcyjne traktuje się jako odpady komunalne także w szpitalach, zakładach opieki długoterminowej i domach opieki. Wyjątek stanowią produkty zużyte w szpitalach zakaźnych i u pacjentów zakażonych.

Uwaga!
NTM-ek nie można wyrzucać do sedesu, gdyż mogą spowodować niedrożność kanalizacji.

7.4.1.6. Stosowanie zestawów do zbiórki moczu

NTM jest poważnym problemem nie tylko biologicznym, ale także psychicznym. Każdy dąży do tego, by chronić swoją sferę intymną i być samodzielnym w zakresie zaspokajania potrzeby wydalania. Aktywni mężczyźni z ciężkim NTM (np. po urazie rdzenia kręgowego) zamiast korzystać z pieluchomajtek, które trzeba zmieniać co najmniej 4 razy na dobę, mogą zabezpieczyć się cewnikami zewnętrznymi połączonymi z workiem do zbiórki moczu. Taka metoda zabezpieczenia skóry i bielizny jest najprostsza, najskuteczniejsza i najmniej obciążająca opiekuna. Cewniki zewnętrzne dzieli się na dwa rodzaje – jednoczęściowe (samoprzylepne) i dwuczęściowe (mocowane na paseczku z klejem). Przed zakupieniem cewników należy ustalić ich rozmiar, który powinien odpowiadać obwodowi prącia w stanie lekkiego wzwodu, gdy nie ma na nim oznak stanu zapalnego (obrzęku). Firmy produkujące cewniki zewnętrzne oferują wygodne w stosowaniu miarki. Przed założeniem cewnika należy usunąć włosy łonowe, które mogłyby znaleźć się między skórą a cewnikiem, a następnie umyć mydłem i dokładnie osuszyć skórę prącia [patrz str. 212].

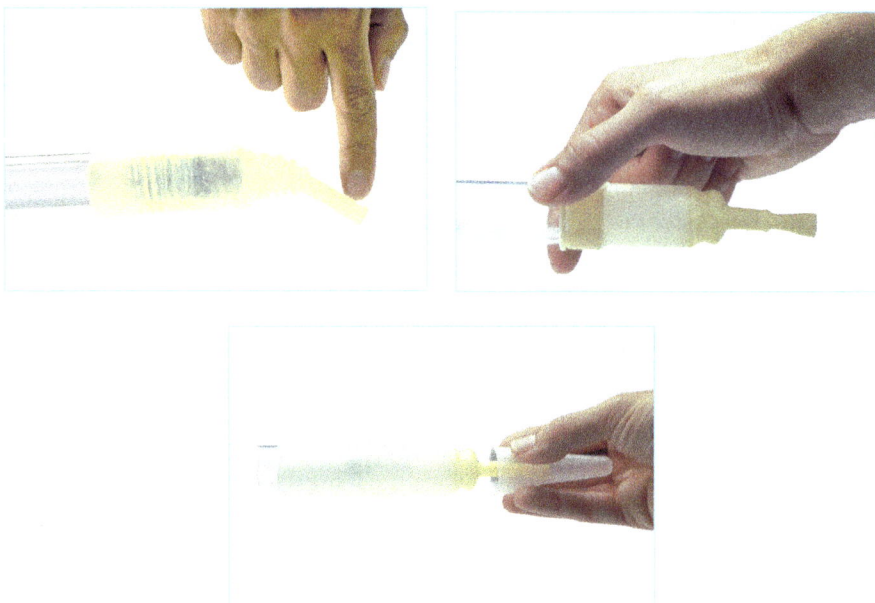

Rycina 7.168. Zakładanie zewnętrznego cewnika jednoczęściowego.

Technika zakładania zewnętrznego cewnika jednoczęściowego [ryc. 7.168]:

1) Umieść cewnik nad żołędzią prącia, złap za biały paseczek aplikatora, który umożliwia proste i higieniczne naciągnięcie cewnika na prącie.
2) Przytrzymując za aplikator, rozwijaj cewnik, ciągnąc za uchwyt tak, aby pozostawić ok. 2 cm przestrzeni między ujściem cewnika a żołędzią, co zapobiega gromadzeniu się moczu w cewniku.
3) Po całkowitym rozwinięciu cewnika zdejmij aplikator, przytrzymaj dłonią przylepiec cewnika przy prąciu, aby poprawić jego przyleganie.
4) Cewnik jest przytwierdzony do skóry prącia za pomocą paska kleju i może pozostawać na skórze, zapewniając całkowitą szczelność przez pełne 24 godziny.
5) Usuwanie cewnika jest proste. Należy powoli odciągnąć cewnik od miejsca przyklejenia i zsunąć go, jednocześnie zwijając.

Technika zakładania dwuczęściowego cewnika zewnętrznego [ryc. 7.169]:

1) Z paseczka hydrokoloidowego odklej pasek papieru chroniący klej i lekko rozciągnij palcami pasek, aby go uelastycznić.
2) Przylep pasek hydrokoloidowy wokół prącia w odległości co najmniej 1–2 cm od żołędzi tak, by jeden koniec paska zakładał się na drugi. Skracanie paska nie jest konieczne. Pasek nie zaciska się i nie uszkadza tkanki.

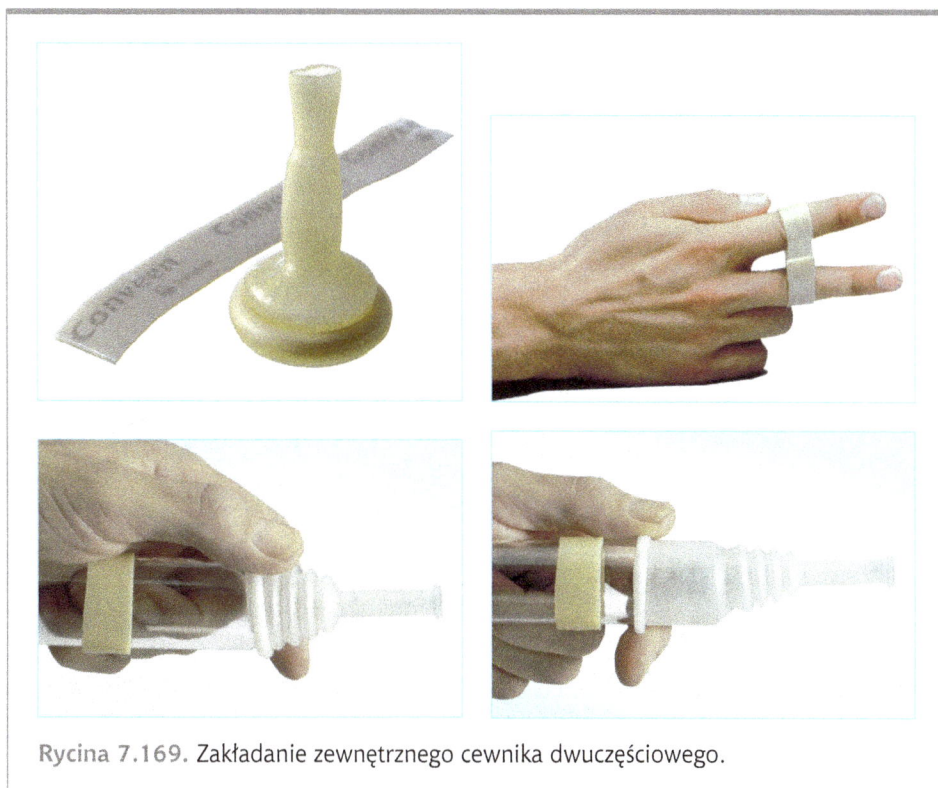

Rycina 7.169. Zakładanie zewnętrznego cewnika dwuczęściowego.

3) Zwinięty cewnik przytrzymaj nad żołędzią i rozwiń palcami tak, by pozostawić ok. 2 cm przestrzeni między żołędzią a ujściem cewnika.
4) Rozwiń cewnik tak, by przykrył pasek hydrokoloidowy. Po rozwinięciu przytrzymaj palcami pasek wokół prącia, aby poprawić jego przyleganie.
5) Cewnik jest przytwierdzony do skóry prącia za pomocą przylepnego paska i może pozostawać na skórze, zapewniając całkowitą szczelność przez pełne 24 godziny.
6) Usuwanie cewnika jest proste. Należy powoli odciągnąć cewnik wraz z paskiem od miejsca przyklejenia i zsunąć go, jednocześnie zwijając.

Zapamiętaj!
Aby zapewnić swobodny przepływ moczu przez cewnik konieczne jest zachowanie 2 cm przestrzeni między ujściem cewnika a żołędzią prącia.

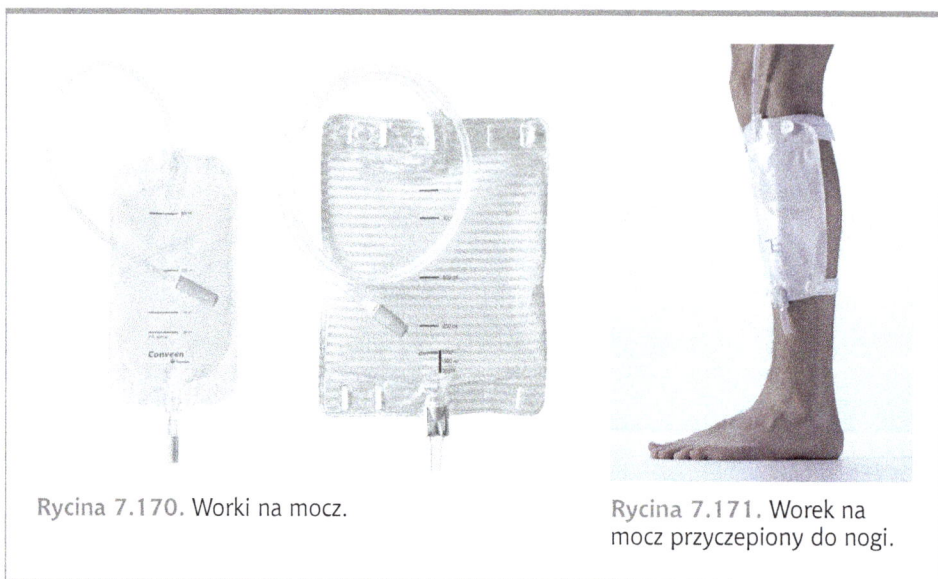

Rycina 7.170. Worki na mocz.

Rycina 7.171. Worek na mocz przyczepiony do nogi.

Cewnik należy połączyć z workiem do zbiórki moczu. Worki różnią się między sobą wielkością i rodzajem drenu (gładki lub karbowany) [ryc. 7.170]. Dodatkowo worki do noszenia na nodze mają jeden bok pokryty włókniną, żeby wyeliminować skutki długotrwałego kontaktu skóry ze sztucznym „nieoddychającym" tworzywem. Długość drenu dopasowuje się do potrzeb, obcinając nożyczkami zbędny kawałek i łączy z cewnikiem poprzez łącznik. Worek stroną pokrytą włókniną mocujemy za pomocą paska na udzie bądź podudziu [ryc. 7.171].

7.4.2. Korzystanie z toalety i higiena intymna

Wypróżnianie w łóżku powinno odbywać się tylko w sytuacji, gdy pacjent ma medyczne przeciwwskazania do opuszczania łóżka i przyjmowania pozycji siedzącej. Nie we wszystkich zakładach medycznych jest to niestety normą, co stanowi poważny błąd w pielęgnowaniu osób niepełnosprawnych, naruszenie prawa pacjentów do intymności i zagrożenie dla zdrowia pacjentów, pielęgniarek i opiekunów. Opiekun powinien być świadomy ryzyka wiążącego się z podkładaniem basenu – szczególnie gdy pacjent nie może unieść miednicy, co wiąże się z podnoszeniem w bardzo niewygodnej pozycji. Dlatego w sytuacji, gdy nie ma warunków, by przewieźć chorego do toalety, zaleca się stosowanie NTM-ek zakładanych metodą odwracania pacjenta na boki.

W niniejszym rozdziale przedstawiono prawidłowe techniki korzystania z toalety przez pacjentów o różnym stopniu niesprawności ruchowej.

7.4.2.1. Urządzenia pomocne przy korzystaniu z toalety

Korzystanie z sedesu przez osobę niepełnosprawną uzależnione jest od jego wysokości i odpowiednio umiejscowionych uchwytów wspomagających oraz przestrzeni umożliwiającej dostęp z wózkiem inwalidzkim, chodzikiem czy balkonikiem [ryc. 7.172]. Bardzo istotna dla higieny intymnej po wypróżnieniu jest możliwość podmycia się. W tym celu w pobliżu sedesu (na wyciągnięcie ręki) powinna być zamontowana myjka prysznicowa. Odpowiednią wysokość sedesu osiąga się również poprzez nałożenie nakładki podwyższającej, najlepiej z uchwytami zabezpieczającymi, które można podnosić lub odchylać na bok [ryc. 7.173]. Umożliwi to osobie poruszającej się na wózku inwalidzkim samodzielne (lub przy pomocy opiekuna) przemieszczenie się na sedes. Zrównanie wysokości sedesu z wózkiem inwalidzkim pozwala na zastosowanie łatwoślizgu, który wyeliminuje wysiłek fizyczny przy przemieszczaniu wózek–sedes.

Osoby, które utraciły zdolność samodzielnego siadania i wstawania, mogą korzystać z toalety i wypróżniać się bezpośrednio do sedesu dzięki podnośnikowi-pionizatorowi [ryc. 7.174] lub małemu, prostemu pionizatorowi [ryc. 7.175]. Urządzenia te umożliwiają także wykonanie zabiegów higienicznych po wypróżnieniu, bez wysiłku fizycznego.

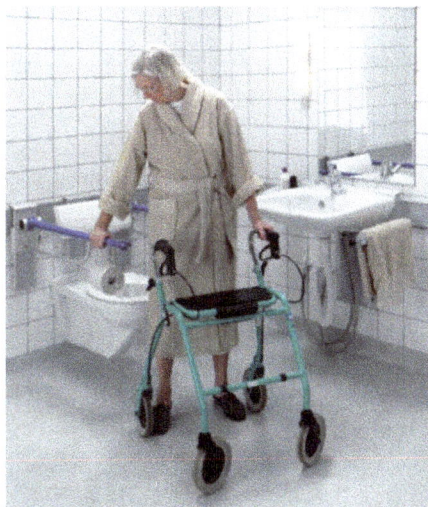

Rycina 7.172. Łazienka przystosowana dla osoby wykorzystującej balkonik.

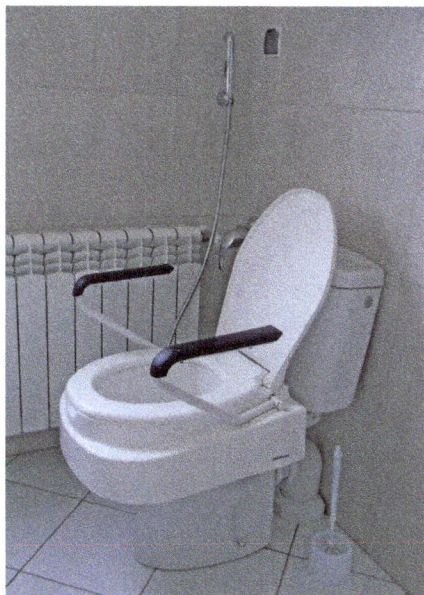

Rycina 7.173. Uchwyty przy sedesie.

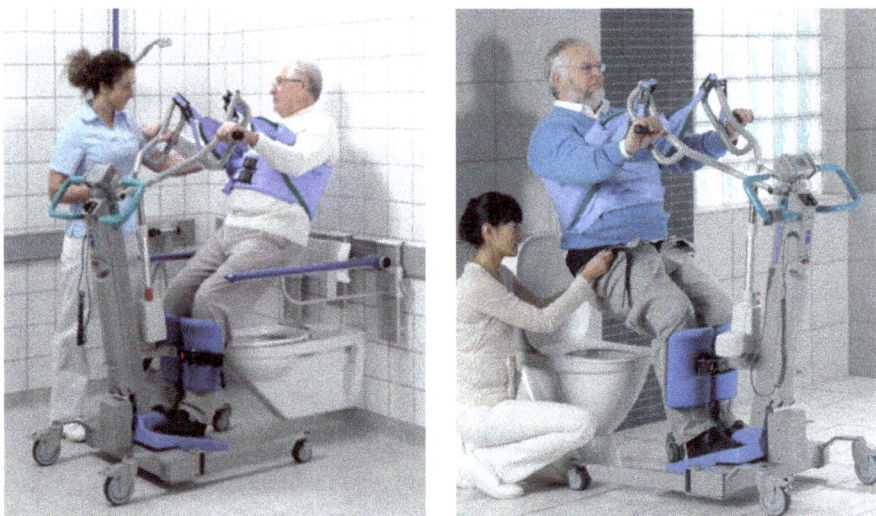

Rycina 7.174. Wykorzystanie podnośnika-pionizatora w toalecie.

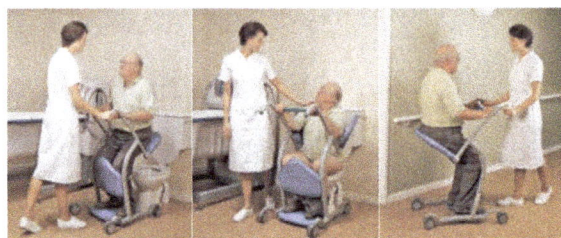

Rycina 7.175. Wykorzystanie małego, prostego pionizatora w toalecie.

W sytuacji, gdy pacjent z dysfunkcją narządu ruchu cierpi na naglące parcie na mocz i odczuwa stały dyskomfort psychiczny wynikający z obawy, że nie zdąży dojść do toalety, w pobliżu jego łóżka powinno stać krzesło sanitarne [ryc. 7.176]. Cechę wspólną wszystkich takich sprzętów stanowi otwór w siedzisku i podwieszony pojemnik na wydaliny. Najbardziej uniwersalne jest krzesło sanitarne na kółkach (z hamulcem zabezpieczającym), które umożliwia łatwe i szybkie przemieszczanie pacjenta do łazienki i po najechaniu nad sedes wypróżnienie się bezpośrednio do muszli klozetowej.

Krzesła sanitarne na kółkach mogą być wyposażone w poduszkę (obszytą zmywalnym tworzywem, np. dermą), którą zakrywa się siedzisko. Pacjent siedzi na nim jak na wózku inwalidzkim, a jeśli odczuje potrzebę wypróżnienia, wystarczy, że na moment uniesie się nad siedziskiem, w tym czasie opiekun wyjmie

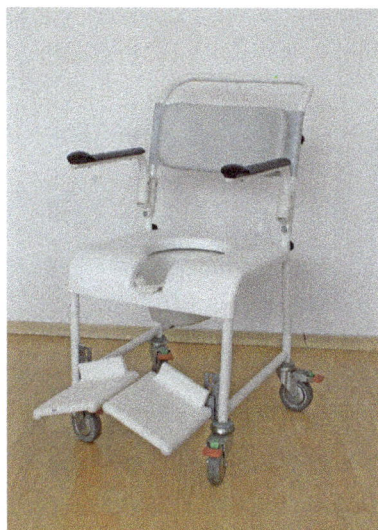

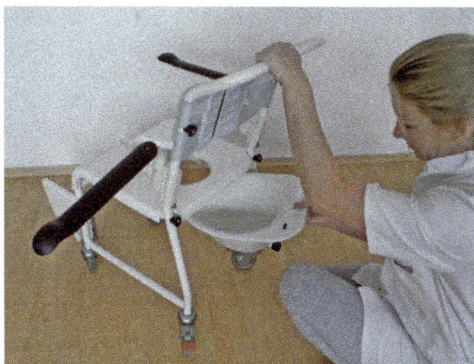

Rycina 7.176. Krzesło sanitarne z wyjmowanym pojemnikiem na wydaliny.

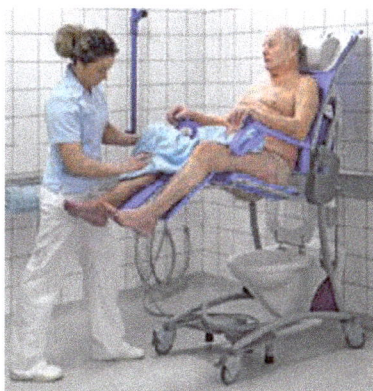

Rycina 7.177. Higiena osobista po wypróżnieniu na krześle kąpielowym nad sedesem.

poduszkę i opuści dolną część bielizny podopiecznego. W ten sposób chory ma szansę wypróżnić się w kilkanaście sekund od momentu zgłoszenia potrzeby.

Używanie krzesła sanitarnego jest bardzo korzystne zarówno dla pacjenta (wydalanie w pozycji siedzącej jest fizjologiczne), jak i jego opiekuna. Należy jednak pamiętać, że wykorzystywanie tego sprzętu na sali chorych powinno być wyjątkiem od reguły zawożenia do toalety i wymaga zapewnienia pacjentowi intymności poprzez zasłonięcie parawanem. Krzesło sanitarne może być także pomocne przy myciu pacjenta pod prysznicem.

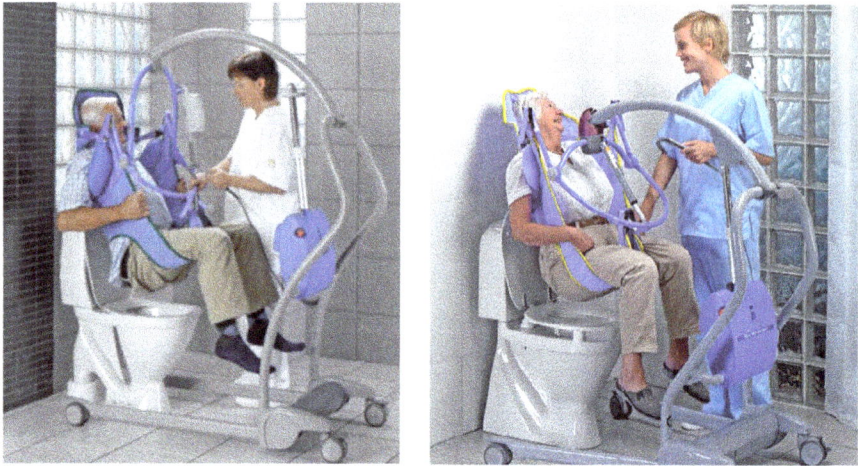

Rycina 7.178. Sadzanie na sedesie za pomocą mobilnego podnośnika nosidłowego.

Korzystanie z sedesu za pomocą podnośnika nosidłowego wskazane jest u pacjentów całkowicie unieruchomionych [ryc. 7.178].

7.4.2.2. Higiena intymna pacjenta z cewnikiem założonym do pęcherza moczowego

Cewnikowanie pęcherza moczowego należy do kompetencji pielęgniarek i lekarzy. Cewnikowanie może być jednorazowe, wielorazowe (cewnikowanie przerywane stosowane przez osoby, które samodzielnie nie mogą wydalić moczu) oraz stałe, dokonywane za pomocą cewników utrzymujących się w pęcherzu dzięki balonikowi, np. cewnik Foleya. Balonik wypełnia się po wprowadzeniu cewnika do pęcherza poprzez podanie przez kanał znajdujący się w ścianie cewnika niewielkiej ilości soli fizjologicznej.

Opiekun medyczny często będzie miał pod opieką pacjentów z cewnikiem założonym do pęcherza moczowego. W takiej sytuacji do jego zadań należy:

1) Pielęgnowanie okolic intymnych oraz ocena stanu skóry i błon śluzowych, higiena intymna – dwukrotnie w ciągu doby, u mężczyzn należy obmyć żołądź, napletek i cewnik ciepłą wodą z mydłem, u kobiet okolice cewki moczowej i wargi sromowe, najlepiej używać łagodnych środków pielęgnacyjnych do mycia [patrz str. 210–212].
2) Opróżnianie i wymiana worka na mocz oraz obserwacja wydalania (objętość i wygląd moczu).

3) Zapewnianie pacjentowi odpowiedniej objętości napojów (co najmniej 1,5 l), pacjent powinien dużo pić, aby uniknąć zagęszczania moczu.

4) Stosowanie zasad profilaktyki zakażeń dróg moczowych – niezwłoczne zgłaszanie pielęgniarce wszystkich zauważonych niepokojących objawów (odstępstw od normy).

5) Monitorowanie okresu utrzymywania cewnika w pęcherzu moczowym – czas ten zależy od rodzaju materiału, z którego został wykonany cewnik i waha się od kilku dni (PCV, lateks) do 6 tygodni (lateks, silikon). Niektóre cewniki mogą pozostać w pęcherzu nawet kilka miesięcy (100% silikonu). Po upływie tego okresu lub stwierdzeniu zmniejszenia drożności cewnika należy zgłosić pielęgniarce konieczność jego wymiany. Jeżeli producent poleca dany cewnik np. na 7 dni, wtedy bez względu na to, czy cewnik nadal dobrze funkcjonuje, należy go wymienić. Zapobiega to bolesnemu zatrzymaniu moczu z powodu zatkania cewnika.

6) Obserwacja niepokojących objawów – silikon jest najbardziej (ze znanych obecnie) neutralnym biologicznie materiałem i dzięki bardzo zwartej i gładkiej strukturze nie odkładają się na nim ostre drobinki kamieni moczowych. Mimo to zawsze należy zwracać uwagę, czy nie ma objawów zakażenia (np. wysięku ropnego), które często prowadzi do zwężenia cewki moczowej.

7) Stosowanie zatyczek do cewników – tylko na czas opróżnienia bądź wymiany worka.

8) Przygotowywanie pielęgniarkom zestawów do zakładania i przepłukiwania cewnika w celu poprawienia jego drożności.

9) Prawidłowe zawieszanie worków do zbiórki moczu – umieszcza się je zawsze poniżej poziomu spojenia łonowego, co zapewnia swobodny spływ moczu do worka, worek powinien być zawieszony na ramie łóżka, niedopuszczalne jest, by leżał na podłodze.

7.4.3. Pielęgnowanie pacjenta z wyłonioną stomią – ileostomią, kolostomią, urostomią

Sprzęt stomijny można podzielić na dwa podstawowe rodzaje: jednoczęściowy i dwuczęściowy [ryc. 7.179]. System jednoczęściowy to worek zaopatrzony w przylepiec przylegający do skóry wokół stomii. Pacjenci uważają, że takie rozwiązanie jest bardziej elastyczne i higieniczne oraz prostsze w użyciu niż systemy dwuczęściowe. Jednak z drugiej strony trzeba codziennie zmieniać worek, co działa drażniąco na skórę. Przy wrażliwej skórze zaleca się więc stosowanie systemu dwuczęściowego, a więc płytek stomijnych, które zmienia się raz na kilka dni, a worki wymienia się w zależności od potrzeby. Sprzęt dla osób z wyłonioną stomią (kolostomią, ileostomią i urostomią) jest dostępny w szerokiej gamie rozmiarów płytek i przylepców oraz wielkości i rodzajów worków. Worki

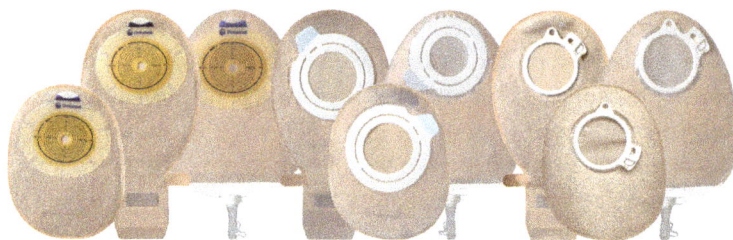

Rycina 7.179. Worki stomijne jedno- i dwuczęściowe.

dzieli się na zamknięte i otwarte (z możliwością usuwania nadmiaru moczu lub stolca).

Podstawową potrzebę pacjentów z wyłonioną stomią stanowi poczucie bezpieczeństwa, że wydaliny nie wydostaną się na skórę. Dlatego zapewnione muszą być szczelność i elastyczność worków oraz ograniczenie zapachu wydalin.

7.4.3.1. Sprzęt stomijny jednoczęściowy

Worki zaopatrzone w przylepiec ściśle przylegający do skóry wokół stomii mogą być otwarte, co umożliwia opróżnianie ich bez konieczności wymiany lub zamknięte, gdy worek po wypełnieniu trzeba wymienić. Jeżeli przylepiec dobrze utrzymuje się na skórze, może być przyklejony przez 2–3 dni, a nawet dłużej (maksymalnie do 7 dni). Dolna warstwa przylepca zapewnia optymalne wchłanianie wilgoci wydzielanej przez skórę. Worki dzieli się na przezroczyste (najczęściej stosowane w okresie pooperacyjnym i w innych sytuacjach, gdy wskazana jest obserwacja stomii i wydalin) i beżowe (przypominają kolorem skórę, zapewniają pacjentowi większy komfort psychiczny).

Przylepiec worka ma kształt kwadratowej płytki z otworem o średnicy centymetra, co ułatwia wprowadzenie nożyczek, gdyż otwór ten należy odpowiednio powiększyć przez wycięcie tak, aby dopasować go do stomii. Wycięcie otworu pasującego do wielkości stomii jest bardzo ważne, gdyż niewłaściwe jej dopasowanie stanowi jedną z najczęstszych przyczyn powikłań skórnych u tej grupy pacjentów. Producenci sprzętu oferują specjalne miarki ułatwiające precyzyjne ustalenie średnicy i kształtu otworu w płytce. Czynność wycinania jest łatwiejsza, gdy używa się zakrzywionych nożyczek. Po wycięciu otworu usuwa się folię ochronną z przylepca i przykleja go na skórze tak, by szczelnie przylegał wokół stomii. Następnie dociska się palcami przylepiec do skóry wokół stomii, zaczynając od dołu i wygładzając go ruchem kolistym ku górze [ryc. 7.180].

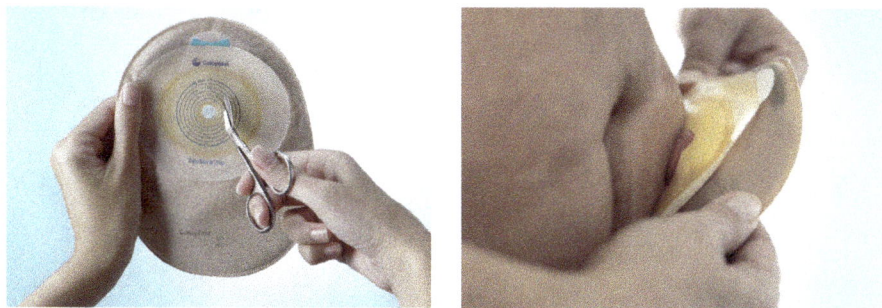

Rycina 7.180. Dopasowywanie otworu w przylepcu i zakładanie worka.

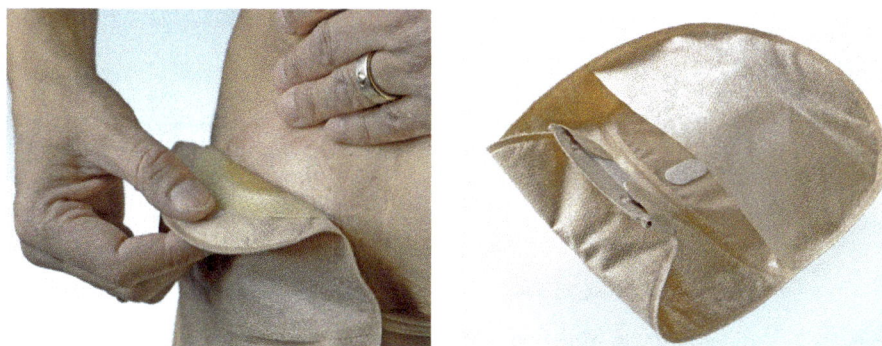

Rycina 7.181. Zdejmowanie worka stomijnego.

Zdejmowanie sprzętu jednoczęściowego jest bardzo proste. Należy chwycić za uszko przylepca i delikatnie odkleić go od skóry. Drugą ręką przytrzymuje się w tym czasie skórę wokół stomii. Następnie należy ściągnąć worek ku dołowi i wyrzucić go (zamknięty, zawinięty) do pojemnika na odpady komunalne [ryc. 7.181]. Nie wolno spuszczać worka w sedesie, gdyż może spowodować niedrożność kanalizacji.

Worki typu otwartego można opróżniać kilkakrotnie, nie odklejając ich od skóry. Należy otworzyć dolne zamknięcie worka, opróżnić go nad sedesem, zamknąć, wyczyścić końcówkę zamknięcia i zawinąć pod osłonkę [ryc. 7.182].

Najnowszym osiągnięciem technologicznym jest uzyskanie w sprzęcie jednoczęściowym niezwykłej wręcz elastyczności przylepca, który przylega do skóry bardzo szczelnie i nie daje uczucia ciągnięcia nawet przy dużej aktywności (pacjenci nazywają go drugą skórą). Zdecydowanie poprawia to komfort życia.

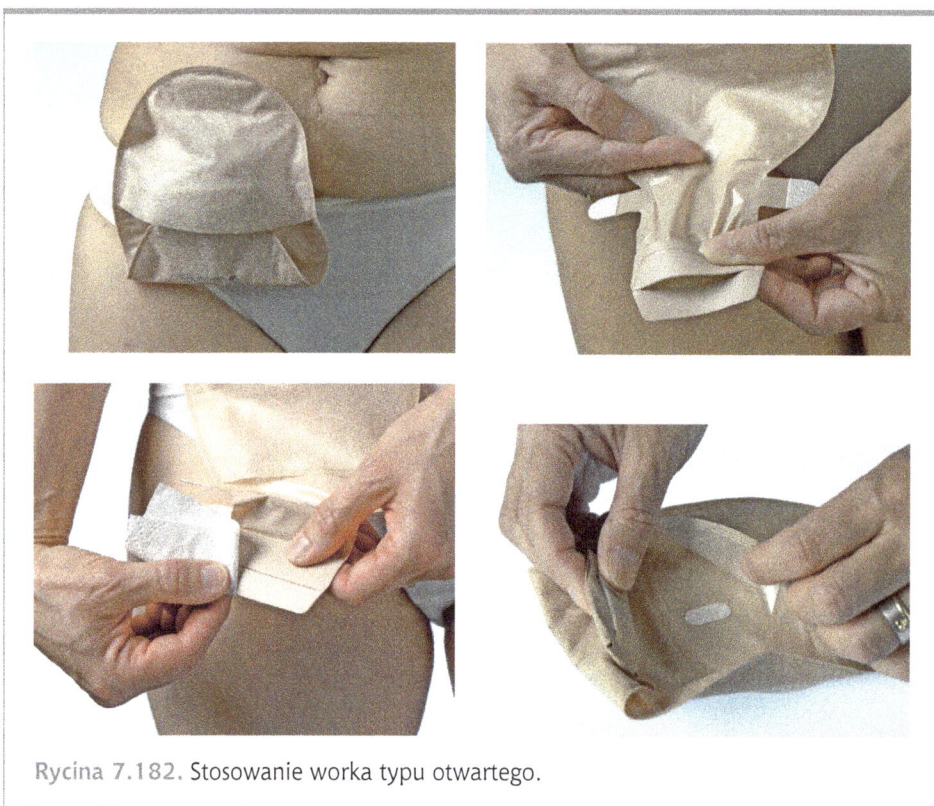

Rycina 7.182. Stosowanie worka typu otwartego.

7.4.3.2. Sprzęt stomijny dwuczęściowy

Zakładanie sprzętu stomijnego dwuczęściowego:

1) Przed wycięciem płytki upewnij się, korzystając z miarki, jaką wielkość i kształt powinien mieć wycięty otwór.
2) Sprawdź, czy skóra wokół stomii jest czysta i osuszona.
3) Wytnij otwór w płytce, a następnie usuń folię ochronną i delikatnie umieść przylepiec płytki tak, by szczelnie przylegał do skóry wokół stomii.
4) Delikatnie dociśnij palcami przylepiec wokół stomii, zaczynając od dołu i wygładzając ku górze.
5) Upewnij się, że zameczek jest otwarty i delikatnie umieść worek na płytce, zaczynając od dołu. Łączenie worka z płytką kończy się zamknięciem zameczka, potwierdza to dźwięk kliknięcia. Jeżeli założyłeś worek typu otwartego, zamknij jego ujście w sposób zalecony przez producenta.

Na rynku dostępna jest tzw. **płytka elastyczna**, jest to sprzęt łączący cechy systemów jedno- i dwuczęściowego – czyli sprzęt dwuczęściowy z nowoczesnym sys-

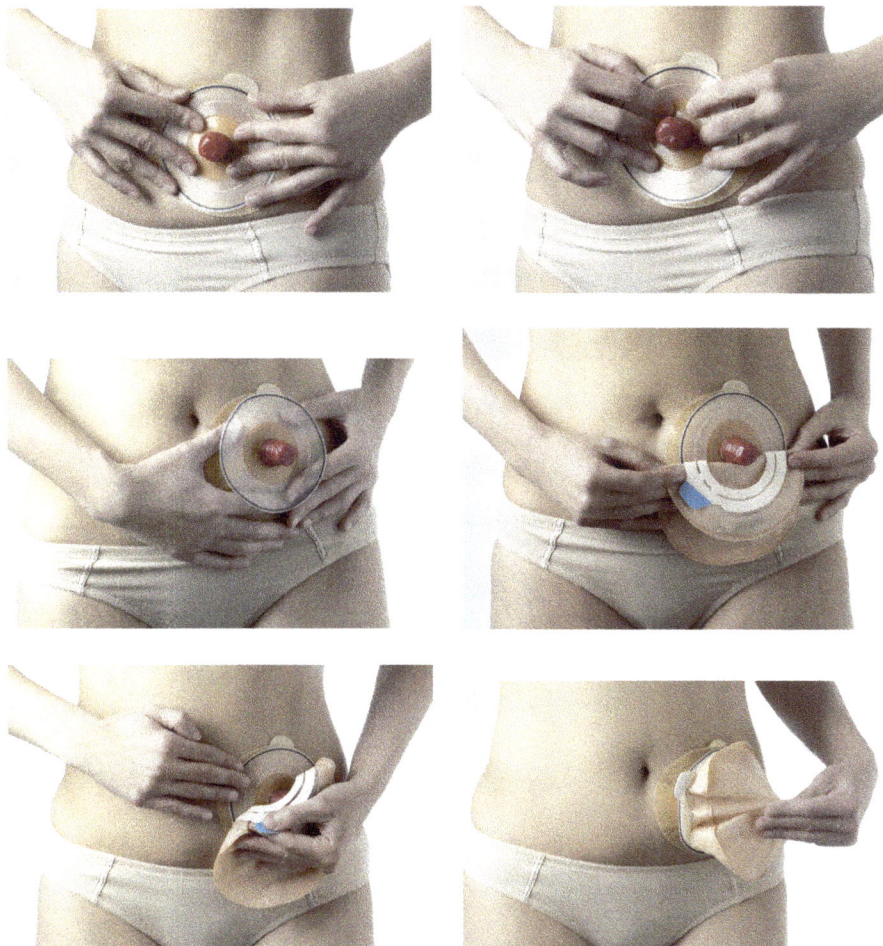

Rycina 7.183. Zakładanie systemu dwuczęściowego (elastyczna płytka i worek).

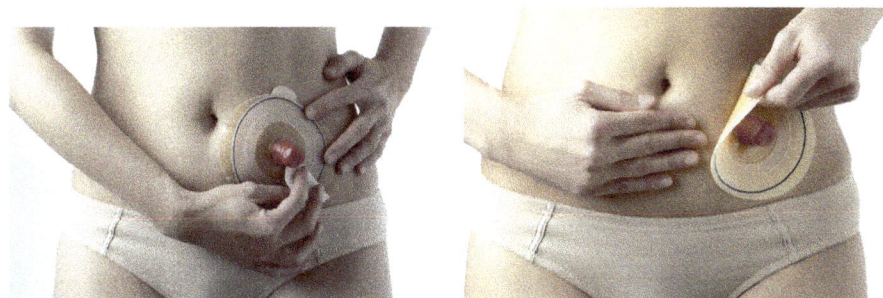

Rycina 7.184. Oczyszczanie płytki przed wymianą worka i jej zdejmowanie.

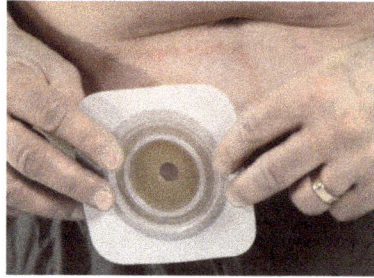

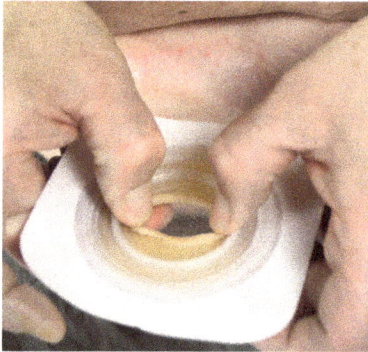

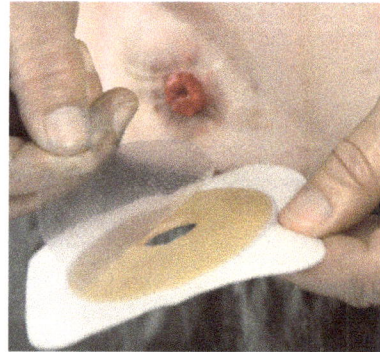

Rycina 7.185. Dopasowywanie płytki plastycznej.

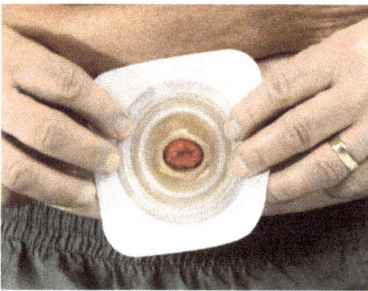

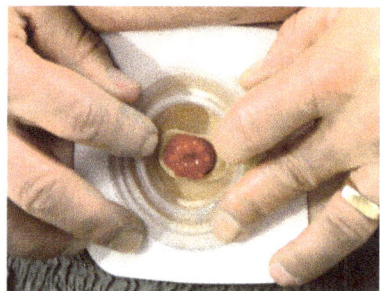

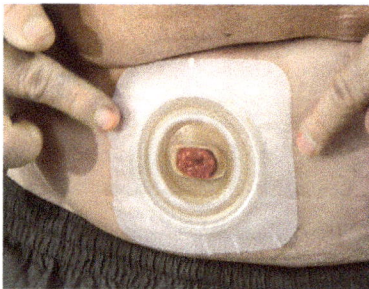

Rycina 7.186. Zakładanie płytki plastycznej na stomię.

temem elastycznego mocowania przylepcowego, co zwiększa elastyczność systemu dwuczęściowego do poziomu elastyczności w systemie jednoczęściowym. Takie rozwiązanie zaleca się osobom z bardzo wrażliwą skórą o nierównej powierzchni (blizny, pofałdowania). Pozwala ono na zmienianie samego worka bez konieczności wymiany płytki (ochrona podrażnionej skóry), a pacjent nie musi ograniczać swojej aktywności z obawy przed odklejeniem płytki z powodu nierówności na skórze brzucha. Technika zakładania takiego worka nie różni się od opisanej powyżej [ryc. 7.183]. Przy wymianie worka płytkę oczyszcza się czystym gazikiem, a zdejmuje tak samo jak inny sprzęt stomijny [ryc. 7.184].

Od niedawna dostępny jest sprzęt stomijny składający się z worka i **płytki plastycznej**, w której otworu nie wycina się nożyczkami, lecz powiększa palcami. Dlatego czynność tę może wykonać nawet osoba w podeszłym wieku, niedowidząca i z drżącymi dłońmi. Płytka plastyczna to elastyczny kołnierz hydrokoloidowy wykonany z delikatnego, miękkiego materiału, który można łatwo uformować palcami do wielkości i kształtu stomii. Po przyłożeniu do stomii elastyczny przylepiec rozpręża się i ściśle do niej przylega. Płytka szczelnie otula

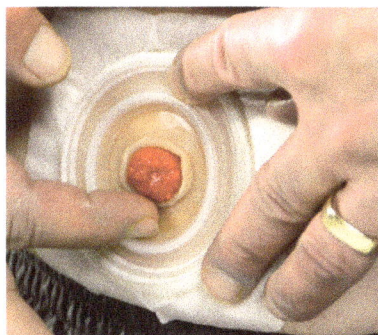

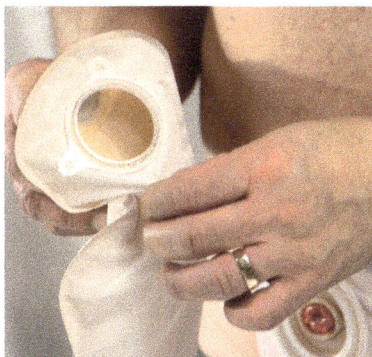

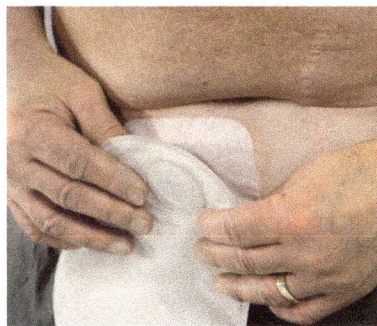

Rycina 7.187. Mocowanie worka do płytki plastycznej.

stomię (jak golf szyję) przez cały dzień i skutecznie chroni przed podciekaniem treści z jelita. Zapewnia to bezpieczeństwo skórze i w efekcie zmniejsza liczbę powikłań.

Sposób nakładania płytki plastycznej:

1) Rozciągnij otwór w płytce i zdejmij folię ochronną przylepca [ryc. 7.185].
2) Załóż płytkę na stomię [ryc. 7.186]. Przyklej płytkę dobrze do brzucha. Palcem wskazującym dociśnij przylepiec wokół stomii. Elastyczny przylepiec, rozprężając się, ściśle przylega do brzegów stomii.
3) Delikatnie umieść worek na płytce, zaczynając od dołu. Upewnij się, że worek jest odpowiednio połączony z płytką (można nim obracać w każdą stronę). Zamknij zameczek (sygnał kliknięcia) [ryc. 7.187].

8 | Zapobieganie skutkom długotrwałego unieruchomienia

Elżbieta Szwałkiewicz

Osoba, która z powodu następstw choroby, urazu lub wady wrodzonej nie może samodzielnie przyjąć pozycji siedzącej i opuścić łóżka, nazywana jest osobą leżącą. Brak aktywności ruchowej stanowi przyczynę wielu poważnych problemów zdrowotnych mogących doprowadzić do śmierci. Wśród nich najczęstsze to odleżyny, zapalenia płuc, zaparcia, zakażenia układu moczowego, przykurcze, zanik mięśni, osteoporoza, zapalenie żył głębokich i depresja.

Wiedza o sposobach zapobiegania skutkom długotrwałego unieruchomienia i zdolność do stosowania ich w praktyce zawodowej są podstawowymi kryteriami oceny kompetencji zawodowych opiekuna medycznego.

Prawidłowo pielęgnowany pacjent z upośledzoną funkcją ruchu powinien być myty, spożywać posiłki, wydalać i spędzać czas aktywności biologicznej poza łóżkiem [ryc. 8.1], w miejscach do tego przeznaczonych, z zachowaniem prawa do intymności. Wykonywanie czynności pielęgnacyjnych w łóżku powinno być ograniczone do osób, które mają bezwzględne przeciwwskazania medyczne do opuszczenia łóżka lub chorych umierających.

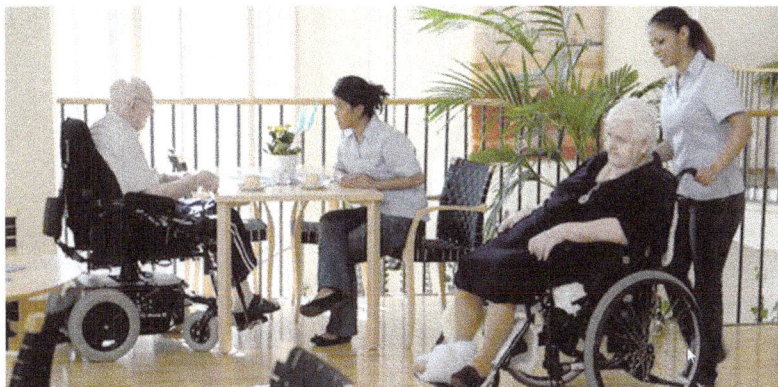

Rycina 8.1. Spędzanie czasu wolnego poza łóżkiem.

Łóżko stanowi podstawowe narzędzie pracy opiekuna osoby obłożnie chorej i odgrywa istotną rolę w profilaktyce skutków długotrwałego leżenia. Należy jednak pamiętać, że każde przemieszczenie pacjenta poza łóżko jest elementem profilaktyki skutków długotrwałego unieruchomienia. Z tego powodu niezbędna jest odpowiednia przestrzeń zapewniająca dostęp do łóżka z każdej strony. Ponieważ mieszkania w Polsce najczęściej składają się z małych pokoi, prawidłowa pielęgnacja wymusza zmianę umeblowania i zastąpienie tapczanu łóżkiem pielęgnacyjnym. Zbyt mała przestrzeń wokół łóżka stanowi także problem w większości szpitali, zakładów opieki długoterminowej i domów opieki. Opiekun osoby obłożnie chorej, nieporuszającej się samodzielnie, z góry powinien założyć ryzyko wystąpienia odleżyn i stosować zasady profilaktyki opisane w rozdziale 8.2. Temat łóżka pielęgnacyjnego i materaców omówiono w rozdziale 3.2.1. Szczególną uwagę należy zwrócić na materace [patrz rozdziały 3.2.1.1 i 3.2.1.3].

8.1. Fizyczne, psychiczne i społeczne następstwa długotrwałego unieruchomienia

Następstwa fizyczne długotrwałego unieruchomienia:

1) odleżyny,
2) w układzie kostno-stawowym – odwapnienie kości, zmniejszenie objętości płynu stawowego, zmniejszenie zakresu ruchu w stawach, szybkie zmiany destrukcyjne w chrząstkach stawowych, wzrost podatności na uszkodzenia mechaniczne więzadeł i torebek stawowych,
3) w układzie mięśniowym – zaniki mięśniowe, zmniejszenie siły i elastyczności mięśni, przykurcze,
4) w układzie krążenia – zwolnienie przepływu krwi, ortostatyczne obniżenie ciśnienia tętniczego, zmniejszenie się objętości krwi krążącej i maksymalnego poboru tlenu, zakrzepowe zapalenie żył,
5) w układzie pokarmowym – zmniejszenie perystaltyki jelit, zaparcia, osłabienie funkcji wątroby, zaburzenia przemiany materii,
6) w układzie moczowym – zmniejszenie uwodnienia tkanek, zaleganie moczu w pęcherzu moczowym, skłonność do infekcji dróg moczowych,
7) w układzie nerwowym – pogorszenie sprawności termoregulacji, zmniejszenie zdolności wykonywania złożonych ruchów, zaburzenia czucia głębokiego, spowolnienie aktywności intelektualnej i płynności mowy,
8) w układzie oddechowym – zapalenia płuc.

Następstwa psychiczne długotrwałego unieruchomienia:

1) depresja, załamanie nerwowe,

2) niepokój, lęk,

3) agresja,

4) labilność uczuciowa, skłonność do płaczu, rozdrażnienie.

Następstwa społeczne długotrwałego unieruchomienia:

1) ograniczenie kontaktów towarzyskich, izolacja,

2) ograniczenie dopływu bodźców ze środowiska zewnętrznego,

3) pełne uzależnienie od pomocy innych osób.

8.1.1. Zapobieganie skutkom długotrwałego unieruchomienia w obrębie układu kostno-stawowego i mięśniowego

Zadaniem opiekuna jest współpraca z zespołem terapeutycznym, szczególnie pielęgniarkami i fizjoterapeutami w zakresie wykonywania ich zaleceń związanych z mobilizacją pacjenta do aktywności. Opiekun jest zobowiązany do precyzyjnego wykonywania zaleceń co do układania pacjenta w łóżku (szczególnie u pacjentów po udarze), technik zmiany pozycji ciała oraz podnoszenia i przemieszczania podopiecznych.

Ponadto u osób unieruchomionych w łóżku należy stosować kliny, wałki, podpórki i poduszeczki wspomagające prawidłowe ułożenie, co zapobiega przykurczom i chroni części ciała przed wzajemnym uciskiem. Takie sprzęty powinny być wykonane z gąbki poliuretanowej (wata i gaza nie zdają egzaminu, gdyż ubijają się podczas używania). Z uwagi na niski standard materialny podopiecznych większość poduszeczek i klinów opiekunowie mogą wykonać we własnym zakresie, po wcześniejszym skonsultowaniu się z pielęgniarką lub fizjoterapeutą. Wykorzystać można zwykłą miękką gąbkę o drobnych oczkach, z której wycina się różnego kształtu podkładki i obleka je w pokrowce z miękkiego, naturalnego materiału (bawełna).

Stosując podkładki, przy stabilizowaniu pozycji chorego należy pamiętać o ochranianiu wszystkich miejsc szczególnie zagrożonych wystąpieniem odleżyn. Przy układaniu pacjenta w pozycji siedzącej, zarówno na łóżku, jak i na fotelu, trzeba:

1) wyposażyć łóżko w ruchome kliny podpierające plecy i w oparcie przy nogach zapobiegające zsuwaniu się,

2) posadzić pacjenta jak najbardziej prosto z kolanami lekko ugiętymi, co zapobiega nazbyt silnemu napięciu mięśni,

3) zastosować poduszki podpierające ręce, które jednocześnie zapobiegną przechylaniu się chorego na boki.

8.1.2. Zapobieganie zapaleniom płuc

W funkcjonowaniu układu oddechowego u pacjenta leżącego często dochodzi do wzmożonego napięcia mięśni oddechowych i powikłań, głównie o podłożu przewlekłym, np. nawracające zapalenia płuc.

W celu zmniejszenia napięcia pacjent powinien leżeć w pozycji na plecach, z głową nieco uniesioną na poduszce, barkami poniżej linii głowy i ramionami ułożonymi wzdłuż ciała. Dodatkowo, by rozluźnić mięśnie brzucha, należy ugiąć kończyny dolne w stawach biodrowych, kolanowych i skokowych (w tej pozycji powinno się wykonywać ćwiczenia oddechowe u osób unieruchomionych w łóżku). Wpływ pozycji leżenia na funkcję oddychania:

1) ułożenie na plecach ułatwia oddychanie przeponowe – w takiej pozycji przepona znajduje się wyżej niż w pozycji stojącej i dlatego może bardziej obniżyć się w trakcie wdechu, dodatkowe ugięcie kończyn dolnych rozluźnia mięśnie brzucha i ułatwia wdech,
2) ułożenie na boku – ułatwia wentylację płuca położonego wyżej,
3) pozycja półsiedząca – zapobiega powstawaniu upośledzenia sprężystości tkanki płucnej (rozedma) i wzrostowi oporu oskrzelowego (np. wydzielina w oskrzelach), taką pozycję można utrzymać poprzez zastosowanie odpowiednich wózków inwalidzkich z funkcją odchylenia oparcia [patrz rozdział 3.2.2],
4) częsta zmiana pozycji u osób długotrwale unieruchomionych – stanowi podstawowe działanie profilaktyczne zapobiegające powstawaniu powikłań ze strony układu oddechowego.

Ukrwienie płuc podlega siłom ciążenia (grawitacja), tak jak ukrwienie pozostałych części ciała. To oznacza, że jest największe w częściach płuc znajdujących się najbliżej podłoża.

8.1.3. Zapobieganie zakrzepowemu zapaleniu żył

Jednym z czynników sprzyjających powstawaniu zakrzepowego zapalenia żył jest długotrwałe unieruchomienie w łóżku i wielogodzinne siedzenie w fotelu. Rozwojowi tej choroby zapobiega każde działanie zmierzające do przyspieszenia przepływu krwi w naczyniach żylnych, a więc przede wszystkim aktywność fizyczna. U pacjentów długotrwale unieruchomionych w łóżku należy regularnie wykonywać ćwiczenia obejmujące kończyny dolne. Ich intensywność zależy od stanu podopiecznego. Ćwiczenia powinny być prowadzone tylko ściśle według wskazań lekarza.

Zaleganiu krwi żylnej w naczyniach kończyn dolnych zapobiega też wysokie układanie nóg. Nie powinno się jednak wkładać pod kolana wałków, ponieważ powoduje to ucisk na naczynia w tej okolicy i uniemożliwia odpływ krwi. Prawidłową techniką jest podkładanie klinów, na których opiera się cała noga lub podniesienie dolnej części leża łóżka tak, by nogi pacjenta były uniesione.

W razie wystąpienia objawów zakrzepowego zapalenia żył należy przede wszystkim szybko skontaktować się z lekarzem. Leczenie odbywa się z reguły w szpitalu. Przed konsultacją lekarską zaleca się pozycję leżącą, z ułożeniem kończyny nieco wyżej w celu przeciwdziałania zastojowi krwi poniżej ewentualnego zakrzepu. Pozycja taka zapobiega powstawaniu obrzęku kończyny. Trzeba jednak pamiętać, że zbyt wysokie ułożenie, poprzez pogłębienie niedokrwistości obwodowych odcinków kończyn, może nasilić ból.

Osoba po przebytym zakrzepowym zapaleniu żył powinna kilkakrotnie w ciągu dnia przyjmować pozycję leżącą. Zaleca się również nakładanie na kończyny dolne elastycznych pończoch lub bandaży według wskazań lekarza. Najlepiej zakładać je po przebudzeniu, przed wstaniem z łóżka, zanim dojdzie do odpłynięcia krwi żylnej do kończyn dolnych. Pończochy lub bandaże nie mogą być za ciasne i należy je zdejmować na krótko w ciągu dnia i bezwzględnie przed snem. Na rynku dostępny jest sprzęt ułatwiający zakładanie elastycznych pończoch uciskowych.

8.2. Odleżyny – zapobieganie i pielęgnowanie

Prawie wszyscy chorzy z ograniczoną ruchomością, a szczególnie pacjenci długotrwale unieruchomieni, są narażeni na powikłania odleżynowe.

Odleżyny stanowią przede wszystkim efekt niedokrwienia tkanek wywołanego przez długotrwały bądź powtarzający się ucisk i w prawie 80% przypadków wynikają z zaniedbań pielęgnacyjnych. Pozostałe powikłania odleżynowe są skutkiem wyniszczenia biologicznego organizmu i najczęściej występują u pacjentów w schyłkowej fazie choroby nowotworowej.

Leczenie odleżyn stanowi poważny problem kliniczny i pielęgnacyjny, co wiąże się ze znacznymi kosztami, jednak najważniejsze jest to, że rany odleżynowe są przyczyną dodatkowego cierpienia ciężko chorych ludzi, niweczą często efekty leczenia, a nawet bywają przyczyną śmierci. Przez ranę odleżynową dostają się z zewnątrz zanieczyszczenia, bakterie i wirusy. Tkanki są zanieczyszczone toksynami powstającymi w ranie. Miejscowy stan zapalny może szybko przejść w zakażenie ogólnoustrojowe, które zagraża bezpośrednio życiu pacjenta. Ryzyko śmierci pacjenta w starszym wieku, który ma odleżyny, wzrasta czterokrotnie, a jeśli odleżyny się nie goją, to wzrost ryzyka jest sześciokrotny.

Zapobieganie odleżynom wymaga spełnienia jednocześnie wielu warunków, m.in. zmniejszenia nacisku (odciążenie ciała), właściwego odżywienia, nawodnienia, wzmacniania kondycji skóry poprzez prawidłową higienę, zachowania zasad bezpiecznego przemieszczania, wyeliminowania tarcia ciała o powierzchnię oraz stosowania specjalistycznych opatrunków ochronnych.

Zasady prawidłowego pielęgnowania osób nieporuszających się samodzielnie zostały opisane w innych rozdziałach. W tym rozdziale przedstawiono skutek zaniedbań wyżej wymienionych zasad, przyczyny powstania oraz uwarunkowania profilaktyki i leczenia odleżyn.

8.2.1. Zapobieganie odleżynom

8.2.1.1. Podstawowe zasady zapobiegania odleżynom

Wiedząc, które miejsca na ciele człowieka są szczególnie zagrożone wystąpieniem odleżyn [ryc. 8.2], można je chronić przez układanie pacjenta w prawidłowej pozycji oraz unikanie długotrwałego ucisku i tarcia jego ciała o powierzchnię łóżka, fotela czy wózka inwalidzkiego. Należy zwracać uwagę, żeby chory nie leżał na szwach, zakładkach, guzikach lub okruchach po jedzeniu. Trzeba codziennie ścielić łóżko i sprawdzać stan pościeli i bielizny osobistej oraz poprawiać mikrokrążenie w skórze poprzez delikatny masaż [ryc. 8.3].

Bardzo ważna jest odpowiednio częsta i prawidłowa zmiana pozycji ciała, a także zapobieganie zsuwaniu się pacjenta po powierzchni, na której leży bądź siedzi. Przy zmianie pozycji ciała należy pamiętać, że silny ucisk (szczególnie punktowy ucisk palców) i tarcie mogą również doprowadzić do powstania odleżyn. Takie samo zagrożenie wiąże się ze źle wykonywanym podnoszeniem i przemieszczaniem [patrz rozdz. 7.1].

Zasady:

1) prawidłowe przemieszczanie – polega na tym, że opiekun nie dotyka bezpośrednio ciała chorego, lecz przenosi go bądź przesuwa na podkładzie z mocnego płótna (lub macie ślizgowej) oraz odwraca na bok i na brzuch przez pociąganie za przeciwległy brzeg prześcieradła (łatwoślizgu),
2) prawidłowe ustalenie pozycji ciała pacjenta leżącego [ryc. 8.4]:
   - chory nie może leżeć bezpośrednio na wystającej części kostnej (należy stosować podkładki),
   - w pozycji na boku wykorzystuje się przekładki, by nie doszło do wzajemnego ucisku kończyn,
   - w pozycji półleżącej lub półsiedzącej (najbardziej niebezpieczne ułożenie) trzeba zapobiegać ześlizgiwaniu się pacjenta w dół łóżka, by nie musiał za-

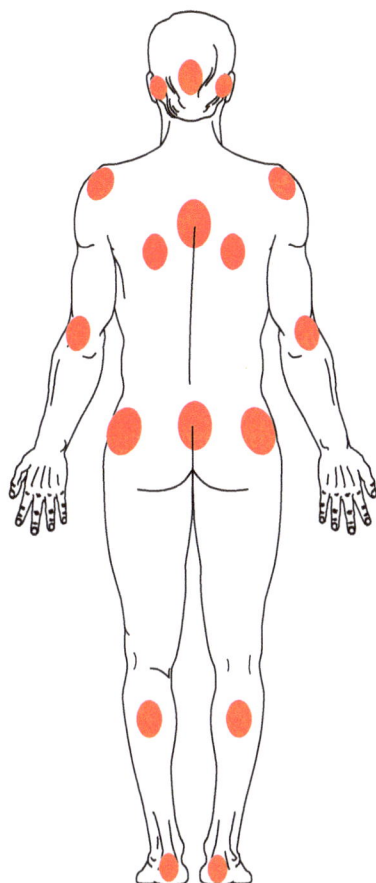

Rycina 8.2. Miejsca szczególnie narażone na wystąpienie odleżyn.

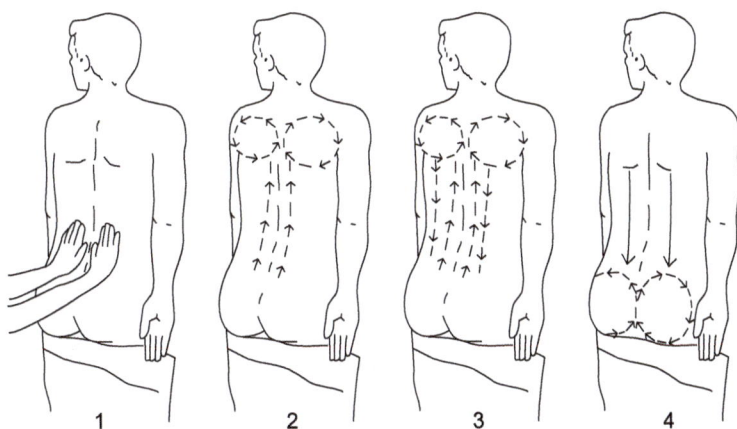

1 2 3 4

Rycina 8.3. Masaż profilaktyczny.

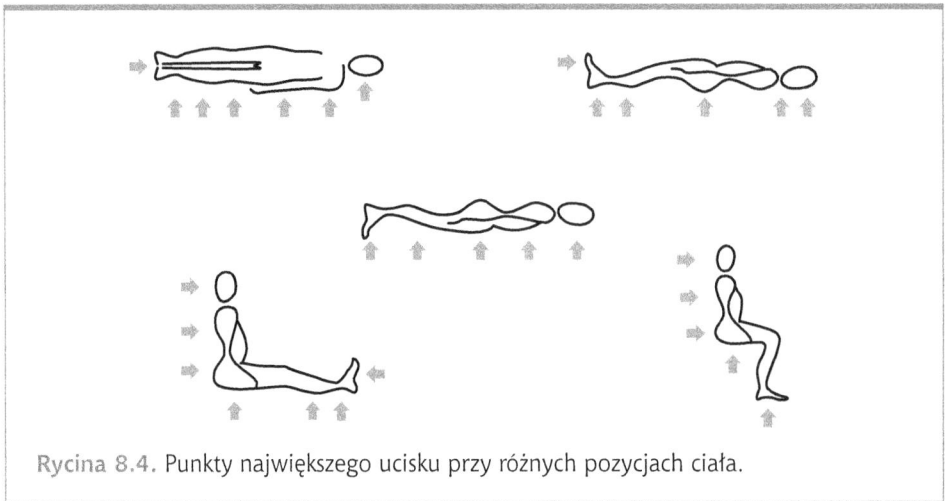

Rycina 8.4. Punkty największego ucisku przy różnych pozycjach ciała.

pierać się piętami i trzeć o podłoże – duże ryzyko powstania odleżyn na piętach, w okolicy kości krzyżowej, guzicznej i kulszowych; wymienione miejsca zabezpiecza się poprzez ich uniesienie i odciążenie, np. za pomocą klinów,

---

Zapamiętaj!
Należy unikać krążków pod pięty, gdyż mogą one tamować swobodny przepływ krwi. Każde miejscowe odciążenie powoduje zwiększony nacisk na okoliczne tkanki.

---

3) prawidłowe ustalenie pozycji ciała pacjenta siedzącego (w łóżku i na fotelu):
   - łóżko powinno być wyposażone w ruchome kliny podpierające plecy i w oparcie przy nogach zapobiegające zsuwaniu się,
   - pacjenta sadza się w możliwie najbardziej prostej pozycji z kolanami lekko ugiętymi, by uzyskać symetryczne rozłożenie ciężaru i zapobiec nazbyt silnemu napięciu mięśni, dodatkowo poduszkami podpiera się jego ręce, by zapobiec przechylaniu się chorego na boki,
   - pacjent siedzący również powinien często zmieniać pozycję ciała (co godzinę) i miejsca ucisku (nawet drobne poruszanie się co 15 min), co jakiś czas może unosić się na rękach nad siedziskiem wózka czy fotela w celu poprawienia przepływu krwi w okolicy miednicy.

8.2.1.2. Sprzęt niezbędny w profilaktyce odleżyn

Ogromne wsparcie w profilaktyce odleżyn stanowią odpowiednie, indywidualnie dobrane dla pacjenta wózki inwalidzkie wyposażone w poduszki przeciwodleżynowe. Wózek taki powinien mieć odchylane oparcie i siedzisko, dzięki czemu możliwa jest częsta zmiana pozycji pacjenta, a to z kolei korzystnie wpłynie na krążenie krwi i likwiduje ucisk w miejscach narażonych na powstawanie odleżyn. Dostępne są wózki wielofunkcyjne z dużą możliwością regulacji, które zapobiegają zsuwaniu się pacjenta i pozwalają na daleko idącą aktywizację (udział w rehabilitacji, pracę zawodową, życie domowe, sport).

U pacjentów leżących, niezdolnych do samodzielnej zmiany pozycji, niezbędne jest stosowanie dynamicznych materaców przeciwodleżynowych, poduszek przeciwodleżynowych, podnośników i łatwoślizgów [patrz rozdział 3.2].

Utrzymanie skóry w jak najlepszym stanie wymaga dużej dbałości i stosowania zabiegów pielęgnacyjnych. U osób ze znacznym upośledzeniem funkcji ruchu często pojawiają się dodatkowe komplikacje, takie jak uzależnienie od opieki zewnętrznej (niesamodzielność), obecność wielu chorób, osłabienie, nietrzymanie moczu i kału, nadwaga, niedożywienie czy nadmierne pocenie się. Często dochodzi do zabrudzenia pościeli różnymi drobnoustrojami, dla których wilgotny ciepły materac jest idealnym miejscem rozmnażania. Z tego względu opiekun medyczny musi zwrócić uwagę na jeszcze jeden element niezwykle ważny w profilaktyce odleżyn, czyli pokrowiec ochronny materaca. Ma on nie tylko zabezpieczać materac przed zabrudzeniem i umożliwiać bezproblemowe, bieżące utrzymanie higieny ciała pacjenta, ale także zmniejszać ryzyko powstania odleżyn poprzez powierzchniową redukuję temperatury ciała.

Materiał pokrowca musi być miękki, gładki, łatwo układający się i niegniotący się. Nie może pylić. Powinien być wykonany z tworzywa „oddychającego", co oznacza przepuszczalność pary wodnej i powietrza, ale także obojętnego dla organizmu i wytrzymałego. Ma być zmywalny (co oznacza, że żadne zanieczyszczenia nie wnikają w jego strukturę) i łatwy do zdjęcia w celu wyprania, wymiany lub uzyskania dostępu do materaca, a także odporny na gotowanie, suszenie i prasowanie w temperaturze do 110°C oraz na powszechnie dostępne, wodne i alkoholowe środki dezynfekcyjne. Powinien skutecznie oddzielać materac od pacjenta i chronić go przed infekcją ze strony drobnoustrojów namnażających się w zanieczyszczonych materacach. Na rynku dostępne są pokrowce spełniające te wymogi.

8.2.2. Jak dochodzi do powstania odleżyny

Pacjenci ze znacznym upośledzeniem funkcji ruchu nie mogą odpowiednio często zmieniać pozycji, przez co ich ciało jest narażone na działanie długotrwałego miejscowego ucisku. Człowieka zdrowego to nie dotyczy, gdyż nieustannie się porusza, nawet w czasie snu. Pacjent nieprzytomny (stan wegetatywny) lub z porażeniem nie odczuwa bólu związanego z bezruchem, pozostali pacjenci unieruchomieni z powodu choroby lub urazu odczuwają ból, ale nie mogą się poruszyć.

> **Zapamiętaj!**
> Brak ruchu jest jedną z głównych przyczyn powstania odleżyn.

Długotrwały ucisk na naczynia włosowate (cienkościenne najmniejsze naczynie krwionośne łączące tętnice z żyłami, przez których ściany następuje wymiana substancji pokarmowych i gazów między krwią a tkanką, a także usuwanie zbędnych produktów przemiany materii), skutkuje powstaniem obrażeń w tkankach. Niekorzystny wpływ ucisku może już po 30 minutach skutkować powstaniem rany prowadzącej do martwicy tkanek. W ciężkich przypadkach martwica dotyczy nie tylko tkanek miękkich, ale również kości.

8.2.2.1. Czynniki fizyczne wywołujące odleżynę

Do czynników fizycznych wywołujących należy:

1) oddziaływanie sił statycznych,
2) oddziaływanie sił dynamicznych,
3) temperatura i wilgotność.

Oddziaływanie sił statycznych – siła statyczna tworzy jednostajny ucisk wywołujący nadmierne ciśnienie śródtkankowe. Siła ucisku zależy od masy ciała pacjenta i powierzchni oddziaływania ucisku. W praktyce oznacza to, że ciało chorego wywiera nacisk na materac (najczęściej gąbkowy materac statyczny) i jednocześnie materac wywiera przeciwny nacisk na ciało. W miejscach wypukłości kostnych (np. na kości guzicznej) powstaje najbardziej niebezpieczny ucisk punktowy blokujący przepływ krwi w naczyniach włosowatych. Dochodzi do zaburzenia zaopatrywania komórek w tlen i składniki odżywcze, a niedotlenione komórki obumierają. W miejscu ucisku gromadzą się także nieodbierane z tkanek składniki przemiany materii, które mogą być toksyczne.

Oddziaływanie sił dynamicznych – siły dynamiczne powstają w trakcie oddziaływania na ciało pacjenta, np. podczas wykonywania czynności pielęgnacyjnych, podnoszenia, zmiany pozycji ciała chorego, a także powodowane są przez zmiany chorobowe, np. przez spastykę. Siły dynamiczne wytwarzają ucisk krótkotrwały i niejednorodny. Oprócz masy ciała pacjenta i wielkości powierzchni oddziaływującej na ciało znaczenie ma także prędkość (gwałtowność), np. krótkotrwały, ale silny nacisk dłoni osoby przemieszczającej na ciało chorego (pchnięcie). Siła dynamiczna powoduje chwilowe przeciążenie ciśnieniowe tkanek, np. w trakcie sadzania chorego na wózek inwalidzki.

Tarcie to zjawisko powstawania siły hamującej, występujące m.in. w trakcie przesuwania ciała pacjenta po podłożu, np. chory z pozycji siedzącej zsuwa się w dół łóżka. Efekt siły tarcia pogłębia się wraz z zawilgoceniem naskórka lub pościeli. Problem szczególnie dotyczy chorych o wzmożonej potliwości, z NTM, którzy mają zmacerowany naskórek. Skutek działania siły tarcia to powierzchniowe uszkodzenia skóry lub wyzwolenie sił ścinających, powstających, gdy kontakt pacjenta z podłożem jest tak silny, że uniemożliwia przesuwanie jego ciała – przesunięciu względem siebie ulegają wtedy tkanki ciała pacjenta. Powyższe zjawiska prowadzą do uszkodzenia naczyń włosowatych.

Najczęściej uszkodzenia powstają w trakcie mimowolnego przesuwania się pacjenta w łóżku, np. w pozycji półsiedzącej w obrębie pośladków, których skóra przylega do prześcieradła i pozostaje nieruchoma, podczas gdy kościec i tkanki wewnętrzne przesuwają się w dół. Uszkodzenie najszybciej występuje u osób o słabym napięciu mięśniowym, odwodnionych, które gwałtownie schudły.

Temperatura i wilgotność – nadmierna wilgotność skóry stanowi podstawowy, obok ucisku, czynnik ryzyka powstawania odleżyn. Ciało człowieka jest zdecydowanie cieplejsze od otoczenia i wymaga stałego chłodzenia. Każdy materac, który zapewnia prawidłowe odciążenie leżącej na nim osoby, musi ją otulić (rozłożenie nacisku materaca na możliwie największą powierzchnię ciała). Otulone przez materac ciało, by się wychłodzić, uruchamia funkcję wydzielania potu, co wiąże się z potrzebą odparowania wilgoci, ograniczoną przylegającym materacem. Chory stale przylega do materaca, na którym leży i nie porusza się, więc odparowanie nie jest możliwe. Naskórek i skóra właściwa podlegają nadmiernemu zawilgoceniu, w efekcie czego dochodzi do maceracji skóry. Dodatkowy negatywny czynnik stanowi szybka kolonizacja drobnoustrojów, dla których ciepło i wilgoć stanowią optymalne warunki wzrostowe.

Maceracja skóry jest przyspieszona u osób z NTM (drażniące działania moczu).

Dostępne są terapeutyczne materace przeciwodleżynowe, które mają możliwość redukowania temperatury i zapewniania stałego przepływu powietrza wokół pacjenta. Materace zmiennociśnieniowe zapewniają fizjologiczny obieg płynów w tkankach oraz wymuszają właściwą termoregulację i wentylację skóry. Opiekun powinien zwrócić także uwagę na odpowiedni pokrowiec materaca oraz wierzchnie okrycie pacjenta (prześcieradło, kołdra) i jego ubranie. Należy unikać niskogatunkowych produktów ochronnych z nieoddychającą warstwą izolacyjną (plastik, folia). Produkty te są tanie, ale ich stosowanie skutkuje drogim leczeniem stanów zapalnych skóry i odleżyn.

Bezwzględnie należy unikać używania materaców wypełnionych granulatem styropianowym. Jest to materiał mający właściwości termoizolacyjne (niskie przewodnictwo cieplne), dlatego skóra w kontakcie z takim materiałem rozgrzewa się, poci i nie oddycha.

8.2.3. Rodzaje odleżyn

W zależności od stopnia zaawansowania wyróżnia się odleżyny:

1) pojedyncze i mnogie,
2) powierzchowne i głębokie,
3) jednorodne i niejednorodne o małej lub dużej powierzchni,
4) nawracające.

Większość odleżyn powstałych w polskich szpitalach to odleżyny zainfekowane. Dlatego profilaktyka odleżyn i natychmiastowa reakcja na ich powstanie jest podstawowym obowiązkiem osób sprawujących opiekę nad chorym. Obowiązek ten dotyczy także opiekunów medycznych.

Odleżyny wymagają wnikliwej diagnostyki, leczenia i pielęgnacji. Działania te należą do kompetencji pielęgniarek, ale leczenie odleżyn powyżej trzeciego stopnia powinno być prowadzone przez lekarza. Podział odleżyn z uwzględnieniem zaawansowania procesu chorobowego[40]:

1) stopień I – skóra jest cała, ale z widocznym na ograniczonym obszarze nieblednącym pod uciskiem palca zaczerwienieniem, zwykle nad wyniosłością kostną; zaczerwienione miejsce może być bolesne, twarde, miękkie lub cieplejsze albo chłodniejsze w porównaniu z tkanką otaczającą,
2) stopień II – miejscowy brak naskórka lub zewnętrznej warstwy skóry właściwej przypominający płytkie, otwarte owrzodzenie z czerwonoróżowym

---

[40] System stopniowania odleżyn według NPUAP (*National Pressure Ulcer Advisory Panel*).

dnem rany, bez mas rozpadających się tkanek; może również wyglądać jak pęcherz o zachowanej ciągłości lub otwarty/pęknięty, wypełniony płynem surowiczym (definicja nie dotyczy pęknięć skóry, odparzeń po plastrach, zapalenia skóry w okolicy krocza, a także maceracji lub otarć wywołanych innymi przyczynami niż długotrwały ucisk),

3) stopień III – utrata tkanek skóry właściwej; mogą być obecne masy rozpadających się tkanek, ale nie utrudniają one oceny głębokości uszkodzenia,

4) stopień IV – ubytek skóry i tkanki podskórnej z odsłonięciem kości, ścięgien lub mięśni; w niektórych częściach dna rany mogą być obecne masy rozpadających się tkanek lub strup martwiczy, często stwierdza się przetoki.

Na głębokość owrzodzeń wpływ ma umiejscowienie odleżyny. Przykładowo grzbiet nosa, ucho, potylica i kostka nie mają tkanki podskórnej, dlatego owrzodzenia odleżynowe w tych okolicach są płytkie, natomiast w obszarach ze znaczną ilością tkanki tłuszczowej mogą pojawić się głębokie owrzodzenia III lub IV stopnia. W owrzodzeniach IV stopnia widoczne lub bezpośrednio wyczuwalne są odsłonięte kości lub ścięgna.

Zapamiętaj!
Powstanie odleżyny trwa kilka godzin, a jej leczenie ciągnie się tygodniami lub miesiącami.

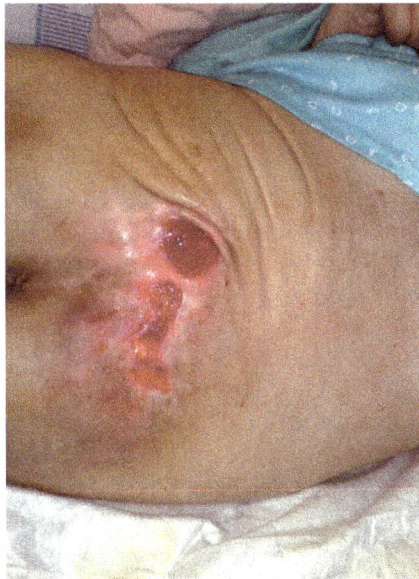

Rycina 8.5. Odleżyna III stopnia w fazie gojenia się.

Czas leczenia odleżyny II°, zwykłej z ucisku (nie ma zaburzeń ukrwienia) wynosi co najmniej 6 tygodni. Odleżyny u pacjenta w schyłkowej fazie życia nie ulegają wygojeniu.

8.2.4. Udział opiekuna medycznego w leczeniu odleżyn

Leczenie odleżyn z założenia musi być kompleksowe, a jego efekt w zasadniczym zakresie zależy od prawidłowej podstawowej pielęgnacji. Oznacza to, że jeżeli opiekun nie będzie we właściwy sposób zaspokajał potrzeby odżywiania (w tym nawadniania), wydalania (zabezpieczanie przed drażniącym działaniem moczu i kału), higieny ciała (pielęgnowanie skóry) i poruszania się, to bez względu na rodzaj zastosowanej terapii odleżyny nie ulegną wygojeniu. Pielęgniarki i opiekunowie muszą być świadomi odpowiedzialności i powinni oceniać ryzyko zagrożenia odleżynami, kontrolować stan skóry, podejmować działania profilaktyczne, współpracować z członkami zespołu terapeutycznego i odnotowywać w dokumentacji pacjenta wszystko to, co ma związek z profilaktyką odleżyn.

Pytania, które opiekun stawia pacjentowi, oceniając u niego ryzyko rozwoju odleżyn:

1) Ile Pan/i waży (w domyśle – czy ma Pan/i nadwagę lub niedowagę)?
2) Czy często korzysta Pan/i ze środków uśmierzających ból, nasennych lub uspokajających?
3) Czy choruje Pan/i na cukrzycę, niewydolność serca, inne choroby układu krążenia, choroby nowotworowe?
4) Czy prawidłowo odczuwa Pan/i ból, a może reaguje Pan/i zbyt gwałtownie lub wcale go nie czuje?
5) Czy Pana/i ruchy stały się powolniejsze lub czy zaistniały ograniczenia w poruszaniu się?
6) Czy ma Pan/i problem z nietrzymaniem moczu i stolca, czy samodzielnie oczyszcza Pan/i skórę po wydalaniu?
7) Czy ma Pan/i zmiany na skórze, np. podrażnienia, przesuszenie, pęknięcia?
8) Czy nadmiernie się Pan/i poci?

Jeżeli na co najmniej trzy pytania uzyskuje się odpowiedź twierdzącą, opiekun jest zobowiązany z dodatkową troską podchodzić do pielęgnacji pacjenta z uwzględnieniem zasad profilaktyki odleżyn i codziennie dokonywać oceny stanu jego skóry.

9 | Zapobieganie zakażeniom

Elżbieta Szwałkiewicz

Problematykę zapobiegania zakażeniom omówiono tu w kontekście zadań zawodowych opiekuna medycznego, a więc dotyczy tzw. zakażeń szpitalnych.

Zakażenie szpitalne to takie, do którego doszło w czasie udzielania świadczeń zdrowotnych, natomiast nie występowało ono w okresie wylęgania wtedy, gdy chory był przyjmowany do szpitala. Może ujawnić się zarówno podczas hospitalizacji, jak i po wypisaniu chorego do domu. Źródło zakażenia szpitalnego stanowi własna flora bakteryjna chorego lub środowisko zewnętrzne.

Najczęstsze drogi szerzenia się zakażeń szpitalnych dotyczą bezpośredniego kontaktu chorego z zakażonym materiałem (aparatura diagnostyczna, sprzęt leczniczy, narzędzia, cewniki itp.).

Na zakażenia szpitalne szczególnie narażeni są pacjenci:

1) z chorobami upośledzającymi odporność,
2) z cukrzycą,
3) odwodnieni,
4) nadużywający alkoholu,
5) z nowotworami (leczeni cytostatykami i po radioterapii),
6) z oparzeniami i urazami wielonarządowymi,
7) z marskością wątroby,
8) w wieku niemowlęcym i starszym.

Najczęstsze lokalizacje zakażeń szpitalnych:

1) drogi moczowe,
2) płuca,
3) rany,
4) ogólnoustrojowe (posocznica),
5) skóra.

Najczęstsze objawy – w 3. lub 4. dobie po zabiegu pojawiają się gorączka, tachykardia i leukocytoza. Gorączka ma charakter zmienny, tzn. rano jest niska, a po południu lub wieczorem rośnie, niekiedy poprzedzają ją dreszcze.

> **Uwaga!**
> Nieznaczne podwyższenie temperatury ciała nieprzekraczające 38°C i trwające nie dłużej niż 2 dni może towarzyszyć każdej operacji, jako odpowiedź na uszkodzenie i początek regeneracji tkanek w polu operacyjnym.

Zakażenia szpitalne są traktowane jako jedno z najpoważniejszych wyzwań współczesnej medycyny, gdyż powodują dodatkowe cierpienie, a nawet śmierć, wielu chorych. Całkowite wyeliminowanie tych zakażeń nie jest możliwe, ale ograniczenie ich występowania można osiągnąć pod warunkiem współpracy personelu medycznego, pacjentów i osób odwiedzających. Odpowiedzialność wyraża się m.in. w staranności mycia rąk, dobrej jakości pielęgnacji, utrzymaniu w czystości otoczenia pacjenta, noszeniu rękawiczek ochronnych przez personel i zmienianiu ich podczas zajmowania się kolejnym chorym, a szczególnie w prawidłowej higienicznej dezynfekcji rąk.

> **Zapamiętaj!**
> 1) Skażenie mikroorganizmami jest niewidoczne.
> 2) Przez przeniesienie mikroorganizmów każdy może zagrozić zdrowiu pacjenta.
> 3) Prawidłowa higiena rąk zapobiega przenoszeniu mikroorganizmów.
> 4) Higieniczna dezynfekcja rąk jest środkiem z wyboru w zapobieganiu przenoszeniu drobnoustrojów.
> 5) Należy przestrzegać procedury higienicznej dezynfekcji rąk.

9.1. Co każdy opiekun medyczny powinien wiedzieć o gronkowcu i MRSA

Gronkowce to bakterie, które kolonizują skórę każdego człowieka jako flora fizjologiczna lub przejściowa. Nosicielstwo gronkowca złocistego stwierdza się u 30–40% zdrowych osób. Największą liczbę tych bakterii stwierdza się na skórze, w gruczołach skórnych pach, pachwin i fałdów skórnych oraz na błonach śluzowych, szczególnie w okolicy pochwy i odbytu. U zdrowych ludzi gronkowce nie wywołują zachorowania, ale atakują, jak tylko nastąpi osłabienie układu odpornościowego. Pacjenci z osłabioną odpornością to chorzy w podeszłym wieku, w ciężkim stanie ogólnym, długo leżący w szpitalu i leczeni wcześniej silnymi antybiotykami.

W ostatnich latach poważnym problemem terapeutycznym stały się zakażenia wywołane przez **gronkowce oporne na antybiotyki**. Obecnie ok. 15% gronkowców złocistych wykazuje metycylinooporność (MRSA)[41], czyli opornych na wszystkie antybiotyki β-laktamowe (np. pochodne penicyliny, cefalosporyny). MRSA nie stanowią zagrożenia dla zdrowych osób pod warunkiem przestrzegania podstawowych środków ostrożności. Źródła zakażenia:

1) krew, mocz, stolec i inne wydzieliny oraz materiały biologiczne pochodzące od pacjentów,
2) personel medyczny – skóra rąk skolonizowana przez bakterie,
3) zakażony sprzęt medyczny,
4) ręczniki płócienne,
5) zawilgocone mydło do rąk w kostce,
6) nieprawidłowo użytkowane zestawy do sprzątania,
7) otwarte pojemniki na odpady medyczne, śmieci, zużyte pieluchy.

Najczęstsze drogi przenoszenia:

1) ręce i ubrania personelu,
2) pieluchy, pościel, zbiorniki na mocz i kał,
3) preparaty do stosowania zewnętrznego (maści, żele do EKG i USG),
4) źle przechowywane odpady i śmieci,
5) źle sterylizowany i dezynfekowany sprzęt i pomieszczenia.

9.2. Aseptyka i antyseptyka

Charakter pracy opiekuna medycznego naraża go na częsty kontakt z bakteriami, wirusami i grzybami. Dlatego powinien on chronić siebie i innych poprzez rutynowe stosowanie zasad aseptyki, czyli zapobiegania rozprzestrzeniania się mikroorganizmów.

Aseptyka to postępowanie mające na celu zapobieganie zakażeniu, czyli ochronę przed skażeniem naturalnie jałowych tkanek (także płynów ustrojowych, np. krwi) i sterylnych materiałów. Polega m.in. na higienicznej dezynfekcji rąk, zakładaniu fartuchów ochronnych oraz segregacji i zabezpieczaniu niebezpiecznych odpadów medycznych.

Antyseptyka oznacza stosowanie środków bakteriobójczych w celu całkowitego zniszczenia drobnoustrojów.

---

[41] Methicillin-resistant *Staphylococcus aureus*.

Proces prowadzący do usunięcia drobnoustrojów z danej powierzchni lub ich zabicia nosi nazwę **dekontaminacja** i obejmuje sanityzację (gruntowne mycie i czyszczenie), dezynfekcję (niszczenie drobnoustrojów metodami fizycznymi i chemicznymi) i sterylizację (całkowite zniszczenie wszystkich drobnoustrojów i ich form przetrwalnikowych).

Aseptyka jest niezbędnym elementem prawidłowego postępowania opiekuna medycznego. Wszystko, co ma stykać się z osłabionym pacjentem, szczególnie z takim, który ma rany, musi być czyste, a stosowane opatrunki i narzędzia powinny być jałowe (tzn. pozbawione bakterii, wirusów i grzybów). Czyste musi być także otoczenie pacjenta.

Z tego powodu w zakładach opieki zdrowotnej ściśle określa się zasady postępowania dotyczące zapobiegania zakażeniom szpitalnym. Obejmują one:

1) sposób przygotowania materiałów – odpowiednia dezynfekcja i opakowanie,
2) prawidłowo prowadzony proces sterylizacji – właściwe ułożenie w komorze sterylizatora, kontrola procesu sterylizacji,
3) przechowywanie – w warunkach, które wykluczają możliwość wtórnego zanieczyszczenia.

Przygotowanie i przechowywanie sprzętu może należeć do zadań opiekuna medycznego. Musi on być w pełni świadomy odpowiedzialności, jaka na nim spoczywa w zakresie aseptyki. Jego postępowanie aseptyczne powinno uwzględniać wszystkie możliwe drogi szerzenia, źródła zakażenia i rezerwuary (np. środowisko wodne) oraz polegać na umiejętnym ich ograniczaniu.

Zapamiętaj!
Najczęstszą drogą rozprzestrzeniania się drobnoustrojów w zakładach opieki zdrowotnej są ręce personelu.

Skóra rąk jest w normalnych warunkach zanieczyszczona drobnoustrojami, które znajdują się na jej powierzchni lub w głębszych warstwach, w szczelinach, mieszkach włosowych i zachyłkach gruczołów potowych. Drobnoustroje znajdujące się na powierzchni skóry to flora przejściowa, natomiast bytujące w głębi skóry – flora osiadła. W skład flory przejściowej mogą wchodzić wszystkie drobnoustroje, z którymi styka się ręka, oraz drobnoustroje wydzielane z głębi skóry. Łatwo się je usuwa już przez zwykłe mycie wodą z mydłem. Natomiast drobnoustroje stanowiące florę osiadłą są trudne lub wręcz niemożliwe do usunięcia nawet przez intensywne mycie i szorowanie, także z użyciem środka antyseptycznego. Wskutek pocenia się rąk drobnoustroje pozostałe w skórze wydostają się na zewnątrz i gromadzą się w pocie w rękawiczkach.

Niezwykle ważnym elementem dla całości postępowania aseptycznego jest dezynfekcja rąk stosowana przez personel medyczny pomiędzy pielęgnacją kolejnych chorych. Pielęgnacja chorych zakażonych lub nosicieli szczepów opornych na liczne antybiotyki wymaga zmiany fartuchów oraz zabezpieczania i usuwania zużytych opatrunków i zmienianej bielizny [patrz rozdział 9.3]. W przypadku tych pacjentów niezbędne jest, by materace i poduszki, podobnie jak ich pokrowce, były wykonane z materiałów niewrażliwych na wysokie temperatury.

Dokładna dezynfekcja, mycie i wyjaławianie narzędzi wielokrotnego użycia, sprzętu diagnostycznego, elementów układu oddechowego respiratora itp. to działania, z którymi opiekun będzie miał styczność.

9.3. Higieniczna dezynfekcja i mycie rąk[42]

Najczęściej używanym „instrumentem" w postępowaniu pielęgnacyjno-opiekuńczym są ręce, którymi dotyka się pacjenta, jego ran, wydalin, naczyń, sprzętu, którego używa, oraz zużytych przez niego materiałów medycznych czy środków pomocniczych.

> **Zapamiętaj!**
> Ręce są często myte, ale zbyt rzadko dezynfekowane.

Przy prawie wszystkich czynnościach medycznych ręce mogą zostać skażone, a skażenie to nie jest widoczne. Mikroorganizmy niezauważalnie przedostają się na inne osoby lub przedmioty. Fakt, że dochodzi do tysięcy zakażeń wewnątrzszpitalnych rocznie, mimo że personel medyczny regularnie myje ręce, został poddany wnikliwym badaniom. Prowadzący badania postawili sobie pytanie: czy częste mycie rąk wodą i mydłem kosmetycznym jest wystarczające. Ustalono, że o ile jest ono konieczne i celowe w życiu prywatnym, o tyle w działalności leczniczej nie stanowi wystarczającej ochrony. Mikroorganizmy zostają bowiem jedynie spłukane, a nie zabite i rozprzestrzeniają się w środowisku z zachowaną zdolnością do dalszego rozmnażania i zakażania. Zwykłe (kosmetyczne) mycie rąk [ryc. 9.1] w szpitalu służy tylko potrzebom estetycznym, czyli zmyciu wi-

---

[42] Zdjęcia i opracowanie na podstawie prezentacji *Najczęściej używanym „instrumentem medycznym" są ręce* udostępnianej w ramach *Akcji Czyste Ręce* prowadzonej z inicjatywy firmy Henkel-Ecolab Sp. z o.o. Hospital Hygiene z wykorzystaniem materiałów IKI Institut.

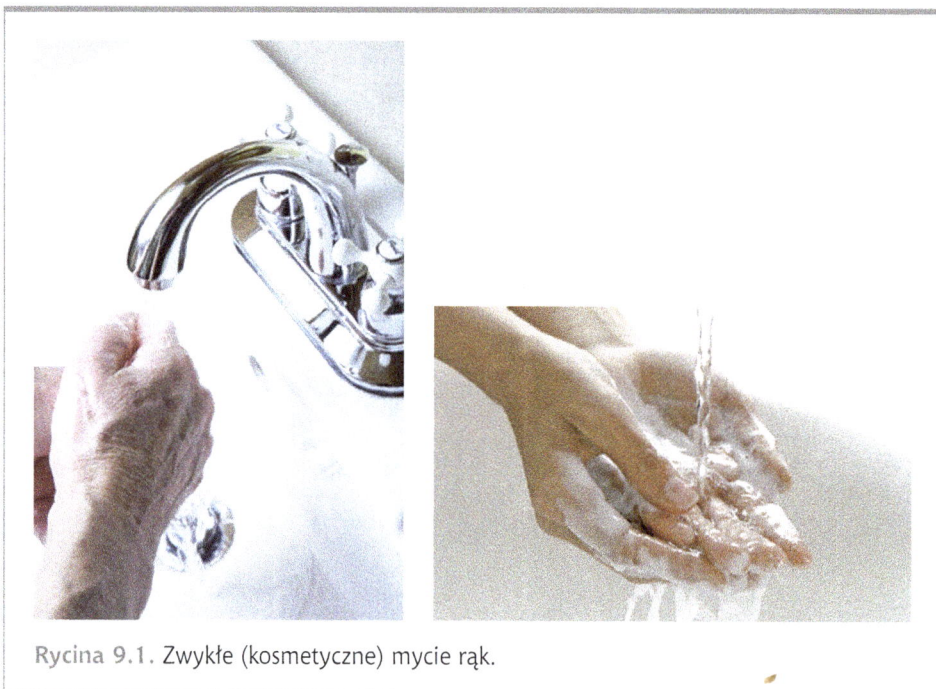

Rycina 9.1. Zwykłe (kosmetyczne) mycie rąk.

docznego gołym okiem brudu. Takie mycie odtłuszcza skórę i wpływa na jej dyskomfort.

Za konieczne uznano wprowadzenie w zakładach leczniczych obowiązku higienicznej dezynfekcji rąk przez personel medyczny. Już 30 sekund przeznaczone na efektywną higieniczną dezynfekcję rąk może uratować niejedno życie.

Uwaga!
Najczęstsze błędy popełniane przy higienicznej dezynfekcji rąk:

1) umycie rąk przed dezynfekcją,
2) mycie i dezynfekcja rąk są stosowane wymiennie,
3) zbyt krótkie pozostawienie antyseptyku na dłoniach (zbyt krótkie jego działanie),
4) środek do dezynfekcji rąk został pobrany w niewłaściwej ilości,
5) dezynfekcja rąk jest wykonywana zbyt rzadko.

Co jest potrzebne opiekunowi medycznemu, by nie przyczyniał się do przenoszenia zakażeń? Z pewnością odpowiednia wiedza, zaangażowanie osobiste, ciągła świadomość problemu, a przede wszystkim stosowanie w praktyce odpowiednich środków ochronnych i prawidłowej higienicznej dezynfekcji rąk.

Zapamiętaj!
Obowiązkiem zawodowym opiekuna medycznego jest higieniczna dezynfekcja rąk, gdyż:

1) skutecznie zabija drobnoustroje,
2) utrudnia przenoszenie mikroorganizmów,
3) zapobiega infekcjom szpitalnym,
4) redukuje koszty społeczne generowane przez skutki infekcji (długie leczenie, cierpienie, śmierć).

Higieniczna dezynfekcja rąk jest wymagana w określonych sytuacjach [tab. 9.1].

Tabela 9.1

Wskazania do higienicznej dezynfekcji rąk [na podstawie: WHO 2012]

5 wskazań do higienicznej dezynfekcji rąk	KIEDY	DLACZEGO
PRZED KONTAKTEM Z PACJENTEM	Dezynfekuj ręce przed każdym kontaktem z pacjentem	Aby chronić pacjenta przed chorobotwórczymi drobnoustrojami przenoszonymi na twoich rękach
PRZED CZYSTĄ/ ASEPTYCZNĄ PROCEDURĄ	Dezynfekuj ręce tuż przed wykonaniem czystej/aseptycznej procedury	Aby chronić pacjenta przed chorobotwórczymi drobnoustrojami, również pochodzącymi od niego samego
PO KONTAKCIE Z PŁYNAMI USTROJOWYMI PACJENTA	Dezynfekuj ręce po możliwym kontakcie z płynami ustrojowymi (również po zdjęciu rękawiczek ochronnych)	Aby chronić siebie i otoczenie przed chorobotwórczymi drobnoustrojami
PO KONTAKCIE Z PACJENTEM	Dezynfekuj ręce bezpośrednio po kontakcie z pacjentem i jego najbliższym otoczeniem	Aby chronić siebie i otoczenie przed chorobotwórczymi drobnoustrojami
PO KONTAKCIE Z OTOCZENIEM PACJENTA	Dezynfekuj ręce po dotknięciu jakiegokolwiek przedmiotu z otoczenia pacjenta, gdy opuszczasz to otoczenie – nawet jeśli nie miałeś kontaktu z pacjentem	Aby chronić siebie i otoczenie przed chorobotwórczymi drobnoustrojami

Dozowniki środków antyseptycznych powinny znajdować się:

1) w każdym miejscu mycia rąk [ryc. 9.2],
2) na stanowiskach pobierania krwi,
3) na stanowiskach (wózkach) opatrunkowych,
4) na stanowiskach (wózkach) do mycia,
5) w salach chorych [ryc. 9.2].

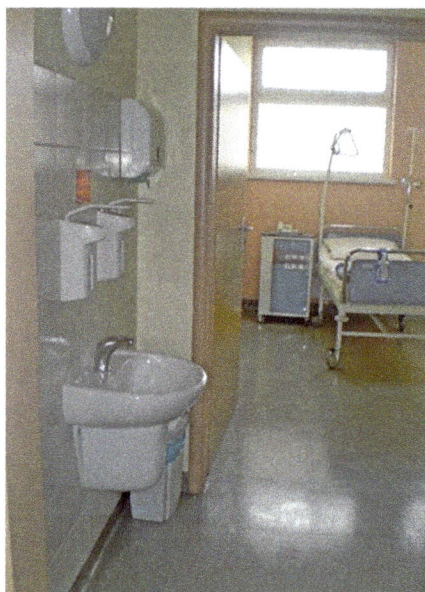

Rycina 9.2. Stanowisko do mycia i higienicznej dezynfekcji rąk.

Budowa dozownika powinna umożliwiać obsługę łokciem, grzbietem dłoni lub bezdotykowe nabieranie preparatu odkażającego.

Najważniejsze zasady dotyczące higienicznej dezynfekcji rąk:

1) preparat dezynfekujący musi być dobry i skuteczny, ale także akceptowany przez personel,
2) należy zapewnić właściwe rozmieszczenie dozowników,
3) warto zaopatrzyć się w środki indywidualnej ochrony (buteleczki kieszonkowe w przypadku opieki domowej),
4) powinno się przeprowadzać regularne kontrole zużycia produktu,
5) trzeba organizować okresowe szkolenia,
6) ręce powinno się częściej dezynfekować, niż myć.

9.3.1. Prawidłowa higieniczna dezynfekcja rąk[43]

1) Podłóż dłoń pod miejsce, przez które wypływa płyn z dozownika, i kilka razy naciśnij łokciem przycisk dozownika [ryc. 9.3] tak, by pobierany środek antyseptyczny wypełnił zagłębienie dłoni (tzw. reguła pełnej dłoni – cała dłoń musi być wypełniona środkiem antyseptycznym, min. 3 ml).
2) Przez 30 sekund wcieraj preparat po kolei (każdy z ruchów powtórz 5 razy):
   - w wewnętrzne części dłoni,
   - wewnętrzną częścią prawej dłoni o grzbietową część lewej dłoni, a następnie odwrotnie,
   - wewnętrznymi częściami dłoni z przeplecionymi palcami aż do zagłębień między palcami,
   - końcami palców prawej dłoni o wewnętrzną część lewej dłoni ze złączonymi palcami, a następnie odwrotnie,
   - obrotowo, pocierając kciuk prawej dłoni o wewnętrzną część zaciśniętej lewej dłoni, a następnie odwrotnie,
   - obrotowo, pocierając wewnętrzną część prawej dłoni złączonymi palcami lewej dłoni, a następnie odwrotnie [ryc. 9.4].
3) Poczekaj, aż preparat wyschnie na twoich dłoniach, zanim przystąpisz do innych czynności.

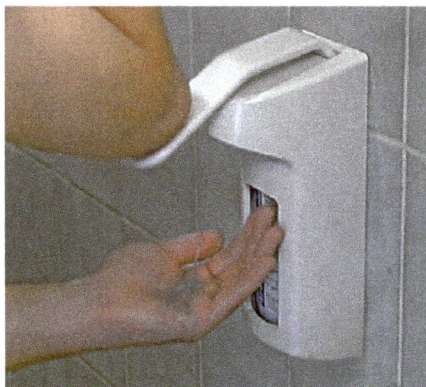

Rycina 9.3. Nabieranie preparatu odkażającego z dozownika.

---

[43] Według EN 1500 (europejska norma dezynfekcji higienicznej rąk).

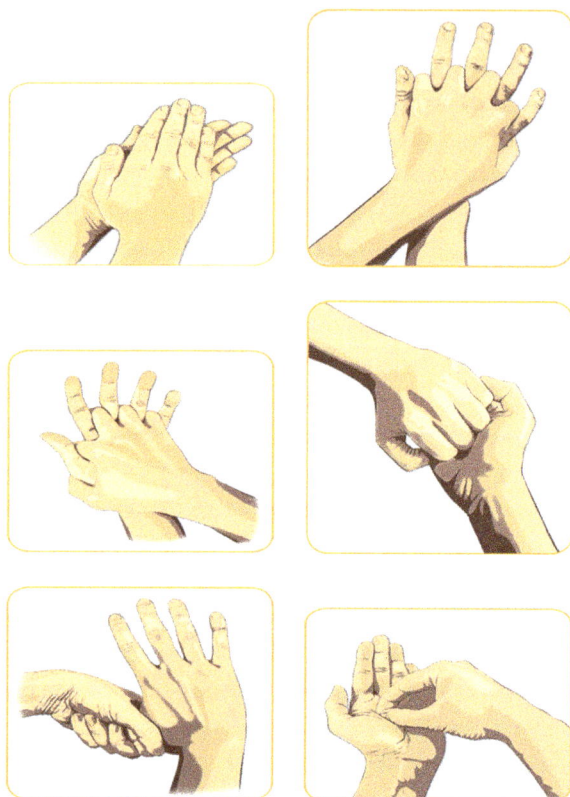

Rycina 9.4. Technika higienicznego odkażania rąk.

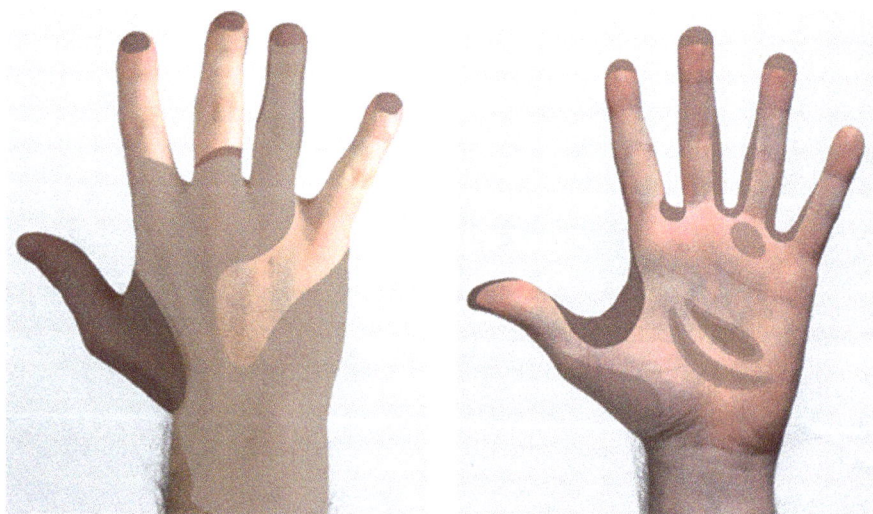

Rycina 9.5. Obszary rąk najczęściej pomijane podczas mycia i odkażania.
■ Obszary najczęściej pomijane; ■ Obszary stosunkowo często pomijane.

W przypadku niespodziewanego zanieczyszczenia rąk krwią, kałem, inną wydzieliną lub wydaliną należy:

1) nasączyć ręcznik papierowy środkiem antyseptycznym i usunąć zanieczyszczenie,
2) odkazić ręce,
3) umyć ręce preparatem myjącym i ponownie odkazić.

9.3.2. Ochrona skóry rąk

Pielęgnacja skóry rąk jest niezbędna, gdyż tylko zdrowa skóra zapewnia naturalną ochronę przed przenikaniem mikroorganizmów. Choroby i podrażnienia skóry stanowią jedne z najczęstszych schorzeń zawodowych personelu medycznego. Dezynfekcja rąk jest obowiązkiem, ale tylko zdrową skórę można efektywnie dezynfekować. W przypadku podrażnienia należy sprawdzić, czy wynika ono ze stosowania konkretnego preparatu, czy z nieprzestrzegania zasad dezynfekcji, mycia i pielęgnacji rąk.

W celu ochrony skóry zaleca się:

1) rękawiczki ochronne [ryc. 9.6] – po ich zdjęciu resztki talku należy starannie zmyć z rąk czystą wodą bez użycia środka myjącego i osuszyć,
2) pielęgnację skóry – po zwykłym myciu dłonie należy dokładnie osuszyć i wetrzeć w nie niewielką ilość (tak by szybko się wchłonęła) kremu do rąk, co zapobiega wysuszaniu skóry,
3) konsultację lekarza – w przypadku podrażnienia skóry w celu zapobiegania rozwojowi stanu zapalnego,
4) higieniczną dezynfekcję rąk – nie wywołuje podrażnienia skóry, kontaktowych zapaleń skóry lub alergii i daje właściwy efekt natłuszczania wtórnego.

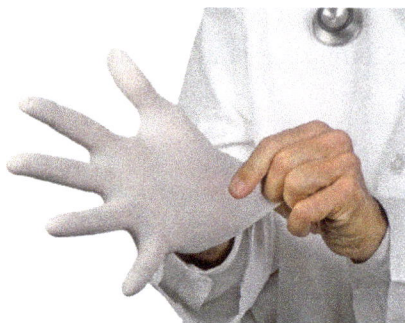

Rycina 9.6. Zakładanie jednorazowej rękawiczki.

W pielęgnacji rąk należy stosować:

1) dodatki kosmetyczno-ochronne w preparatach do dezynfekcji rąk, gdyż zwiększają ich tolerancję,
2) kremy pielęgnacyjne do rąk jako rutynową czynność po zakończeniu mycia i osuszenia.

Zważywszy na fakt, że ręce są niezastąpione zarówno w aktywności zawodowej, jak i prywatnej, powinny podlegać szczególnej ochronie, co łączy się z odpowiedzialnym wyborem preparatów do dezynfekcji, mycia i pielęgnacji skóry rąk. Różnorodność oferty powoduje, że w miejscu pracy trafić można na produkty wielu firm, które mają odmienną skuteczność i niekiedy wchodzą w szkodliwe dla skóry interakcje chemiczne. Zasadą powinno być kupowanie preparatów tej samej firmy do wszystkich trzech rodzajów czynności: dezynfekcji, mycia i pielęgnowania.

Zapamiętaj!
1) Przed myciem i dezynfekcją rąk należy zdjąć biżuterię i zegarek.
2) Częściej ręce dezynfekuj, niż myj.
3) Preparat dezynfekcyjny wcieraj w suche ręce.
4) Nie używaj czystych alkoholi do dezynfekcji rąk.
5) Przestrzegaj czasu (30 sekund), zasady pełnej dłoni (3 ml) i techniki wcierania.
6) Krótko obcinaj paznokcie, wykluczone są sztuczne długie paznokcie, gdyż w pracy opiekuna medycznego stanowią poważne zagrożenie zarówno dla pacjenta, jak i opiekuna.
7) Unikaj częstego mycia rąk mydłem oraz zbyt gorącej wody.

8) Używaj tylko wysokiej jakości mydeł w płynie, najlepiej o pH 5,5, gdyż skóra człowieka ma lekko kwaśny odczyn.
9) Dokładnie spłukuj mydło z rąk, osuszaj ręce po umyciu.
10) Używaj delikatnych ręczników jednorazowych.
11) Stosuj dobrze dopasowane rękawiczki ochronne według zasady każdy pacjent = nowe rękawiczki.
12) Stosuj preparaty pielęgnujące (np. emulsja, krem nawilżający) podczas przerw w pracy i po jej zakończeniu.

9.4. Postępowanie z odpadami i zużytym sprzętem medycznym

9.4.1. Podział odpadów medycznych

Odpady medyczne to substancje stałe, ciekłe i gazowe powstające przy leczeniu, diagnozowaniu i profilaktyce, w działalności medycznej prowadzonej w obiektach lecznictwa stacjonarnego, otwartego oraz w obiektach badawczych i eksperymentalnych. W zakładach leczniczych powstają nie tylko odpady medyczne, ale także **odpady komunalne**, czyli takie, które ze względu na swój charakter lub skład można porównać do powstających w gospodarstwach domowych. Niemal wszystkie odpady powstające przy pielęgnacji pacjentów (higiena ciała, zabezpieczenie wydalania, odżywianie) zalicza się do kategorii odpadów komunalnych. Wyjątkiem są odpady powstałe przy pielęgnacji pacjentów szpitala/oddziału zakaźnego lub pacjentów uznanych za potencjalne źródło zakażenia.

W Polsce powstaje rocznie ok. 200 tysięcy ton odpadów medycznych, z czego 80% stanowią odpady o charakterze komunalnym, które nie stanowią zagrożenia sanitarnego[44].

Odpady niebezpieczne to odpady, które ze względu na swoje pochodzenie, skład chemiczny, biologiczny czy inne właściwości i okoliczności stanowią zagrożenie dla życia i zdrowia ludzi lub dla środowiska.

Zgodnie z określoną w rozporządzeniu klasyfikacją odpady medyczne dzieli się na:

1) odpady zakaźne,
2) odpady niebezpieczne,
3) odpady pozostałe.

---

[44] Ustawa z dnia 27 kwietnia 2001 r. o odpadach (Dz. U. z 2007 r. Nr 39, poz. 251 z późn. zm.); Rozporządzenie Ministra Zdrowia z dnia 30 lipca 2010 r. w sprawie szczegółowego sposobu postępowania z odpadami medycznymi (Dz. U. z 2010 r. Nr 139, poz. 940).

Względem wszystkich wymienionych powyżej kategorii odpadów medycznych obowiązuje wymóg ich segregowania w miejscu powstania. Odpady powinny być gromadzone w specjalnie oznakowanych pojemnikach lub workach wymienianych na nowe z obowiązującą w zakładzie częstotliwością (nie rzadziej niż co 72 godziny). Sprawy te objęte są zakładowym standardem postępowania z odpadami, który zgodnie z przepisami ustawy musi być ustalony w każdym zakładzie opieki zdrowotnej.

Przepisy prawa regulują postępowanie z odpadami medycznymi nie tylko w zakładzie opieki zdrowotnej, ale także z powstałymi w wyniku udzielania świadczeń zdrowotnych w miejscu wezwania.

Opiekun medyczny będzie miał najczęściej do czynienia z odpadami medycznymi, które nie są zakaźne (strzykawki, igły, bandaże, lignina, gaza, jednorazowa odzież ochronna, rękawiczki ochronne, fartuchy, worki po płynach infuzyjnych, opakowania po lekach i maściach). Odpady medyczne powstałe w wyniku udzielania świadczeń zdrowotnych powinny zostać bezzwłocznie usunięte z zachowaniem odpowiednich środków ostrożności, do pojemników na odpady, a następnie do pomieszczenia ich magazynowania (brudownik).

Odpady medyczne, zakaźne i potencjalnie zakaźne (pacjent w toku diagnozowania), z wyjątkiem odpadów o ostrych końcach i krawędziach, zbiera się do worków jednorazowego użycia z folii polietylenowej, koloru czerwonego, nieprzezroczystych, wytrzymałych, odpornych na działanie wilgoci i środków chemicznych, z możliwością jednokrotnego zamknięcia.

Odpady medyczne o ostrych końcach i krawędziach zbiera się w zamykanych pojemnikach jednorazowego użycia, sztywnych, odpornych na działanie wilgoci i mechaniczne przekłucie bądź przecięcie. Ostre narzędzia natychmiast po ich użyciu umieszcza się w wyżej opisanych pojemnikach, chodzi tu o szklane ampułki, maszynki do golenia, płytki szklane, igły, ostrza skalpeli oraz inne ostre przedmioty i sprzęt jednorazowego użytku. Odpadów ostrych nie wolno zgniatać przed ich usunięciem. Nie należy rozłączać igieł od strzykawek i nakładać ponownie osłonek na igły. Wypełniony (w $2/3$ pojemności), szczelnie zamknięty, pojemnik umieszcza się w czerwonym worku.

Odpady medyczne niebezpieczne ze względu na ryzyko skażenia środowiska (np. opakowania po cytostatykach) zbiera się do worków koloru żółtego.

Odpady medyczne inne niż zakaźne czy niebezpieczne zbiera się do worków jednorazowego użycia z materiału nieprzezroczystego w kolorze innym niż czerwony lub żółty, wytrzymałych, odpornych na działanie wilgoci i środków chemicznych, albo do pojemników wielokrotnego użycia.

Odpady komunalne pakuje się w pojedyncze worki czarne wypełniane maksymalnie do $2/3$ pojemności, by zapewnić ich bezpieczne zamknięcie. Niedopuszczalne jest otwieranie raz zamkniętych pojemników lub worków jednorazowego użycia. W przypadku uszkodzenia worka lub pojemnika należy go w całości umieścić w innym większym nieuszkodzonym worku lub pojemniku. Transport wewnętrzny odpadów medycznych powinien odbywać się w sposób uniemożliwiający narażenie na bezpośredni kontakt z nimi.

Zaliczenie odpadu medycznego do jednej z kategorii musi być zgodne z katalogiem odpadów[45]. Jeżeli w części katalogu dotyczącej odpadów medycznych jakiś przedmiot nie został wymieniony, oznacza to, że nie jest on odpadem medycznym. Dotyczy to np. środków absorpcyjnych chłonących mocz, których nie zaliczono do odpadów medycznych. Jednak w sytuacji, gdy pieluchomajtki były używane przez pacjenta stanowiącego potencjalne źródło zarażenia innych osób, trzeba je traktować jako odpad ujęty w katalogu pod nr 18 01 03*[46] – inne odpady, które zawierają żywe drobnoustroje chorobotwórcze lub ich toksyny oraz inne formy zdolne do przeniesienia materiału genetycznego, o których wiadomo lub co do których istnieją wiarygodne podstawy do sądzenia, że wywołują choroby u ludzi i zwierząt (np. zainfekowane pieluchomajtki, podpaski, podkłady). Pieluchy jednorazowe należy traktować jako zainfekowane wtedy, gdy są zanieczyszczone odchodami, krwią lub ropą, pochodzącymi od osób z chorobami zakaźnymi, z chorobami infekcyjnymi układu moczowego i pokarmowego.

Opiekun medyczny jest obowiązany przestrzegać zasad bezpieczeństwa obowiązujących przy segregowaniu i usuwaniu odpadów medycznych:

1) stosować środki ochrony osobistej odpowiednie do zagrożenia (rękawice, fartuch, maska, ochraniacze na buty),
2) zachować szczególną ostrożność,
3) po zakończeniu segregowania i usunięciu odpadów wykonać higieniczną dezynfekcję rąk.

Sposób transportowania odpadów – do transportu wewnętrznego odpadów zakaźnych używa się wózków zamykanych. Środki transportu wewnętrznego odpadów medycznych i pojemniki wielokrotnego użycia należy zdezynfekować i umyć po każdym użyciu w przeznaczonym do tego miejscu. Transport wewnętrzny odpadów odbywa się wydzielonymi drogami.

Postępowanie w sytuacjach awaryjnych:

1) W przypadku uszkodzenia worka z odpadami przerwane opakowanie z zawartością należy włożyć do większego, szczelnego opakowania, a pomieszczenie, w którym doszło do rozsypania odpadów medycznych, trzeba zdezynfekować preparatem dezynfekcyjnym o szerokim spektrum działania.

---

[45] Rozporządzenie Ministra Środowiska z dnia 27 września 2001 r. w sprawie katalogu odpadów (Dz. U. Nr 112, poz. 1206).

[46] Znak * oznacza odpady niebezpieczne.

2) Jeżeli pracownik przy segregacji odpadów potencjalnie zakaźnych skaleczył się albo zabrudził błony śluzowe lub uszkodzoną skórę, to jest obowiązany przepłukać miejsce kontaktu obficie wodą i zgłosić to przełożonemu w celu natychmiastowego wdrożenia postępowania zapobiegawczego.

9.4.2. Brudownik jako narzędzie pracy i techniki postępowania ze zbiornikami na wydaliny pacjenta

Koszty powodowane przez zakażenia szpitalne są tak duże, że we wszystkich rozwiniętych krajach wdrożone zostały działania mające na celu zorganizowanie warunków umożliwiających utrzymanie higieny i zobowiązanie (przepisami prawa) całego personelu medycznego do postępowania zgodnego z wytycznymi, a to wszystko objęto systemem skutecznej kontroli zakażeń. Istotnym elementem w utrzymaniu higieny w każdym stacjonarnym zakładzie opieki zdrowotnej jest właściwe postępowanie z odpadami medycznymi i z wydalinami pacjenta.

Opiekun medyczny będzie odpowiedzialny za to zadanie niemal w całości, a efektywność, bezpieczeństwo i jakość jego pracy będzie zależeć bezpośrednio od organizacji i wyposażenia brudownika. Z uwagi na znaczenie tego pomieszczenia w wykonywaniu zadań zawodowych przez opiekuna medycznego brudownik (jako całość) powinien być traktowany jak jego narzędzie pracy.

Ważne jest, by każdy opiekun wiedział, jakiego narzędzia potrzebuje. Ta świadomość umożliwi współdziałanie z pielęgniarkami i kierownictwem zakładu w dążeniu do podniesienia poziomu higieny, a tym samym ograniczenia liczby zakażeń szpitalnych.

Omawiając funkcje brudownika, nie można pominąć podstawowych faktów, które były omówione w rozdziale 9 poświęconym kwestii zakażeń szpitalnych [patrz str. 337].

Zapamiętaj!
Czyste i zdezynfekowane przedmioty nie mogą być dotykane lub obsługiwane zabrudzonymi dłońmi, gdyż spowoduje to ich skażenie i wystąpi ryzyko szerzenia się infekcji. Ręce zawsze muszą być zdezynfekowane przed dotknięciem czystych i wydezynfekowanych przedmiotów.

9.4.2.1. Organizacja brudownika

Dobrze zaprojektowany brudownik, by umożliwić prawidłowe przeprowadzenie procedur zapewniających czystość, powinien uwzględniać cztery funkcje przewidziane dla tego pomieszczenia (cztery filary):

1) składanie brudnych rzeczy,
2) dezynfekcja i mycie rąk,
3) mycie i dezynfekcja sprzętu,
4) przechowywanie sprzętu czystego.

Prawidłowo zorganizowany brudownik jest podzielony na dwie strefy – brudną (do przechowywania brudnych rzeczy) i czystą (do przechowywania czystych rzeczy).

Część brudna:

1) Ten obszar zarezerwowany jest dla brudnych przedmiotów i zwykle składa się z blatu lub stołu ze stali nierdzewnej lub tworzywa sztucznego odpornego na ciągłe mycie i dezynfekcję, służącego do rozładunku. Część ta, oddzielona od czystych części pomieszczenia, funkcjonuje jako tymczasowy punkt zbiórki brudnych przedmiotów i odpadów.
2) Miejsce do mycia rąk – zlew do mycia rąk z wyposażeniem dodatkowym (dozowniki na mydło i środek dezynfekujący, wieszak na ręcznik papierowy) powinien być umieszczony w wygodnym miejscu i łatwy w użyciu. Dezynfekcja rąk jest obowiązkowa przed wyjęciem czystych przedmiotów z myjni-dezynfektora oraz przed wyjściem z brudownika.
3) Myjnia-dezynfektor – opróżnianie, mycie i dezynfekcja wykonywane są w tej części brudownika. Brudny sprzęt, taki jak baseny, kaczki, kubełki z krzeseł sanitarnych, miski, umieszcza się w uchwycie myjni, a po jej zamknięciu wy-

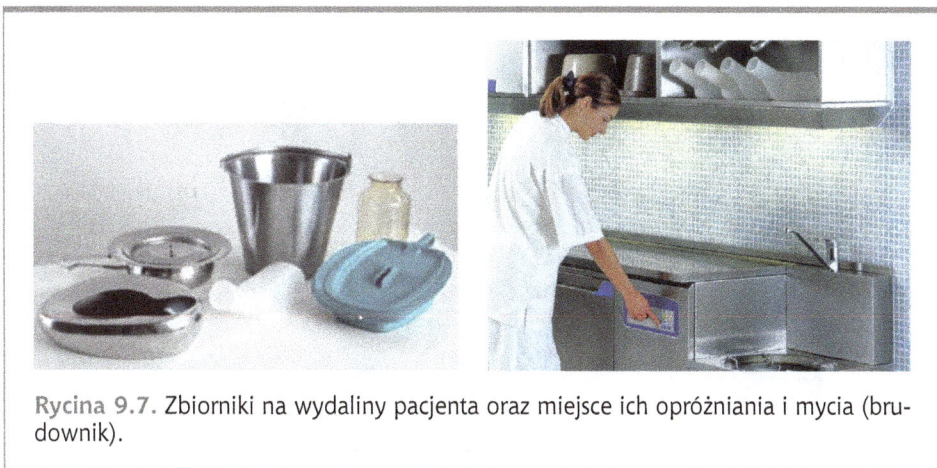

Rycina 9.7. Zbiorniki na wydaliny pacjenta oraz miejsce ich opróżniania i mycia (brudownik).

biera się odpowiedni program. Następuje opróżnianie, mycie i dezynfekcja, a po kilku minutach pojemniki są gotowe do ponownego użycia [ryc. 9.7].

Część czysta – czyste i zdezynfekowane przedmioty, które nie muszą być użyte natychmiast, powinny być przechowywane z dala od brudnych powierzchni lub sprzętów. Do tego celu używane są zwykle szafki lub stojaki oddalone od brudnego obszaru.

> **Zapamiętaj!**
> Precyzyjne instrukcje określające zasady higienicznej dezynfekcji rąk i inwestycja w przemyślany brudownik to dwa najskuteczniejsze sposoby zapobiegania zakażeniom spowodowanym zanieczyszczeniami.

Rady i wskazówki dla organizujących brudownik [ryc. 9.8–9.10]:

1) drzwi do brudownika powinny otwierać się z łatwością za pomocą łokcia lub stopy,
2) pomieszczenie musi mieć właściwą wentylację (ma być chłodne i suche),
3) podłoga powinna mieć lekki spad w kierunku odpływu podłogowego, aby ułatwić sprzątającym jej mycie i dezynfekcję,
4) podłogi i ściany muszą być pokryte wodoodpornym materiałem,
5) punkt zbiorczy (stół) dla brudnych pojemników powinien być ze stali nierdzewnej,
6) umywalkę należy umieścić blisko wejścia i wyposażyć ją w baterię, którą można obsługiwać za pomocą łokcia lub ramienia, dozownik mydła i środka dezynfekującego, jednorazowe ręczniki papierowe i kosz na zużyty papier,

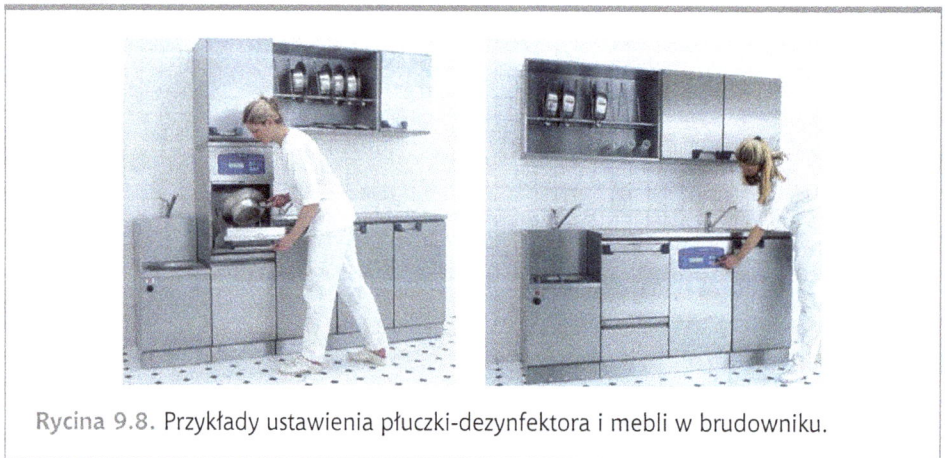

Rycina 9.8. Przykłady ustawienia płuczki-dezynfektora i mebli w brudowniku.

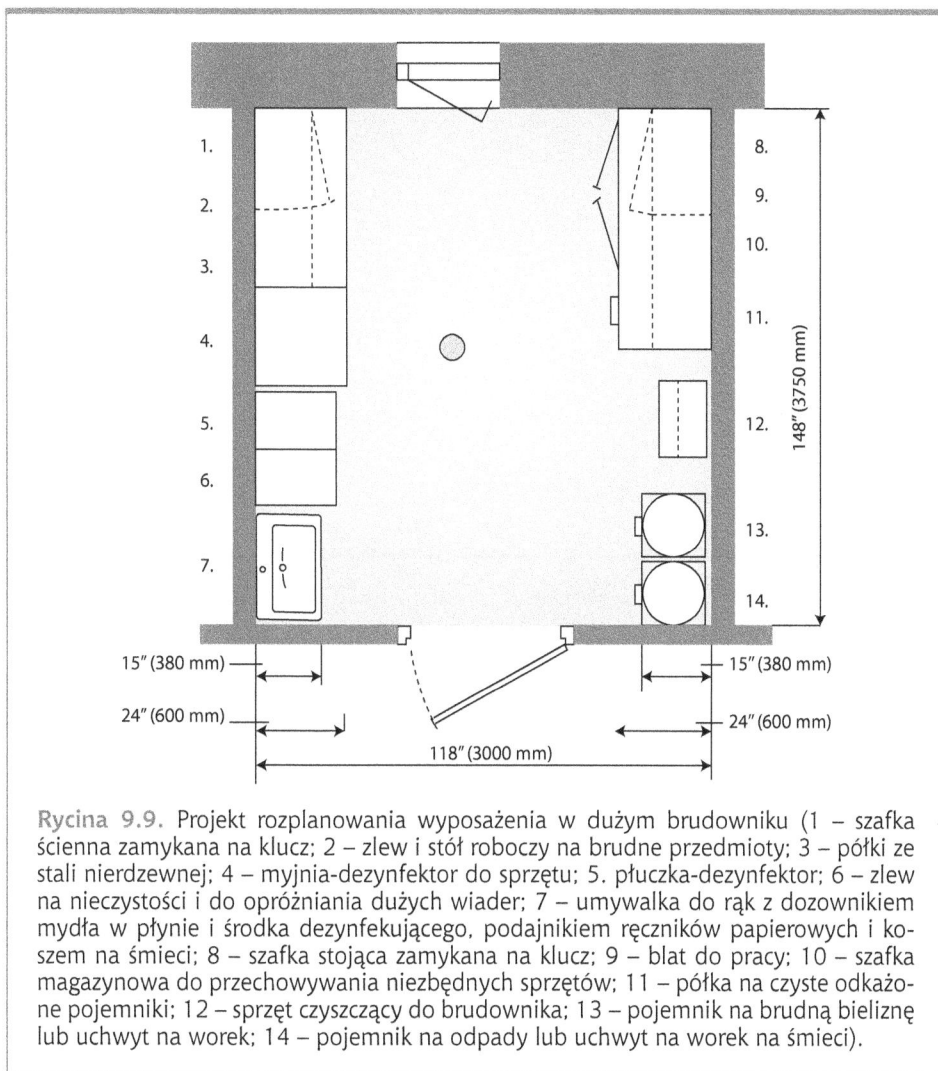

Rycina 9.9. Projekt rozplanowania wyposażenia w dużym brudowniku (1 – szafka ścienna zamykana na klucz; 2 – zlew i stół roboczy na brudne przedmioty; 3 – półki ze stali nierdzewnej; 4 – myjnia-dezynfektor do sprzętu; 5. płuczka-dezynfektor; 6 – zlew na nieczystości i do opróżniania dużych wiader; 7 – umywalka do rąk z dozownikiem mydła w płynie i środka dezynfekującego, podajnikiem ręczników papierowych i koszem na śmieci; 8 – szafka stojąca zamykana na klucz; 9 – blat do pracy; 10 – szafka magazynowa do przechowywania niezbędnych sprzętów; 11 – półka na czyste odkażone pojemniki; 12 – sprzęt czyszczący do brudownika; 13 – pojemnik na brudną bieliznę lub uchwyt na worek; 14 – pojemnik na odpady lub uchwyt na worek na śmieci).

7) w planowaniu trzeba uwzględnić zasilanie w energię elektryczną, dopływ zimnej i ciepłej wody oraz odpowiednie odpływy dla sprzętu myjącego,

8) w obszarze czystym blaty robocze powinny być laminowane, co pokreśli ich rozróżnienie od części brudnej.

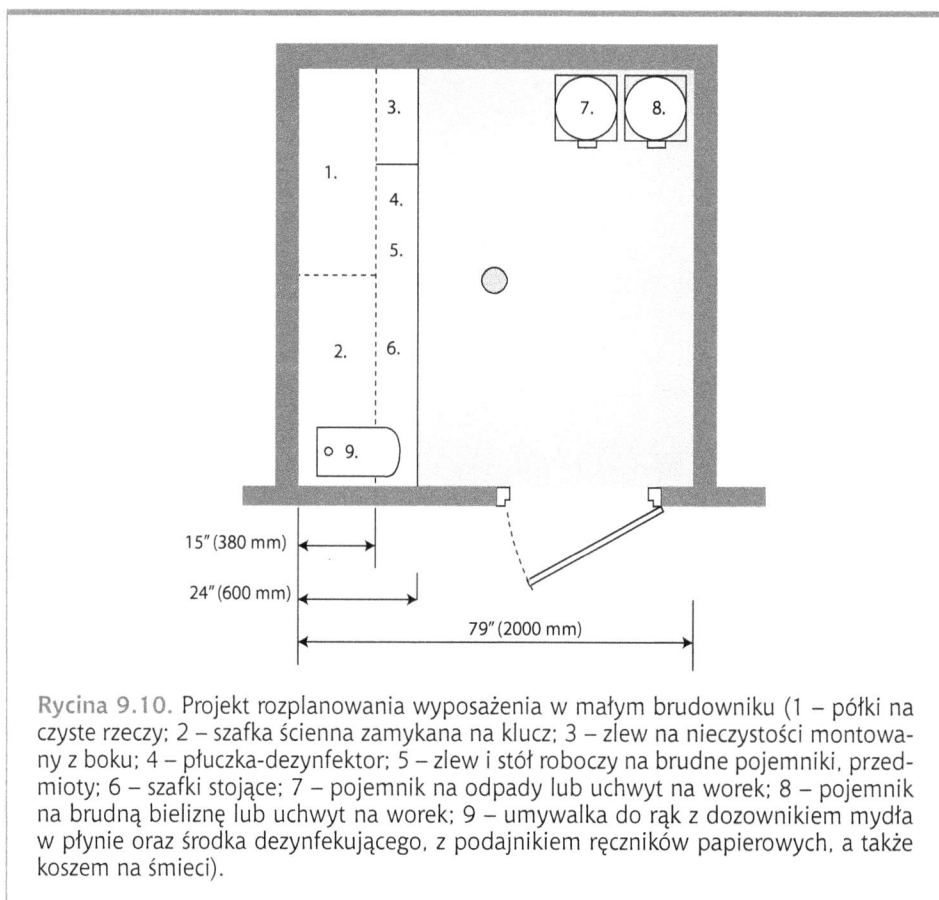

Rycina 9.10. Projekt rozplanowania wyposażenia w małym brudowniku (1 – półki na czyste rzeczy; 2 – szafka ścienna zamykana na klucz; 3 – zlew na nieczystości montowany z boku; 4 – płuczka-dezynfektor; 5 – zlew i stół roboczy na brudne pojemniki, przedmioty; 6 – szafki stojące; 7 – pojemnik na odpady lub uchwyt na worek; 8 – pojemnik na brudną bieliznę lub uchwyt na worek; 9 – umywalka do rąk z dozownikiem mydła w płynie oraz środka dezynfekującego, z podajnikiem ręczników papierowych, a także koszem na śmieci).

9.4.2.2. Sprzęt czyszcząco-dezynfekujący

Dostępny jest różnego rodzaju sprzęt czyszcząco-dezynfekujący. Zasadniczo rozróżnia się:

1) płuczki-dezynfektory [ryc. 9.11] – przeznaczone do opróżniania, mycia i dezynfekcji naczyń sanitarnych oraz zbiorników na mocz i kał,
2) myjnie-dezynfektory – przeznaczone do czyszczenia i dezynfekcji przyborów do mycia pacjentów, np. misek, tacek, instrumentów opatrunkowych.

Współczesne płuczki-dezynfektory to zaawansowane technologicznie urządzenia, jednak różnią się między sobą. Przy zakupie należy zwrócić uwagę na następujące cechy urządzenia:

1) prostota obsługi,

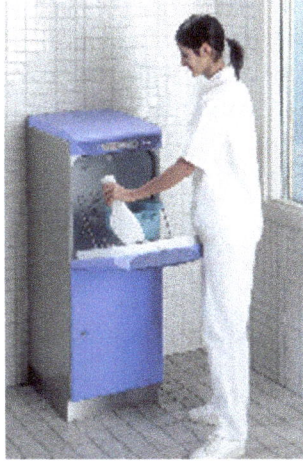

Rycina 9.11. Płuczka-dezynfektor.

2) gładkie ściany komory, w której odbywa się proces czyszczenia, co niweluje ryzyko pozostawania osadów i mnożenia się bakterii,

3) usytuowanie komory, w której odbywa się proces czyszczenia, na ergonomicznej wysokości, żeby personel nie musiał się schylać,

4) możliwość doboru programów, np. do mycia dłuższego/krótszego,

5) małe zużycie wody i energii,

6) łatwa konserwacja i serwisowanie,

7) całkowite (szczelne) zamknięcie komory w czasie działania, co jest bezpieczne dla personelu i umożliwia pełną dezynfekcję,

8) obecność w komorze różnych uchwytów na baseny, przykrywki i kaczki.

Stosowanie płuczki-dezynfektora jest bardzo łatwe. Należy umieścić brudne przedmioty w uchwycie i zamknąć drzwi, a pojemniki zostają automatycznie opróżnione. Cykl rozpoczyna się po naciśnięciu odpowiedniego przycisku. Po 3–7 minutach naczynia są czyste, zdezynfekowane i gotowe do ponownego wykorzystania.

Wybór programu na panelu sterowania jest łatwy, gdyż zazwyczaj zamyka się w dwóch lub trzech opcjach (tryb oszczędny, standardowy i intensywny). Niektóre urządzenia mają dodatkowe opcje dla różnych pojemników, program samego spłukiwania bez dezynfekcji oraz funkcję dodawania środka czyszczącego do zmywania pozostałości mydła lub maści.

9.4.2.3. Basen szpitalny

Basen szpitalny jest najczęściej używanym zbiornikiem na ludzkie wydaliny. Opiekun, pielęgnując pacjentów leżących, będzie miał do czynienia z różnymi basenami (ze stali nierdzewnej, emaliowanymi, z tworzywa sztucznego i tektury) [ryc. 9.12]. Cechy dobrego basenu:

1) kształt anatomiczny, by przy leżeniu na nim pacjent nie odczuwał bólu,
2) kształt umożliwiający skuteczne umycie lub dezynfekcję,
3) wykonanie z materiału polimerowego, który gwarantuje pacjentom komfort większy niż metal czy plastik,
4) wyposażenie w pokrywkę, co zwiększa komfort użytkowania,
5) niewielka waga.

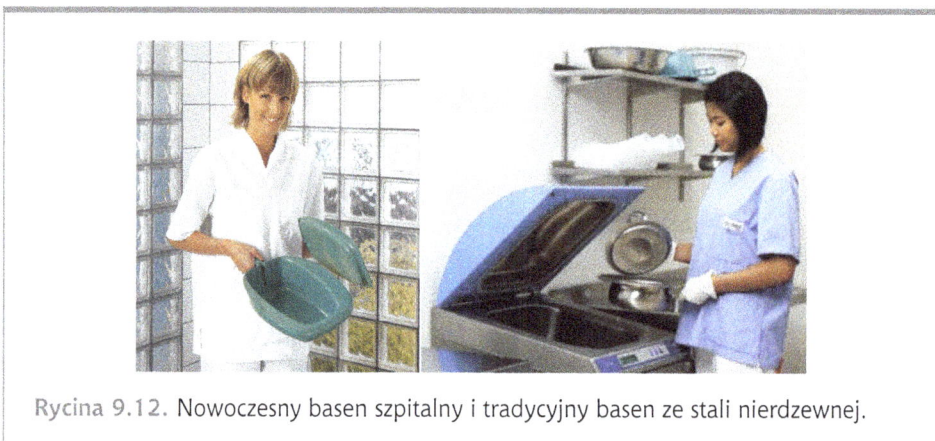

Rycina 9.12. Nowoczesny basen szpitalny i tradycyjny basen ze stali nierdzewnej.

10 Dokumentowanie procesu pielęgnowania

Elżbieta Szwałkiewicz

Podstawowym zadaniem zawodowym opiekuna medycznego jest zaspokajanie potrzeb życiowych niesamodzielnej, przewlekle chorej osoby. Realizacja tego zadania przebiega w zależności od sytuacji, w której pacjent się znajduje i zawsze opiera się na ocenie funkcjonowania jego organizmu. Cały proces pielęgnowania (rozpoznanie potrzeb, ustalenie sposobu realizacji, wykonanie, ocena efektu) musi być dokumentowany.

Funkcjonowanie i czynniki kontekstowe (warunki życia) uzasadniają sposób i zakres pielęgnacji zastosowany przez opiekuna (odpowiednio do potrzeb). Dlatego ważne jest precyzyjne opisanie w dokumentacji stanu funkcjonowania pacjenta.

Rozdział ten przedstawia w definicjach funkcjonowanie człowieka i istotę niepełnosprawności. Pomogą one opiekunowi zamieszczać w dokumentacji krótkie precyzyjne opisy funkcjonowania pacjenta (rozpoznanie potrzeb). Umożliwią też profesjonalne porozumiewanie się w ramach zespołu terapeutycznego (pielęgniarka, fizjoterapeuta, lekarz).

Nowoczesne podejście opiekuna medycznego do pielęgnowania osób niepełnosprawnych powinno uwzględniać w równym stopniu oddziaływanie własne opiekuna oraz otoczenia osoby pielęgnowanej (czynniki kontekstowe) i powinno zmierzać do wzmacniania i poszerzenia samodzielności osoby objętej opieką. W celu ułatwienia opiekunowi dokumentowania procesu pielęgnowania rozdział 10.2 zawiera wzory dokumentacji.

10.1. Niepełnosprawność i funkcjonowanie człowieka w definicjach[47]

10.1.1. Niepełnosprawność

Niepełnosprawność to wynikające z uszkodzenia i upośledzenia funkcji organizmu ograniczenie lub brak zdolności do wykonywania czynności w sposób lub w zakresie uważanym za normalny dla człowieka. Pojęcie niepełnosprawny często jest używane wymiennie z pojęciem inwalida.

Najczęściej za niepełnosprawne uważa się osoby, które nie mogą, częściowo lub całkowicie, zapewnić sobie możliwości samodzielnego normalnego życia indywidualnego i społecznego wskutek wrodzonego lub nabytego upośledzenia sprawności fizycznej i/lub psychicznej.

W 1994 r. Europejskie Forum Niepełnosprawności Parlamentu Europejskiego zdefiniowało osobę niepełnosprawną jako jednostkę w pełni swych praw znajdującą się w sytuacji upośledzającej ją na skutek barier środowiskowych, ekonomicznych i społecznych, których z powodu występujących u niej uszkodzeń nie może przezwyciężyć w taki sposób, jak inni ludzie.

Liczne bariery środowiskowe są wynikiem nieprzemyślanych działań, które uniemożliwiają w istotnym zakresie samodzielne funkcjonowanie osób niepełnosprawnych. Zabezpieczanie adekwatnej pomocy stale rosnącej grupie osób niesamodzielnych wymaga nowego podejścia. Współczesne społeczeństwa dążą do eliminowania, zmniejszania lub kompensowania barier środowiskowych tak, aby każda osoba miała równe prawa publiczne i szanse na samodzielne życie. Wyraża się to także w odmiennym podejściu do sposobu definiowania istoty niepełnosprawności. W porównywalnym stopniu kładzie się tu nacisk zarówno na braki w otoczeniu, jak i na defekt fizyczny człowieka.

W 1969 r. prof. A. Hulek zaproponował definicję inwalidztwa, wg której *inwalidą jest jednostka, u której istnieje naruszenie sprawności i funkcji w stopniu wyraźnie utrudniającym (w porównaniu z osobami zdrowymi w danym kręgu kulturowym) pobieranie nauki w normalnej szkole, wykonywanie czynności dnia codziennego, pracę zawodową, udział w życiu społecznym oraz zajęciach w czasie wolnym od pracy.*

M. Weiss w 1978 r. wyróżnił siedem rodzajów definicji, które stanowią podstawę do określenia rozmiaru ograniczeń osób niepełnosprawnych, a mianowicie:

---

[47] Międzynarodowa Klasyfikacja Funkcjonowania, Niepełnosprawności i Zdrowia (*International Classification of Functioning, Disability and Health* – ICF), zatwierdzona na Światowym Zgromadzeniu Zdrowia w maju 2001 r., *World Health Organization*, Genewa 2001.

1) definicje subiektywne – dotyczące stanu przypisywanego sobie przez człowieka o ograniczonej sprawności,
2) definicje behawioralne – opisujące ograniczenia czynności,
3) definicje profesjonalne – skupiające się na dokonaniu oceny stopnia ograniczenia sprawności przez lekarza lub innego specjalistę,
4) definicje prawne – określające uprawnienia jednostki z ograniczoną sprawnością do otrzymywania świadczeń,
5) definicje grupy „ważnych bliskich" – zawierające charakterystykę ograniczeń sprawności danej osoby przez członków rodziny, współmieszkańców itp.,
6) definicje środowiskowe – zawierające określenie stopnia ograniczenia sprawności przez członków społeczności, w której żyje jednostka niepełnosprawna,
7) zapobiegania ograniczeniu sprawności – niepełnosprawność definiowana jest tu jako proces zmierzający do opóźnienia lub zapobieżenia ograniczonej sprawności, wywołanej dysfunkcją ustrojową; proces ten realizowany jest za pomocą środków medycznych, społecznych, zawodowych, oświatowych itp.

Niepełnosprawność w Międzynarodowej Klasyfikacji Funkcjonowania, Niepełnosprawności i Zdrowia (ICF) to skutek lub wynik złożonych wzajemnych związków pomiędzy stanem zdrowia człowieka i czynnikami osobowymi a czynnikami zewnętrznymi, czyli warunkami, w jakich on żyje. Ze względu na ten związek odmienne środowiska mogą wywierać bardzo różny wpływ na tę samą osobę w określonym stanie zdrowia. Środowisko z barierami lub bez ułatwień może ograniczać działanie człowieka, a inne środowiska, które stwarzają więcej ułatwień, mogą to działanie zwiększać. Społeczeństwo może utrudniać działanie jednostki, ponieważ stwarza bariery (np. trudno dostępne budynki) lub nie zapewnia ułatwień (np. brak urządzeń wspomagających).

Definicja ta wskazuje na interakcje, czyli złożony wzajemny związek między stanem zdrowia a czynnikami kontekstowymi [patrz rozdział 10.1.2], który wyznacza poziom i zakres funkcjonowania [ryc. 10.1].

Definicja niepełnosprawności ICF łączy w sobie dwa modele pojęciowe niepełnosprawności:

1) Model medyczny – niepełnosprawność postrzegana jest jako problem osobisty, bezpośrednio wywołany przez chorobę, uraz lub inny stan chorobowy, wymagający opieki medycznej w postaci indywidualnego leczenia prowadzonego przez przygotowane do tego zawodowo osoby. Celem postępowania w niepełnosprawności jest wyleczenie lub dostosowanie jednostki i zmiana jej zachowania. Opieka medyczna postrzegana jest jako główne zagadnienie, a na poziomie ustalania polityki zasadnicza reakcja polega na modyfikacji lub reformie polityki opieki zdrowotnej.
2) Model społeczny – niepełnosprawność postrzegana jest jako problem stworzony przez społeczeństwo i jako kwestia pełnej integracji społecznej jednostek. Niepełnosprawność nie jest cechą jednostki, a raczej złożonym zbiorem

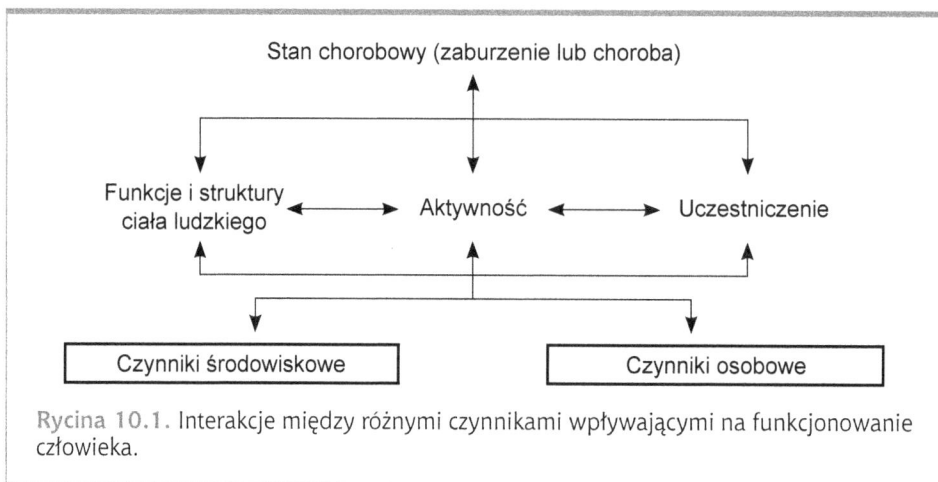

Rycina 10.1. Interakcje między różnymi czynnikami wpływającymi na funkcjonowanie człowieka.

stanów, z których wiele stanowi twory środowiska społecznego. Dlatego postępowanie wymaga działania społecznego, a na całym społeczeństwie spoczywa zbiorowa odpowiedzialność za dokonanie modyfikacji środowiska koniecznej dla pełnego uczestniczenia ludzi niepełnosprawnych we wszystkich dziedzinach życia społecznego. Zagadnienie mieści się w dziedzinie postaw lub ideologii i wymaga zmian społecznych, a na poziomie politycznym staje się kwestią praw człowieka. W tym modelu niepełnosprawność jest kwestią polityczną (prawa człowieka i obywatela).

10.1.2. Funkcjonowanie[48]

Funkcjonowanie człowieka jest trójwymiarowe – biologiczne, psychiczne i społeczne. Strukturom anatomicznym ciała odpowiadają funkcje organizmu ludzkiego. W dwóch pierwszych wymiarach są to funkcje: umysłowe, narządów zmysłów, głosu i mowy, układu sercowo-naczyniowego, krwiotwórczego, immunologicznego i oddechowego, układu pokarmowego, metaboliczne i endokrynologiczne, układu moczowo-płciowego i rozrodczego, nerwowo-mięśniowo-szkieletowe i związane z ruchem, skóry i innych struktur z nią powiązanych (włosy, paznokcie).

Funkcje ciała ludzkiego (z włączeniem funkcji psychicznych) – procesy fizjologiczne poszczególnych układów ciała.

---

[48] Na podstawie Międzynarodowej Klasyfikacji Funkcjonowania, Niepełnosprawności i Zdrowia (ICF), zatwierdzonej na Światowym Zgromadzeniu Zdrowia w maju 2001 r., *World Health Organization*, Genewa 2001.

Upośledzenia – zmiany funkcji lub struktury ciała, takie jak utrata lub istotne odchylenie od stanu prawidłowego.

W sytuacji, gdy z powodu choroby, urazu lub wieku dochodzi do uszkodzenia struktury ciała, pojawia się upośledzenie jego funkcji. Ma ono bezpośredni wpływ na trzeci wymiar funkcjonowania człowieka, czyli na jego aktywność (działania) i uczestnictwo (zaangażowanie się w sytuacje życiowe i społeczne). W tym wymiarze funkcjonowania można wyróżnić kilka obszarów aktywności, w tym: uczenie się i praktyczne stosowanie zdobytej wiedzy, wykonywanie zadań związanych z codzienną aktywnością, porozumiewanie się, poruszanie się, dbanie o siebie (samoopieka), życie domowe, wzajemne kontakty i związki międzyludzkie, życie w społeczności lokalnej oraz działalność społeczną i obywatelską. Zakres aktywności i uczestnictwa zależy od czynników kontekstowych.

Czynniki kontekstowe, czyli środowiskowe, ułatwiają lub utrudniają zakres funkcjonowania i uczestnictwa, reprezentując całość otoczenia, w jakim żyje człowiek. Zalicza się tu:

1) produkty i technologie,
2) środowisko naturalne i zmiany w nim dokonane przez człowieka,
3) wsparcie i wzajemne powiązania,
4) postawy ludzi z otoczenia osoby, której sytuacja jest opisywana,
5) usługi, systemy i politykę.

Czynniki kontekstowe wywierają wpływ na stan zdrowia i obejmują dwie opisane poniżej kategorie.

1) Czynniki środowiskowe – tworzą fizyczne i społeczne środowisko oraz system postaw, w którym żyją ludzie. Są zewnętrzne w stosunku do jednostki i mogą wywierać dodatni lub ujemny wpływ na podejmowanie działań przez człowieka jako członka społeczeństwa, na zdolność do wykonywania czynności lub zadań przez tę osobę lub na funkcje albo struktury jej ciała. Opiekuna medycznego interesują czynniki środowiskowe na poziomie indywidualnym, czyli bezpośrednie otoczenie człowieka (warunki życia), a także osobisty kontakt z członkami rodziny sprawującymi opiekę i innymi osobami mającymi bezpośredni wpływ na sytuację życiową i stan zdrowia pacjenta.
2) Czynniki osobowe – cechy człowieka, które nie są częścią stanu chorobowego lub stanu zdrowia. Można do nich zaliczyć płeć, rasę, wiek, inne warunki zdrowotne, sprawność fizyczną, styl życia, nawyki, wychowanie, sposoby radzenia sobie z trudnościami, środowisko społeczne, wykształcenie, zawód, przeszłe i obecne doświadczenia, ogólne wzorce zachowań, charakter, cechy psychologiczne i inne cechy charakterystyczne, z których wszystkie lub każda oddzielnie mogą odegrać rolę w niepełnosprawności na dowolnym poziomie. Czynniki osobowe mają wpływ na realizację i wynik działań pielęgnacyjno-opiekuńczych.

10.1.2.1. Funkcje psychiczne

Funkcje psychiczne – obejmują funkcje mózgu, zarówno całościowe (świadomość, energia, napęd), jak i swoiste (pamięć, język, liczenie).

Funkcje świadomości – ogólne funkcje psychiczne związane ze stanem przytomności i gotowości, w tym jasność i ciągłość stanu czuwania. Obejmują funkcje związane ze stanem, ciągłością i jakością świadomości, utratę świadomości, śpiączkę, stany wegetatywne, fugę, stany transu i owładnięcia, polekowe stany zmienionej świadomości, majaczenie i osłupienie.

Funkcje orientacji – ogólne funkcje psychiczne związane z rozeznawaniem i ustalaniem stosunku do samego siebie, do innych osób, do czasu i swojego otoczenia. Obejmują następujące funkcje:

1) orientacja co do czasu – świadomość dnia, daty, miesiąca i roku,
2) orientacja co do miejsca – świadomość swego miejsca pobytu, swego najbliższego otoczenia, miasta i kraju,
3) orientacja co do osób – świadomość tożsamości osób w najbliższym otoczeniu,
4) orientacja co do samego siebie – świadomość swej własnej tożsamości.

Funkcje intelektualne – ogólne funkcje psychiczne niezbędne do rozumienia i konstruktywnego scalania różnych czynności psychicznych, z uwzględnieniem wszystkich funkcji poznawczych i ich rozwoju w ciągu całego życia. Obejmują funkcje rozwoju intelektualnego, upośledzenie intelektualne, upośledzenie umysłowe i otępienie.

Całościowe funkcje psychospołeczne – ogólne funkcje psychiczne, rozwijane w ciągu całego życia, niezbędne do zrozumienia i konstruktywnego scalenia czynności umysłowych, które prowadzą do kształtowania umiejętności interpersonalnych, koniecznych do nawiązania wzajemnych, znaczących i celowych kontaktów społecznych. Obejmują autyzm.

Funkcje temperamentu i osobowości – ogólne funkcje psychiczne związane z konstytucjonalną dyspozycją danej osoby do reagowania na sytuacje w określony sposób, w tym zespół cech psychicznych, odróżniających daną osobę od innych. Obejmują następujące funkcje:

1) ekstrawersja – usposobienie otwarte, towarzyskie i demonstracyjne, w przeciwieństwie do nieśmiałości, skrępowania i zahamowania (introwersja),
2) zgodność – usposobienie współpracujące, życzliwe i kompromisowe, w przeciwieństwie do nieżyczliwości, sprzeciwiania się i arogancji,
3) sumienność – usposobienie pracowite, metodyczne i skrupulatne, w przeciwieństwie do funkcji umysłowych usposabiających do lenistwa, nierzetelności i nieodpowiedzialności,

4) stabilność psychiczna – usposobienie zrównoważone, spokojne i opanowane, w przeciwieństwie do drażliwości, braku spokoju, zmienności i ulegania nastrojom,

5) otwartość na doświadczenie – usposobienie ujawniające zaciekawienie, wyobraźnię, dociekliwe i poszukujące doświadczeń, w przeciwieństwie do stagnacji, niedbałości i braku wyrazu emocjonalnego,

6) optymizm – usposobienie radosne, pogodne, żywiące nadzieję, w przeciwieństwie do smutku, przygnębienia i ulegania rozpaczy,

7) pewność siebie – usposobienie śmiałe i stanowcze, w przeciwieństwie do nieśmiałości, niepewności i skromności,

8) wiarygodność – usposobienie cechujące się rzetelnością i poszanowaniem zasad, w przeciwieństwie do nierzetelności i łamania zasad życia społecznego.

Funkcje energii i napędu – ogólne funkcje psychiczne, o podłożu fizjologicznym i psychologicznym, pobudzające do nieustannego działania na rzecz zaspokajania swoistych potrzeb i celów ogólnych. Obejmują następujące funkcje:

1) poziom energii życiowej – wigor i wytrzymałość,

2) motywacja – świadoma lub nieświadoma siła napędowa do działania,

3) apetyt – naturalny impuls lub pożądanie, w szczególności naturalna i nawracająca potrzeba jedzenia i picia,

4) głód – funkcje psychiczne, silnie pobudzające do spożywania substancji, w tym substancji, które mogą być nadużywane,

5) panowanie nad impulsami – regulowanie i hamowanie nagłego, intensywnego impulsu (chęci) robienia czegoś.

Funkcje snu – ogólne funkcje psychiczne prowadzące do okresowego, odwracalnego i wybiórczego, fizycznego i psychicznego odłączania się od swojego najbliższego otoczenia, czemu towarzyszą charakterystyczne zmiany fizjologiczne. Obejmują następujące funkcje:

1) ilość snu – funkcje psychiczne zapewniające regulację czasu spędzonego w stanie snu w cyklu dziennym lub rytmie okołodobowym,

2) początek snu – funkcje psychiczne zapewniające przejście od czuwania do snu,

3) podtrzymywanie snu – funkcje psychiczne zapewniające podtrzymywanie stanu uśpienia,

4) jakość snu – funkcje psychiczne zapewniające naturalny sen skutkujący optymalnym wypoczynkiem oraz odprężeniem fizycznym i psychicznym,

5) funkcje dotyczące cyklu snu – funkcje psychiczne wywołujące fazę snu REM[49] (z szybkimi ruchami gałek ocznych i marzeniami sennymi) i snu NREM[50] (bez szybkich ruchów gałek ocznych, charakterystyczna dla trady-

---

[49] REM – *rapid eye movement*, szybkie ruchy gałek ocznych.
[50] NREM – *non-rapid eye movement*, wolne ruchy gałek ocznych.

cyjnego ujęcia snu jako czasu zmniejszonej aktywności fizycznej i psychicznej), a także bezsenność i nadmierna senność.

Funkcje uwagi – swoiste funkcje psychiczne umożliwiające skupienie się przez niezbędny odstęp czasu na bodźcu zewnętrznym lub przeżyciach wewnętrznych. Obejmują następujące funkcje:

1) trwałość uwagi – skoncentrowanie się przez wymagany odstęp czasu,
2) przerzutność uwagi – przerzucanie koncentracji z jednego bodźca na inny,
3) podzielność uwagi – jednoczesne skupienie się na dwóch bodźcach lub większej ich liczbie w tym samym czasie,
4) dzielenie uwagi – skupienie się na tym samym bodźcu przez więcej niż jedną osobę, jak w przypadku pacjenta i opiekuna wspólnie skupionych na czynności higienicznej.

Funkcje pamięci – swoiste funkcje psychiczne umożliwiające rejestrowanie i przechowywanie informacji oraz (w razie potrzeby) odtwarzanie jej. Obejmuje funkcje związane z pamięcią krótkotrwałą i długotrwałą, natychmiastową, świeżą i odległą, rozpiętość pamięci, odtwarzanie pamięci, przypominanie, funkcje wykorzystywane w trakcie przywoływania z pamięci i uczenia się.

1) Pamięć krótkotrwała – chwilowe, nietrwałe przechowanie w pamięci trwające ok. 30 sekund, po czym informacja ginie, jeżeli nie zostanie utrwalona w pamięci długotrwałej.
2) Pamięć długotrwała – system pamięci zapewniający długotrwałe magazynowanie informacji z pamięci krótkotrwałej, autobiograficzna pamięć minionych zdarzeń oraz semantyczna pamięć języka i faktów.
3) Odtwarzanie pamięci – przywoływanie informacji zmagazynowanej w pamięci długotrwałej i wprowadzanie jej do świadomości.

Funkcje psychomotoryczne – swoiste funkcje psychiczne nadzorujące ruchowe i psychiczne zdarzenia na poziomie ciała. Obejmują funkcje kontroli psychomotorycznej (spowolnienie, pobudzenie, niepokój, zastyganie, katatonia, negatywizm, ambiwalencja, echopraksja, echolalia) i ich jakość.

1) Kontrola psychomotoryczna – funkcje psychiczne regulujące szybkość zachowania lub czas reakcji, obejmujące zarówno składniki ruchowe, jak i psychiczne. Psychiczne zakłócenie kontroli powoduje spowolnienie psychomotoryczne (powolne ruchy i mowa, zmniejszenie gestykulacji i spontaniczności) lub pobudzenie psychomotoryczne (nadmiar ruchu i zwiększona aktywność poznawcza, zazwyczaj nieefektywna, często jako reakcja na wewnętrzne napięcie, wyrażona na przykład stukaniem nogami o podłogę, załamywaniem rąk, podnieceniem lub niepokojem ruchowym).

2) Jakość funkcji psychomotorycznych – niewerbalne zachowania złożone z właściwych elementów w odpowiedniej kolejności, jak w przypadku koordynacji ręka–oko lub chodu.

Funkcje emocjonalne – swoiste funkcje psychiczne odnoszące się do uczuć i afektywnych składników procesów umysłu. Obejmują funkcje związane z dostosowaniem emocji, regulacją i rozpiętością emocji oraz afekt, smutek, szczęście, miłość, strach, gniew, nienawiść, napięcie, lęk, radość, żal, chwiejność emocjonalną i spłycenie afektu.

1) Dostosowanie emocji – zgodność uczucia lub afektu z sytuacją, jak w przypadku odczucia szczęścia po otrzymaniu dobrych wiadomości.
2) Kontrolowanie emocji – panowanie nad przeżywaniem i okazywaniem afektu.
3) Rozpiętość emocji – spektrum przeżyć wzbudzonych afektem lub uczuciami, takich jak miłość, nienawiść, lękliwość, żal, radość, strach czy gniew.

Funkcje percepcyjne – rozpoznawanie i interpretowanie bodźców zmysłowych. Obejmują następujące funkcje:

1) percepcja słuchowa – rozróżnianie dźwięków, tonów, tonacji i innych bodźców akustycznych,
2) percepcja wzrokowa – rozróżnianie kształtu, wielkości, koloru i innych bodźców wzrokowych,
3) percepcja węchowa – odróżnianie zapachów,
4) percepcja smakowa – rozróżnianie smaków wyczuwanych językiem, takich jak słodki, kwaśny, słony i gorzki,
5) percepcja dotykowa – rozróżnianie wyczuwanej dotykiem faktury, np. szorstka lub gładka,
6) percepcja wzrokowo-przestrzenna – rozróżnianie za pomocą wzroku względnego położenia przedmiotów w otoczeniu lub w odniesieniu do własnej osoby.

Funkcje myślenia – swoiste funkcje psychiczne dotyczące pojęciowego składnika umysłu. Obejmują funkcje tempa, formy, kontroli treści myślenia, myślenia ukierunkowanego na cel, myślenia nieukierunkowanego na cel, myślenia logicznego, w tym napór myśli, gonitwę myślową, tamowanie myśli, rozkojarzenie myślenia, drobiazgowość, uskokowość, urojenia oraz myśli i czynności natrętne.

1) Tempo myślenia – szybkość procesu myślenia.
2) Forma myślenia – zorganizowany proces myślenia, spójny i logiczny. Obejmuje ograniczenia: perseverację myślenia, uskokowość i drobiazgowość.
3) Treść myślenia – myśli występujące w procesie myślenia oraz to, co jest wykorzystywane do tworzenia pojęć. Obejmuje ograniczenia: urojenia, myśli nadwartościowe i somatyzację.

4) Kontrola myślenia – panowanie nad myśleniem, uznanie przez daną osobę, że panuje nad swoimi myślami. Obejmuje ograniczenia: myślenie przeżuwające i natrętne.

Wyższe funkcje poznawcze – swoiste funkcje psychiczne, zależne szczególnie od płatów czołowych mózgu, odpowiedzialne za złożone postępowanie ukierunkowane na osiągnięcie celu, myślenie abstrakcyjne, planowanie i realizację planów, elastyczność umysłową i decydowanie, które zachowania są odpowiednie w danych okolicznościach, często nazywane funkcjami wykonawczymi. Obejmują następujące funkcje:

1) abstrahowanie – tworzenie ogólnych idei, jakości i właściwości, w oderwaniu i w odróżnieniu od konkretnej rzeczywistości, swoistych przedmiotów i aktualnych warunków,
2) organizacja i planowanie – łączenie części w całość, systematyzacja, funkcje umysłowe uczestniczące w przygotowaniu metody postępowania lub działania,
3) zarządzanie czasem – porządkowanie wydarzeń według chronologicznej kolejności, przydzielanie odpowiedniej ilości czasu zdarzeniom i działaniom,
4) elastyczność poznawcza – zmiana strategii lub schematu myślenia, szczególnie podczas rozwiązywania problemów,
5) wgląd w siebie – zrozumienie samego siebie, uświadomienie sobie i zrozumienie własnego zachowania,
6) osąd – rozróżnianie i ocena odmiennych możliwych wyborów, tak jak przy formułowaniu opinii,
7) rozwiązywanie problemów – identyfikowanie, analizowanie i scalanie niespójnych lub sprzecznych informacji w celu uzyskania rozwiązania.

Funkcje językowe – swoiste funkcje psychiczne służące rozpoznawaniu i posługiwaniu się znakami, symbolami i innymi składnikami języka. Obejmują funkcje odbioru i dekodowanie języka mówionego, pisanego lub innych jego form, takich jak język migowy, funkcje wyrażania języka mówionego, pisanego lub innych jego form, a także funkcje integracyjne języka mówionego i pisanego, takie jak występujące w afazji czuciowej czy ruchowej.

1) Recepcja języka – dekodowanie komunikatów językowych mówionych, pisanych lub w innej postaci, jak język migowy, w celu poznania ich znaczenia.
2) Recepcja języka mówionego – dekodowanie komunikatów mówionych w celu poznania ich znaczenia.
3) Recepcja języka pisanego – dekodowanie komunikatów pisanych w celu poznania ich znaczenia.
4) Recepcja języka migowego – dekodowanie komunikatów w językach, używających znaków przekazywanych za pomocą rąk i innych ruchów w celu poznania ich znaczenia.

5) Ekspresja językowa – tworzenie sensownych komunikatów mówionych, pisanych, w języku migowym lub w innej postaci.
6) Ekspresja w języku mówionym – tworzenie sensownych komunikatów mówionych.
7) Ekspresja w języku pisanym – tworzenie sensownych komunikatów pisanych.
8) Ekspresja w języku migowym – tworzenie sensownych komunikatów w językach, które używają znaków tworzonych za pomocą rąk lub innych ruchów.
9) Integracyjne funkcje językowe – porządkowanie znaczenia semantycznego i symbolicznego, struktury gramatycznej oraz myśli w celu utworzenia komunikatów językowych w postaci mówionej, pisanej lub innej.

Funkcje liczenia – swoiste funkcje psychiczne umożliwiające określanie symboli matematycznych i operowanie nimi. Obejmują funkcje dodawania, odejmowania i innych prostych obliczeń matematycznych, a także funkcje złożonych operacji matematycznych.

Funkcje psychiczne sekwencjonowania złożonych ruchów – swoiste funkcje psychiczne związane z określaniem kolejności i koordynacją złożonych ruchów celowych, np. ubierania się.

Funkcje doświadczania siebie i czasu – swoiste funkcje psychiczne umożliwiające uprzytomnienie sobie własnej tożsamości, własnego ciała, usytuowania siebie w rzeczywistości własnego otoczenia i czasu. Obejmują następujące funkcje:

1) doświadczanie siebie – uprzytomnianie sobie własnej tożsamości i swojego usytuowania w otaczającej rzeczywistości,
2) obraz ciała – reprezentacja i uprzytomnianie sobie własnego ciała; obejmuje ograniczenia: fantom kończyny i poczucie otyłości lub wychudzenia,
3) doświadczanie czasu – subiektywne poczucie trwania i upływu czasu.

10.1.2.2. Funkcje narządów zmysłów i odczuwanie bólu

Funkcja widzenia – funkcje zmysłowe odnoszące się do odbierania obecności światła oraz wrażenia formy, wielkości, kształtu i koloru bodźca wzrokowego. Obejmują funkcje odbierania światła i koloru, ostrość widzenia odległego i bliskiego obrazu, widzenie jednooczne i obuoczne, pole widzenia, jakość widzenia, jakość obrazu wzrokowego, a także upośledzenia, jak krótkowzroczność, nadwzroczność, astygmatyzm, niedowidzenie połowicze, ślepotę barw (daltonizm), widzenie tunelowe, mroczek środkowy i obwodowy, widzenie podwójne, ślepotę zmierzchową czy zaburzoną zdolność przystosowania się do światła.

1) Funkcje ostrości widzenia – widzenie odnoszące się do odbierania formy i konturu dla widzenia zarówno jedno-, jak i dwuocznego oraz widzenia na odległość i bliskiego.
2) Funkcje pola widzenia – dotyczą całego obszaru, który może być widziany przy ufiksowanym patrzeniu.
3) Jakość widzenia – dotyczą czułości widzenia barw, czułości kontrastu i ogólnej jakości obrazu.
4) Wrażliwość na światło – odnosi się do odbierania minimalnej ilości światła (minimalne oświetlenie) i minimalnej różnicy intensywności (różnica w oświetleniu). Obejmuje funkcje adaptacji do ciemności oraz upośledzenia: ślepotę zmierzchową (zmniejszenie wrażliwości na światło) i światłowstręt (nadwrażliwość na światło).
5) Widzenie barw – rozróżnianie i dobieranie kolorów.
6) Jakość obrazu wzrokowego – obejmuje upośledzenia: widzenie świateł błądzących i gorsze widzenie (pływające mroczki lub widzenie przez zasłonę, zniekształcenie obrazu, widzenie gwiazd lub błysków).

Funkcje narządów dodatkowych oka – funkcje struktur w oku i wokół oka, które ułatwiają funkcje widzenia. Obejmują funkcje wewnętrznych mięśni gałki ocznej, powieki, zewnętrznych mięśni gałki ocznej, w tym ruchy dowolne i śledzące oraz unieruchomienie (ufiksowanie) oka, gruczoły łzowe, akomodację, odruch źreniczny, a także upośledzenia: oczopląs, suchość oka i opadanie powiek.

1) Funkcje wewnętrznych mięśni gałki ocznej – funkcje mięśni wewnątrz gałki ocznej, takich jak tęczówka, które przystosowują kształt i wielkość źrenicy i soczewki oka. Obejmują funkcje akomodacji i odruch źreniczny.
2) Funkcje powieki – takie jak odruch ochronny.
3) Funkcje zewnętrznych mięśni gałki ocznej – funkcje mięśni, które są używane przy patrzeniu w różnych kierunkach, śledzeniu obiektu poruszającego się w polu widzenia i wykonywaniu ruchów skokowych w celu dostrzeżenia poruszającego się obiektu i unieruchamiania (fiksacji) oka. Obejmują oczopląs i współdziałanie obu oczu.
4) Funkcje gruczołów łzowych – funkcje gruczołów i kanalików łzowych.
5) Wrażenia związane z okiem i narządami dodatkowymi oka – uczucie zmęczonego, suchego i swędzącego oka oraz pokrewne doznania. Obejmują uczucie ucisku za okiem, obecności czegoś w oku, nadwereżenia oka, pieczenie w oku i podrażnienia oka.

Funkcja słyszenia – funkcje zmysłów dotyczące odbierania obecności dźwięków, rozróżniania lokalizacji, wysokości tonu, głośności i jakości dźwięków. Obejmują funkcje słyszenia, rozróżnianie dźwięków, umiejscowienie źródła dźwięku, lateralizację dźwięku, rozróżniania mowy, głuchotę, upośledzenie i utratę słuchu.

1) Wykrywanie dźwięków – odczuwanie obecności dźwięków.
2) Rozróżnianie dźwięków – odbieranie obecności dźwięku, włączając w to rozróżnianie tła i dwuusznej syntezy, rozdzielanie i mieszanie dźwięków.
3) Umiejscowienie źródła dźwięku – ustalanie umiejscowienia źródła dźwięku.
4) Lateralizacja dźwięku – ustalanie strony pochodzenia dźwięku (prawa czy lewa).
5) Odróżnianie mowy – rozpoznanie języka mówionego i odróżnianie go od innych dźwięków.

Funkcje przedsionka – funkcje ucha wewnętrznego odnoszące się do położenia, równowagi i ruchu, w tym kierunku i prędkości. Obejmują funkcje równowagi ciała i poczucie położenia ciała.

1) Wrażenia związane z funkcją słyszenia i funkcją przedsionka – uczucie zaburzonej równowagi, upadania, szumów usznych, zawrotów głowy. Obejmują uczucie dzwonienia w uszach, podrażnienia uszu, ucisk uszny i nudności związane z zawrotami głowy.
2) Dzwonienie w uszach lub szum uszny – wrażenie niskich tonów, podmuchów, syczenia lub dzwonienia w uchu.
3) Zawroty głowy – uczucie ruchu własnego ciała lub otoczenia, uczucie obracania się, zataczania lub przechylania.
4) Wrażenie upadania – uczucie utraty gruntu i upadania.
5) Nudności związane z zaburzeniami równowagi lub zawrotami głowy – uczucie chęci wymiotowania wywołane zawrotami głowy lub zaburzeniami równowagi.
6) Podrażnienie ucha – uczucie świądu lub innych podobnych doznań w uchu.
7) Ucisk uszny – uczucie ciśnienia w uchu.

Funkcja smaku – funkcja czuciowa wyczuwania smaku gorzkiego, słodkiego, kwaśnego i słonego. Obejmuje funkcje smakowe i zaburzenia, takie jak brak smaku i upośledzenie smaku.

Funkcja węchu – funkcja czuciowa wyczuwania zapachu. Obejmuje funkcje węchowe i zaburzenia, takie jak brak węchu czy osłabienie węchu.

Funkcje proprioceptywne – funkcje odczuwania względnego położenia części ciała.

Funkcja dotyku – funkcje czuciowe wyczuwania różnych powierzchni i ich faktury lub jakości. Obejmuje funkcje dotykania, czucia dotyku, a także zaburzenia, jak drętwienie, zniesienie czucia, mrowienie, parestezje i przeczulica dotykowa.

Funkcje czuciowe dotyczące temperatury i innych bodźców – obejmują następujące funkcje:

1) wrażliwość na temperaturę – odczuwanie zimna i ciepła,
2) wrażliwość na wibrację – odczuwanie drżenia lub drgania,
3) wrażliwość na ucisk – odczuwanie ucisku na skórę lub przyciskania, obejmuje upośledzenia: wrażliwość na dotyk, drętwienie, obniżenie czucia dotyku, przeczulicę dotykową i mrowienie,
4) wrażliwość na szkodliwy bodziec – odczuwanie bolesnych lub nieprzyjemnych doznań, obejmuje upośledzenia: niedoczulicę, nadwrażliwość bólową, allodynię, zniesienie czucia bólu i znieczulicę bolesną.

Czucie bólu – wrażenie nieprzyjemnego doznania sygnalizującego potencjalne lub faktyczne uszkodzenie struktury ciała. Obejmuje uczucie uogólnionego lub umiejscowionego bólu (w jednej lub więcej niż jednej części ciała), ból w skórze, ból kłujący, ból piekący, ból tępy, pobolewania, a także upośledzenia: ból mięśniowy, analgezję i przeczulicę bólową.

1) Ból uogólniony – nieprzyjemne doznania sygnalizujące potencjalne lub faktyczne uszkodzenie danej struktury ciała odczuwane w obrębie całego ciała.
2) Ból umiejscowiony – nieprzyjemne doznania sygnalizujące potencjalne lub faktyczne uszkodzenie danej struktury ciała odczuwane w określonej części lub częściach ciała, np. ból głowy, szyi, klatki piersiowej, brzucha, podbrzusza, pleców, miednicy, kończyny górnej czy dolnej.
3) Ból stawów – wrażenie nieprzyjemnego doznania wskazującego na potencjalne lub faktyczne uszkodzenie jakiejś struktury ciała odczuwane w jednym stawie lub w wielu stawach. Obejmuje małe i duże stawy, w tym ból biodra i barku.
4) Promieniujący ból – nieprzyjemne doznania sygnalizujące potencjalne lub faktyczne uszkodzenie danej struktury ciała, zlokalizowane w okolicach unerwionych przez ten sam korzeń nerwowy.

10.1.2.3. Funkcje głosu i mowy

Funkcje głosu – funkcje wytwarzania różnorodnych dźwięków powstałych w wyniku przechodzenia powietrza przez krtań. Obejmują funkcje związane z wytwarzaniem i jakością głosu oraz z wydawaniem głosu, wysokość tonu, głośność i właściwości głosu, a także upośledzenia: bezgłos, dysfonię, chrypkę, nosowanie otwarte i zamknięte.

1) Wytwarzanie głosu – funkcje wydawania dźwięku przez koordynację czynności krtani i mięśni ją otaczających z czynnością układu oddechowego. Obejmują funkcje wydawania głosu (fonacji), głośność oraz zaburzenia, takie jak bezgłos.
2) Właściwości głosu – funkcje związane z charakterystycznymi cechami głosu, jak wysokość tonu czy rezonans. Obejmują funkcje wydawania wysokich lub

niskich tonów, a także upośledzenia: nosowanie, dysfonię, chrypkę i chropowatość głosu.

Funkcje artykulacji – funkcje wydawania dźwięków mowy. Obejmują funkcje wymawiania, upośledzenie wymowy spastyczne, ataktyczne i porażenne oraz utratę zdolności artykulacji.

Funkcje dotyczące płynności i rytmu mowy – funkcje tworzenia strumienia i tempa mowy. Obejmują funkcje dotyczące poprawności, rytmu, tempa i melodii mowy, prozodię i intonację, a także upośledzenia: jąkanie się, zacinanie się, mowę bezładną, spowolnienie i przyspieszenie mowy.

1) Płynność mowy – ciągłe, nieprzerywane mówienie. Obejmuje funkcje dotyczące płynnego mówienia i upośledzenia: jąkanie się, zacinanie się, mówienie bezładne, brak płynności, powtarzanie dźwięków, słów lub części słów oraz nieregularne przerwy w mówieniu.
2) Rytm mowy – poprawność modulacji, tempa i akcentu mowy. Obejmuje upośledzenia: stereotypową i powtarzaną intonację mowy.
3) Szybkość mówienia – tempo mówienia. Obejmuje upośledzenia: spowolnienie i przyspieszenie mowy.

Alternatywne funkcje dotyczące wokalizacji – tworzenie innych sposobów wokalizacji. Obejmuje funkcje tworzenia dźwięków i skalę dźwięków, jak podczas śpiewania, skandowania, bełkotania czy nucenia, a także głośny płacz i krzyk.

10.1.2.4. Funkcje układu krążenia, krwiotwórczego, odpornościowego i oddechowego

Funkcje serca – funkcje zapewnienia wystarczającego lub wymaganego przepływu krwi w ustroju. Obejmują funkcje dotyczące częstości pracy serca, rytmu i pojemności minutowej serca, siły skurczu mięśni komór serca, funkcji zastawek serca, czynności prawej komory serca, dynamiki krążenia, a także upośledzenia: częstoskurcz, bradykardię, niemiarowość związaną z niewydolnością serca, kardiomiopatie, zapalenie mięśnia sercowego i niewydolność wieńcową.

1) Częstość pracy serca – liczba skurczów serca na minutę. Obejmuje upośledzenia: zbyt szybką (częstoskurcz) i zbyt wolną (bradykardia) częstość pracy serca.
2) Rytm serca – miarowość częstości pracy serca. Obejmuje upośledzenia, jak zaburzenia rytmu serca.
3) Pojemność minutowa serca – objętość krwi pompowanej przez serce w ciągu minuty do naczyń krwionośnych. Obejmuje upośledzenie, czyli zmniejszenie pojemności minutowej serca.

4) Zaopatrzenie serca w krew – przepływ wieńcowy. Obejmuje upośledzenie, czyli niedokrwienie mięśnia sercowego.

Funkcje naczyń krwionośnych – zapewnienie ukrwienia całego ustroju. Obejmują funkcje tętnic, naczyń włosowatych i żył, funkcję naczynioruchową, funkcje tętnic, naczyń włosowatych i żył krążenia płucnego, funkcje zastawek żylnych, a także upośledzenia: całkowite lub częściowe ograniczenie przepływu w tętnicach, miażdżycę tętnic, stwardnienie tętnic, zakrzepy, zatory i żylaki żył.

Funkcje związane z ciśnieniem tętniczym krwi – utrzymywanie odpowiedniego ciśnienia tętniczego krwi. Obejmują funkcje utrzymywania ciśnienia tętniczego krwi, podwyższone i obniżone ciśnienie krwi, a także upośledzenia związane z niedociśnieniem, nadciśnieniem i hipotonią ortostatyczną.

Funkcje układu krwiotwórczego – tworzenie krwi oraz transport tlenu i produktów przemiany materii (metabolitów), a także krzepnięcie krwi. Obejmują funkcje wytwarzania krwi i funkcje szpiku kostnego, funkcje śledziony w zakresie czynności związanych z krwią, funkcje przenoszenia tlenu przez krew, funkcje dotyczące transportu metabolitów przez krew, krzepnięcie krwi, a także upośledzenia: niedokrwistość, hemofilię i inne zaburzenia krzepnięcia.

Funkcje układu odpornościowego – ochrona organizmu przed obcymi substancjami i zakażeniem, za pomocą swoistej i nieswoistej odpowiedzi immunologicznej. Obejmują odpowiedź immunologiczną (swoistą i nieswoistą), reakcje nadwrażliwości, funkcje naczyń limfatycznych i węzłów chłonnych, funkcje odporności komórkowej i zależnej od przeciwciał, odpowiedź na szczepienia, a także upośledzenia: autoimmunizację, reakcje uczuleniowe, zapalenie węzłów chłonnych czy obrzęk limfatyczny.

1) Odpowiedź immunologiczna – reakcja organizmu na działanie czynników chorobotwórczych.
2) Swoista odpowiedź immunologiczna – odpowiedź organizmu w formie reakcji uczuleniowej na swoiste substancje obce.
3) Nieswoista odpowiedź immunologiczna – ogólnoustrojowa odpowiedź w formie reakcji uczuleniowej na substancje obce, w tym zakażenie.
4) Reakcje nadwrażliwości – reakcja alergiczna na antygeny normalnie nieszkodliwe. Obejmuje upośledzenia: nadwrażliwości i alergie.

Funkcje układu oddechowego – oddychanie, czyli wdychanie powietrza do płuc, wymiana gazów pomiędzy powietrzem i krwią oraz wydychanie powietrza. Obejmują funkcje dotyczące częstości, rytmu i głębokości oddychania, a także upośledzenia: bezdech, hiperwentylację, oddychanie nieregularne, oddech paradoksalny, rozedmę płuc i skurcz oskrzeli.

1) Częstość oddechów – liczba oddechów na minutę. Obejmuje upośledzenia: zbyt częsta (tachypnoë) lub zbyt wolna (bradypnoë) częstość oddychania.

2) Rytm oddychania – częstotliwość i regularność oddychania. Obejmuje upośledzenie: oddychanie nieregularne.

3) Głębokość oddychania – objętość oddechowa płuc. Obejmuje upośledzenia: oddychanie powierzchowne lub płytkie.

4) Funkcje mięśni oddechowych – funkcje mięśni zaangażowanych w oddychanie. Obejmuje funkcje mięśni oddechowych klatki piersiowej, przepony i mięśni oddechowych dodatkowych.

5) Dodatkowe funkcje związane z oddychaniem – kasłanie, kichanie i ziewanie. Obejmują też funkcje dmuchania, gwizdania i oddychania przez usta.

Funkcje związane z tolerancją wysiłku – wydolność oddechowa i krążeniowa wymagana do ciągłego wysiłku fizycznego. Obejmują funkcje wydolności fizycznej, pochłaniania tlenu, wytrzymałości i zmęczenia.

1) Ogólna wydolność fizyczna – poziom tolerancji wysiłku fizycznego i wytrzymałości.

2) Wydolność oddechowa – wielkość wysiłku fizycznego, który nie powoduje duszności u danej osoby.

3) Męczliwość – podatność na zmęczenie, na każdym poziomie wysiłku fizycznego.

Wrażenia związane z funkcjami układu krążenia i oddechowego – uczucie niemiarowej pracy serca, kołatania serca, duszności. Obejmują uczucie ciasnoty w klatce piersiowej, uczucie nieregularnych uderzeń serca, duszność, brak powietrza, duszenie się, krztuszenie się i świsty.

10.1.2.5. Funkcje układu trawiennego, wewnątrzwydzielniczego i funkcje związane z metabolizmem

Funkcje przyjmowania pokarmu – przyjmowanie pokarmów stałych lub płynów przez jamę ustną. Obejmują funkcje ssania, żucia, rozdrabnianie pokarmu w ustach, ślinienie, połykanie, odbijanie się, cofanie się pokarmu, plucie i wymiotowanie, a także upośledzenia: utrudnione połykanie, aspirowanie pokarmów, połykanie powietrza, nadmierne wydzielanie śliny, ślinienie się (wyciekanie śliny z ust), upośledzone wydzielanie śliny.

1) Ssanie – wciąganie do jamy ustnej np. płynu za pomocą siły ssącej wytwarzanej przez ruchy policzków, warg i języka.

2) Gryzienie – odcinanie, dziurawienie i rozrywanie pożywienia za pomocą zębów przednich.

3) Żucie – miażdżenie, rozdrabnianie i przeżuwanie pokarmu za pomocą tylnych zębów (np. trzonowych).

4) Mieszanie pokarmu w jamie ustnej – mieszanie pokarmu w ustach za pomocą zębów i języka.

5) Ślinienie – wytwarzanie śliny w jamie ustnej.

6) Połykanie – przesuwanie pokarmu i płynu przez jamę ustną, gardło i przełyk do żołądka w odpowiednich ilościach i w odpowiednim tempie. Obejmuje ustne, krtaniowe lub przełykowe utrudnienia połykania oraz upośledzenie przechodzenia pokarmu przez przełyk.

7) Zwracanie pokarmu i wymiotowanie – przesuwanie się pokarmu lub płynu w odwrotnym kierunku niż podczas przyjmowania, z żołądka do przełyku, ust i na zewnątrz.

Funkcje trawienne – transportowanie pokarmu przez przewód pokarmowy, rozdrabnianie pokarmu i wchłanianie substancji odżywczych. Obejmują funkcje dotyczące transportu pokarmu przez żołądek, rozdrabniania pokarmu, perystaltyki, wytwarzania enzymów i ich działania w żołądku i jelitach, wchłaniania składników pokarmowych i tolerancji pokarmu, a także upośledzenia: nadkwaśność, złe wchłanianie pokarmu, nietolerancję pokarmu, nadmierną ruchliwość jelit, porażenie jelit, zaparcie i zmniejszone wytwarzanie żółci.

1) Transportowanie pokarmu przez żołądek i jelita – perystaltyka i funkcje pokrewne, mechanicznie przesuwające pokarm przez żołądek i jelita.

2) Rozdrabnianie pokarmu – mechaniczne dzielenie pokarmu na mniejsze cząstki w przewodzie pokarmowym.

3) Wchłanianie substancji odżywczych – wchłanianie substancji odżywczych z pokarmu i płynów do krwi z obszaru całego żołądka i jelit.

4) Tolerancja pokarmu – przyjmowanie odpowiednich pokarmów i płynów do trawienia oraz odrzucanie nieodpowiednich składników. Obejmuje upośledzenie: nadwrażliwość (np. nietolerancja glutenu).

Funkcje przyswajania – funkcje, dzięki którym substancje odżywcze przekształcane są w składniki organizmu. Obejmują funkcje dotyczące gromadzenia substancji odżywczych w organizmie.

Funkcje defekacji – wydalanie końcowych produktów przemiany materii i niestrawionych pokarmów w postaci kału oraz funkcje pokrewne. Obejmują wydalanie, konsystencję stolca, częstość defekacji, kontrolowanie oddawania (powstrzymywanie) stolca, wzdęcia z oddawaniem wiatrów, wzdęcia, a także upośledzenia: nietrzymanie stolca, zaparcia, biegunkę, stolec wodnisty, niewydolność zwieracza odbytu i nietrzymanie stolca.

1) Wydalanie kału – wydalanie odchodów z odbytnicy z uwzględnieniem funkcji skurczowej mięśni brzusznych w czasie tej czynności.

2) Konsystencja stolca – stolce określane jako twarde, zwarte, miękkie lub wodniste.

3) Kontrolowanie oddawania stolca – świadome panowanie nad czynnością wydalania.

4) Wzdęcie z oddawaniem wiatrów – wypuszczanie nadmiernych ilości powietrza lub gazów z jelita.

Funkcje zachowania masy ciała – zachowanie właściwej masy ciała z uwzględnieniem zwiększania masy ciała w okresie rozwoju. Obejmują funkcje utrzymywania akceptowanej wartości wskaźnika masy ciała (BMI), a także upośledzenia: niedobór masy ciała, wyniszczenie, zanik tkanki mięśniowej, nadwagę, wychudzenie i inne (jak w pierwotnej i wtórnej otyłości).

Wrażenia związane z układem trawiennym – odczucia związane ze spożywaniem pokarmu stałego i płynów, a także pokrewnymi funkcjami trawiennymi. Obejmują uczucie nudności, pełności w żołądku, skurcze brzucha, uczucie obecności kuli, skurcz żołądka, gaz w żołądku i zgagę.

1) Wrażenie nudności – uczucie potrzeby zwymiotowania.
2) Wrażenie wzdęcia – uczucie rozdęcia żołądka lub całego brzucha.
3) Wrażenie skurczów brzucha – uczucie spastycznego lub bolesnego skurczu mięśni gładkich przewodu pokarmowego.

Ogólne funkcje metaboliczne – kontrola istotnych składników organizmu, takich jak węglowodany, białka i tłuszcze, ich konwersji i przemiany w energię. Obejmują przemianę materii, podstawową przemianę materii, metabolizm węglowodanów, białek i tłuszczów, katabolizm, anabolizm, wytwarzanie energii w organizmie, a także zwiększoną lub zmniejszoną przemianę materii.

1) Podstawowa przemiana materii – ilość energii niezbędna do utrzymania podstawowych procesów życiowych w warunkach spoczynku. Obejmuje zwiększenie lub zmniejszenie podstawowej przemiany materii oraz upośledzenia, np. w nadczynności i niedoczynności tarczycy.
2) Metabolizm węglowodanów – proces, w wyniku którego węglowodany z pożywienia są gromadzone i rozkładane do glukozy, a następnie do dwutlenku węgla i wody.
3) Metabolizm białek – proces, w wyniku którego białka z pożywienia przekształcane są w aminokwasy i rozkładane dalej w ustroju.
4) Metabolizm tłuszczów – proces, w wyniku którego tłuszcze z pożywienia są gromadzone i rozkładane w ustroju.

Funkcje równowagi wodno-elektrolitowej – kontrola stanu wody i pierwiastków w ustroju. Obejmuje funkcje związane z bilansem wodnym, równowagą ilości pierwiastków (wapń, cynk, żelazo, sód, potas), a także upośledzenia: zatrzymanie wody, odwodnienie, hiperkalcemię, hipokalcemię, niedobór żelaza, hipernatremię, hiponatremię, hiperkaliemię i hipokaliemię.

1) Bilans wodny – utrzymanie prawidłowej objętości wody w organizmie. Obejmuje upośledzenia: odwodnienie i przewodnienie organizmu.
2) Utrzymywanie równowagi wodnej – optymalna ilość wody w organizmie.

3) Równowaga elektrolitowa – równowaga między przyjmowaniem, gromadzeniem, wykorzystaniem i wydalaniem elektrolitów przez organizm.

Funkcje termoregulacji – utrzymywanie prawidłowej ciepłoty ciała w zależności od zmiany temperatury środowiska. Obejmują tolerancję ciepła i zimna, a także upośledzenia: hipotermię i hipertermię.

Funkcje gruczołów wydzielania wewnętrznego – wytwarzanie i regulacja stężenia hormonów w ustroju z uwzględnieniem okresowych zmian. Obejmują równowagę hormonalną, nadczynność i niedoczynność przysadki mózgowej, nadczynność i niedoczynność tarczycy, nadczynność i niedoczynność nadnerczy, nadczynność i niedoczynność przytarczyc, nadczynność i niedoczynność gonad.

10.1.2.6. Funkcje układu moczowo-płciowego

Funkcje wydzielania moczu – przesączanie i zbieranie moczu. Obejmują funkcje filtracji moczu i zbieranie moczu, a także upośledzenia: niewydolność nerek, bezmocz, skąpomocz, wodonercze, hipotoniczny pęcherz moczowy i niedrożność moczowodu.

1) Filtrowanie moczu – przesączanie moczu w nerkach.
2) Zbieranie moczu – zbieranie moczu przez miedniczki nerkowe i moczowody i składowanie moczu w pęcherzu moczowym.

Funkcje oddawania moczu – wydalanie moczu z pęcherza moczowego. Obejmują funkcje oddawania moczu, częstość oddawania moczu, zdolność utrzymania moczu, a także upośledzenia: oddawanie moczu w stresie, parcie naglące, odruchowe oddawanie moczu, przepełnienie, stałe nietrzymanie moczu, wyciekanie moczu kroplami, pęcherz odruchowy, wielomocz i zatrzymanie moczu.

1) Oddawanie moczu – opróżnianie pęcherza moczowego. Obejmuje upośledzenie: zatrzymanie moczu.
2) Częstość oddawania moczu – liczba epizodów oddawania moczu.
3) Zdolność utrzymania moczu – sprawowanie kontroli nad oddawaniem moczu. Obejmuje upośledzenia: oddawanie moczu w stresie, nagłe parcie, odruchowe oddawanie moczu, stałe i okresowe nietrzymanie moczu.

Wrażenia związane z funkcjami moczowymi – odczucia związane z opróżnianiem pęcherza moczowego i będące wynikiem pokrewnych funkcji moczowych. Obejmują uczucie niezupełnego oddania moczu i pełności w pęcherzu moczowym.

Funkcje związane z miesiączkowaniem – cykl miesiączkowy, z uwzględnieniem regularności miesiączkowania i wydalania płynów miesiączkowych. Obejmują regularność i odstęp między miesiączkami, wielkość krwawienia miesięcznego, pierwszą miesiączkę, klimakterium, a także upośledzenia: pierwotny i wtórny brak miesiączki, krwotok miesiączkowy, nadmierne częste miesiączkowanie, miesiączkowanie wsteczne i napięcie przedmiesiączkowe.

1) Odstęp między miesiączkami – okres pomiędzy dwoma cyklami miesiączkowymi.
2) Wielkość krwawienia miesiączkowego – obfitość krwawienia miesiączkowego. Obejmuje skąpą i krótkotrwałą miesiączkę oraz nadmierne krwawienie miesiączkowe.
3) Przykre doznania związane z cyklem miesiączkowym – doznania związane z miesiączkowaniem z uwzględnieniem fazy przed miesiączką i po niej.
4) Przykre doznania związane z zaprzestaniem miesiączkowania – doznania związane z klimakterium. Obejmują uderzenia gorąca i poty nocne w okresie klimakterium.

10.1.2.7. Funkcje nerwowo-mięśniowo-szkieletowe i funkcje związane z ruchem

Funkcje ruchomości stawów – funkcje związane z zakresem i łatwością wykonywania ruchów w stawach. Obejmują funkcje związane z ruchomością pojedynczego stawu lub kilku stawów, kręgosłupa, barku, łokcia, nadgarstka, biodra, kolana, stawu skokowego, drobnych stawów rąk i stóp, ogólną ruchomość stawów, a także upośledzenia funkcji stawów: nadmierną ruchomość stawów (hipermobilność), ograniczenie lub brak ruchu stawu, bark unieruchomiony (bark zamrożony) i chorobę zwyrodnieniową.

1) Ruchomość pojedynczego stawu – zakres i łatwość wykonywania ruchów w jednym stawie.
2) Ruchomość wielu stawów – zakres i łatwość wykonywania ruchów w więcej niż jednym stawie.
3) Ogólna ruchomość stawów – zakres i łatwość wykonywania ruchów w stawach w obrębie całego ciała.
4) Funkcje stabilności stawów – zachowanie strukturalnej integralności stawów. Obejmują funkcje związane ze stabilnością pojedynczego stawu, kilku stawów i stawów ogółem, a także upośledzenie funkcji: niestabilny bark i zwichnięcie stawu (ramiennego, biodrowego itp.).
5) Funkcje związane z ruchomością kości – funkcje związane z zakresem i łatwością wykonywania ruchów przez określone grupy kości, takie jak łopatka, miednica, kości nadgarstka i kości stępu. Obejmują upośledzenie funkcji: ograniczenie lub brak ruchu łopatki i miednicy.

Funkcje związane z siłą mięśni – funkcje związane z siłą wytwarzaną przez skurcz pojedynczego mięśnia lub grup mięśni. Obejmują funkcje związane z siłą określonych mięśni i grup mięśni, mięśni jednej kończyny, mięśni jednej strony ciała, mięśni dolnej połowy ciała, mięśni wszystkich kończyn, mięśni tułowia i wszystkich mięśni ciała, a także upośledzenia funkcji: osłabienie małych mięśni stóp i rąk, niedowład mięśnia, porażenie mięśnia, porażenie jednej kończyny, porażenie połowicze, porażenie kończyn dolnych, porażenie czterokończynowe i mutyzm akinetyczny (brak zdolności wykonywania ruchów – bezruch).

1) Siła pojedynczych mięśni i grup mięśni – funkcje związane z wytwarzaniem siły wskutek skurczu określonych pojedynczych mięśni i grup mięśni. Obejmuje upośledzenie: osłabienie małych mięśni stóp i rąk.
2) Siła mięśni jednej kończyny – funkcje związane z wytwarzaniem siły wskutek skurczu mięśni i grup mięśni jednej kończyny górnej lub dolnej. Obejmuje upośledzenia: niedowład jednej kończyny i porażenie jednej kończyny.
3) Siła mięśni jednej strony ciała – funkcje związane z wytwarzaniem siły wskutek skurczu mięśni i grup mięśni po lewej lub prawej stronie ciała. Obejmuje upośledzenia: niedowład połowiczy i porażenie połowicze.
4) Siła mięśni dolnej połowy ciała – funkcje związane z wytwarzaniem siły wskutek skurczu mięśni i grup mięśni w dolnej połowie ciała. Obejmuje upośledzenia: niedowład kończyn dolnych i porażenie kończyn dolnych.
5) Siła mięśni wszystkich kończyn – funkcje związane z wytwarzaniem siły wskutek skurczu mięśni i grup mięśni wszystkich czterech kończyn. Obejmuje upośledzenia: niedowład czterokończynowy i porażenie czterokończynowe.
6) Siła mięśni tułowia – wytwarzanie siły wskutek skurczu mięśni i grup mięśni tułowia.
7) Siła wszystkich mięśni ciała – funkcje związane z wytwarzaniem siły wskutek skurczu wszystkich mięśni i grup mięśni ciała. Obejmuje upośledzenie: mutyzm akinetyczny.

Funkcje związane z obecnością napięcia mięśni – obecność napięcia mięśni w stanie spoczynku i opór stawiany przez mięsień podczas próby biernego ruchu. Obejmują funkcje związane z obecnością napięcia: pojedynczego mięśnia i grup mięśni, mięśni jednej kończyny, mięśni jednej połowy ciała, mięśni dolnej połowy ciała, mięśni wszystkich kończyn, mięśni tułowia i wszystkich mięśni ciała, a także upośledzenia funkcji: obniżone napięcie (hipotonia), wzmożone napięcie (hipertonia) i spastyczność mięśni.

1) Napięcie pojedynczych mięśni i grup mięśni – obecność napięcia pojedynczych mięśni i grup mięśni w stanie spoczynku oraz opór stawiany przez te mięśnie podczas próby biernego ruchu. Obejmuje upośledzenie funkcji: dystonie ogniskowe (np. kręcz szyi).
2) Napięcie mięśni jednej kończyny – obecność napięcia pojedynczych mięśni i grup mięśni jednej kończyny górnej lub dolnej pozostających w stanie spoczynku oraz opór stawiany przez te mięśnie podczas próby biernego ruchu.

Obejmuje upośledzenie funkcji związane z niedowładem i porażeniem jednej kończyny.

3) Napięcie mięśni jednej strony ciała – obecność napięcia pojedynczych mięśni i grup mięśni prawej lub lewej połowy ciała pozostających w stanie spoczynku oraz opór stawiany przez te mięśnie podczas próby biernego ruchu. Obejmuje upośledzenie funkcji związane z niedowładem i porażeniem połowiczym.

4) Napięcie mięśni dolnej połowy ciała – napięcie pojedynczych mięśni i grup mięśni dolnej połowy ciała pozostających w stanie spoczynku oraz opór stawiany przez te mięśnie podczas próby biernego ruchu. Obejmuje upośledzenie funkcji związane z niedowładem i porażeniem kończyn dolnych.

5) Napięcie mięśni wszystkich kończyn – obecność napięcia pojedynczych mięśni i grup mięśni wszystkich czterech kończyn pozostających w stanie spoczynku oraz opór stawiany przez te mięśnie podczas próby biernego ruchu. Obejmuje upośledzenie funkcji związane z niedowładem i porażeniem czterokończynowym.

6) Napięcie mięśni tułowia – napięcie pojedynczych mięśni i grup mięśni tułowia pozostających w stanie spoczynku oraz opór stawiany przez te mięśnie podczas próby biernego ruchu.

7) Napięcie wszystkich mięśni ciała – napięcie pojedynczych mięśni i grup mięśni całego ciała pozostających w stanie spoczynku oraz opór stawiany przez te mięśnie podczas próby biernego ruchu. Obejmuje upośledzenie funkcji: dystonie uogólnione, chorobę Parkinsona oraz uogólniony niedowład i porażenie.

Funkcje związane z wytrzymałością mięśni – zdolność kurczenia się mięśnia przez wymagany okres (czas). Obejmują funkcje związane ze zdolnością kurczenia się pojedynczego mięśnia, grup mięśni oraz wszystkich mięśni ciała, a także upośledzenie funkcji, np. miastenię.

1) Wytrzymałość grup mięśni – zdolność kurczenia się pojedynczych grup mięśni przez wymagany okres (czas). Obejmuje upośledzenia funkcji związane z niedowładem lub porażeniem jednej kończyny, połowiczym i kończyn dolnych.

2) Wytrzymałość wszystkich mięśni ciała – zdolność kurczenia się wszystkich mięśni ciała przez wymagany okres (czas). Obejmuje upośledzenie funkcji związane z niedowładem lub porażeniem czterokończynowym i uogólnionym.

Funkcje odruchów motorycznych – mimowolne skurcze mięśni automatycznie wzbudzane przez specyficzne bodźce. Obejmują odruch rozciągania, automatyczny miejscowy odruch stawowy, odruchy wywoływane przez bodźce szkodliwe i inne bodźce zewnętrzne, odruch cofania kończyny, odruch z mięśnia dwugłowego, odruch promieniowy, odruch mięśnia czworogłowego, odruch rzepkowy i odruch skokowy.

Funkcje związane z ruchowymi reakcjami mimowolnymi – mimowolne skurcze dużych mięśni lub mięśni całego ciała wywoływane przez określoną pozycję ciała, zachowanie równowagi (balansowanie ciałem) i przez bodźce zagrażające. Obejmują funkcje wywołujące reakcje dotyczące postawy ciała, reakcje prostujące, korekcyjne i związane z zachowaniem równowagi (balansowaniem ciałem), odruch podparcia oraz reakcje obronne.

Funkcje związane z kontrolowaniem ruchów dowolnych – kontrolowanie i koordynacja ruchów dowolnych. Obejmują kontrolę prostych i złożonych ruchów dowolnych, koordynację ruchów dowolnych, funkcję podpierającą kończyn górnych i dolnych, koordynację motoryczną prawy-lewy, koordynację oko-ręka i oko-stopa, a także upośledzenie kontroli i koordynacji ruchów, np. ograniczenie zdolności wykonywania ruchów naprzemiennych

Funkcje związane z wykonywaniem ruchów mimowolnych – nieumyślne, niecelowe lub półcelowe mimowolne skurcze mięśni lub grup mięśni. Obejmują mimowolne skurcze mięśni oraz upośledzenia: drżenia, tiki, maniery, stereotypie (powtarzanie ruchów), pląsawicę, powolne ruchy palców (atetoza), tiki głosowe, ruch dystoniczny i upośledzenie ruchów dowolnych (dyskinezja).

1) Mimowolne skurcze mięśni – niezamierzone, niecelowe lub półcelowe mimowolne skurcze mięśni lub grup mięśni, np. towarzyszące zaburzeniom psychicznym. Obejmują upośledzenia: ruchy pląsawicze i atetozę oraz upośledzenie ruchu związane ze snem.
2) Drżenie – naprzemienne kurczenie się i rozluźnianie grupy mięśni dookoła stawu powodujące drżenie.
3) Tiki i manieryzm – powtarzające się, niby celowe, mimowolne skurcze grupy mięśni. Obejmują upośledzenia: tiki głosowe, przymus wypowiadania wulgarnych słów, zgrzytanie zębami.
4) Stereotypie – spontaniczne, niecelowe ruchy, jak powtarzane kołysanie się do tyłu i przodu oraz potakiwanie lub kręcenie głową.

Funkcje dotyczące wzorca chodu – funkcje odnoszące się do wzorców ruchu związanych z chodzeniem, bieganiem lub innym sposobem poruszania się całego ciała. Obejmują wzorzec chodzenia i biegania, a także upośledzenia: chód spastyczny, chód w hemiplegii i paraplegii, chód asymetryczny, chromanie oraz chód usztywniony.

Wrażenia dotyczące mięśni i towarzyszące funkcjom związanym z ruchem – odczucia występujące w mięśniach i grupach mięśni w spoczynku i w trakcie ruchu. Obejmują uczucie sztywności i stwardnienia (ciasnoty) mięśni, kurcz lub przykurcz mięśnia oraz ociężałość mięśni.

1) Odczuwanie sztywności mięśni – uczucie naprężenia lub sztywności mięśni.
2) Odczuwanie kurczu mięśnia – uczucie mimowolnego skurczu mięśnia lub grupy mięśni.

10.1.2.8. Funkcje skóry i jej przydatków

Funkcje ochronne skóry – funkcje skóry chroniące ciało przed zagrożeniami fizycznymi, chemicznymi i biologicznymi. Obejmują ochronę przed słońcem i innym promieniowaniem, światłoczułość, pigmentację, jakość skóry, funkcję izolacyjną skóry, skórę zgrubiałą, zrogowacenie, a także upośledzenia: skórę uszkodzoną, owrzodzenia, odleżyny i zmiany troficzne.

Funkcje naprawcze skóry – zdolność skóry do naprawy przerwania ciągłości i innych uszkodzeń. Obejmują funkcje pokrywania się strupem, gojenie się, bliznowacenie, tworzenie się siniaków i powstawanie bliznowca.

Inne funkcje skóry – funkcje skóry inne niż ochronne i naprawcze, takie jak funkcja termoregulacyjna i wydzielania potu. Obejmują funkcje związane z poceniem się i funkcje wydzielnicze skóry (funkcje w konsekwencji dające woń ciała).

Wrażenia czuciowe w obrębie skóry – uczucia, takie jak świąd, pieczenie czy parestezje w obrębie skóry. Obejmują upośledzenia: czucie mrowienia i drętwienie.

Funkcje włosów – funkcje ochronna i estetyczna. Obejmują: wzrost, pigmentację i umiejscowienie włosów, a także upośledzenia: utratę włosów i łysienie.

Funkcje paznokci – funkcje ochronna, służąca do drapania, wykonywania niektórych precyzyjnych czynności i estetyczna. Obejmują wzrost, pigmentację i jakość paznokci.

10.1.3. Aktywność i uczestniczenie

Aktywność – wykonanie przez daną osobę zadania lub podjęcie działania.

Uczestniczenie – angażowanie się danej osoby w określone sytuacje życiowe.

Ograniczenia aktywności – trudności, jakie dana osoba może mieć w podejmowaniu działań.

Restrykcje w uczestniczeniu – problemy utrudniające danej osobie angażowanie się w sytuacje życiowe.

Zdolność – możliwość wykonania przez daną osobę zadania lub podjęcie jakiegoś działania. Określa najwyższy prawdopodobny stopień funkcjonowania, jaki dana osoba może osiągnąć w danej dziedzinie w danym momencie. Zdolność ocenia się w odniesieniu do możliwości tej osoby dostosowanych do środowiska.

10.1.3.1. Celowe posługiwanie się zmysłami, uczenie się i stosowanie wiedzy

Patrzenie – zamierzone posługiwanie się zmysłem wzroku w celu odbioru bodźców wzrokowych, np. podczas oglądania wydarzenia sportowego lub obserwowania bawiących się dzieci.

Słuchanie – zamierzone posługiwanie się zmysłem słuchu w celu odbioru bodźców słuchowych, np. podczas słuchania radia, muzyki lub wykładu.

Celowe posługiwanie się innymi zmysłami – zamierzone posługiwanie się innymi zmysłami w celu odbioru bodźców, np. podczas dotykania i wyczuwania jakiejś struktury, degustacji słodyczy lub wąchania kwiatów.

Naśladowanie – imitowanie lub naśladowanie jako podstawowy element uczenia się, np. naśladowanie gestykulacji, dźwięków lub kopiowanie liter alfabetu.

Repetycja (powtarzanie) – powtarzanie sekwencji zdarzeń lub symboli jako podstawowy element uczenia się, np. liczenie do dziesięciu lub ćwiczenie recytacji wiersza.

Uczenie się czytania – rozwijanie umiejętności płynnego i wiernego czytania materiałów pisanych (w tym pismem Braille'a), np. rozpoznawanie znaków alfabetu, poprawne wymawianie brzmienia słów oraz rozumienie słów i zdań.

Uczenie się pisania – rozwijanie umiejętności tworzenia symboli reprezentujących sylaby, słowa i zdania (włączając pismo Braille'a) w celu oddania ich znaczenia, np. stosowanie poprawnej pisowni i gramatyki.

Uczenie się liczenia – rozwijanie umiejętności posługiwania się liczbami oraz wykonywania prostych i złożonych operacji matematycznych, np. używanie symboli matematycznych dodawania i odejmowania lub stosowanie właściwych działań matematycznych w celu rozwiązania zadania.

Nabywanie umiejętności – rozwijanie zdolności wykonywania prostych i złożonych zintegrowanych czynności lub zadań umożliwiających nabycie umiejętności, np. posługiwanie się narzędziami lub granie w gry (szachy). Obejmuje:

1) nabywanie umiejętności podstawowych – uczenie się elementarnych, celowych czynności, np. posługiwanie się sztućcami, ołówkiem lub prostym narzędziem,

2) nabywanie umiejętności złożonych – uczenie się zintegrowanych czynności po to, aby zgodnie z regułami i w ustalonej kolejności opanować koordynację swoich ruchów, jak np. uczenie się ubierania i korzystania z toalety lub posługiwania się narzędziami i sprzętem wspomagającym.

Skupianie uwagi – celowe skupianie się na określonym bodźcu, np. przez eliminowanie rozpraszających dźwięków.

Myślenie – formułowanie pojęć i posługiwanie się pojęciami, koncepcjami i wyobrażeniami, które są zorientowane albo niezorientowane na osiągnięcie celu, samemu albo z innymi osobami, np. tworzenie utworu literackiego, dowodzenie teorii, wymiana poglądów, burza mózgów, mediacja, rozmyślanie nad czymś, snucie przypuszczeń czy zastanawianie się.

Czytanie – wykonywanie czynności niezbędnych do zrozumienia i zinterpretowania języka pisanego (tj. książek, instrukcji i gazet przygotowanych w formie tekstu lub za pomocą pisma Braille'a) w celu nabycia ogólnej wiedzy lub określonej informacji.

Pisanie – używanie lub tworzenie symboli albo języka w celu przekazania informacji, np. sporządzanie pisemnej relacji z jakichś zdarzeń, zapisu pomysłów lub szkicu listu.

Liczenie – dokonywanie obliczeń z użyciem reguł matematycznych, aby rozwiązać zadania sformułowane słownie, a także opracowywanie i przedstawianie wyników, np. obliczanie sumy trzech liczb lub znajdowanie wyniku dzielenia jednej liczby przez drugą.

Rozwiązywanie problemów – znajdowanie odpowiedzi na pytania lub rozwiązań sytuacji przez identyfikowanie i analizowanie problemów, ustalanie możliwych rozwiązań i ocenianie potencjalnych skutków tych rozwiązań, a następnie wdrażanie wybranego rozwiązania, np. wybór środka pomocniczego spośród wielu dostępnych. Obejmuje rozwiązywanie prostych i złożonych problemów.

Podejmowanie decyzji – dokonywanie wyboru spośród różnych możliwości, wdrażanie dokonanego wyboru i ocenianie jego skutków, np. wybieranie i kupowanie określonego artykułu lub decydowanie o podjęciu się i podejmowanie konkretnego zadania spośród wielu zadań, które należy wykonać.

10.1.3.2. Wykonywanie ogólnych zadań i obowiązków

Podejmowanie pojedynczego zadania – wykonywanie prostych lub złożonych skoordynowanych czynności umysłowych i fizycznych będących elementami realizacji pojedynczego zadania, np. inicjowanie zadania, ustalanie czasu i miejsca wykonania zadania oraz potrzebnych do tego materiałów, kolejne kroki wykonywania zadania, realizowanie zadania, finalizowanie zadania i kontynuowanie jego wykonywania. Obejmuje podejmowanie prostego zadania (np. czytanie książki, pisanie listu, ścielenie łóżka) lub złożonego zadania (np. ustawianie mebli w domu, odrabianie zadanej w szkole pracy domowej), a także podejmowanie pojedynczego zadania samodzielnie lub w grupie.

1) Podejmowanie pojedynczego zadania samodzielnie – przygotowanie i inicjowanie prostego lub złożonego zadania, ustalanie czasu i miejsca potrzebnych do jego wykonania, wykonywanie zadania samodzielnie, bez niczyjej pomocy.
2) Podejmowanie pojedynczego zadania w grupie – przygotowanie i inicjowanie prostego lub złożonego zadania, ustalanie czasu i miejsca potrzebnych do jego wykonania, wykonywanie zadania wraz z osobami, które zaangażowane są na niektórych lub wszystkich etapach realizacji zadania.

Podejmowanie wielu zadań – wykonywanie prostych lub złożonych skoordynowanych działań, kolejno lub równocześnie, jako elementów wielorakich zintegrowanych i złożonych zadań. Obejmuje podejmowanie się wielu zadań i ich wykonywanie, samodzielnie i w grupie.

1) Zrealizowanie wielu zadań – ukończenie kilku zadań realizowanych równocześnie lub kolejno.
2) Podejmowanie wielu zadań samodzielnie – przygotowywanie i inicjowanie wielu zadań oraz ustalanie czasu i miejsca potrzebnych do ich wykonania, wykonywanie kilku zadań równocześnie lub kolejno, samodzielnie, bez niczyjej pomocy.

Ustalanie i realizowanie dziennego rozkładu zajęć – podejmowanie prostych lub złożonych skoordynowanych działań związanych z planowaniem, ustalaniem i spełnianiem czynności wynikających z codziennego rozkładu zajęć i obowiązków, np. gospodarowanie czasem lub planowanie poszczególnych czynności wykonywanych w ciągu dnia. Obejmuje ustalanie i spełnianie codziennego rozkładu zajęć oraz ustalanie poziomu własnej aktywności w ciągu dnia.

Ustalanie poziomu własnej aktywności – ustalenie rodzaju działań i zakresu swego funkcjonowania w celu określenia wysiłku i czasu potrzebnych do realizacji codziennego rozkładu zajęć i obowiązków.

Radzenie sobie ze stresem i innymi obciążeniami psychicznymi – wykonywanie prostych lub złożonych skoordynowanych działań związanych z kontrolowaniem obciążeń psychicznych występujących podczas wykonywania zadań, które wiążą się z ponoszeniem znacznej odpowiedzialności, narażeniem na stres, czynnikami zakłócającymi lub sytuacjami kryzysowymi, np. w trakcie kierowania wózkiem inwalidzkim o napędzie elektrycznym w ciasnym pomieszczeniu.

Obejmuje ponoszenie odpowiedzialności oraz radzenie sobie ze stresem i w sytuacjach kryzysowych.

1) Radzenie sobie ze stresem – wykonywanie prostych lub złożonych skoordynowanych działań w celu poradzenia sobie z napięciem, zagrożeniami i stresem związanymi z wykonywaniem zadania.
2) Radzenie sobie w sytuacjach kryzysowych – wykonywanie prostych lub złożonych skoordynowanych działań w celu poradzenia sobie w momentach krytycznych, w sytuacji poważnego zagrożenia lub trudności.

10.1.3.3. Porozumiewanie się – odbieranie wiadomości

Porozumiewanie się – odbieranie wiadomości ustnych – pojmowanie dosłownego i domyślnego znaczenia wiadomości przekazywanych za pomocą języka mówionego, np. gdy rozumie się, że jakieś stwierdzenie dotyczy faktu lub jest wyrażeniem idiomatycznym.

Porozumiewanie się – odbieranie wiadomości niewerbalnych – pojmowanie dosłownych i domyślnych znaczeń wiadomości przekazywanych za pomocą gestów, symboli lub rysunków, np. uświadamianie sobie, że dziecko jest zmęczone w sytuacji, gdy trze oczy, albo że dźwięk dzwonka ostrzegawczego oznacza, iż wybuchł pożar. Obejmuje:

1) porozumiewanie się – odbieranie języka ciała – pojmowanie znaczenia wiadomości przekazywanych za pomocą grymasów twarzy, ruchów lub znaków wykonywanych ręką, przyjmowanych póz ciała i innych form języka ciała,
2) porozumiewanie się – odbieranie powszechnych znaków i symboli – pojmowanie znaczenia powszechnych znaków i symboli, np. znaków drogowych, symboli ostrzegawczych, notacji muzycznych i naukowych oraz znaków obrazkowych,
3) porozumiewanie się – odbieranie rysunków i fotografii – pojmowanie znaczenia przekazywanego za pomocą rysunków (np. rysunków liniowych, projektów graficznych, malarstwa, projektów trójwymiarowych), wykresów, plansz i fotografii,
4) porozumiewanie się i odbieranie wiadomości w języku migowym – otrzymywanie i pojmowanie wiadomości o dosłownym i domyślnym znaczeniu w języku migowym.

Porozumiewanie się – odbieranie wiadomości pisanych – pojmowanie dosłownego i domyślnego znaczenia wiadomości przekazywanych za pomocą języka pisanego (włączając pismo Braille'a), np. śledzenie wydarzeń politycznych w codziennej gazecie lub rozumienie intencji zapisów ksiąg religijnych.

Mówienie – wypowiadanie słów, zwrotów i dłuższych kwestii w języku mówionym o dosłownym lub domyślnym znaczeniu, np. gdy przedstawia się ustnie jakiś fakt lub opowiada historię.

Tworzenie wiadomości niewerbalnych – posługiwanie się gestami, symbolami i rysunkami w celu przekazania wiadomości, np. w sytuacji, gdy kręci się głową dla wyrażenia dezaprobaty lub rysuje się obrazek albo wykres w celu przekazania faktu lub skomplikowanego pomysłu. Obejmuje tworzenie gestów ciała, znaków, symboli, rysunków i fotografii.

1) Tworzenie języka ciała – przekazywanie znaczenia za pomocą ruchów ciała, takich jak grymasy twarzy (np. uśmiech, marszczenie brwi, krzywienie się), ruchy ramienia i ręki oraz przybierane określonej pozy ciała (np. obejmowanie kogoś w uścisku dla wyrażenia uczuć).
2) Tworzenie rysunków i fotografii – przekazywanie znaczenia za pomocą rysowania, malowania, szkicowania i robienia wykresów, obrazków lub fotografii, np. podczas szkicowania mapy w celu udzielenia komuś wskazówek, jak trafić do określonego miejsca.
3) Tworzenie wiadomości w języku migowym – przekazywanie wiadomości o dosłownym lub domyślnym znaczeniu za pomocą języka migowego.

Pisanie wiadomości – tworzenie dosłownych i domyślnych znaczeń wiadomości przekazywanych za pomocą języka pisanego, np. pisanie listu do przyjaciela.

Rozmowa – rozpoczynanie, kontynuowanie i kończenie wymiany myśli i poglądów za pomocą języka mówionego, pisanego, migowego lub innych form języka, z jedną osobą lub większą liczbą ludzi znajomych lub obcych w kontaktach oficjalnych lub towarzyskich. Obejmuje rozpoczynanie, podtrzymywanie i kończenie rozmowy, w tym rozmowę z jedną osobą lub wieloma osobami.

1) Rozpoczynanie rozmowy – inicjowanie dialogu lub wymiany informacji, np. przy przedstawianiu się, wyrażaniu zwyczajowych pozdrowień, omawianiu tematu lub zadawaniu pytań.
2) Podtrzymywanie rozmowy – kontynuowanie i kształtowanie dialogu lub wymiany informacji przez dodawanie poglądów, przedstawianie nowego tematu lub nawiązywanie do tematu, który był wspomniany uprzednio, jak również dokonywanie zmiany kwestii omawianej lub przekazywanej za pomocą znaków.
3) Kończenie rozmowy – kończenie dialogu lub wymiany informacji za pomocą zwyczajowych końcowych stwierdzeń lub zwrotów i zamykanie omawianego tematu.
4) Rozmawianie z jedną osobą – inicjowanie, kontynuowanie, kształtowanie i kończenie dialogu lub wymiany informacji z jedną osobą, tak jak podczas dyskusji o pogodzie z przyjacielem.

5) Rozmawianie z wieloma osobami – inicjowanie, kontynuowanie, kształtowanie i kończenie dialogu lub wymiany informacji z więcej niż jedną osobą, np. włączanie się i uczestniczenie w grupowej wymianie informacji.

Dyskusja – rozpoczynanie, kontynuowanie i kończenie analizowania jakiejś kwestii z użyciem argumentów za lub przeciw albo debata prowadzona za pomocą języka mówionego, pisanego, migowego lub innych form języka, z jedną osobą lub większą liczbą osób znajomych lub obcych w oficjalnych lub przygodnych okolicznościach. Obejmuje dyskusję z jedną osobą lub wieloma osobami.

Używanie urządzeń i technik służących do porozumiewania się – wykorzystywanie urządzeń, technik i innych środków do porozumiewania się, np. używanie telefonu w celu zadzwonienia do przyjaciela. Obejmuje:

1) używanie urządzeń telekomunikacyjnych – używanie telefonów i innych urządzeń (np. faksów, teleksów) jako środków do porozumiewania się,
2) używanie urządzeń do pisania – używanie m.in. maszyn do pisania, komputerów i maszyn do pisania pismem Braille'a,
3) stosowanie technik służących do porozumiewania się – działania i zadania związane z wykorzystywaniem technik służących do porozumiewania się, np. czytanie z ruchu warg.

10.1.3.4. Poruszanie się

Zmienianie podstawowej pozycji ciała – zmienianie jednej pozycji ciała na inną i przemieszczanie się z jednego miejsca w inne, np. wtedy, gdy wstaje się z krzesła, aby położyć się do łóżka, lub zmienia się pozycję ciała na klęczącą albo kuczną i z powrotem. Obejmuje:

1) leżenie – przyjmowanie pozycji leżącej lub zmienianie pozycji ciała z poziomej na każdą inną pozycję,
2) kucanie – przyjmowanie pozycji siedzącej lub w kucki na pośladkach z kolanami blisko złączonymi albo siedzenie na piętach, np. pozycja przyjmowana w toalecie znajdującej się na poziomie podłogi, a także zmienianie pozycji ciała z kucznej na każdą inną pozycję,
3) klęczenie – przyjmowanie pozycji, w której ciało opiera się na kolanach z nogami zgiętymi, np. podczas modlitwy, lub zmienianie pozycji ciała z klęczek na każdą inną pozycję,
4) siedzenie – przyjmowanie pozycji siedzącej i zmienianie pozycji ciała z siedzącej na każdą inną pozycję, obejmuje przyjmowanie pozycji siedzącej ze zgiętymi lub skrzyżowanymi nogami oraz ze stopami podpartymi lub nie,
5) stanie – przyjmowanie pozycji stojącej lub zmienianie pozycji ciała ze stojącej na każdą inną pozycję,

6) zginanie się – pochylanie tułowia ku dołowi lub na bok, np. podczas gry na skrzypcach lub sięgania w dół po jakiś przedmiot,
7) balansowanie środkiem ciężkości ciała – korygowanie i przesuwanie ciężkości ciała z jednej pozycji do innej podczas siedzenia, stania lub leżenia, np. przenoszenie ciężaru ciała z jednej stopy na drugą podczas stania.

Utrzymywanie pozycji ciała – pozostawanie w tej samej wymaganej pozycji ciała, np. siedzenie przy stole lub stanie w łazience przy umywalce. Obejmuje:

1) utrzymywanie pozycji leżącej – pozostawanie w wymaganej pozycji leżącej przez pewien czas, obejmuje pozostawanie w pozycji na brzuchu (twarzą w dół), na plecach (twarzą w górę) lub na boku,
2) utrzymywanie pozycji kucznej – pozostawanie w wymaganej pozycji kucznej przez jakiś czas, np. podczas siedzenia na podłodze bez krzesła,
3) utrzymywanie pozycji klęczącej – pozostawanie w wymaganej pozycji klęczącej, w której ciało opiera się na kolanach ze zgiętymi nogami, przez pewien czas, np. w czasie modlitwy w kościele,
4) utrzymywanie pozycji siedzącej – pozostawanie w wymaganej pozycji siedzącej, na krześle lub na podłodze, przez pewien czas, np. podczas siedzenia za biurkiem lub przy stole, obejmuje pozostawanie w pozycji siedzącej z prostymi lub skrzyżowanymi nogami, ze stopami podpartymi lub nie,
5) utrzymywanie pozycji stojącej – pozostawanie w wymaganej pozycji stojącej przez pewien czas, np. podczas stania przy czesaniu. Obejmuje pozostawanie w pozycji stojącej na powierzchni pochyłej, śliskiej lub twardej.

Przemieszczanie się – przemieszczanie się z jednej powierzchni na inną, np. przesuwanie się wzdłuż ławki lub przemieszczanie się z łóżka na krzesło bez zmiany pozycji ciała. Obejmuje:

1) przemieszczanie się w pozycji siedzącej – przemieszczanie się w pozycji siedzącej z jednego miejsca siedzącego na inne miejsce siedzące na tym samym lub różnym poziomie, obejmuje przemieszczanie się z krzesła na inne miejsce siedzące, np. miejsce siedzące w toalecie, oraz przemieszczanie się z wózka inwalidzkiego na fotel w samochodzie,
2) przemieszczanie się w pozycji leżącej – przemieszczanie się z jednej pozycji leżącej na inną na tym samym lub różnym poziomie, np. podczas przemieszczania się z łóżka na wózek-nosze.

10.1.3.5. Przenoszenie przedmiotów oraz poruszanie i manipulowanie przedmiotami

Podnoszenie i przenoszenie przedmiotów – podnoszenie przedmiotu lub zabieranie czegoś z jednego miejsca w drugie, np. podczas unoszenia filiżanki lub przenoszenia dziecka z jednego pokoju do drugiego. Obejmuje podnoszenie, przenoszenie za pomocą rąk, na barkach, na biodrach, na plecach lub na głowie, a także odkładanie.

Odkładanie przedmiotów – używanie ramion, rąk i innych części ciała w celu umieszczenia przedmiotu na jakiejś powierzchni lub na jakimś miejscu, np. stawianie na ziemi pojemnika z wodą.

Poruszanie przedmiotów za pomocą kończyn dolnych – podejmowanie skoordynowanych czynności w celu poruszenia przedmiotu z użyciem nóg i stóp. Obejmuje naciskanie i pchanie za pomocą kończyn dolnych, kopanie.

1) Pchanie za pomocą kończyn dolnych – używanie nóg i stóp w celu wywarcia siły na przedmiot, aby go odsunąć, np. podczas odsuwania krzesła za pomocą stopy lub podczas odpychania się nogą od podłoża przy przemieszczaniu się na wózku inwalidzkim.
2) Kopanie – używanie nóg i stóp po to, aby wprawić coś w ruch, np. podczas kopnięcia drzwi w celu ich zamknięcia.

Precyzyjne używanie ręki – wykonywanie skoordynowanych czynności związanych z posługiwaniem się i manipulowaniem przedmiotami, podnoszeniem i wypuszczaniem przedmiotów przy użyciu jednej ręki, palców i kciuka, np. zbieranie monet ze stołu lub wykręcanie numeru telefonu. Obejmuje:

1) podnoszenie – unoszenie lub branie małego przedmiotu za pomocą ręki i palców, np. podnoszenie ołówka,
2) chwytanie – używanie jednej lub obu rąk w celu uchwycenia i przytrzymania, np. chwytanie narzędzi lub klamki drzwi,
3) manipulowanie – używanie palców i ręki do kontrolowania czegoś, sterowania i poruszania czymś, np. posługiwanie się monetami lub innymi małymi przedmiotami,
4) wypuszczanie – wypuszczenie lub uwolnienie przedmiotu z palców lub dłoni, wskutek czego przedmiot spada lub zmienia pozycję, np. upuszczenie sztuki odzieży.

Używanie rąk i ramion – podejmowanie skoordynowanych działań, których celem jest poruszanie lub manipulowanie przedmiotami za pomocą rąk i ramion, np. obracanie gałki u drzwi, rzucanie lub łapanie przedmiotu. Obejmuje:

1) przyciąganie – używanie palców, dłoni i ramion w celu przemieszczenia przedmiotu ku sobie lub poruszenia go z miejsca na miejsce, np. przyciąganie drzwi, by je zamknąć,
2) popychanie – używanie palców, rąk i ramion w celu przemieszczenia czegoś od siebie lub poruszenia tego z miejsca na miejsce, np. popychanie drzwi,
3) sięganie – używanie palców, rąk i ramion w celu dosięgnięcia, dotknięcia i schwycenia czegoś z dala od siebie, np. sięganie przez stół lub biurko w celu dosięgnięcia książki,

4) obracanie i skręcanie rąk lub ramion – używanie palców, rąk i ramion w celu obrócenia, przekręcenia lub zgięcia przedmiotu, np. przy posługiwaniu się narzędziami,

5) rzucanie – używanie palców, rąk i ramion po to, by podnieść coś i z pewną siłą wprawić w ruch, np. rzucanie piłką,

6) łapanie – użycie palców, rąk i ramion po to, by złapać poruszający się przedmiot, zatrzymać go i trzymać, np. łapanie piłki.

10.1.3.6. Chodzenie i inne sposoby poruszania się

Chodzenie – poruszanie się po powierzchni na stopach, krok po kroku, gdy co najmniej jedna stopa zawsze dotyka ziemi, np. podczas spacerowania, przechadzania się, chodzenia do przodu, do tyłu lub bokiem. Obejmuje:

1) chodzenie na małe odległości – chodzenie na odległość poniżej jednego kilometra, np. podczas chodzenia po pokoju lub wzdłuż korytarzy, w obrębie budynku lub na krótkie dystanse na zewnątrz,

2) chodzenie na duże odległości – chodzenie na odległość powyżej jednego kilometra, np. podczas chodzenia po wiosce, po mieście lub po przestrzeni otwartej,

3) chodzenie po różnych powierzchniach – chodzenie po pochyłych, nierównych lub poruszających się powierzchniach, np. podczas chodzenia po trawie, żwirze, lodzie i śniegu lub pokładzie statku, a także w pociągu lub w innych pojazdach,

4) chodzenie z omijaniem przeszkód – chodzenie w sposób wymagający omijania poruszających się i nieruchomych obiektów, ludzi, zwierząt i pojazdów, np. podczas chodzenia po placu targowym lub po sklepie, w ruchu ulicznym lub innych zatłoczonych miejscach.

Inne sposoby poruszania się – przemieszczanie całego ciała z miejsca na miejsce w sposób odmienny od chodzenia, np. bieganie po ulicy, podskakiwanie, trucht, skakanie, koziołkowanie, bieganie pomiędzy przeszkodami. Obejmuje:

1) czołganie się – przemieszczanie całego ciała w pozycji na brzuchu z jednego miejsca na drugie na rękach lub na rękach, ramionach i kolanach,

2) wspinanie się – poruszanie całego ciała w górę lub w dół ponad powierzchniami obiektów, np. wspinanie się na stopnie, drabiny lub schody, wchodzenie na krawężniki lub inne obiekty,

3) bieganie – poruszanie się szybkimi krokami, w taki sposób, że obie stopy mogą być równocześnie ponad ziemią,

4) skakanie – poruszanie się do góry ponad ziemię przez zginanie i prostowanie nóg, np. skakanie na jednej nodze, podskakiwanie, skakanie przez skakankę, skakanie do wody i nurkowanie,

5) pływanie – wprawianie w ruch całego ciała w wodzie za pomocą ruchów kończyn i ciała bez podpierania się o grunt.

Poruszanie się w różnych miejscach – chodzenie i poruszanie się w różnych miejscach i sytuacjach, np. chodzenie między pokojami w domu, w obrębie budynku lub po ulicy w mieście. Obejmuje:

1) poruszanie się wewnątrz domu – chodzenie i poruszanie się we własnym domu, w obrębie pokoju lub pomiędzy pokojami i w obrębie całego mieszkania lub przestrzeni mieszkalnej; obejmuje poruszanie się z piętra na piętro, po balkonie, podwórzu, werandzie i ogrodzie,
2) poruszanie się wewnątrz innych budynków poza swoim domem – chodzenie i poruszanie się w obrębie innych budynków poza własnym miejscem zamieszkania, np. poruszanie się w domach innych ludzi, innych prywatnych budynkach, budynkach komunalnych i publicznych oraz w przyległym otoczeniu; obejmuje poruszanie się we wszystkich częściach budynków i przyległym otoczeniu, pomiędzy piętrami, wewnątrz, na zewnątrz i wokół budynków, zarówno publicznych, jak i prywatnych,
3) poruszanie się na zewnątrz swojego domu i innych budynków – chodzenie i poruszanie się blisko swojego domu i innych budynków lub daleko od nich bez używania prywatnych lub publicznych środków transportu, np. pokonywanie pieszo bliższych lub dalszych odległości w mieście lub na wsi; obejmuje chodzenie lub poruszanie się po ulicach w sąsiedztwie, po mieście, na wsi, ale bez używania środków transportu.

Poruszanie się za pomocą sprzętu – przemieszczanie całego ciała z miejsca na miejsce, na każdej powierzchni lub obszarze, z użyciem określonych urządzeń zaprojektowanych do łatwiejszego poruszania się lub tworzenia innych sposobów poruszania się, np. łyżew, nart, lub poruszanie się po ulicy na wózku inwalidzkim albo za pomocą balkonika.

Używanie środków transportu – używanie środków transportu do poruszania się jako pasażer, np. podczas przejazdów samochodem lub autobusem, rykszą, pojazdem poruszanym przez zwierzęta, prywatną lub publiczną taksówką, autobusem, pociągiem, tramwajem, metrem, promem lub samolotem. Obejmuje używanie środków transportu poruszanych siłą ludzkich mięśni oraz używanie prywatnego zmotoryzowanego lub publicznego środka transportu.

Prowadzenie pojazdu – kontrolowanie pojazdu i kierowanie nim lub zwierzęciem, które go porusza, podróżowanie w wybranym przez siebie kierunku lub dysponowanie środkiem transportu, takim jak samochód, rower, wózek inwalidzki, łódź lub pojazd poruszany przez zwierzęta. Obejmuje kierowanie pojazdem poruszanym siłą mięśni ludzkich, pojazdem zmotoryzowanym i pojazdem poruszanym przez zwierzęta.

10.1.3.7. Dbanie o siebie – samoopieka

Mycie się – mycie i suszenie całego ciała lub części ciała z użyciem wody oraz odpowiednich czyszczących i suszących środków i sposobów, np. kąpanie się, branie prysznica, mycie rąk i stóp czy twarzy i włosów oraz wycieranie się ręcznikiem. Obejmuje:

1) mycie pojedynczych części ciała – stosowanie wody, mydła i innych środków czyszczących na części ciała (ręce, twarz, stopy, włosy, paznokcie), aby je oczyścić,
2) mycie całego ciała – stosowanie wody, mydła i innych środków na całe ciało, żeby się oczyścić, np. podczas kąpieli lub pod prysznicem,
3) osuszanie się – używanie ręcznika lub innych środków, aby osuszyć daną część lub części ciała albo całe ciało, np. po zakończonym myciu.

Pielęgnowanie poszczególnych części ciała – dbanie o części ciała, takie jak skóra, twarz, zęby, skóra głowy, paznokcie i genitalia, które wymagają więcej troski niż mycie i suszenie. Obejmuje:

1) pielęgnowanie skóry – dbanie o stan powierzchni i nawodnienie własnej skóry, np. przez usuwanie zrogowaceń i odcisków lub używanie nawilżających płynów i kosmetyków,
2) pielęgnowanie zębów – dbanie o higienę zębów, np. szczotkowanie zębów, używanie nici dentystycznych i czyszczenie protezy lub aparatu ortodontycznego,
3) pielęgnowanie włosów – dbanie o włosy, np. czesanie, układanie fryzury, golenie i strzyżenie,
4) pielęgnowanie paznokci palców rąk – czyszczenie, obcinanie i wyrównywanie pilniczkiem paznokci palców rąk,
5) pielęgnowanie paznokci palców stóp – czyszczenie, obcinanie i wyrównywanie pilniczkiem paznokci palców stóp.

Korzystanie z toalety – planowanie wydalania i wydalanie ludzkich odchodów (menstruacja, oddawanie moczu i defekacja) oraz oczyszczanie się po tych czynnościach. Obejmuje:

1) kontrolowanie oddawania moczu – koordynowanie i kontrolowanie czynności związanych z oddawaniem moczu (sygnalizowanie potrzeby oddania moczu, zajmowanie odpowiedniej pozycji), wybieranie odpowiedniego miejsca w celu oddania moczu i udawanie się do niego, rozbieranie się przed oddaniem moczu i ubieranie się po tej czynności oraz oczyszczanie się po oddaniu moczu,
2) kontrolowanie defekacji – koordynowanie i kontrolowanie czynności związanych z defekacją, takich jak sygnalizowanie potrzeby defekacji, zajmowanie odpowiedniej pozycji, wybieranie odpowiedniego miejsca w celu defekacji

i udawanie się do niego, rozbieranie się przed defekacją i ubieranie się po tej czynności oraz oczyszczanie się po defekacji,

3) higiena miesiączkowania – koordynowanie i planowanie czynności związanych z zachowaniem higieny podczas miesiączki, takich jak przewidywanie miesiączki oraz używanie środków higienicznych i podpasek.

Ubieranie się – podejmowanie skoordynowanych czynności i zadań związanych z zakładaniem i zdejmowaniem ubrań i obuwia we właściwej kolejności oraz dostosowanie ubioru do warunków klimatycznych i wymogów środowiska społecznego, np. zakładanie, dopasowywanie i zdejmowanie koszuli, spódnicy, bluzki, spodni, bielizny, rajstop, kapelusza, rękawiczek, płaszcza czy butów. Obejmuje:

1) zakładanie ubrania – podejmowanie skoordynowanych czynności związanych z zakładaniem ubrania na różne części ciała, np. podczas zakładania ubrania przez głowę, przez ramiona i barki oraz na dolną i górną połowę ciała, a także zakładanie rękawiczek i nakrycia głowy,

2) zdejmowanie ubrania – podejmowanie skoordynowanych czynności związanych ze zdejmowaniem ubrania z różnych części ciała, np. podczas ściągania ubrania przez głowę, przez ramiona i barki oraz z dolnej i górnej połowy ciała, a także zdejmowania rękawiczek i nakrycia głowy,

3) zakładanie obuwia – podejmowanie skoordynowanych czynności związanych z zakładaniem skarpet, pończoch i obuwia,

4) zdejmowanie obuwia – podejmowanie skoordynowanych czynności związanych ze zdejmowaniem skarpet, pończoch i obuwia,

5) wybieranie odpowiedniego ubrania – przestrzeganie domniemanych lub oficjalnych norm i zwyczajów dotyczących ubioru w danej społeczności lub kulturze i ubieranie się zgodnie z warunkami klimatycznymi.

Jedzenie – podejmowanie skoordynowanych zadań i czynności związanych ze spożywaniem podanego pokarmu, podnoszenie go do ust i zjadanie w kulturowo akceptowany sposób, krojenie lub łamanie pożywienia na kawałki, otwieranie butelek i puszek, używanie przyborów do jedzenia, zjadanie posiłków oraz uczestniczenie w przyjęciu lub zjadanie obiadu.

Picie – chwytanie naczynia z płynem, podnoszenie go do ust i wypijanie płynu, miksowanie, mieszanie i nalewanie płynów do picia, otwieranie butelek i puszek, picie przez słomkę lub picie bieżącej wody z kranu lub ze źródła.

Troska o własne zdrowie – zapewnienie sobie dobrych warunków bytowych, zdrowia oraz fizycznego i psychicznego dobrostanu poprzez zachowywanie pełnowartościowej diety, utrzymywanie właściwego poziomu aktywności fizycznej, ogrzewanie się lub ochładzanie, unikanie czynników szkodzących zdrowiu, poddawanie się szczepieniom i regularnym badaniom okresowym. Obejmuje:

1) zapewnianie sobie dobrych warunków bytowych – zapewnienie sobie wygody przez uświadomienie sobie swoich potrzeb fizycznych i upewnienie się, że ciało znajduje się w dogodnej pozycji, że nie odczuwa nadmiernego gorąca lub chłodu i że oświetlenie jest odpowiednie,
2) zachowywanie diety i sprawności fizycznej – dbanie o siebie przez uświadomienie sobie własnych potrzeb oraz wybieranie i spożywanie odżywczych pokarmów i utrzymywanie sprawności fizycznej,
3) utrzymywanie dobrego stanu zdrowia – dbanie o siebie przez uświadamianie sobie własnych potrzeb zdrowotnych i postępowanie zapewniające sobie zdrowie, zarówno reagowanie na zagrożenia zdrowotne, jak i zapobieganie chorobom poprzez poszukiwanie fachowej pomocy, a także stosowanie się do porad medycznych i innych porad zdrowotnych oraz unikanie zagrożeń zdrowia, takich jak urazy fizyczne, choroby zakaźne czy narkotyki.

10.1.3.8. Życie domowe

Nabywanie dóbr i usług – wybieranie, nabywanie i przewożenie wszystkich dóbr i towarów potrzebnych w codziennym życiu, np. wybieranie, nabywanie, przewożenie i przechowywanie żywności, napojów, odzieży, środków czyszczących, opału, artykułów gospodarstwa domowego, sprzętów, przyborów kuchennych, naczyń kuchennych, urządzeń domowych i narzędzi oraz pozyskiwanie usług gospodarczych i domowych. Obejmuje dokonywanie zakupów i gromadzenie artykułów pierwszej potrzeby.

Przygotowywanie posiłków – planowanie, organizowanie, gotowanie i podawanie prostych i złożonych posiłków dla siebie i innych, np. ustalanie menu, wybieranie produktów i napojów zdatnych do spożycia, łączenie składników podczas sporządzania posiłków, gotowanie i przyrządzanie zimnych potraw i napojów oraz podawanie potraw do spożycia. Obejmuje:

1) przygotowywanie prostych posiłków – organizowanie, gotowanie i podawanie do spożycia posiłków o małej liczbie składników, łatwych w przygotowaniu i łatwych do serwowania, np. przygotowanie kanapki lub małego posiłku, a także przetwarzanie składników za pomocą krojenia, mieszania, gotowania i podgrzewania potraw, takich jak ryż lub ziemniaki,
2) przygotowywanie złożonych posiłków – planowanie, organizowanie, gotowanie i podawanie do spożycia posiłków o dużej liczbie składników, wymagających skomplikowanych metod przygotowania i serwowania, np. planowanie posiłku złożonego z wielu dań i przetwarzanie składników żywnościowych za pomocą wielu czynności, m.in. obierania, cięcia, miksowania, zagniatania czy mieszania, a także eksponowanie i podawanie potrawy w sposób dostosowany do okoliczności i zwyczajów kulturowych.

Wykonywanie prac domowych – prowadzenie gospodarstwa domowego, obejmujące sprzątanie domu, pranie odzieży, używanie sprzętu gospodarstwa domowego, przechowywanie żywności i usuwanie śmieci, np. zamiatanie, zmywanie, mycie blatów, ścian i innych powierzchni, zbieranie i usuwanie śmieci domowych, porządkowanie pokojów, szaf, szuflad, odkurzanie oraz zbieranie, pranie, suszenie, składanie i prasowanie odzieży, czyszczenie obuwia, a także używanie miotły, szczotek, odkurzaczy, pralek, suszarek i żelazek. Obejmuje:

1) pranie i suszenie odzieży – pranie ręczne odzieży oraz wieszanie jej na zewnątrz, aby wyschła na powietrzu,
2) sprzątanie pomieszczeń i sprzętu kuchennego – sprzątanie po gotowaniu, np. zmywanie naczyń, patelni, garnków i sprzętu kuchennego, czyszczenie stołów i podłóg w miejscach przygotowywania i spożywania posiłków,
3) sprzątanie powierzchni mieszkalnej – sprzątanie powierzchni mieszkalnej w domu, np. porządkowanie, odkurzanie, zamiatanie, wycieranie, zmywanie podłóg, czyszczenie okien i ścian, czyszczenie łazienek i toalet, czyszczenie wyposażenia domowego,
4) używanie sprzętu gospodarstwa domowego – używanie wszystkich rodzajów urządzeń gospodarstwa domowego, np. pralki, suszarki, żelazka, odkurzacza i zmywarki do naczyń,
5) przechowywanie artykułów pierwszej potrzeby – przechowywanie żywności, napojów, odzieży i innych dóbr gospodarstwa domowego potrzebnych w życiu codziennym, przygotowanie żywności do przechowania poprzez wekowanie, solenie lub zamrażanie, przechowywanie świeżej żywności i utrzymywanie żywności poza zasięgiem zwierząt,
6) usuwanie śmieci – pozbywanie się śmieci domowych przez m.in. zbieranie w obrębie domu odpadków i resztek, przygotowywanie śmieci do wyrzucenia czy używanie młynków zlewozmywakowych do rozdrabniania odpadków.

Dbanie o sprzęt gospodarstwa domowego – konserwowanie i naprawianie przedmiotów gospodarstwa domowego i rzeczy osobistych, w tym domu, jego wyposażenia, odzieży, pojazdów i urządzeń wspomagających, np. malowanie lub tapetowanie ścian w pokojach, przytwierdzanie mebli, naprawa instalacji wodno-kanalizacyjnej czy utrzymanie właściwego stanu pojazdów, a także opiekowanie się roślinami i zwierzętami, np. podlewanie roślin oraz oporządzanie i karmienie zwierząt domowych i inwentarza. Obejmuje szycie i naprawianie odzieży, konserwowanie lokalu mieszkalnego, umeblowania i sprzętu gospodarstwa domowego, serwis pojazdów, serwis urządzeń wspomagających oraz doglądanie roślin (domowych i ogrodowych) i opiekę nad zwierzętami.

1) Konserwowanie pojazdów – naprawianie pojazdów i dbanie o pojazdy napędzane silnikiem i inne pojazdy przeznaczone do użytku prywatnego, w tym rowery, wózki, samochody i łodzie.

2) Konserwowanie urządzeń wspomagających – naprawianie i konserwowanie urządzeń wspomagających, np. protez, aparatów korygujących czy specjalistycznego sprzętu pomocnego w utrzymaniu domu i higieny osobistej, oraz konserwacja i naprawianie sprzętu umożliwiającego poruszanie się osób, np. laski, balkonika, wózka inwalidzkiego, w tym wózka napędzanego silnikiem, a także konserwacja środków służących do porozumiewania się i rekreacji.

Pomaganie innym osobom – służenie pomocą domownikom i innym osobom w czynnościach związanych z nauką, porozumiewaniem się, higieną osobistą, poruszaniem się wewnątrz domu i poza nim, a także troska o dobre samopoczucie domowników i innych osób. Obejmuje pomaganie innym osobom w utrzymaniu higieny osobistej, poruszaniu się, porozumiewaniu się, kontaktach interpersonalnych, odżywianiu i zachowaniu dobrego stanu zdrowia.

10.1.3.9. Wzajemne kontakty i związki międzyludzkie

Podstawowe kontakty międzyludzkie – nawiązywanie kontaktów z ludźmi w sposób odpowiedni do sytuacji i akceptowany społecznie, np. okazywanie stosownych względów i poważania lub reagowanie na uczucia innych. Obejmują:

1) okazywanie szacunku i serdeczności we wzajemnych kontaktach – okazywanie względów i poważania oraz odpowiadanie na okazywany szacunek w sposób stosowny do sytuacji i akceptowany społecznie,
2) okazywanie uznania we wzajemnych kontaktach – okazywanie zadowolenia i wdzięczności oraz odpowiadanie na okazywane uznanie w sposób stosowny do sytuacji i akceptowany społecznie,
3) okazywanie tolerancji we wzajemnych kontaktach – okazywanie zrozumienia i akceptacji czyjegoś zachowania oraz odpowiadanie na okazywaną tolerancję w sposób stosowny do sytuacji i akceptowany społecznie,
4) krytyka we wzajemnych kontaktach – wyrażanie skrycie lub jawnie odmiennych opinii lub braku akceptacji oraz odpowiadanie na wyrażaną krytykę w sposób stosowny do sytuacji i akceptowany społecznie,
5) kontakt fizyczny we wzajemnych relacjach – nawiązywanie kontaktu fizycznego i reagowanie na kontakt fizyczny z innymi osobami w sposób odpowiedni do danej sytuacji i akceptowany społecznie.

Złożone kontakty międzyludzkie – utrzymywanie i kontrolowanie kontaktów z innymi ludźmi w sposób odpowiedni do danej sytuacji i akceptowany społecznie, np. kontrolowanie emocji i odruchów, kontrolowanie werbalnej i fizycznej agresji, działanie niezależne od relacji społecznych oraz działanie zgodnie z zasadami i zwyczajami społecznymi. Obejmują:

1) nawiązywanie kontaktów – nawiązywanie i utrzymywanie kontaktów z innymi ludźmi przez krótki lub długi czas w sposób odpowiedni do danej sytu-

acji i akceptowany społecznie, np. przedstawianie się, nawiązywanie i ustanawianie przyjaźni i kontaktów profesjonalnych,

2) kończenie kontaktów – doprowadzanie do zakończenia wzajemnych kontaktów w sposób odpowiedni do danej sytuacji i akceptowany społecznie, np. zakończenie tymczasowej znajomości na zakończenie wizyty, kończenie długotrwałych znajomości z przyjaciółmi wskutek przeprowadzki do innego miasta lub kończenie znajomości z kolegami w miejscu pracy, kolegami po fachu, usługodawcami, a także kończenie znajomości uczuciowych i intymnych,

3) kontrolowanie zachowań we wzajemnych kontaktach – kontrolowanie emocji i odruchów, agresji werbalnej i fizycznej w kontaktach z innymi osobami w sposób odpowiedni do danej sytuacji i akceptowany społecznie,

4) nawiązywanie kontaktów stosownie do pełnionych funkcji społecznych – działanie samodzielne w relacjach społecznych oraz przestrzeganie w kontaktach z innymi zwyczajów społecznych związanych z odgrywaną przez kogoś rolą społeczną, zajmowanym stanowiskiem lub statusem społecznym.

Zachowywanie dystansu społecznego – uświadamianie sobie i zachowywanie dystansu między sobą a innymi osobami w sposób odpowiedni do danej sytuacji i akceptowany społecznie i kulturowo.

Nawiązywanie kontaktów z nieznajomymi – zaangażowanie w tymczasowe kontakty i związki z nieznajomymi dla określonych celów, np. prośba o informacje, pytanie o drogę lub dokonywanie zakupów.

Kontakty oficjalne – tworzenie i utrzymywanie określonych kontaktów w oficjalnych sytuacjach, np. z pracodawcami, profesjonalistami lub usługodawcami. Obejmują nawiązywanie wzajemnych kontaktów ze zwierzchnikami.

Nieoficjalne kontakty towarzyskie – wchodzenie we wzajemne kontakty z innymi osobami, np. celowe kontakty z ludźmi żyjącymi w tej samej społeczności czy mieszkającymi w tym samym domu, ze współpracownikami, studentami, towarzyszami zabaw lub ludźmi o tym samym pochodzeniu lub zawodzie. Obejmuje nieoficjalne wzajemne kontakty z przyjaciółmi, sąsiadami, znajomymi, współmieszkańcami i rówieśnikami.

Związki rodzinne – tworzenie i utrzymywanie kontaktów opartych na więzi pokrewieństwa, np. z członkami najbliższej rodziny, z dalszą rodziną, przybraną i adoptowaną rodziną, przyrodnią rodziną, a także tworzenie i utrzymywanie kontaktów opartych na bardziej odległych związkach, np. z dalszymi kuzynami lub prawnymi opiekunami.

Związki intymne – tworzenie i utrzymywanie bliskich lub platonicznych związków między osobami, np. mężem i żoną, zakochanymi lub partnerami seksualnymi. Obejmują związki uczuciowe, małżeńskie i seksualne.

Związki uczuciowe – tworzenie i utrzymywanie związków, w których głównym czynnikiem więzi jest emocjonalny i fizyczny powab (atrakcyjność) i które potencjalnie prowadzą do długotrwałych związków intymnych.

10.2. Wzory i instrukcja wypełniania dokumentacji

10.2.1. Wywiad opiekuna medycznego

Przedstawiony w niniejszym podręczniku wzór formularza [ryc. 10.2] jest tak skonstruowany, by opiekun medyczny na jednej karcie mógł opisać i ocenić funkcjonowanie pacjenta, którego obejmuje opieką. Wypełniając ten dokument, opiekun sporządza bilans prawidłowych i upośledzonych funkcji ciała oraz funkcji psychicznych. Formularz zawiera te elementy, które wiążą się z pielęgnacją kompensacyjną i współdziałaniem opiekuna w procesach terapeutycznych z pielęgniarkami, lekarzami i opiekunami nieformalnymi.

Poza podstawowymi danymi pacjenta informacje o jego funkcjonowaniu zapisuje się poprzez postawienie znaku X w kratce odpowiadającej stanowi faktycznemu. Wywiad, zgodnie z zadaniami zawodowymi opiekuna, odnosi się do podstawowej pielęgnacji, czyli zaspokajania potrzeb w zakresie odżywiania, wydalania, higieny ciała i poruszania. Obejmuje także stan świadomości, który ma istotny wpływ na przebieg i efektywność procesu pielęgnowania. Jeśli potrzebna jest pielęgnacja specjalistyczna, zastrzeżona dla kompetencji pielęgniarek (leczenie odleżyn, karmienie przez zgłębnik czy gastrostomię), opiekun w odpowiednie miejsce wpisuje numer telefonu pielęgniarki bądź osoby koordynującej, odpowiedzialnej za wykonanie danego zadania. Opiekun powinien także zanotować numery telefonów pozostałych lekarzy, pielęgniarek i osób sprawujących stałą opiekę nad pacjentem, by w razie potrzeby nie tracić czasu na poszukiwania i szybko się z nimi skontaktować.

Zdarzyć się może, że w chwili sporządzania wywiadu opiekun nie uzyska informacji na tyle precyzyjnej, by był w stanie zakreślić konkretną kratkę. Dotyczy to najczęściej informacji o stanie świadomości oraz nietrzymaniu moczu i stolca. Informacje te opiekun uzyska, obserwując pacjenta, np. przez okres tygodnia. Z tego powodu w formularzu w części dotyczącej świadomości i wydalania umieszczono punkt „data wypełnienia". Wpisuje się ją tylko wtedy, gdy różni się od daty objęcia opieką.

Rubryka „przyjmowane leki" dotyczy tylko leków związanych z leczeniem choroby przewlekłej, które pacjent musi przyjmować codziennie o określonej porze. Obowiązkiem opiekuna jest dopilnowanie ich podania. Podobnie jak kontrola

WYWIAD OPIEKUNA MEDYCZNEGO

Nazwisko imię .... Nr Pesel .... PIECZĘĆ FIRMY   NR KSIĘGI GŁ.

DATA URODZENIA   PŁEĆ   STAN CYWILNY   MIEJSCE ZAMIESZKANIA   DATA OBJĘCIA OPIEKA

ORZECZENIE O
NIEPEŁNOSPRAWNOŚCI   TAK   NIE   UBEZPIECZENIE SPOŁECZNE   REN   EMER   INNE

OPIEKA W DOMU

RODZINA	OPIEKUN	INNE

POWIADAMIAĆ TEL. ....

POZIOM NIESAMODZIELNOŚCI
SKALA BARTHEL   CAŁKOWITA (0–20 pkt)   ZNACZNA (21–84 pkt)   UMIARKOWANA (80–100 pkt)

ROZRUSZNIK SERCA   PROTEZY KOŃCZYN: GÓRNA   DOLNA   PROTEZA ZĘBÓW: GÓRNA   DOLNA   GORSET   OKULARY   TLENOTERAPIA

SZKŁA KONTAKTOWE   APARAT SŁUCHOWY   WÓZEK INWALIDZKI   KRZESŁO SANITARNE   SPRZĘT WSPOMAGAJĄCY CHÓD

ŚWIADOMOŚĆ

DATA WYPEŁNIENIA*:

CZY WIE, KIM JEST	TAK	Z PRZERWAMI	NIE
ORIENTACJA CO DO CZASU	TAK	Z PRZERWAMI	NIE
ORIENTACJA CO DO MIEJSCA	TAK	Z PRZERWAMI	NIE
ORIENTACJA CO DO SYTUACJI	TAK	Z PRZERWAMI	NIE
AGRESJA	TAK	Z PRZERWAMI	NIE

WYDALANIE

DATA WYPEŁNIENIA*

STOLEC PRAWIDŁOWY   ZAPARCIE   BIEGUNKA

STOMA: KOLO   ILEO   URO   POWIKŁANIA   TAK   NIE

NIETRZYMANIE STOLCA	TAK	NIE	OKRESOWE
NIEWSTRZYMANIE MOCZU	TAK	NIE	OKRESOWE
CEWNIK	TAK	NIE	OKRESOWE

RUCHY KOŃCZYN: CZYNNE   BIERNE   Rany przewlekłe na kończynach

GÓRNYCH   L   P   L   P   GÓRNYCH L   P
DOLNYCH   L   P   L   P   DOLNYCH L   P

BRAK   GÓRNYCH
KOŃCZYN   DOLNYCH

ODŻYWIANIE   WYKONUJE PIELĘGNIARKA NR TEL.

DIETA OGÓLNA

DIETA PAPKOWATA   GASTROSTOMA

DIETA SPECJALNA**   POZAJELITOWE

DIETA LEKKOSTRAWNA   ZGŁĘBNIK (SONDA)

* WYPEŁNIĆ, KIEDY OCENA JEST MOŻLIWA
** WPISAĆ, JAKA NA ODWROCIE KARTY

CZYNNOŚĆ	N	P	S
SPOŻYWANIE POSIŁKÓW	0	5	10
SCHODZENIE Z ŁÓŻKA NA WÓZEK I ODWROTNIE	0	5	15
UTRZYMANIE HIGIENY OSOBISTEJ	0	0	5
KORZYSTANIE Z WC	0	5	10
MYCIE/KĄPIEL CAŁEGO CIAŁA	0	0	5
PRZEJŚCIE POW. 50 M (EW. PRZY POMOCY)	0	5	10
CHODZENIE PO SCHODACH	0	5	10
JAZDA NA WÓZKU	0	0	5
UBIERANIE I ROZBIERANIE SIĘ	0	5	10
KONTROLA ZWIERACZY ODBYTU	0	5	10
KONTROLA ZWIERACZY CEWKI MOCZOWEJ	0	5	10
RAZEM			
	DATA WYPEŁNIENIA*		

N- niesamodzielny
P- przy pomocy
S-samodzielny

ALERGIE I UCZULENIA

ZAZNACZ ODLEŻYNY

KOMUNIKOWANIE SIĘ

NIE WIDZI

NIE MÓWI

NIE SŁYSZY

TRUDNOŚĆ

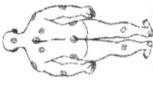

LEKARZ / PIELĘGNIARKA LECZĄCY RANY   TEL.

PRZYJMOWANE LEKI

PIELĘGNIARKA POZ. NR TEL.

LEKARZ RODZINNY NR TEL.

CYKLICZNE ZABIEGI I KONTROLE**

LEKARSKIE

PIELĘGNIARSKIE

TERAPEUTYCZNE

REHABILITACJA

BMI

Rycina 10.2. Formularz ułatwiający zebranie wywiadu przez opiekuna medycznego.

Data	UWAGI	Podpis

Rycina 10.2. cd.

terminów cyklicznych wizyt lekarskich, pielęgniarskich i innych. Z tego powodu w formularzu jest miejsce na wpisanie numeru telefonu rejestracji poradni itp.

Formularz jest tylko wzorem wywiadu sporządzonym po to, aby pokazać opiekunowi, na które kwestie ma zwrócić uwagę w dniu obejmowania pacjenta opieką i jakie informacje będą przydatne w trakcie sprawowania opieki. Został on zweryfikowany pozytywnie w wieloletniej praktyce i jest rekomendowany do wykorzystania w praktyce opiekuna medycznego.

10.2.2. Diagnoza potrzeb

Diagnoza potrzeb stanowi nieodzowny element procesu pielęgnowania. Formularz odnosi się do podstawowych potrzeb osób, które w związku z chorobą, urazem lub wiekiem utraciły zdolność do dbania o siebie (samoopieki). Diagnoza potrzeb jest podstawą do ustalenia planu pielęgnowania i jego realizacji.

Podstawowym celem przy konstruowaniu formularza było ograniczenie do minimum tekstu na rzecz zakreślania odpowiedniej rubryki zastępującej opis. Idea leżąca u podstaw zaproponowanych wzorów dokumentacji wywodzi się ze standardów dokumentacji procesów pielęgnowania stosowanych w Niemczech.

Całość „Diagnozy potrzeb" odnosi się do trzech poziomów funkcjonowania człowieka: samodzielny (S), przy pomocy (P), niesamodzielny (N). W formularzu tym w poszczególnych rubrykach treść wpisuje się tylko w przypadku zakreślenia (P), gdyż należy wtedy określić, na czym pomoc ma polegać. Zaznaczenie (S) oznacza, że pacjent dane czynności wykonuje we własnym zakresie, a (N), że pacjent jest niesamodzielny i w całości trzeba go wyręczyć w danej czynności. Nie ma potrzeby opisywania jej wykonania przez opiekuna. W sytuacji, gdy pacjent jest niesamodzielny, ale część jego potrzeb zaspokaja rodzina (bądź inna osoba), w rubryce odpowiadającej tym czynnościom powinno się zaznaczyć (N) i wpisać słowo „rodzina" lub inne, odpowiednio określające osobę pomagającą pacjentowi.

Ostatnie trzy rubryki „diagnozy potrzeb" dotyczą zgłaszanych przez pacjenta dolegliwości i jego funkcjonowania społecznego oraz sytuacji socjalnej. W rubryce poświęconej zgłaszanym dolegliwościom nie należy wpisywać diagnoz medycznych (lekarskich, pielęgniarskich) i nazw chorób, tylko to, co pacjent subiektywnie odczuwa, np. dotkliwy ból, swędzenie skóry czy zawroty głowy. W prawidłowym wypełnianiu tej części „Diagnozy potrzeb"odnoszącej się do funkcjonowania osoby objętej opieką pomogą definicje zamieszczone w rozdziale 10.1.2.

10.2.3. Plan pielęgnowania i opieki

W formularzu „Plan pielęgnowania i opieki" [ryc. 10.3] wypisane są czynności pielęgnacyjne i opiekuńcze, które opiekun medyczny może wykonać w ramach swych kompetencji. Czynności te zostały podzielone na pięć kategorii:

1) pielęgnacja podstawowa,
2) obserwacja,
3) komunikowanie się,
4) współpraca (dotyczy współpracy z zespołem terapeutycznym),
5) opieka (dotyczy współpracy z opiekunką środowiskową lub osobistego wykonania tych czynności, gdy opiekun świadczy pracę w ramach umowy z pomocą społeczną, tzw. usługi opiekuńcze).

„Plan pielęgnowania i opieki" obejmuje trzy elementy procesu pielęgnowania: plan, realizację i ocenę. Plan pielęgnowania oznaczony jest literką „W" (wykonać plan pielęgnowania). W rubryce „W" zaznacza się X przy tych czynnościach, które zgodnie z diagnozą potrzeb należy wykonać. Jeżeli opiekun pracuje na oddziale szpitalnym lub w zakładzie opieki długoterminowej, czynności do wykonania zaznaczy pielęgniarka zlecająca opiekunom pielęgnację. Dodatkowo zaznacza się X pod rubryką „P", co oznacza, że pacjent tę czynność wykona w części sam, a w części przy pomocy. Gdy opiekun widzi, że przy zaznaczonej czynności w rubryce „W" jest także X w rubryce „P", powinien sprawdzić w diagnozie potrzeb, np. na czym ma polegać jego pomoc.

Taki sposób dokumentowania jest istotny, gdyż każdy opiekun, przychodząc na dyżur, będzie wykonywał zadania w ten sam sposób (kontynuacja procesów usprawniających pacjenta do samoopieki).

Jeżeli przy zaznaczonej czynności do wykonania X jest pod rubryką „N" (niesamodzielny), opiekun musi pacjenta wyręczyć w czynności zgodnie z obowiązującym w oddziale standardem. W rubryce „pora dnia" zaznacza się, kiedy ta czynność była wykonana według schematu: r – rano, p – południe, w – wieczór, n – noc. Nad rubryką „pora dnia" wpisuje się datę. W części „Obserwacja" zaznacza się w rubryce „W", który z parametrów życiowych ma być obserwowany, a opiekun potwierdza wykonanie obserwacji, zaznaczając czas wykonania literkami r, p, w lub n. W sytuacji, gdy zaplanowano obserwację, pacjent ma zakładaną „Kartę obserwacyjną" w której wpisuje się wyniki obserwacji.

Ostatnia część planu – „Ocena", dotyczy zdarzeń, gdy zaplanowana czynność nie została zrealizowana (brak potwierdzenia literką r, p, w lub n). Opiekun powinien wstawić X przy odpowiedniej rubryce (odmowa pacjenta, brak czasu, stan zdrowia, inne) dokumentującej przyczynę zaistnienia takiej sytuacji. Rubryka „stan zdrowia" dotyczy zdrowia pacjenta, a nie fizycznych możliwości opiekuna.

PLAN PIELĘGNOWANIA I OPIEKI

Nazwisko imię

Opiekun medyczny

Karta nr

ZAKRES CZYNNOŚCI

PORA WYKONANIA

W - wykonuć plan pielęgnowania
P - przy pomocy
N - niesamodzielny (dotyczy pacjenta)

R - rano
P - południe
W - wieczór
N - noc

Data			Pora dnia	Pora dnia	Pora dnia	Pora dnia	Pora dnia	Pora dnia	Pora dnia	Pora dnia	Pora dnia	Pora dnia	Pora dnia	Pora dnia	Pora dnia
W	P	N													

PIELĘGNACJA PODSTAWOWA

- Podawanie płynów
- Bilans wodny
- Przygotowanie posiłków
- Podawanie posiłków
- Karmienie
- Zmiana pozycji leżącego
- Przemieszczanie
- Uaktywnianie–ćwiczenia ruchowe
- Pomoc przy wstawaniu i chodzeniu
- Założenie protez
- Zaopatrzenie w sprzęt do chodzenia
- Środki pomocnicze w nietrzymaniu moczu
- Działość o sprzęt urologiczny i stomijny
- Pomoc przy łóżku: kaczka ☐ basen ☐ krzesło sanitar. ☐
- Prowadzenie do WC
- Częściowa toaleta ciała Góra ☐ Dół ☐
- Całkowita toaleta ciała: łóżko ☐ łazienka ☐ kąpiel ☐
- Higiena jamy ustnej/protezy
- Golenie ☐ Czesanie ☐
- Mycie głowy
- Pielęgnacja skóry i stóp
- Paznokcie: rąk ☐ nóg ☐
- Przygotowanie ubrania
- Ubieranie/rozbieranie
- Zmiana pościeli częściowa ☐ całkowita ☐
- Edukacja nt. higieny
- Kontrola wydalania

Rycina 10.3. Plan pielęgnowania i opieki.

405

OBSERWACJA[1]	Mierzenie ciśnienia											
	Mierzenie tętna											
	Mierzenie temperatury											
	BMI (ważenie)											
	Obserwacja skóry											
	Towarzyszenie przy umieraniu											
	Interwencja kryzysowa											
KOMUNIKOWANIE SIĘ	Rozmowa											
	Pomoc w komunikowaniu się[2]											
	Pisanie listów											
	Dbałość o aparat słuchowy											
WSPÓŁPRACA	Pomoc pielęgniarce											
	Pomoc terapeucie											
	Pomoc rehabilitantowi											
	Pomoc pracownikowi socjalnemu											
	Inne											
	Podpis wykonującego											
OPIEKA[3]	Gotowanie											
	Sprzątanie mieszkania/pokoju											
	Pranie bielizny i ubrań											
	Zakupy											
	Ogrzewanie mieszkania											
	Zmiana bielizny i pościeli											
	Wizyty w urzędach											
	Towarzyszenie w spacerze w wizytach											
	Towarzyszenie przy umieraniu, czas trwania											
	Podpis wykonującego											
OCENA	Plan niezrealizowany											
	odmowa pacjenta											
	brak czasu											
	stan zdrowia											
	inne											
	Uwagi[4]											

1 – Zaznaczamy dokonanie obserwacji, a jej wynik wpisujemy do Karty Obserwacji.
2 – Na przykład dzwonienie w imieniu pacjenta do rodziny lub umawianie wizyt lekarskich itp.
3 – Opiekun medyczny wypełnia tylko wtedy gdy świadczy usługi opiekuńcze w ramach umowy z pomocą społeczną, która obejmuje także czynności socjalne.
4 – W rubryce zaznaczamy, że są uwagi, a ich opis wraz z datą wystąpienia sporządzamy na odrębnej karcie i dołączamy do planu pielęgnowania.

Rycina 10.3. cd.

DIAGNOZA POTRZEB

Przeprowadzający.....................

Data przeprowadzenia ....

Nazwisko: Imię: Data urodzenia: Nr księgi przyjęć: Karta nr:

	S	P	N
Odpoczynek i sen			

	S	P	N
Poruszanie się/aktywność			

	S	P	N
Higiena i ubieranie się			

Poczucie sensu życia			

	S	P	N
Picie i jedzenie			

	S	P	N
Radzenie sobie z problemami			

	S	P	N
Samoopieka			

	S	P	N
Umiejętność wypełniania czasu			

	S	P	N
Potrzeba intymności			

	S	P	N
Kontaktowanie się z otoczeniem: urzędy, prac. socjalny			

	S	P	N
Wydalanie			

	S	P	N
Egzekwowanie swoich praw, wypełnianie obowiązków			

Rycina 10.3. cd.

Czy umie zarządzać swoją własnością

S P N

Stosunki międzyludzkie, znajomości, przyjaciele, rodzina

Agresja

Orientacja: czasu TAK NIE miejsca TAK NIE własnej osoby TAK NIE sytuacji TAK NIE

Zgłaszane dolegliwości

Wywiad socjalny (Rodzina, rodzeństwo, wykształcenie, zawód, mieszkanie, niezapomniane wydarzenia, sytuacje kryzysowe...)

Wcześniejsze zainteresowania i zwyczaje

Obecne możliwości

(Telewizja, ogród, kluby, prace ręczne, gotowanie, czytanie, podróżowanie, spacerowanie, gry, sport, teatr, zwierzęta, praktyka religijna, inne)

Rycina 10.3. cd.

10.2.4. Karta obserwacyjna i prawidłowe parametry życiowe

Do zadań zawodowych opiekuna należy obserwacja podstawowych parametrów życiowych pacjenta, takich jak ciśnienie krwi, tętno, temperatura ciała, oddychanie oraz ocena masy ciała, stolca, moczu, bilansu płynów i stanu skóry. W „Planie pielęgnowania i opieki" nie ma miejsca na wpisywanie wyników, dlatego w przypadku zalecenia obserwowania np. parametru życiowego, należy założyć kartę obserwacyjną [ryc. 10.4]. Z reguły dokumentacja indywidualna pacjenta zawiera takie karty.

Poniżej przedstawiono prawidłowe wartości różnych parametrów, by opiekun medyczny miał punkt odniesienia do poczynionych obserwacji. Wszelkie niepokojące objawy i odchylenia od normy opiekun powinien niezwłocznie zgłosić pielęgniarce lub lekarzowi.

Tętno – wyczuwa się je poprzez przyłożenie trzech środkowych palców do tętnicy na przegubie dłoni, na szyi lub na skroni. Obserwując tętno, należy zwrócić uwagę na następujące jego cechy: szybkość, napięcie i rytm. Szybkość wyraża się liczbą uderzeń tętna na minutę. Prawidłowa częstość tętna w spoczynku u dziecka powyżej 10. roku życia i osoby dorosłej wynosi 60–100 uderzeń na minutę. Tętno liczy się przez 15 sekund, patrząc na zegarek, a następnie mnoży przez 4. Jeżeli tętno jest nieregularne, należy je mierzyć przez całą minutę. U osób w podeszłym wieku bardzo często częstotliwość tętna spada do 60 uderzeń na minutę bądź przyspiesza do 100 uderzeń na minutę. Czynniki wpływające na przyspieszenie tętna:

1) gorączka – wzrost temperatury ciała o 1°C powoduje przyspieszenie tętna o 6 uderzeń na minutę,
2) wysiłek fizyczny – przyspiesza akcję serca, gdyż organizm ma większe zapotrzebowanie na tlen, przy dużym wysiłku fizycznym szybkość tętna może wynieść do 200 uderzeń na minutę,
3) stres i emocje – strach, zdenerwowanie, euforia lub gniew,
4) pozycja ciała – tętno liczone u człowieka leżącego i stojącego może wykazać różnicę ok. 10 uderzeń na minutę.

Temperatura ciała – prawidłowa temperatura mierzona w jamie ustnej mieści się w granicach 36,5–37,4°C. Stan podgorączkowy rozpoznaje się przy temperaturze między 37,5 a 38°C, a gorączkę powyżej 38°C. Do pomiaru używa się termometru elektronicznego. Temperaturę mierzy się pod pachą pacjenta lub w ustach, w czasie wskazanym przez producenta sprzętu. Po pomiarze temperatury termometr, jeżeli służy do pomiaru temperatury u kilku pacjentów, należy zdezynfekować.

Oddech – częstość oddechów wylicza się poprzez obserwację unoszącej się i opadającej klatki piersiowej pacjenta. Dokonuje się tego bez wiedzy pacjenta,

KARTA OBSERWACYJNA

Imię i nazwisko pacjenta

Pieczęć zakładu

Nr karty

Nazwisko opiekuna medycznego

Data	WYNIK	WYNIK	WYNIK	WYNIK	WYNIK	WYNIK	WYNIK
Ciśnienie krwi							
Tętno							
Temperatura							
Masa ciała							
Stolec							
Mocz							
Bilans płynów							
Skóra							
Uwagi							

Rycina 10.4. Karta obserwacyjna.

żeby zapobiec sztucznej regulacji oddechu. Dorosły zdrowy człowiek oddycha równomiernie 16–20 razy na minutę. Oddech zostaje przyspieszony pod wpływem wysiłku fizycznego lub stresu (emocje). Obserwując oddech, należy zwrócić również uwagę na jego rodzaj (szybki, płytki, świszczący).

Ciśnienie krwi – ciśnienie wywierane przez krew na ściany serca i naczyń krwionośnych. Prawidłowe ciśnienie tętnicze krwi u osoby dorosłej nie powinno przekraczać wartości 120/80 mmHg. Pomiaru dokonuje się aparatem do mierzenia ciśnienia. Częścią aparatu jest rękaw pneumatyczny, który zakłada się na ramię lub na przedramieniu, w zależności od zaleceń producenta. Przy każdym aparacie do mierzenia ciśnienia tętniczego znajduje się dokładna instrukcja obsługi i odczytywania pomiarów. Dostępnych jest wiele aparatów elektronicznych, które wyświetlają wynik pomiaru. Nie sprawdzają się jednak one w przypadku arytmii serca, gdyż podają zafałszowane wyniki. W takiej sytuacji pomiaru ciśnienia krwi dokonuje pielęgniarka.

Opiekun powinien orientować się, jakie wartości ciśnienia są typowe dla danego pacjenta, by bez potrzeby nie alarmować pielęgniarki. Ciśnienie tętnicze krwi jest nieco wyższe w pozycji stojącej niż siedzącej czy leżącej. Rośnie wskutek wysiłku fizycznego i stresu (silne emocje). Ciśnienie tętnicze należy mierzyć u pacjenta siedzącego lub leżącego, gdy jest spokojny i wypoczęty.

Mocz – obserwując wydalanie moczu, należy zwracać uwagę na kilka jego cech.

1) Barwa moczu – prawidłowy mocz ma zabarwienie słomkowożółte. Jest klarowny i przejrzysty. Im moczu mniej, tym jest ciemniejszy, przyjmuje wtedy barwę ciemnego piwa. Barwę moczu mogą zmienić niektóre leki podawane choremu. Należy pamiętać, iż prawidłowy mocz, przejrzysty po oddaniu, a pozostawiony dłużej w naczyniu lub worku na mocz, mętnieje i jest to proces prawidłowy.
2) Zapach moczu – mocz pozostawiony w naczyniu po pewnym czasie wydziela zapach amoniaku. Jeżeli mocz przy oddawaniu pachnie amoniakiem, należy to zgłosić pielęgniarce.
3) Objętość moczu – dobowa ilość wydalonego moczu wynosi ok. 1500 ml. Jest on wydalany mniej więcej 4–5 razy na dobę w ilościach 250–300 ml (jedna porcja – mikcja).

Stolec – stolec człowieka charakteryzuje się dość znaczną gęstością, ma zwykle barwę brązową, jednak jego spoistość i zabarwienie to cechy bardzo zmienne i zależne od wielu czynników (np. czerwone buraki barwią stolec na czerwono, jagody i szpinak na czarno). Wydalanie przez odbyt następuje w czasie defekacji dzięki skurczom ścian odbytnicy. Wydalanie stolca najczęściej odbywa się 1–2 razy w ciągu doby, jednak za normę uważa się także wydalanie raz na kilka dni. Opiekun przed oceną powinien zapytać pacjenta, jaki jest jego rytm wydalania. Wydalanie stolca odbywa się najczęściej w godzinach rannych.

Bilans wodny – opiekun zapisuje, ile w ciągu doby pacjent przyjął płynów i ile wydalił. Obie wartości powinny być podobne.

Jeżeli pacjent stosuje absorpcyjne środki chłonące mocz, do przeprowadzenia bilansu niezbędne jest zważenie pieluchy przed jej założeniem i po zdjęciu.

10.2.5. Karta zmiany pozycji ciała

Każdy pacjent leżący, który nie może samodzielnie się poruszać, powinien mieć odpowiednio często zmienianą przez opiekuna pozycję ciała. W związku z tym, że opiekun z reguły zajmuje się kilkoma pacjentami jednocześnie, nie jest w stanie zapamiętać, kiedy u każdego pacjenta zmieniał pozycję i ile czasu pacjent w danej pozycji przebywał. W praktyce najczęściej zmienianą pozycję mają chorzy, którzy się tego głośno domagają, a ci niezgłaszający takiej potrzeby są pomijani w nawale obowiązków.

Powikłaniom długotrwałego unieruchomienia, szczególnie odleżynom, skutecznie zapobiega stosowanie „Karty zmiany pozycji ciała" [ryc. 10.5]. Jest to jedyny element indywidualnej dokumentacji pacjenta, który powinien znajdować się przy jego łóżku (może być zawieszony na tablecie jak karta gorączkowa).

Karta została tak skonstruowana, że opiekun może swoją parafką potwierdzić zmianę pozycji ciała. Dokonanie wpisu trwa dwie sekundy.

Na karcie uwzględniono trzy podstawowe pozycje pacjenta – prawy bok, plecy, lewy bok, a także rubrykę „inna", w której zaznacza się każdą inną pozycję niż trzy wymienione. Może to być leżenie pacjenta na brzuchu czy pozycja siedząca, ale także każde przemieszczenie pacjenta poza łóżko.

Karta uwzględnia całą dobę w podziale co pół godziny. Pierwszą czynnością przy każdorazowym podejściu do łóżka pacjenta powinno być sprawdzenie, kiedy pacjent miał zmienioną pozycję. Obowiązek ten powinien dotyczyć nie tylko opiekunów, ale również wszystkich pielęgniarek i innych pracowników medycznych biorących udział w procesach terapeutycznych. Monitorowanie zmiany pozycji ciała jest bardzo ważnym elementem profilaktyki odleżyn. Z tego powodu karta zawiera też rubrykę przypominającą o podstawowych zasadach profilaktyki odleżyn.

KARTA ZMIANY POZYCJI CIAŁA

Miejsca narażone na odleżyny

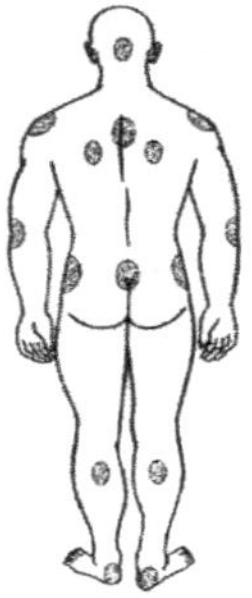

Podstawowe zasady profilaktyki odleżyn:

1. Nawodnienie

2. Odżywienie

3. Zmiana pozycji ciała

4. Przy zmianie pozycji unikanie tarcia oraz punktowego nacisku na ciało

UWAGA!!! Miejsce z odleżyną musi być **odciążone**

Jeżeli pacjent ma odleżyny, zaznaczyć miejsce na rysunku

Pieczęć zakładu/nazwisko opiekuna **Nr karty**

Pielęgniarka/lekarz leczący odleżyny

Nazwisko

Nr tel.

Imię i nazwisko pacjenta Rok urodzenia

DATA																												
CZAS	prawy bok	plecy	lewy bok	inna	plecy	prawy bok	lewy bok	inna	plecy	prawy bok	lewy bok	inna	plecy	prawy bok	lewy bok	inna	plecy	prawy bok	lewy bok	inna	plecy	prawy bok	lewy bok	inna	plecy	prawy bok	lewy bok	inna
7.00																												
7.30																												
8.00																												
8.30																												
9.00																												
9.30																												
10.00																												
10.30																												
11.00																												
11.30																												
12.00																												
12.30																												
13.00																												
13.30																												
14.00																												

Rycina 10.5. Karta zmiany pozycji ciała.

14.30		
15.00		
15.30		
16.00		
16.30		
17.00		
17.30		
18.00		
18.30		
19.00		
19.30		
20.00		
20.30		
21.00		
21.30		
22.00		
22.30		
23.00		
23.30		
24.00		
0.30		
1.00		
1.30		
2.00		
2.30		
3.00		
3.30		
4.00		
4.30		
5.00		
5.30		
6.00		
6.30		

Rycina 10.5. cd.

Ryciny publikowane dzięki uprzejmości Firm:

ArjoHuntleigh
3.1–3.7, 3.10, 3.11, 3.13, 3.17, 3.18, 3.19a, d, 3.20a, 3.21, 3.29, 3.32, 3.34a, 3.35–3.39, 3.40a, b, 3.41, 3.43a, 3.44b, 3.45a, 7.34–7.37, 7.41–7.43, 7.46–7.49, 7.54a, 7.124, 7.126–7.129, 7.131, 7.132, 7.134–7.137, 7.138b, 7.172, 7.174, 7.175, 7.177, 7.178, 8.1, 9.7–9.12

Coloplast
7.168–7.171, 7.179–7.184

ConvaTec
7.185–7.187

Deltom
3.33, 3.34b, 7.125, 7.130

Ecolab
9.1–9.6

Lehnen
3.9

Nutricia
7.146, 7.147, 7.152

Revita
3.19b, c, 3.20b, 3.27, 3.28d, 3.31, 7.23, 8.3, 8.4

SCA
7.153d, 7.154b–d, 7.155a, c, 7.157c

Stolter
3.12

TZMO
7.144, 7.153a–c, 7.154a, 7.155b, d, 7.156, 7.157a, b, 7.158–7.167

Rycina 8.5 publikowana dzięki uprzejmości Cezarego Strączyńskiego

Ryciny: 3.8, 3.14–3.16, 3.22–3.26, 3.28a–c, 3.30, 3.42a–b, 3.43b, 3.44a, c, 3.45b–c, 5.1, 7.1–7.22, 7.24–7.33, 7.38–7.40, 7.44, 7.45, 7.50–7.53, 7.54b, 7.55, 7.56, 7.60–7.123, 7.133, 7.138a, 7.139–7.143, 7.145, 7.148–7.151, 7.173, 7.176, 8.2 wykonał **Radosław Walentynowicz**

Skorowidz

www.ingramcontent.com/pod-product-compliance
Lightning Source LLC
Chambersburg PA
CBHW082126210326
41599CB00031B/5882